Roger Russell (Hrsg.)
Feldenkrais im Überblick
Über den Lernprozeß der Feldenkrais-Methode

Ausführliche Informationen zu weiteren Büchern aus dem Bereich Kommunikation sowie zu jedem unserer lieferbaren und geplanten Bücher finden Sie im Internet unter www.junfermann.de – mit ausführlichem Infotainment-Angebot zum JUNFERMANN-Programm ... mit Newsletter und Original-Seiten-Blick ...

Besuchen Sie auch unsere e-Publishing-Plattform www.active-books.de – mittlerweile über 250 Titel im Angebot, mit zahlreichen kostenlosen e-Books zum Kennenlernen dieser innovativen Publikationsmöglichkeit.

Übrigens: Unsere e-Books können Sie leicht auf Ihre Festplatte herunterladen!

Roger Russell (Hrsg.)

Feldenkrais im Überblick

Über den Lernprozeß der Feldenkrais-Methode

Junfermann Verlag · Paderborn
2004

Bibliographische Information der Deutschen Bibliothek

Die Deutsche Bibliothek verzeichnet diese Publikation in der Deutschen Nationalbibliographie; detaillierte bibliographische Daten sind im Internet über http://dnb.ddb.de abrufbar.

Bearbeitete Neuauflage der 1999 im Thomas Kaubisch Verlag erschienenen Ausgabe

ISBN 3-87387-565-9

Danksagung

Ich möchte den vielen Freunden und KollegInnen meinen Dank aussprechen, ohne die dieses Buch nie erschienen wäre. Zuerst natürlich meiner Partnerin, Ulla Schläfke. Ulla war wesentlich an der Entstehung diese Buches beteiligt. Ihre Unterstützung war mir sehr wichtig. Sie hat geduldig unzählige, lange Diskussionen über sich ergehen lassen, die meist um Mitternacht stattfanden. Ich danke ihr besonders für ihren Beitrag zu unserem gemeinsamen Kapitel und für die Geschichte von Struppi. Ich danke auch meinem Sohn Daniel, der ein toller Kerl ist, und der mich dazu inspiriert hat, in der Kinderentwicklung angewandte Forschung zu betreiben.

Ganz besonders danke ich den Autoren und Autorinnen, die ihre Fachkompetenz in jedem Beitrag zeigen. Ich danke dem Verleger Thomas Kaubisch und seiner Frau Angelika, auch beide von Feldenkrais begeistert, die mit großem Einsatz aus vielen unterschiedlichen Manuskripten das Buch geformt haben. Ich danke Doris Dröge für ihr Design des Buches und für ihre vielen Illustrationen und Bilder. Ich danke auch besonders den Kindern Uli, Max, Lena, Ronja, Erik und Florian und deren Eltern, die uns erlaubten an ihrer Entwicklung teilzunehmen und sie mit Videoaufnahmen zu dokumentieren. Außerdem danke ich den Übersetzerinnen Alison Dobson-Ottmers, Claudine Didier, Vera Heidingfeld, Uta Christ-Milz, den MitarbeiterInnen des Übersetzungsbüros Medicatext und insbesondere meiner Feldenkrais-Kollegin Ilana Nevill. Für die wertvolle Lektoratsarbeit danke ich Susanne Spitzer in München, Gudrun Mangold in Heidelberg und Gabriele Pfaff in Berlin.

Auch möchte ich mich bei den Freunden und Freundinnen bedanken, die durch Gespräche und Kommentare dazu beigetragen haben, Ideen präziser zu fassen und mich auf Ungereimtheiten im Text aufmerksam gemacht haben: Hunter Beaumont, Gila Rogers, Esther Thelen, Klaus Schneider, Carl Ginsburg, Barbara und Moishe Moser und Dieter Kalinke.

Ich danke Myriam Pfeffer und Michel Silice-Feldenkrais für die Überlassung der Bilder von Moshé Feldenkrais und Jigaro Kano.

Und schließlich geht mein ganz besonderer Dank an Moshé Feldenkrais, dessen Erfindungsreichtum mich an einen Satz in einem Gedicht von Wordsworth erinnert:

„Enough if something from our hand have power to live and act and serve a future hour."

Moshé's Kreativität dient einer neuen Generation. Dafür hat er meine Achtung gewonnen.

Inhalt

6 Die Feldenkrais-Methode und Gesundheit

1.1 Einleitung

Moshé Feldenkrais war ein neugieriger und kreativer Mann, dessen Einfallsreichtum uns ein Werk hinterlassen hat, das alle Aspekte menschlichen Lebens betrifft. Auf der Basis seiner wissenschaftlichen Ausbildung erforschte Feldenkrais systematisch die Vielfalt und Komplexität menschlicher Bewegung und Handlung. Er entwickelte dabei ein System zum Erlernen neuer Handlungsmöglichkeiten. Egal um welche Tätigkeiten es sich handelt – suchende Bewegungen des sich entwickelnden Kleinkindes, schnelle, kraftvolle Bewegungen des Sportlers, den ausgefeilten künstlerischen Ausdruck einer Tänzerin oder eines Musikers oder auch ganz alltägliche Aktivitäten wie Sitzen, Stehen, Gehen, Atmen oder Sprechen – in Feldenkrais-Lektionen läßt sich immer etwas finden, was für unser Leben anwendbar ist.

Dieses Buch präsentiert ausgewählte Beiträge von erfahrenen Feldenkrais-LehrerInnen. Allesamt haben sie die Feldenkrais-Methode innerhalb einer langjährigen beruflichen Tätigkeit in ihre spezifische Pädagogik integriert. Jeder Beitrag zeugt von den Kenntnissen und der Kreativität, die deren AutorInnen bei der Verbindung einer höchst effektiven Lernmethode mit den besonderen Aufgaben ihres jeweiligen Berufsfeldes entwickeln konnten.

Die Feldenkrais-Methode ist ein umfassendes System von Strategien und Techniken. Die natürliche Weise des Nervensystems, Bewegung zu koordinieren, wird dabei benutzt, um, angepaßt an die jeweilige Situation, Bewegungsgewohnheiten zu entwickeln, zu erhalten oder neu zu organisieren. Charakteristisch für dieses Unterrichtssystem ist seine große Offenheit. Es erlaubt jedem, genauer zu erforschen, was er schon kann, und dabei Möglichkeiten leichterer und effektiverer Handlungsalternativen zu entdecken.

Bewußtheit

Moshé Feldenkrais benutzte das Wort *Bewußtheit*, um aus diesem Forschungsprozeß resultierende Qualitäten, wie flexible Aufmerksamkeit, Sinnesschärfe und Präzision der Bewegung zu beschreiben. Bewußtes Tun besteht in der Fähigkeit, während des Handelns den Handlungsprozeß selbst wahrzunehmen – eine ganz konkrete Fähigkeit, die es uns erlaubt, das, was wir tun, so genau unseren Absichten anzupassen, daß wir im Leben Erfolg haben. Das hat nichts mit Mystik oder Esoterik zu tun und erfordert weder Glauben noch Ideologie. Bewußtheit erlaubt uns, weltoffen und neugierig zu sein und uns aufs Experimentieren einzulassen, um dabei etwas zu lernen. Beim Lesen der folgenden Beiträge werden Sie einen Eindruck davon erhalten, wie sich Bewußtheit auf einen breiten Fächer von Tätigkeiten anwenden läßt, um das Leben in jedem Lebensabschnitt zu bereichern.

Die Feldenkrais-Methode und Entwicklung

Die Feldenkrais-Methode ist eine auf Entwicklung bezogene Kunst und Wissenschaft zugleich. Bezogen auf Entwicklung, weil sie sich auf die zentrale, unsere menschliche Entfaltung lebenslang prägende Rolle von Bewegung und Lernen gründet. Wissenschaft, weil sie auf natur- und sozialwissenschaftlichen Erkenntnissen menschlicher Entwicklung basiert. Kunst, weil sie, wie alles Künstlerische, erlebt werden muß, um wirklich begriffen zu werden.

Unsere Entwicklung reicht bis ins hohe Alter. Sie ist ein Prozeß, in dem unsere erstaunliche menschliche Fähigkeit zu lernen und zu wachsen unserem Leben Tiefe, Bedeutung und Poesie gibt. Wenn wir den Entwicklungsweg irgendeines Menschen verfolgten, würden wir feststellen, daß ihm Bewegung ständig dazu dient, seinen Kontakt mit der Welt zu erhalten und zu erweitern: bei Arbeit und Spiel, Kommunikation und Tanz, beim Fitness-Training und in der Liebe. Diese „Inter-Aktion" mit der Welt geschieht in Form von komplexen Bewegungsabläufen. Und jede dieser Bewegungen kann unserer Entwicklung und unserem Wachstum zugute kommen, wenn wir ihr, wie wir es in der Feldenkrais-Methode tun, die entsprechende Aufmerksamkeit schenken. Unsere Arbeit kann so produktiver werden, unsere Kunst schöpferischer, die Verständigung untereinander leichter und wir können freier mit unseren Begabungen umgehen.

Das Menschenbild der Feldenkrais-Methode betrachtet jede/n einzelne/n als eigenständiges, kreatives Wesen. Der Unterricht ist deshalb so strukturiert, daß der individuelle Lernstil und der Entwicklungsweg aller Lernenden respektiert und unterstützt wird. Diese Art von Lernen wird durch Bewegung ermöglicht. Dabei kommt der/die einzelne wieder mit primären sensomotorischen Erfahrungen in Kontakt, die das Fundament der Selbstempfindung bilden. Die Wiederentdeckung der Flexibilität und Tiefe dieses sensomotorischen Selbst ermächtigt jeden Menschen, auf ganz konkrete Weise im Einklang mit seiner einzigartigen Seinsweise zu handeln.

Deshalb wäre es zu kurz gegriffen, wenn man die Feldenkrais-Methode lediglich als eine Form leichter Gymnastik betrachten würde. Ebensowenig ist sie eine „problemorientierte" Methode, deren therapeutische Techniken der Lösung von Problemen oder Kompensation von Defiziten dienen sollen. Es handelt sich vielmehr um eine Bildungsmethode. Die Lektionen helfen uns, unsere angeborenen Fähigkeiten zu intelligenterem, effektiverem Handeln zu entwickeln. Nicht weil sie Probleme lösen will, sondern weil ihre Stärke darin liegt, menschliches Potential freizusetzen, konnte die Feldenkrais-Methode ihren Erfolg auch im Bereich der Gesundheitsfürsorge unter Beweis stellen. Viele unserer Gesundheitsprobleme gehen auf den gewohnheitsmäßigen Mißbrauch von uns selbst zurück. Wenn wir lernen, besser mit uns selbst umzugehen, wird unsere Investition durch Gesundheit und Wohlbefinden belohnt.

Warum dieses Buch?

Bei der ersten Feldenkrais-Stunde haben viele Menschen das Gefühl von Zauberei. Die AutorInnen in diesem Buch möchten diese Zauberei verständlich, durchschaubar, zugänglich und ansprechend machen. Diese Texte vermitteln ein Bild der Feldenkrais-Methode, das von der poetischen Ebene über die psychologische bis zur Mechanik und Neurophysiologie der Bewegung reicht.

Mein Anliegen mit diesem Buch ist eine möglichst breite Leserschaft mit der Wirksamkeit der hier vorgestellten Lernstrategien in unterschiedlichsten Erziehungsbereichen bekannt zu machen. Ich hoffe, die Aufmerksamkeit vieler Menschen zu erwecken, ganz gleich, ob sie schon Fachleute oder noch Feldenkrais-Anfänger sind, und neugierig zu machen auf Antworten, die letztlich nur durch die eigene Erfahrung mit dieser Lernmethode gegeben werden können.

Roger Russell
Heidelberg, Mai 1999

1.2 Die Beiträge im Überblick

Zum Verständnis von Feldenkrais und seiner Methode

Der Lernprozeß der Feldenkrais-Methode steht im Mittelpunkt der Betrachtungen von **Roger Russell**. Zunächst geht es ihm um die pädagogischen Strategien der Feldenkrais-Lektionen, deren Erfolg der Autor u.a. mit Erkenntnissen aus den biologischen und sozialen Wissenschaften erklärt. Mit einem zweiten Beitrag zu diesem Thema will er zeigen, weshalb die Aufmerksamkeit bei der Feldenkrais-Methode eine solch wichtige Rolle spielt.

Seit Jahren beschäftigen sich **Ulla Schläfke** und **Roger Russell** mit dem kindlichen Entwicklungsprozeß. Für dieses Buch haben sie herausgearbeitet, wie die Feldenkrais-Lektionen sich den Lernprozeß zu eigen machen, den wir als Kinder alle durchlaufen haben, und welche Bewegungen wieder mit Selbstentdeckung und dem Ursprung unserer Persönlichkeit verbinden.

Carl Ginsburg geht einer der rätselhaftesten Fragen der abendländischen Philosophie nach, der Zweiteilung von Körper und Geist und, damit verknüpft, der Beziehung zwischen Körper und Persönlichkeit. Der Autor zeigt, daß konkrete Erfahrungen mit der Feldenkrais-Methode helfen können, diese Fragestellung zu klären.

Seit mehr als 30 Jahren praktiziert **Edward Dwelle** die Feldenkrais-Methode und die Sensory-Integration-Methode von Charlotte Selver, einer Schülerin von Elsa Gindler. Er erzählt von seinen Gedanken und Erfahrungen mit beiden Systemen und wie sie mit unseren Erfahrungen der körperlichen Empfindung umgehen.

Drei Feldenkrais-LehrerInnen, **Lea Wolgensinger**, **Dennis Leri** und **Eva Bleicher-Flohrschütz** berichten über ihre persönlichen Begegnungen mit Moshé Feldenkrais. Lea Wolgensinger kennt Moshé bereits seit ihrer Kindheit. Dennis Leri interviewte Moshé zu dessen frühen Judo-Erfahrungen. Eva Bleicher-Flohrschütz stellt uns ihre Beobachtungen von Moshés Lehrmethoden in einer Ausbildungsgruppe vor.

Die Feldenkrais-Methode für Kinder und Jugendliche

Erfahrene Therapeuten haben entdeckt, daß die große Auswahl an entwicklungsorientierten Bewegungslektionen und der flexible, respektvolle Ansatz, den die Methode sowohl Therapeuten wie Kleinkindern bietet, große Fortschritte bei entwicklungsverzögerten Kindern ermöglichen. Zu diesen Therapeuten zählt auch **Waltraut Brix**. **Roger Russell** hatte die Gelegenheit, sie bei ihrer Arbeit mit sehr kleinen Kindern zu beobachten und sie dazu zu befragen.

Petra Koch ist Ausbilderin der Feldenkrais-Methode und Krankengymnastin mit langjähriger Erfahrung mit Kindern. Sie zeigt, wie man die Feldenkrais-Methode bei Kindern anwenden kann, und sie schildert ihre Arbeit mit Kindern, die unter Lern- und Koordinationsschwierigkeiten litten.

Sue Wright, Psychotherapeutin aus England, hat ein Projekt in einer Schule für behinderte Kinder geleitet. In ihrem Bericht beschreibt sie ihre Arbeit mit kleinen Gruppen von Kindern in Kindergarten und Grundschule.

Leonhard Thomas integriert Lektionen der Feldenkrais-Methode in seinen Cellounterricht für 5- bis 18jährige. Er zeigt auch, wie die Feldenkrais-Methode Entwicklung und Selbstvertrauen des Kindes außerhalb des Unterrichts positiv beeinflußt. Zudem informiert er, wie sich diese Lehrmethode bereichernd auf die Fähigkeiten von Berufsmusikern auswirken kann.

Die Feldenkrais-Methode in den bewegungsorientierten Künsten

TänzerInnen interessieren sich seit Jahrzehnten für die Feldenkrais-Methode. Die ästhetische Qualität der Bewegung, die Moshé Feldenkrais „Umkehrbarkeit" nannte, ist das, wonach jede tänzerische Ausbildung strebt. **Garet Newell** tanzt seit ihrer Kindheit. Sie zeichnet ihren Berufsweg nach, der sie an die Feldenkrais-Methode heranführte, und wie die Methode das Leben einer Tänzerin bereichern kann.

Mara Della Pergola ist Schauspielerin und Feldenkrais-Lehrerin. Sie ist überzeugt, daß Effektivität verbaler und non-verbaler Kommunikation im Theater davon abhängen, ob die SchauspielerInnen sich während der Vorstellung ihrer selbst bewußt sind. Die Autorin stellt dar, wie sich dies durch die Anwendung von Feldenkrais-Lektionen steigern läßt.

Vincent Levesque ist Berufsmusiker und hat erkannt, wie wertvoll die Feldenkrais-Methode für die ästhetische Vollendung seiner Arbeit ist. In seinem Beitrag berichtet er, wie er die Methode als Ausgleich für den seiner Ansicht nach „gesundheitsgefährdenden" Beruf des Musikers und zur Verfeinerung seines kreativen Ausdrucks verwendet.

Die Ausdruckskraft des Theaters und der Musik vereinigen sich im Gesang, ebenfalls eine der bewegungsorientierten Künste, bei der der eigene Körper das Instrument ist. Dies stellt hohe Anforderungen an die Fähigkeit der SängerInnen, Haltung, Atem und Stimme zu koordinieren. **François Combeau**, ist ausgebildeter Opernsänger und heute Feldenkrais-Lehrer in Paris. Er setzt die Feldenkrais-Methode in Beziehung zum künstlerischen Ausdruck der Stimme.

Die Feldenkrais-Methode beim Sport

Selbstverständlich ist die Feldenkrais-Methode auch ein wertvolles Hilfsmittel für alle sportlich Aktiven, sowohl für Schulkinder, Freizeitsportler als auch für Berufssportler. Anhand des Skifahrens und Bergwanderns legt **Roland Gillmayr** in seinem Beitrag dar, wie die Feldenkrais-Methode einen neuen Zugang zum Sport bietet.

Die Feldenkrais-Methode im Gesundheitsbereich: eine andere Perspektive

In seinem Beitrag über Feldenkrais in der Medizin erörtert **Roger Russell**, wie wir unsere Fähigkeiten zur Selbstentfaltung erwecken können. Daraus entsteht eine Kraft, die unser Gesundheitspotential mobilisiert.

Die meisten älteren Menschen haben viele unnötige Einschränkungen ihrer Beweglichkeit akzeptiert. Sie brauchen nur effektive Möglichkeiten, um ihre Bewegungsentwicklung bis in die späteren Lebensjahre hinein aufrechtzuerhalten. Die Feldenkrais-Methode ist dafür ideal. Durch die Flexibilität der Lektionen und die Vermeidung von Anstrengungen hilft sie älteren Menschen auf optimale Weise, ihre Alltagsaktivitäten leichter zu bewältigen. **Ulla Schläfke** erzählt von einer 73jährigen Schülerin, der noch viele für sie überraschende Bewegungsmöglichkeiten offenstanden.

Roger Russell schließt das Buch mit einer kurzen Anleitung, wie Interessierte die Feldenkrais-Methode in ihr Leben oder auch in ihren Beruf integrieren können.

2.1 Die Entwicklungsperspektive der Feldenkrais-Methode

Roger Russell

Wenn man die Feldenkrais-Methode, was leider immer wieder der Fall ist, lediglich als Gymnastik oder Bewegungstherapie betrachtet oder sie sogar von einem esoterischen Ansatz her sieht, verschenkt man die in ihr steckenden Möglichkeiten. Man absolviert die Feldenkrais-Lektionen dann, ohne die eigene Phantasie bemühen zu müssen und ohne neue Aspekte seiner Erfahrungswelt zu entdecken. Nicht selten klammert man sich dabei an festgefahrene und auch unbegründete Überzeugungen. Solcherlei mechanisch angewandte „Turnübungen" sind nur mäßig effektiv. Wenn man sich innerhalb einer Bewegungstherapie auf die Korrektur von Bewegungsdefiziten konzentriert, bleibt die Aufmerksamkeit ganz bei den gewohnten Denkweisen über Defizite und man wird dadurch geradezu abgelenkt von seinem Entwicklungspotential. Und wenn man die Lektionen vermischt mit mystischen oder esoterischen Traditionen, läßt man völlig außer Acht, daß Moshé Feldenkrais sich bei der Entwicklung der Methode an naturwissenschaftlichen Grundlagen orientierte.

Für das Verständnis von Bewegungsverhalten wäre es richtiger, unsere Alltagshandlungen vor dem Hintergrund von Evolution, Kultur, Familie und persönlicher Entwicklung zu betrachten. Die Evolution bildet den biologischen Hintergrund für unser gesamtes Bewegungsverhalten und jeder von uns hat im Schauspiel der Evolution seine eigene Geschichte und seinen eigenen Lebensweg. Auf diesem Weg ist die Bewegungsentwicklung das Fundament jeder menschlichen Entfaltung.

Nach der Geburt vollzieht das Kind zuerst scheinbar zufällige Bewegungen, die jedoch alle zur Entwicklung seiner neuen Fähigkeiten im ersten Lebensjahr beitragen. Jede neue Aktivität ermöglicht eine flexiblere und effektivere Interaktion des Kindes mit seinem Umfeld. Diese Entwicklung beginnt zwar im Kindesalter, ist aber ein Prozeß, der uns lebenslang begleitet, und die biomechanische und psychologische Dynamik unseres Bewegungsverhaltens ist ständig im Fluß. Die Feldenkrais-Methode arbeitet mit diesem Entwicklungsprozeß. Ihr integriertes System von Bewegungslektionen fördert die menschliche Entwicklung in jedem Lebensalter.

Die Entwicklung der Bewegung und des Selbstbildes

In seinem bekanntesten Buch „Bewußtheit durch Bewegung" stellt Moshé Feldenkrais folgende These auf: „Wir handeln dem Bild nach, das wir uns von uns machen" (S. 19, 31-45). Das Selbstbild beruht auf den Erfahrungen, dem Wissen und den Vorstellungen, die wir mit dem eigenen Körper verbinden, und wir planen und koordinieren all unsere Aktivitäten mit unserem Selbstbild. Daher sind unsere Bewegungen und unser Selbstbild zwei Seiten einer Medaille.

Nach der Geburt beginnt für das Kind eine lebenslange Entwicklungsodyssee. Die Wissenschaft konnte nachweisen, daß auch bereits das scheinbar ungeordnete Bewegungsverhalten des Säuglings klar in Form von Reflexmustern koordiniert wird. So beginnt das Kind, sein Umfeld zu entdecken und seine Wahrnehmungen einzuordnen. Gleichzeitig bieten diese reflexbedingten Aktivitäten so viel Spielraum, daß das Kind daraus neue Bewegungsmuster für seine Entwicklung zusammensetzen kann. Das Gehirn variiert dabei die evolutionär geerbten Bewegungsmuster, wählt neue Variationen aus und ordnet sie neuen Mustern zu. Die neu ausgewählten Muster, die im Bewegungsrepertoire verankert werden, haben alle eines gemeinsam: Sie helfen dem Kind, seine Wahrnehmung zu ordnen und sein Umfeld weiter zu erforschen.

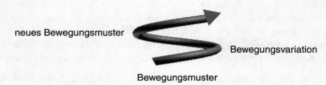

neues Bewegungsmuster

Bewegungsvariation

Bewegungsmuster

Abb. 1: Auf der Grundlage bestehender Bewegungsmuster entstehen neue Bewegungsvariationen. Dies führt zur Auswahl neuer Bewegungsmuster, die dann jeweils in das Selbstbild des Kindes integriert werden, um neue Tätigkeiten zu steuern.

Zum Beispiel bewegt sich das Kind zuerst, um hinzusehen, dann zu greifen und später nach dem zu greifen, was es sieht. Dies wird durch den Einsatz des gesamten Bewegungsapparats unterstützt, wodurch das Kind seinen Aktionsradius vergrößert. So wächst seine Fähigkeit, die Welt zu erkunden.

Der fortlaufende Entwicklungsprozeß kann wie in der Abbildung 2 aussehen.

Zur gleichen Zeit helfen dem Kind neue Muster der Bewegungskoordination, sein körperliches Empfinden einzuordnen. Auf der Grundlage dieser kinästhetischen Erfahrung integriert es seine kognitive und emotionale Entwicklung. Diese neuen Tätigkeiten werden immer enger verknüpft und eingebettet in ein Wechselspiel mit dem Familien- und Kulturkreis, worin sich auch sein Selbstbild entwickelt. Die Bewegung wird zum Gedanken und der Gedanke wird zur Tätigkeit in einem fortwährenden Entwicklungszyklus, der das ganze Leben lang andauert.

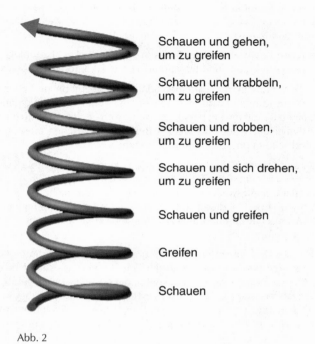

Schauen und gehen,
um zu greifen

Schauen und krabbeln,
um zu greifen

Schauen und robben,
um zu greifen

Schauen und sich drehen,
um zu greifen

Schauen und greifen

Greifen

Schauen

Abb. 2

Die Funktion: zweckmäßige Bewegung für das Leben

Unsere Handlungen sind zweckgerichtet und geordnet. Sie dienen dem Zweck, etwas zu tun, das für uns im Verhältnis zur Welt von Bedeutung ist. Diese Aktivitäten sind komplexe Bewegungsmuster, die ein integriertes Ganzes bilden. Moshé Feldenkrais bezeichnete diese komplexen, zielgerichteten Bewegungsmuster als Funktion, die immer durch vier Elemente ausgezeichnet sind: Bewegung, Sinneswahrnehmung, Denken und Gefühle. Wenn man handelt, bewegt man sich, man spürt sich dabei, man denkt und man fühlt etwas dabei. Die Bewegung gewinnt erst Sinn, wenn sie als zielgerichtete Funktion auch einen kognitiven, emotionalen und sensorischen Hintergrund hat.

Die kindliche Entwicklung beinhaltet all diese Elemente, damit die jeweiligen Handlungen zweckmäßig werden. Greift ein Kind zum Beispiel, während es auf seinem Bauch liegt, nach seinem Spielzeug, ist dies nicht nur eine Bewegungsentwicklung. Gleichzeitig beschäftigt es sich auch noch mit seinem sozialen Umfeld, vor allem mit der Mutter-Kind-Beziehung, welche zentraler Bestandteil der Persönlichkeitsentwicklung ist, und es entdeckt, wie sich das Spielzeug anfühlt, was dann Teil seiner kognitiven Entwicklung wird.

Auf elegante Weise beschreibt Oliver Sacks in seinem Artikel „Neurology and the Soul" (1990), wie Entwicklung und Handlung in einer Funktion verwoben sind.

„Das alles deutet darauf hin, daß wir einen adäquaten Begriff davon haben müssen, was einen Menschen zum Individuum macht und was unter menschlichem Geist zu verstehen ist; einen Begriff davon, wie der einzelne sich entfaltet und zu einer eigenständigen Persönlichkeit wird, und welche Beziehung zwischen diesem Entwicklungsprozeß und seinem physischen Körper besteht.

Wie alle höher entwickelten Tiere beginnt das Kleinkind vom Augenblick seiner Geburt an mit der Erforschung seiner Welt, wobei es sich auf Augen, Gefühle, Tast- und Geruchssinn verläßt. Sinneswahrnehmung allein reicht dazu nicht aus; sie muß mit Bewegung, Emotion und Handlung verbunden sein. Aus dem Miteinander von Bewegung und sensorischer Empfindung erwachen Sinn und Bedeutung." (Übersetzt aus dem Englischen für dieses Buch)

Welche Funktionen sind für unsere Betrachtung der Entwicklung interessant? Edward Reed, Professor der Psychologie an der Franklin und Marshall Universität in den USA, beschreibt mehrere Lebenstätigkeiten, die bei allen Tieren gefunden werden. Diese Tätigkeiten sind die komplexen, zweckmäßigen Bewegungsmuster, die Feldenkrais als Funktion bezeichnet. Sie sind im Laufe der Evolution entstanden durch die Art, wie Körper und Nervensystem für das Verhalten eines überlebensfähigen Tieres zusammenarbeiten.

Reed beschreibt diese Tätigkeiten so:

- Orientierung: das Tier orientiert sich durch Bewegung am Boden, im Wasser oder in der Luft.
- Wahrnehmung: das Tier bewegt sich, um alle Wahrnehmungskanäle, z.B. Sehen, Hören oder Berühren, einzusetzen.
- Fortbewegung: das Tier bewegt sich in seiner biologischen Nische durch Schwimmen, Kriechen, Fliegen, Gehen oder Laufen.
- Selbsterhaltung: Essen, Atmen und Trinken sind Tätigkeiten der Selbsterhaltung.
- Manipulation: Viele Tiere ändern ihre Umwelt durch Schnabel, Krallen, Füße oder, wie Menschen, durch die Hände.
- Kommunikation: Das Tierreich ist voller Kommunikation, durch Stimme, Geste, Gerüche und Farbe wird die soziale Interaktion ermöglicht.

In uns sind diese Lebenstätigkeiten von enormer Vielfältigkeit und großem Reichtum und sie sind immer zusammengeflochten in ein integriertes Gefüge unseres Lebens.

Ein Beispiel: die Entwicklung der Fortbewegung

Die Fortbewegung ist eine fundamentale Bewegung des Lebens. Am Beispiel der Entwicklung dieser Funktion können wir uns klar machen, wie eng Bewegung mit dem Denken und den Gefühlen eines Menschen verknüpft ist.

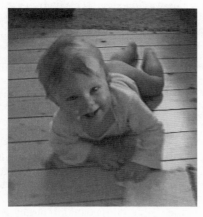

Abb. 3: (links oben) Laura robbt – oft der erste Fortbewegungserfolg des Kindes.

Abb. 4: (links unten) Reinhild krabbelt, eine schnelle Art, sich im Raum zu bewegen.

Abb. 5: (rechts unten) Reinhild geht ihre ersten aufrechten Schritte.

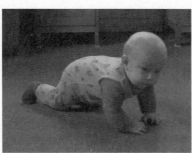
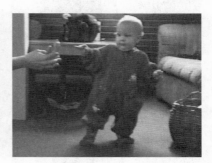

Das Kind bewegt sich immer mit einer bestimmten Absicht durch das Zimmer, um zu spielen, neue Gegenstände zu erkunden oder mit der Mutter in Verbindung zu bleiben. Jede neue Art der Fortbewegung wird neue Geschicklichkeit und Selbstvertrauen sowie erweiterte Neugierde mit sich bringen.

Im Familien- und Kulturkreis verankerte Haltungen und Ansichten zur Sicherheit, Religion, Kindeserziehung und zur Rollenverteilung verändern fortlaufend den Gang eines Kindes von seiner frühen Kindheit über die Pubertät bis zum Erwachsenenalter.

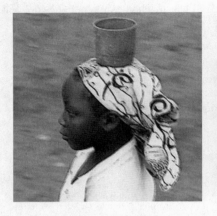 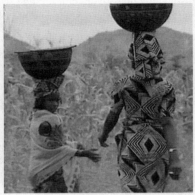

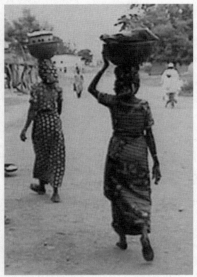

Abb. 6: (links oben) Ein afrikanisches Mädchen trägt eine Tasse auf dem Kopf. Die ersten Versuche einer zukünftigen Lebensrolle werden spielerisch erprobt.

Abb. 7: (rechts oben) Dieses Mädchen ist dabei, zu lernen mit der Mutter zu gehen wie eine Frau.

Abb. 8: (links unten) Diese Frauen, mit einer Last auf dem Kopf, zeigen eine hoch raffinierte Art der Fortbewegung, die auch ihre Rolle in der Familie und Gesellschaft spiegelt.

Der sorglose Umgang des 8jährigen mit seinen Spielkameraden wird sich auch bezüglich der Art seiner Fortbewegung deutlich unterscheiden vom Gang des Kindes in der Frühpubertät. Und als junges Mädchen wird ein Kind seinen Gang verändern, wenn es lernt, wie junge Frauen in Gegenwart von jungen Männern zu gehen haben. Im Erwachsenenalter wird eine Frau anders gehen mit drei kleinen Kindern im Schlepptau als damals mit 19, als sie nach einem Partner suchte. Und wie geht ein Mensch mit 65 oder 85? Wirken sich die Veränderungen des Gangs im Alter, von denen die meisten auf Eingrenzungen und Bewegungsverlusten beruhen, nicht prägend auf Selbstbild, Selbstvertrauen und Gesundheit aus?

Was wissen die einzelnen über ihre Fähigkeit, die eigene Koordination bewußt zu beeinflussen? In den westlichen Kulturkreisen ist die Kenntnis dieser Entwicklungsfähigkeiten begrenzt, ein Geheimnis der Kinder, das im Verlauf der Erziehung in Vergessenheit gerät. Es gibt Kulturkreise, in denen man besser lernt, wie man Bewegungen mühelos und sinnvoll koordiniert, sei es z.B. bei afrikanischen Rhythmen oder asiatischen Tempeltänzen.

Dieses Beispiel zeigt, wie jede neue Lebensaufgabe Bewegung und Selbstbild zugleich prägt und eng mit dem persönlichen Umfeld verknüpft ist. Dieser vielschichtige Prozeß der Bewegungsentwicklung macht aus jedem Menschen eine einzigartige Persönlichkeit mit einer individuellen Art sich zu bewegen. Um zu verstehen, wie diese Entwicklung durch die Feldenkrais-Methode neu in Gang gebracht wird, wollen wir einige Details des Entwicklungsprozesses selbst näher betrachten.

Die Koordinativen Fertigkeiten

Um spezifische funktionale Tätigkeiten, wie Fortbewegung, zu entwickeln, muß der Einzelne Fertigkeiten in allgemeineren Prozessen besitzen, die zu einer spezifischen Fähigkeit beitragen. Es handelt sich um Prozesse des Nervensystems, die bei sämtlichen Alltagsaktivitäten eine Rolle spielen. Fertigkeiten, mit deren Hilfe wir lernen können, jede neue Handlung zu koordinieren.

Da es hier um die Bewegungskoordination geht, nenne ich sie *koordinative Fertigkeiten*.

Am Beginn seiner Entwicklung besitzt das Kind zwei fundamentale koordinative Fertigkeiten, die ihm helfen, seine Bewegung einzuordnen: die *Aufmerksamkeit* und die *Wahrnehmung*.

Jeder Zyklus der Entwicklung neuer Tätigkeiten ist abhängig von diesen koordinativen Fertigkeiten. Sie helfen dem Kind, die erforderlichen sensorischen Informationen zu beachten und in Muster zusammenzusetzen, die zur Koordination effektiverer Bewegungen verwendet werden können. Während der Kindheit entwickeln sich die koordinativen Fertigkeiten selbst weiter, werden zielgerichteter, schärfer und effektiver. Wenn sich das Kind außerdem der Effektivität dessen bewußt wird, lernt es gleichzeitig zu lernen.

Bei jeder Handlung wird unsere Aufmerksamkeit auf die für das zu erreichende Ziel relevanten Bereiche unserer eigenen Person und der Welt gelenkt. Durch Aufmerksamkeit fokusiert sich das zentrale Nervensystem auf eine anstehende Aufgabe (siehe auch Kapitel 2.2). Dadurch kann das Gehirn die neurologischen Ressourcen mobilisieren, die zur Ausführung der geplanten Aktivität benötigt werden.

Wir verarbeiten unsere verschiedenen Empfindungen, seien es z.B. visuelle, auditive, kinästhetische oder das Gleichgewicht betreffende, zu einer Wahrnehmung unserer eigenen Bewegungen in der Welt. Dadurch erhalten wir Orientierung und Feedback zur Planung unseres Handelns und zur Koordination unserer Bewegungen.

Eleanor Gibson von der amerikanischen Cornell-Universität hat aufschlußreiche Studien über die Entwicklung dieser koordinativen Fertigkeiten und ihren Nutzen für das Kind durchgeführt (Miller, 1990). Gibson entdeckte durch ihre Forschung drei Entwicklungstendenzen:

1. Das Kind lernt nach und nach, seine Aufmerksamkeit optimal einzusetzen, damit es seine Wahrnehmung auf die Informationen lenken kann, die für die aktuelle Handlung wichtig sind.
2. Während das Kind wächst, wird seine Wahrnehmung präziser und differenzierter.
3. Das Kind erlangt größere Geschicklichkeit darin, in seiner Wahrnehmung Informationen in komplexere, größere Muster zusammenzustellen, die es für die Steuerung neuer anspruchsvollerer Tätigkeiten braucht.

Zur Veranschaulichung dieser koordinativen Fertigkeiten können wir zurückkehren zu der Entwicklung der Fortbewegung. Wenn es z.B. gerade lernt, aufrecht zu stehen, lehnt es sich zur Abstützung an Tische, Stühle und andere Gegenstände (9a). Es achtet auf seinen Gleichgewichtssinn, während es das Gewicht des Rumpfs von einem Bein auf das andere verlagert. Wenn es jedoch nach einem vor ihm liegenden Gegenstand greift, lenkt es die Aufmerksamkeit auf die Bewegungsbahn der Hand und des Arms. Bei einem Kind, das gerade lernt, aufrecht zu stehen, kann diese Verlagerung der Aufmerksamkeit dazu führen, daß es vergißt, auf sein Gleichgewicht zu achten, und es fällt hin. Später wird die Greifbewegung die gesamten Muster dessen umfassen, wie es seinen Bewegungsapparat einsetzt, um gleichzeitig zu stehen und zu greifen. Die Aufmerksamkeit ist erweitert, die Wahrnehmung präziser und komplexer geworden. Das Gleichgewicht wird entsprechend verlagert und das Greifen auch im Stehen erfolgreich (9b).

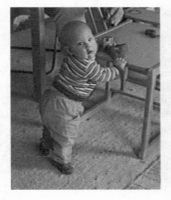 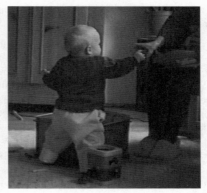

Abb. 9a   Abb. 9b

Der Musterbildungsprozeß in der Bewegungsentwicklung

Wie neue Bewegungsmuster innerhalb der kindlichen Entwicklung entstehen und wie es dazu kommt, daß das Kind seine Aufmerksamkeit auf neue Informationen lenkt, steht in den zurückliegenden Jahren im Mittelpunkt des Interesses der Entwicklungspsychologie und der Bewegungswissenschaft. Zwei innovative Forscherinnen, Esther Thelen und Linda Smith, Professorinnen der Indiana University in den USA (1993, 1994) stellen anhand eines Modells dar, wie neue Bewegungsmuster entstehen. Ihr Verständnis des Entwicklungsprozesses ist dem unsrigen innerhalb der Feldenkrais-Methode verblüffend ähnlich.

Eine in den zurückliegenden Jahrzehnten entstandene Theorie innerhalb der Naturwissenschaften, die beschreibt, wie komplexe biologische und physikalische Systeme das eigene Verhalten steuern und weiter entwickeln, nennt sich Dynamische Systemtheorie und besagt, daß adaptives Verhalten aus der selbstorganisierten Aktivität innerhalb des Systems entsteht.

Alle komplexen Systeme weisen charakteristische Gemeinsamkeiten auf. Das System organisiert sich in einer Hierarchie mit vielen Ebenen, wobei jede Ebene bereits Teil der nächsthöheren ist. Auf jeder Ebene ergeben sich Interaktionen zwischen den Elementen nach einem komplexen und selbstorganisierten Muster des Zusammenspiels. Daraus ergibt sich ein Verhaltensmuster des Gesamtsystems. Die Entstehung dieses globalen Verhaltens bezeichnet man als Emergenz (dt. Entstehung). In der Biologie zeigen die global auftretenden Verhaltensmuster eine Flexibilität, um sich an Veränderungen in der Umwelt anzupassen, was Kennzeichen allen Lebens ist.

Emergente Verhaltensmuster weisen folgende Eigenschaften auf. Als erstes können die einzelnen Teile keineswegs das leisten, was das System als Ganzes kann. Das neue emergente Verhalten hat vor der Koordination der verschiedenen Elemente des Systems nicht existiert und unterscheidet sich qualitativ vom Verhalten der einzelnen Systemelemente. Der klassische Fall eines Ganzen, das mehr ist als die Summe seiner einzelnen Teile. Zweitens organisiert sich das emergente Verhalten durch das System selbst, und zwar spontan und ohne äußere Manipulation oder Kontrolle. Drittens, innerhalb bestimmter Grenzen, ist das selbstorganisierte globale Verhaltensmuster des Systems sehr stabil. Sobald das System z.B. Störungen von außen erfährt, reagiert es als Ganzes, um seine interne Organisation wieder ins Gleichgewicht zu bringen und mit einem stabilen und sinnvollen Verhalten nach außen auf die Störung zu antworten.

 Wenn jedoch Störungen von außen oder Veränderungen der internen Organisation einen bestimmten Umfang überschreiten, geschieht im System etwas ganz Erstaunliches; anstatt das alte Verhalten wieder anzunehmen, wird das Verhalten des Systems instabil, und es organisiert sich spontan neu, was zur Entstehung eines qualitativ neuen Verhaltensmusters führt. Das neue Verhalten läßt sich überraschenderweise nicht aus der bisherigen Kenntnis des Systems voraussagen. Die Komplexität der selbstorganisierenden Teile des Systems führt zu einem Verhalten, das als nichtlinear bezeichnet wird: d.h. im Systemverhalten kann es zu unerwartet großen Veränderungen kommen, die durch sehr kleine Veränderungen in der Systemdynamik ausgelöst werden. Der Musterbildungsprozeß führt dazu, daß ein neues globales Systemverhalten entsteht, das innerhalb neuer Grenzkonditionen wieder stabil ist. [1]

In ihrer Forschungsarbeit zeigten Thelen und Smith, daß die Bewegungsentwicklung des Kleinkinds mit der dynamischen Systemtheorie erklärt werden kann und daß das Kind durch Bewegungsvariationen neue, weitergehende Bewegungskombinationen schafft. Dies ist ein kontinuierlicher Prozeß, bei dem das neue Muster die Grundlage eines neuen Variationszyklus wird. [2]

In den Filmen, die Ulla Schläfke und ich über die kindliche Entwicklung gedreht haben (siehe Kapitel 2.3), sind viele rhythmische Bewegungen zu beobachten, die als Schaukeln oder Schwanken bezeichnet werden können. Diese Wackelbewegungen sind ganz typisch für die ersten Lebensmonate des Kindes. Durch diese instabilen Bewegungen probiert das Kind feine Variationen des entstehenden Bewegungsmusters und verwendet das sensorische Feedback dieser Variation, um seine Koordination feiner abzustimmen oder ganz neue Handlungen zu entdecken. In diesen Filmen sehen wir, wie der Prozeß der dynamischen Systemtheorie tatsächlich als eine Art Auswahlverfahren funktioniert. Variationen der Koordinationsvorgänge des kindlichen Gehirns werden durch einen Zyklus der Instabilität und der Emergenz zu neuen Mustern geführt. Nun fragt es sich, was die Kriterien für eine erfolgreiche Auswahl sind.

Zum Glück hat uns die Evolution bereits die Antworten auf diese Frage gegeben. In unzähligen Generationen experimentierten unsere Vorfahren mit zahlreichen biologischen Lösungen der grundsätzlichen physikalischen Probleme, die für das Bewegungsleben des Tieres von Bedeutung sind. Dies sind Bewegungsmuster, die eine effiziente Nutzung der Muskelkraft ermöglichen. Jedes Tier trägt in seiner Struktur und Lebensweise die Überlieferung dieser evolutionären Geschichte seiner Art.

Auch beim Kind ist das so. Der Aufbau des Bewegungsapparats ermöglicht dem Kind bestimmte Bewegungen. Sie stellen die besten Lösungen zum Thema Bewegung dar, die die Art Homo sapiens entwickelt hat. Und damit jedes Kind sich an die besonderen Umstände seiner Herkunft anpassen kann, hat die Evolution ihm zu viele mögliche Lösungen mit auf den Weg gegeben. So ist es eine Herausforderung für die menschliche Entwicklung, aus dieser Vielfalt die optimalen und individuellen Lösungen für jede Aufgabe herauszufinden. [3] Dafür hat die Evolution das Kind auch mit zwei erforderlichen Entscheidungskriterien ausgestattet.

1. Ist die Bewegung in funktionaler Hinsicht sinnvoll? Hat sie eine kognitive, emotionale und sensorische Bedeutung? Wenn das Kind sich durch die neue Kombination erfolgreicher durch die Welt bewegen kann, wird es diese Kombination bevorzugen.
2. Gelingt die neue Kombination müheloser und geschmeidiger als vorher? Wenn ja, wird sie bevorzugt. Geschmeidige Bewegungen minimieren den Energieaufwand. Ein Kriterium, das in der Evolution eine wichtige Rolle für das Überleben spielte. Geschmeidigkeit ist das Signal für das Gehirn, daß die Bewegung dann als biologisch optimal eingesetzt werden kann.

Das Kind benutzt diese Kriterien automatisch. Dabei setzt das Kind seine Aufmerksamkeit, Wahrnehmung und Bewegung auf spielerische Weise ein, um sein Leben zu meistern. Als Ergebnis setzt sich die Entwicklung in einem komplexen Prozeß der Selbstorganisation fort, was zu neuen Kompetenzen in seiner Interaktion mit der Welt führt.

Von der Komplexität der Entwicklung zu einer klaren Pädagogik

Die Komplexität dieses Entwicklungsprozesses spielt an sich eine bedeutende Rolle dafür, wie die Feldenkrais-Methode die Bewegungsentwicklung wieder in Gang setzt. Komplexität als solche ist in den letzten Jahrzehnten ein wichtiger wissenschaftlicher Forschungsgegenstand geworden. Tor Nørretranders (1994) ist däni-

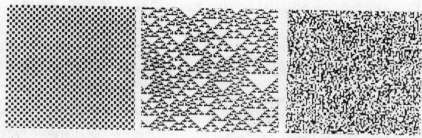

Abb. 10: Ordnung, Komplexität und Chaos von links nach rechts. Als der Physiker Peter Grassberger 1986 diese Graphiken präsentierte, konnte man nicht erklären, warum die mittlere die interessanteste ist.

scher Journalist. Er beschreibt in „Die Wissenschaft des Bewußtseins" wie Wissenschaftler versucht haben, Komplexität zu verstehen, zu definieren und zu messen.

„Komplexität ist das, was nicht trivial, nicht langweilig ist. Es ist etwas, das jeder intuitiv empfindet, aber nur schwer beschreiben kann." (S. 117)

In der Theorie der Komplexität, die er erörtert, wird das Maß für Komplexität als Tiefe bezeichnet. Die Tiefe eines Systems stellt die Anzahl der Entwicklungsschritte dar, die das System während seiner Entwicklung bis zu seinem gegenwärtigen Zustand durchlaufen hat. Wenn ein System einen langen Wachstumsprozeß sowie viele Schritte der Veränderung und Selektion neuer Verhaltensmuster hinter sich hat, besitzt es eine höhere Komplexität und größere Tiefe als ein System mit weniger Erfahrung. Diese Tiefe verleiht dem Verhalten des Systems eine Klarheit, die jeder erkennt, weil es interessant oder ästhetisch wirkt.

Nørretranders sagt auf seine fast poetische Weise:

„Tiefe ist ein Ausdruck dafür, daß etwas mit der Welt in Wechselwirkung gestanden hat. Es ist verändert, aber immer noch es selbst, aus dem Gleichgewicht, aber nicht außer sich. Es hat Überraschungen erlebt, aber es ist noch da. Es hat die Welt gespürt, sie hat ihm ihre Spur eingeprägt. Es ist tief geworden." (S.142)

Nach dieser Definition ist die Entwicklung menschlichen Bewegungsverhaltens so komplex, weil sie viele Selektionszyklen enthält. Es gibt viele Variationen, die bei der Suche des Kindes nach nutzbaren Bewegungsmustern erprobt worden sind. Die geschmeidigen, effektiven Bewegungen, die aus dem Selektionsprozeß entstehen, erscheinen uns so einfach, weil sie harmonisch aussehen oder sich so anfühlen. Dennoch sind sie sehr komplex.

Die Pädagogische Tiefe der Feldenkrais-Methode

„Es ist schwierig, die Dinge leicht aussehen zu lassen. Klarheit erfordert Tiefe."
Nørretranders (1994, S.130)

Für viele Menschen gibt es in den vielschichtigen Bewegungssequenzen der Felden-krais-Lektionen eine Klarheit, die sie intuitiv erkennen, aber schwer benennen kön-nen. Nun können wir Nørretranders Verständnis für die Komplexität und die Tiefe der Entwicklung auf die Feldenkrais-Methode übertragen, mittels derer sich begreifen läßt, wie die Klarheit der Feldenkrais-Lektionen die Entwicklung entschlüsselt.

Die vielfältigen Dimensionen des Lernprozesses verleihen den Feldenkrais-Lektionen eine Qualität der Informationen über die Bewegung, das Lernen und die Entwicklung, die ich *pädagogische Tiefe* nennen möchte.

Wenn man eine komplexe Entwicklung durchlebt hat, hat man an Tiefe gewonnen. Wenn man danach einem anderen diese Tiefe erfolgreich vermitteln kann, ohne daß er den gleichen Entwicklungsweg Schritt für Schritt wiederholen muß, dann sagt man in der Kommunikationstheorie, daß diese Botschaft *logische Tiefe* hat.

„… der Wert einer Nachricht besteht im Umfang der…Arbeit, die von ihrem Urheber plausibel ausgeführt worden ist und die zu wiederholen dem Empfänger erspart bleibt." (Nørretranders, S. 127)

Wenn ich zum Beispiel hier über etwas schreibe, das ich gelesen habe, damit Sie neue Zusammenhänge ohne Wiederholung des dafür erforderlichen Lese- und Denkvorgangs verstehen, dann hat die Information logische Tiefe. Der Prozeß, der zu meiner Nachricht führte, enthält viele Schritte, die Sie auslassen können. Ich habe Ihnen Arbeit erspart. Dennoch erhalten Sie einen ähnlich nützlichen Einblick in die Feldenkrais-Methode (wie ich hoffe!).

Die Lektionen der Feldenkrais-Methode sind das Ergebnis eines komplexen Prozesses, den Moshé Feldenkrais erlebte, als er seine wissenschaftlichen Kenntnisse, seine Judoerfahrung und seine Neugier zur Erkundung seiner eigenen Bewegungen und der anderer Menschen einsetzte. Viele Jahre lang las er, erprobte Übungen und se-lektierte. Er suchte nach den effektivsten pädagogischen Strategien, um den Schülern sein Wissen und seine Erfahrung zu vermitteln, ohne daß diese denselben Trial-and-Error-Prozeß durchlaufen mußten.

Durch die Teilnahme an einer Lektion in „Bewußtheit durch Bewegung" oder „Funktionale Integration" kann der Schüler sich viele Schritte ersparen und dennoch neue Handlungsweisen finden, die komplex und effektiv sind. Die Feldenkrais-Lektionen sind kompakte, streng organisierte Stunden, die Entwicklungssprünge ermöglichen. Sie eröffnen einen direkten Weg durch das Feld, das ein Verständnis der Kindesentwicklung, der Entwicklungspsychologie, der funktionalen Anatomie und der Neurophysiologie des Lernens umfaßt.

Die vielschichtige Struktur der Feldenkrais-Lektionen

Der oben dargestellte Entwicklungsprozeß des Kindes ist ein dynamischer, flexibler Vorgang, der lebenslang verfügbar ist und der dem persönlichen Wachstum und der Gesundheitsbildung dient. Jeder pädagogische Prozeß, der die Bewegungsentwicklung erfassen will, muß sich mit allen einzelnen Elementen dieses Entwicklungsprozesses befassen. Er soll spielerische Neugier aufweisen, offen sein für neue und unerwartete Entwicklungen und eine Möglichkeit finden, Vorteile aus überraschenden Wendungen zu ziehen. Er sollte die Bewegungsvielfalt berücksichtigen und die Auswahl für neue sinnvolle Muster unterstützen. Er sollte während des gesamten Lebens die Entwicklung neuer Fähigkeiten ermöglichen.

Moshé Feldenkrais war überaus erfolgreich bei der Schaffung eines solchen pädagogischen Systems. Ziel seiner Lektionen ist es, sämtliche Korrelationen zwischen allen möglichen Bewegungsformen zu erkunden. Ein enorm vielfältiges Repertoire, das sich in mehrere Hundert Gruppen- und Einzellektionen, wiederum jeweils mit vielen Variationen, gliedert.

Im folgenden betrachten wir, wie der Feldenkrais-Unterricht jedem hilft, ob Kind oder Erwachsener, Musiker, Sportler oder Jederman, das Entwicklungspotential in sich selbst zu finden und einzusetzen. Ich werde die zugrunde liegende Struktur der Lektionen näher diskutieren und abschließend beschreiben, wieso die Leichtigkeit der Bewegung die Botschaft der Natur ist, daß wir auf dem Weg zu optimaler Selbstverwirklichung sind.

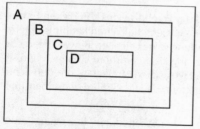

Abb. 11

Jede Feldenkrais-Lektion ist gestaltet wie eine Reihe von ineinander geschachtelten Kästchen, die einen komplexen, vielschichtigen Lernprozeß in Gang setzt. Jede Lernebene enthält nicht nur einen Lernvorgang, sondern greift auch schon in die nächste Ebene.

(A) Entstehungspädagogischer Rahmen des Unterrichts; (B) Fokussierung der koordinativen Fertigkeiten; (C) Bewegungsthema der Lektion; (D) Sequenz der Bewegungsvariationen der Lektion:

„Lernen zu lernen", die ersten zwei Ebenen werden durch die Strukturierung der Lernsituation gebildet und lassen den Schüler eigene Lernfähigkeiten erkennen und ausschöpfen. Ich nenne das *Entstehungspädagogik* (A) und werde weiter unten näher darauf eingehen. In dieser Lernsituation wandeln sich Bewegungswiederholungen von sanfter Gymnastik zu einem Prozeß der persönlichen Entwicklung. Innerhalb des entstehungspädagogischen Rahmens wird der Unterricht so gestaltet, daß der Schüler seine koordinativen Fertigkeiten (B) begreifen und entwickeln kann.

Danach folgt die Bewegungserkundung der Lektion, das Lernen sich zu bewegen, die auch zwei Ebenen hat. Bei dem Teil der Lektion geht es um die Strukturierung der Bewegungssequenzen. Jede Lektion kreist um ein Bewegungsthema (C), eine Funktion, die unseren alltäglichen Tätigkeiten entnommen ist. Unter dem funktionalen Thema entfaltet sich die Lektion schrittweise in einer systematisch strukturierten Reihe von Variationen, (D) in einer spezifischen Position im Raum und Konfiguration des Körpers, die geprägt ist von einem tiefen Verständnis der neurologischen und biomechanischen Dynamik der Bewegungskoordination. Zuletzt folgt ein Integrationsschritt, mit dem die neu gewonnene Erfahrung in die alltägliche Tätigkeit eingebracht wird.

Entstehungspädagogik

„Menschen sind verschieden, und deswegen muß die Lehre so sein, daß sie lernen können, etwas ohne Nachahmung und ohne Vorschriften zu tun, etwas, das in ihr Wesen integriert ist und ihrer allgemeinen Struktur entspricht, sowie ihrem bisherigen Werdegang und Leben."
Moshé Feldenkrais (1981)

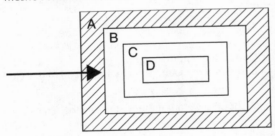

Abb. 12: Entstehungspädagogik

Die Tatsache, daß die Feldenkrais-Methode die in diesem Zitat beschriebene Art von Lernen ermöglicht, wird von vielen Schülern intuitiv erkannt. Typisch für die Methode sind Berichte von Menschen, die spüren, daß die Lektionen „irgendwie meinen eigenen Bedürfnissen und Wünschen angepaßt sind". Was ist das für eine Lehre, die „ohne Nachahmung und ohne Vorschriften" funktioniert und dem „bisherigen Werdegang und Leben" des einzelnen entspricht?

Sowohl empirische Erfahrungen als auch theoretische Überlegungen sprechen dafür, daß die Feldenkrais-Methode von dem durch Thelen und Smith aufgezeigten kindlichen Entwicklungsprozeß Gebrauch macht, d.h. daß die Feldenkrais-Lektionen der dynamischen Systemtheorie entsprechen.

Die Entwicklungsprozesse der Feldenkrais-Methode enthalten komplexe Muster, die Variationen erkunden, die auf nicht-lineare, unvorhersehbare Weise das System in die Instabilität führen und neue Muster entstehen lassen. Außerdem beruhen sie auf internen Kriterien für individuelle Verhaltenslösungen, die für den einzelnen sinnvoll sind.

Ziel der Entstehungspädagogik ist es, dem Schüler zu helfen, seine Fähigkeiten zur Organisation neuer Verhaltensmuster mit Emergenzmerkmalen zu erkennen. Dies ist schon per definitionem ein offener Prozeß, der zu einer Neuorganisierung von Verhaltensmustern führt, die erhöhte Komplexität, Flexibilität, Spontaneität und Effizienz aufweisen. Im Ergebnis werden die Schüler befähigt, ihren eigenen Lernprozeß zu steuern. Sie entdecken ihre selbständige Lernkompetenz, ein „Lernen zu Lernen", das erforschendes Lernen in jeglichem Bereich ermöglicht.

Dieser Ansatz unterscheidet sich von dem üblichen Schulunterricht. Ziel der allgemeinen Schulpädagogik ist die Vorbereitung des Kindes zur konstruktiven Teilnahme an Kultur und Wirtschaft. Der Unterricht zielt auf die Anpassung an die gesellschaftliche Ordnung. Ziele und Leistung werden von außen bestimmt, gelenkt und beurteilt. Der Unterrichtsprozeß erfordert die Eingrenzung von individuellen und kreativen, d.h. ungewöhnlichen oder unerwarteten Lösungen zu den im Unterricht gestellten Aufgaben. Wir wollen hier den Schulunterricht nicht verteufeln, ganz im Gegenteil, da die Gesellschaft ohne Bildung nicht einmal über eine Generation hinweg überlebensfähig ist. Es ist nur wichtig, die Unterrichtsstrategien der Feldenkrais-Methode von den sonst üblichen zu unterscheiden.

Bei dem entstehungspädagogischen Ansatz der Feldenkrais-Methode gilt jeder Mensch als einzigartige Persönlichkeit in einem einzigartigen Entwicklungsprozeß seines Lebens. Diese Grundeinstellung bietet Raum für das Lernen, in dem jede Person ihre Individualität erkennen und einsetzen kann, um ein kreativer Teil der Gesellschaft zu sein.

Fünf Merkmale sollte ein pädagogischer Prozeß auf dieser Grundlage besitzen:

Neugier und Erkundung

Neugier und Erkundung gehören zu den fundamentalen Strategien der Feldenkrais-Methode. Dies erreicht man unter anderem, indem man zur Verschiedenheit ermutigt und Werturteile seitens des Lehrers vermeidet. Alle Themen der Feldenkrais-Lektionen berühren unmittelbar das Leben des einzelnen. Die Orientierung an den Tätigkeiten des Lebens weckt die Neugier eines jeden und macht es einfach, einen Erkundungsprozeß in Gang zu setzen.

Komplexe Muster sind Gegenstand des Lernprozesses

Komplexe Muster sind immer Gegenstand des entstehungspädagogischen Prozesses. Emergentes Verhalten ist immer ein Merkmal des ganzen Systems. Deswegen wird der Lerninhalt der Entstehungspädagogik das komplette Muster des Systemverhaltens. Anstatt der einzelnen Elemente werden die komplexen Beziehungen innerhalb eines Systems erkundet. Wenn wir das begreifen, sind die Feldenkrais-Lektionen einfacher zu verstehen. Die Lektionen sind Erkundungen der gesamten Dynamik eines bestimmten Bewegungsmusters. Keine der Lektionen bezieht sich auf nur einen Körperteil, einen Muskel oder ein Gelenk. In den Lektionen spielt es immer eine Rolle, wie jeder Körperteil sich im Verhältnis zum Bewegungsmuster des gesamten Körpers bewegt.

Die Erkundung der Vielfalt führt zu neuen Mustern

Ein weiteres Merkmal der Entstehungspädagogik ist eine offene Erkundung der Vielfalt, Verschiedenheit und aller möglichen Variationen eines komplexen Bewegungsmusters. Diese Vielfalt führt zu neuen Zusammensetzungen der Systemelemente und erzeugt neue emergente Bewegungsmuster. In einer Feldenkrais-Lektion wird dem Schüler nicht genau gesagt, wie er etwas tun soll, oder ob das, was er tut richtig oder falsch ist. Die Anleitungen lassen ungewohnte Variationen entstehen, aus denen der Schüler sich diejenigen aussuchen kann, die für die Situation angemessen sind. Oft entsteht Verwirrung, wenn der Feldenkrais-Lehrer es ablehnt, Schülerleistungen zu loben oder zu kritisieren. Dies geschieht nicht, weil gerade die aus den Erkundungen entstehende Vielfalt das Ziel ist.

Die innere Wahrnehmung ist das wichtigste Feedback

„Gut gemacht aus Ihrer Sicht, nicht aus meiner!"
Moshé Feldenkrais (1981)

Ziel des normalen Schulunterrichts ist es, eine nicht vom Schüler festgelegte Leistungsebene zu erreichen, die durch Schulbeamte, Lehrer, Politiker oder Zeitgeist vorgegeben wird. Die Leistung des Schülers wird an diesen Zielen gemessen und belohnt oder bestraft.

Ein entstehungspädagogischer Prozeß braucht keine externe Autorität, um Feedback über sinnvolle Ergebnisse zu bekommen. In diesem Prozeß wird erkannt, daß ein neues Handlungsmuster für die Person von innerer Bedeutung ist. Die einzigen Kriterien für das neue Verhalten sind dessen Dienlichkeit, Flexibilität und Anpassungsfähigkeit für den einzelnen in seinem Umfeld. Die Unterrichtssituation soll dem Schüler die internen Kriterien und ihren Nutzen vermitteln. Da diese Kriterien individuell und persönlich sind, ist die Urteilskompetenz einer externen Autorität nur dann sinnvoll, wenn dem Schüler dadurch geholfen wird, sich auf sein eigenes Urteil zu verlassen.

In den Feldenkrais-Lektionen gibt es zwei interne Kriterien, auf die der Schüler sich verlassen kann. Diese beiden Kriterien sind dieselben, die das Kind in seiner Entwicklung anwendet. Das erste ist die Qualität der Bewegung, d.h. ob die Person die Bewegung als anstrengend oder mühelos empfindet. Dieses Kriterium basiert auf der biomechanischen und neurophysiologischen Koordination der Bewegung. Es stellt sicher, daß der Einzelne Bewegungen bevorzugt, die den geringsten Energieaufwand erfordern. Das zweite Kriterium ist der Nutzen der Bewegungsmuster für die funktionale Handlung. Dient es einem für die Person wichtigen Zweck, hat es einen inneren Wert und wird bevorzugt. Es besteht eine natürliche Motivation zur Verwendung neuer Bewegungsmuster, die für einen selbst nützlich sind.

Wozu braucht man in der Feldenkrais-Methode einen Lehrer, wenn er die Schülerleistung weder diktiert noch beurteilt? Der Lehrer ist Katalysator des Erkundungsprozesses. Er ist ebenso neugierig wie der Schüler und bringt dabei seine Erfahrung und Kenntnis des Erkundungsprozesses ein. Es ist eine Beziehung zwischen zwei gleichen Partnern auf der Suche nach einzigartigen Lösungen, die der Schüler erkennt, sobald er sie gefunden hat.

Mehrdeutigkeit, Unsicherheit und individuelle Lösungen sind Teil des Lernens

Die offene, urteilsfreie Erkundung neuer, unvorhersehbarer Muster ist ein Prozeß, der sowohl mehrdeutig als auch unsicher ist. Nach der Theorie komplexer, adaptiver Systeme ist ein steigender Instabilitätsgrad in der internen Dynamik und dem Globalverhalten des Systems eine Voraussetzung für den Übergang von einem Koordinationsmuster zu einem neuen Muster. In diesem Prozeß ist ein neues Muster nicht im voraus erkennbar. Werden diese offenen Voraussetzungen in der Lernsituation beibehalten, so entstehen neue Muster durch den Selbstorganisationsprozeß des einzelnen. Ohne einen gewissen Grad an Instabilität und der damit verbundenen Mehrdeutigkeit und Unsicherheit kann dieser Übergang nicht stattfinden.

Ein Großteil der Menschen glaubt zu wissen, wie sich ein Problem der Bewegung zum Besseren ändern muß. Diese Erwartungen beruhen meist auf einer unklaren Vorstellung davon, wie die Bewegungskoordination funktioniert. Deswegen sind die Veränderungen, die in einer Feldenkrais-Lektion entstehen, einschließlich der überraschenden Erfahrung, daß gewohnte Bewegungsmuster plötzlich instabil und unvorhersehbar werden, am Anfang oft verwirrend. Oft interpretieren Schüler die neuen Empfindungen eher als neues Problem, nicht als eine Befreiung von der Gewohnheit, ihren Körper zu mißbrauchen. Für diese neue Erfahrung muß eine neue Bedeutung gefunden werden.

Der Lehrer gibt keine Deutung für die Erfahrungen der Lektion vor, sondern läßt eine Vielzahl von Deutungen zu. Der Schüler verläßt sich auf seine eigene sensorische Erfahrung und findet die Bedeutung, die für seinen persönlichen Entwicklungsprozeß angemessen ist. Es ist unmöglich, die Integrität des Lernprozesses zu gewährleisten, wenn sein Maßstab das Durchschnittsverhalten ist. Deswegen ermutigt der Lehrer dazu, individuelle Lösungen zu den im Unterricht gestellten Aufgaben zu finden. Im Feldenkrais-Gruppenunterricht kann dies zu der komischen und paradoxen Situation führen, daß die Schüler unterschiedliche Dinge tun, während der Lehrer zufrieden ist, weil sie den Anleitungen folgen!

Es folgt aus unserem Verständnis des Selbstorganisationsprozesses, daß die Entscheidung über Vorgehensweise und Umfang immer beim Schüler liegt. Der Schüler erkennt, daß er entscheiden kann, was und wieviel er tut, und wieviel Einsatz er für die Lektionen aufwendet. Die Rolle des Lehrers ist es, das Vertrauen des Schülers in den Prozeß so zu wecken, daß er lernt, geduldig und auf das Ergebnis neugierig zu sein.

Zusammen gewährleisten die fünf beschriebenen Merkmale des entstehungspädagogischen Unterrichtsrahmens ein flexibles und offenes Entwicklungsfeld, in dem sowohl Schüler als auch Lehrer offen sind für Entdeckungen und unerwartete Ergebnisse. Beide Partner gehen mit spielerischer Neugier und voller Vertrauen dem entgegen, was aus der Dynamik menschlicher Entwicklung entstehen kann.

Zwei Hinweise:

Erstens wird aufgrund dieses pädagogischen Ansatzes vielfach angenommen, daß der Schüler bei den Feldenkrais-Lektionen alles machen kann, was er will. Das ist nicht der Fall. Es gibt in den Lektionen ein klares Ziel: nämlich die Bewegungsmuster zu entdecken, die effektiv und befriedigend sind. Dafür müssen wir lernen, uns nach den biomechanischen Gesetzmäßigkeiten unserer Struktur zu bewegen. Die Bewegungssequenzen in den Lektionen gewährleisten dies. Der entstehungspädagogische Prozeß lenkt die Aufmerksamkeit auf diese effizienten Muster und vertraut darauf, daß der Schüler sie bevorzugt, soweit sie zugänglich sind.

Zweitens findet sich dieser pädagogische Prozeß nicht nur bei der Feldenkrais-Methode. Es gibt andere Lernmethoden, die denselben Prozeß verwenden, z.B. der Unterricht von Else Gindler und ihrer Studenten, insbesondere Heinrich Jacoby, sowie die Pädagogik von Wagenschein und Rumpf und der non-triviale Unterricht von Heinz von Foerster (1998).

Die Wiederentdeckung unserer koordinativen Fertigkeiten

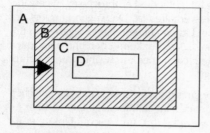

Abb. 13: Fokussierung
koordinativer Fertigkeiten

Wenn wir den entstehungspädagogischen Rahmen geschaffen haben, gehen wir erst einmal auf die Suche nach den koordinativen Fertigkeiten, die unser Nervensystem einsetzt, um Lernen zu ermöglichen. Wenn wir neue Lebensbereiche betreten, brauchen wir Flexibilität, um neuen Herausforderungen zu begegnen und neue Aufgaben zu bewältigen. Die Biologie hat uns dazu die Möglichkeiten verliehen: eine flexible Aufmerksamkeit, eine präzise Wahrnehmung und eine offene Absicht. Wenn wir lernen, sie effektiv einzusetzen, können wir uns leichter an neue Situationen anpassen und bei Bedarf in uns selbst neue Fähigkeiten entdecken.

Die Fähigkeit, die Aufmerksamkeit zu lenken und zu schärfen, kann bis zu einem sehr hohen Grad verfeinert werden. Nach der Feldenkrais-Methode lernen wir unsere Aufmerksamkeit auf jeden Teil einer Bewegung zu lenken. Gleichzeitig lernen wir den Fokus unserer Aufmerksamkeit für das Gesamtbewegungsmuster von Kopf bis Fuß offenzuhalten, auf eine bestimmte Einzelheit zu lenken.

Körperliche Empfindungen geben dem Gehirn Feedback über die fortlaufende Handlung. Ist das Feedback präziser und differenzierter, kann das Gehirn die Bewegung effektiver koordinieren. In der Feldenkrais-Methode lernt der Schüler, seinen Körper in Bewegungen klarer und genauer wahrzunehmen.

Eine dritte koordinative Fertigkeit, eine offene, flexible Absicht beim Erkunden der Bewegungsmöglichkeiten, war nicht Teil der Erörterung über die Kindesentwicklung, weil das Kind bereits über eine flexible Absicht verfügt. Beim Spielen ist es neugierig und offen für Überraschungen. Mit der offenen, forschenden Haltung des entstehungspädagogischen Rahmens haben wir in den Feldenkrais-Lektionen die Gelegenheit, eine spielerische Absicht zu finden.

Die Fähigkeit, mit flexibler Absicht zu handeln und diese nach Bedarf zu verändern, ist von hohem Wert. Die Bewegungskoordination durch das Gehirn beginnt mit einer Absicht, d.h. der Vorstellung einer Handlung. Die Klarheit und Flexibilität unserer Absicht hat darauf Einfluß, wie wir uns bewegen, um das Intendierte zu erreichen. Daher ist es äußerst wichtig für das Lernen, beim Experimentieren das Ziel flexibel zu bestimmen. Gehen wir bei den Lektionen in der Feldenkrais-Methode neugierig und offen vor, so lernen wir, unsere Absichten zu beherrschen, statt daß sie uns beherrschen. Wir lernen zu jedem Zeitpunkt in unserem Bewegungspfad aufzuhören, zurückzukehren oder etwas anderes tun zu können.

Dadurch entsteht der zusätzliche Vorteil, daß wir uns entscheiden können, unterhalb dem maximalen Kraftaufwand zu bleiben. Das Gehirn steuert seine eigene Sensibilität für sensorische Informationen. Verringern wir den Aufwand einer Bewegung, wird das Nervensystem sensibler für kleinere Unterschiede in der kinästhetischen Empfindung. In der Neurophysiologie ist dies als das Weber-Fechner-Gesetz bekannt (Schmidt, 1985. Feldenkrais 1988).

Ist die spielerische Absicht mit flexibler Aufmerksamkeit und sensorischer Präzision gekoppelt, haben wir in der Feldenkrais-Methode eine wirksame Strategie, uns dessen bewußt zu werden, wie wir lernen und uns bewegen. Die Wissenschaft von der menschlichen Entwicklung hat erkannt, daß der Lernprozeß über den Lerninhalt selbst hinaus sehr bedeutsam ist.

„Im Laufe seines Lebens findet der einzelne neue Lösungen für Probleme der Wahrnehmung und Handlung und lernt auch Methoden zur Lösung dieser Probleme. In unserer Arbeit über das Lernen haben wir diesen Vorgang als Entwicklung von Suchstrategien bezeichnet ... Diese Perspektive des Lernens und der Entwicklung erfordert eine Verschiebung der Aufmerksamkeit weg vom Endprodukt der Bewegung und hin zum Prozeß des Produkterwerbs." (Newell und McDonald, 1993, S. 191)

Ein Beispiel aus der Praxis

Während meiner Ausbildung bei Moshé Feldenkrais lag ich eines Abends auf dem Wohnzimmerfußboden und experimentierte mit einer Lektion in „Bewußtheit durch Bewegung", die wir an diesem Tag durchgenommen hatten. Als ich auf der Seite lag, merkte ich, daß ich durch Anheben des Beines spüren konnte, wie sich mein Becken auf ganz neue Weise bewegte (Abb. 14).

Ich war fasziniert und veränderte während der Lektion meine Absicht, um weiteren Einzelheiten dieser Entdeckung nachzugehen. Als ich das Becken bewegte, spürte ich eine überraschende Empfindung im unteren Rückenbereich. Ich verlagerte meine Aufmerksamkeit und spürte zu meinem großen Erstaunen, daß sich die fünf Lendenwirbel alle differenziert untereinander bewegten! Ich konnte die einzelnen Wirbel zählen, während jeder seinen Beitrag zur Seitwärtsbeugung der Wirbelsäule leistete. Als der erste Lendenwirbel an die Grenzen seines Bewegungsumfangs stieß, spürte ich, wie sich der zwölfte Brustwirbel bewegte und gleichzeitig die zwölfte Rippe mitnahm (Abb. 15).

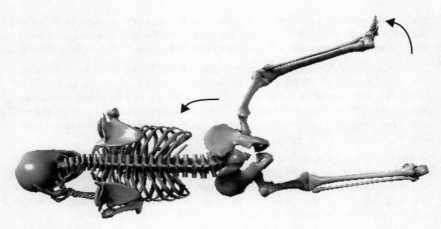

Abb. 14

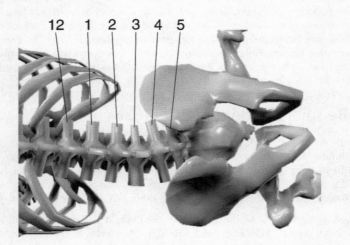

Abb. 15

Mein sensorisches Empfinden war von einer Schärfe, die ich niemals für möglich gehalten hätte. Als ich ein paar Minuten später aufstand, hatte das sensorische Feedback über die Bewegungsmöglichkeiten meiner Wirbelsäule die Muster meines Stehens, Gehens und Atmens völlig verändert, so daß sie mühelos und geschmeidig wurden. Was war passiert?

Erstens, statt mechanisch etwas zu üben, hatte ich zunächst die Bewegung erkundet. Als das Unerwartete geschah, veränderte ich meine *Absicht*, um die neue Empfindung gründlich zu erkunden. Ich war nicht von dem Wunsch gefangen, bestimmte Ziele, wie mehr Beweglichkeit oder Kraft, während der Lektion zu erreichen. Ich interessierte mich einfach dafür, *wie* ich mich bewegte.

Zweitens konnte ich durch meine offene Absicht meine *Aufmerksamkeit* auf die kinästhetischen Empfindungen lenken, die mich überrascht hatten. Ich konnte sowohl die einzelne Lendenwirbel spüren, als auch das gesamte Bewegungsmuster meines Körpers.

Drittens half mir in der Lektion meine flexible Aufmerksamkeit, meine *Wahrnehmung* zu schärfen. Bei meiner Entdeckung spürte ich Unterschiede in der Lendenwirbelsäule, die mir vorher nie aufgefallen waren. Gleichzeitig spürte ich, daß diese neuen Empfindungen Teil eines neuen Musters waren, das weitere Informationen über die Bewegungen des Beckens, der Wirbelsäule, der Rippen und des Kopfes im Rahmen eines klaren, integrierten Sinneseindrucks enthielt. Ich spürte sofort, wie sich meine Wirbelsäule geschmeidig und mühelos bewegte.

Diese Erfahrung überraschte mich auf angenehme Weise und bereicherte meine gesamten späteren Erfahrungen mit der Feldenkrais-Methode. Meine Erfahrung entsprach dem von Gibson beschriebenen Prozeß der kindlichen Wahrnehmungsentwicklung (s.o.). Meine koordinativen Fertigkeiten waren gewachsen. Meine Empfindung war präziser geworden, ich konnte meine Aufmerksamkeit auf Empfindungen lenken, die Nutzen brachten, und die von mir erkannten Muster enthielten komplexere Informationen.

Lernen zu bewegen: Die Bewegungsstrategien der Feldenkrais-Lektionen

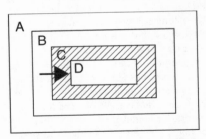

Abb. 16: Bewegungsthemen der Lektion

Die Lektionen der Feldenkrais-Methode sind so strukturiert, daß sie dem Prozeß des organischen Lernens der Bewegung entsprechen. Das Bewegungsthema einer Lektion bezieht sich immer auf eine funktionale Tätigkeit des Lebens. Diese zweckgerichteten Aktivitäten entsprechen den komplexen Bewegungsmustern, mit denen die Person in ihrer Gesamtheit auf die Welt trifft. Bewegungen, die es ihr ermöglichen, sich in die Welt hinauszuwagen und effektiv zu handeln.

Am Anfang dieses Kapitels ging es um die Entwicklung der Fortbewegung. Thema der Lektionen könnte aber auch jede andere Lebenstätigkeit sein (s.o.). Während Sie die verschiedenen Beispiele von Feldenkrais-Lektionen in diesem Buch kennenlernen, können Sie Reeds Liste konsultieren. Alle AutorInnen bieten ein hier aufgeführtes Thema an in den Lektionen, die sie beschreiben. Ob Gehen oder Sehen, Greifen oder Sprechen, Kunst oder Kampf, wenn sie auf diese Tätigkeiten bezogen sind, werden Bewegungslektionen interessant und annehmbar.

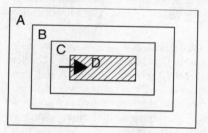

Abb. 17: Bewegungsvariationen
der Lektion

Eingebettet in das funktionale Thema ist die vierte Ebene der Lektion, eine Sequenz von Variationen funktionaler Bewegungsmuster (Abb. 17). Diese Ebene benutzt zwei Strategien, die beide das Entstehen neuer Bewegungsmuster ermöglichen, indem sie das Festhalten an der gewohnten Bewegungsweise unterbrechen.

Die erste Strategie besteht darin, daß jede Lektion in einer speziell vorgegebenen Position durchgeführt wird, die meist ungewohnt ist. Zum Beispiel begeben sich die meisten Menschen nicht sehr oft in den Vierfüßlerstand oder – außer zum Schlafen – in die Rücken-, Bauch- oder Seitenlage. Da die schweren Körperteile in diesen Lagen bereits auf dem Boden liegen, wird das Gehirn befreit von den gewohnten Bewegungsmustern, das Gleichgewicht zu halten, und ist so offen für neue Möglichkeiten.

Die zweite Strategie kombiniert die ungewohnte Position mit ungewöhnlichen Konfigurationen der Glieder und des Kopfes. Diese Konfigurationen schränken die normale Bewegungsfreiheit der Gelenke ein. Sobald die Einschränkungen bestehen, wird dem Schüler aufgetragen, eine Reihe von Variationen auszuführen, die ein ganzes Bewegungsmuster erkunden. [4] Die angebotenen Bewegungen stellen ihn vor ein Problem. Jedoch ist es durch die Einschränkungen in der Konfiguration des Körpers unmöglich, das Problem auf gewohnte Weise zu lösen. Die Lektion ist dann ein Suchprozeß, wobei er bei jeder Bewegungswiederholung die koordinativen Fertigkeiten einsetzen muß, um dem Gehirn neues sensorisches Feedback zu geben und um individuelle Lösungen für das Problem zu finden. Während er das Problem erforscht, sucht der Schüler systematisch nach der Kombination, die den beiden biologischen Bewegungskriterien der Nutzbarkeit und der Leichtigkeit entsprechen. Sobald er die wirksamste Kombination erkannt hat, integriert sein Gehirn die neuen Bewegungselemente und es entsteht ein neues Bewegungsmuster.

Beispiel: Ein Feldenkrais-Klassiker

Ein Beispiel für die Verwendung von Einschränkungen und Variationen ist Teil eines Feldenkrais-Klassikers. Die Lektion findet sich in „Bewußtheit durch Bewegung" von Moshé Feldenkrais, Seite 202. Bei dieser Lektion geht es vordergründig um den Gebrauch der Augen, aber auch um viele andere funktionale Themen wie z.B. Gehen, Stehen, Atmen oder Sitzen, weil sie hilft, Drehbewegungen der Wirbelsäule, insbesondere der Brust- und Halswirbel, neu zu organisieren.

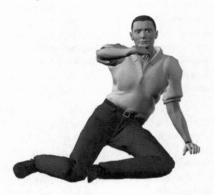

Abb. 18

Wenn man in dieser Konfiguration am Boden sitzt, erzeugt sie gleich zwei Einschränkungen der gewohnten Bewegungen. Erstens ist die normale Bewegung der Oberschenkel relativ zum Becken im Hüftgelenk so fast unmöglich. Ein Bein liegt in extremer Außenrotation im Hüftgelenk, das andere in extremer Innenrotation, so daß ihre Lage und das Gewicht des Beckens sehr einschränkend wirken. Zweitens, wenn die Hand vor die Augen gehalten wird und die Augen an die Hand geheftet bleiben, sind die Bewegungen zwischen Augen, Kopf, Schulter und Brustkorb begrenzt. Sie bewegen sich alle wie ein einziges Stück.

In der Lektion wird dazu aufgefordert, daß man seinen Oberkörper samt Augen, Kopf, Schulter und Brustkorb zur Seite dreht. Das Problem besteht darin, daß man dies tun muß, ohne Kopf, Augen und Hand im Verhältnis zueinander zu bewegen. Die Lösung besteht in zwei neuen Entdeckungen. Zum einen bei der Drehung des Rückens die Beweglichkeit der Brustwirbelsäule und der Rippen zu spüren und einzusetzen. Zum anderen, obwohl die Beine sich nicht bewegen können, kann sich das Becken zusammen mit dem Oberkörper im Verhältnis zu den Beinen drehen.

Die Beweglichkeit der Hüftgelenke wird dabei auf eine ungewohnte Art wahrgenommen und in die Bewegung integriert.

Die meisten Menschen versteifen gewohnheitsmäßig Brustkorb und Rücken und sind nicht in der Lage, das Bewegungspotential der einzelnen Brustwirbel und Rippen voll auszuschöpfen. In den ersten Schritten dieser Lektion wird durch die Konfiguration am Boden und die an die Hand gehefteten Augen bewirkt, daß man die untere Brustwirbelsäule während der Rotationsbewegung des Beckens spüren und einsetzen muß, um die Bewegung überhaupt auszuführen.

Der Ausgangsposition folgen mehrere Bewegungsvariationen, wobei man lernt, die Bewegungen des Kopfes, der Augen, der Schulter, des Brustkorbs und des Beckens gegenläufig zu differenzieren. Diese späteren Schritte der Lektion sind neue Einschränkungen der gewohnten Bewegungsmuster. Wenn man sich langsam bewegt und ohne Anstrengung, wird die gesamte Beweglichkeit der Wirbelsäule nach und nach erkundet. Die Empfindung, wie sich der Rücken, Brustkorb und Nacken drehen kann, wird deutlich und ist mühelos anzuwenden.

Danach in der Rückenlage liegt der Rücken flach auf dem Boden, das Atmen ist leichter, Augen, Gesicht und Nacken sind frei und entspannt. Beim Aufstehen ist das Sehen mühelos und angenehm. Jede andere Alltagsaktivität, die Rotationsbewegungen der Wirbelsäule erfordert, wird vereinfacht, z.B. erlaubt uns die volle Rotation der Wirbelsäule eine freie Aufrichtung des Rückens und somit ein leichteres Stehen oder Sitzen. Die freie Rotation der Brustwirbelsäule bedingt die freie Bewegung der Rippen und des Brustbeins und somit eine verbesserte Atemfunktion. Die Rotation der Wirbelsäule erlaubt eine Gegenrotation des Becken und des Schultergürtels beim Gehen. Gehen wird dabei leichter, da die Kräfte der Rumpfmuskulatur über die Beine zum Boden effektiver übertragen werden. Somit führt die Strategie der Einschränkung und der Variationen zur Entstehung neuer Bewegungsmuster, die für unser Leben hilfreich sind.

Integration neuer Bewegungsmuster in den Alltag

Der letzte Schritt des Unterrichts ist es, die neuen Entdeckungen in unseren Alltag zu integrieren. Dies vollzieht sich am Ende der Lektion und danach. Oben haben wir die Struktur der Lektionen betrachtet, die ein Verständnis der Komplexität unseres Bewegungsverhaltens voraussetzt. Nun gehen wir zurück, von den Details der Bewegungsmechanik zu der Art, wie sich unsere Lebensmuster in der sozialen Welt entwickeln. Wenn wir alle Ebenen unseres Bewegungsverhaltens durchlaufen haben, schaffen wir den Sprung für den Lerntransfer von der Lektion zum Leben. Sobald wir sie in unserem Selbstbild verankert haben, fühlen sich die neuen Empfindungen und Bewegungen richtig an und können zur Koordination all unserer Tätigkeiten verwendet werden.

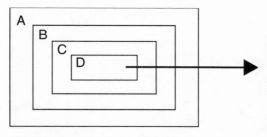

Abb. 19: Integration in den Alltag

Als Beispiel für diesen Integrationsprozeß können wir wieder meine Entdeckung verwenden, wie ich auf einmal die einzelnen Lendenwirbel spüren und bewegen konnte. Als ich nach meinem überraschenden Erlebnis aufstand, spürte ich, daß ich anders stand. Mein Gang wurde zu einer erstaunlich anmutigen und angenehmen Bewegung. Ich genoß diese Art des Gehens und achtete auch für den Rest des Tages darauf. Mit jedem Schritt wurde die neue Empfindung und das neue Bewegungsmuster vertrauter und Teil meines Selbstbildes.

Ich spürte auch eine neue Leichtigkeit in meinem alltäglichen Umgang mit anderen Menschen. Dies überraschte mich, denn es ging über die Mühelosigkeit der Bewegung weit hinaus und hinein in den Bereich zwischenmenschlicher Beziehungen. Ich war neugierig, wieso das so war, bis ich feststellte, daß mein neues Selbstvertrauen darauf beruhte, daß ich Brustkorb und Bauch zum Atmen anders einsetzte. War meine Atmung im Gespräch mit anderen mühelos und ruhig, fühlte ich mehr Sicherheit. Natürlich bevorzugte ich diese unerwartete Entwicklung. Ich konnte mich an die Empfindung erinnern und die neu gefundene Mühelosigkeit dieses Umgangs bei Bedarf wieder herstellen. Meine Gesprächspartner merkten meine ruhigere, offenere Art und reagierten entsprechend, und damit unterstützten sie meinen Integrationsprozeß.

Schließlich war meine Erfahrung der Art und Weise, wie ich meine Aufmerksamkeit, Empfindung und Absicht einsetzte, so deutlich, daß ich mich daran erinnerte, als ich weitere Feldenkrais-Lektionen erkundete. Meiner Fähigkeit, die Wirbelsäule mit einer solchen Präzision zu spüren, war ich mir vorher nicht bewußt gewesen. Das Wissen, daß ich mit diesen Möglichkeiten anmutige und mühelose Bewegungen erlernen konnte, wurde zu einem Teil von mir. Die neue Art zu gehen war sehr angenehm, aber die Entdeckung, mein eigenes Lernen steuern zu können, war eine bedeutende Bereicherung meines Wachstums und meines Selbstvertrauens.

Bewußtheit ist eine ästhetische Empfindung der Selbstverwirklichung

Viele Teilnehmer an Gruppen- oder Einzellektionen der Feldenkrais-Methode sind überrascht, daß kleine, leichte Bewegungen zu dramatischen Änderungen ihrer Bewegungskoordination führen. Die Erfahrung ist überzeugend. Man kann spüren, daß die neuen Bewegungen effektiv und ästhetisch ansprechend sind. Diese ästhetische Empfindung ist ein organisches Ergebnis des Lernens. Sie motiviert jeden, den Lernweg weiter zu gehen.

Moshé Feldenkrais war Judo-Experte, Ingenieur und Physiker. Aus seiner Judo- Ausbildung hat er die Erfahrung für kräftige, wirksame Bewegung gewonnen. Als Wissenschaftler hat er verstanden, wie die Kräfte der Muskulatur zu dieser Wirkung kommen können.

Die effizientesten Bewegungen haben einige gemeinsame Merkmale. Erstens bezieht eine wirksame Handlung jeden Körperteil mit in die Tätigkeit ein. Das ganze Skelett und die gesamte Muskulatur sind daran beteiligt. Zweitens sind Muskeltätigkeit und Tonus während der Handlung gleich verteilt in der gesamten Muskulatur. Das Ergebnis ist eine Bewegung mit minimalem Energieverbrauch. Drittens hat die Bewegungsgeschwindigkeit eine besondere Qualität. Der minimale Energieverbrauch wird erreicht, wenn die Beschleunigung der Körperteile während der Bewegung glatt ist, d.h. ohne überflüssige Beschleunigungen oder Abbremsungen. Dadurch gewinnt die Bewegung eine fließende Qualität. [5]

Eine Bewegung, die diese drei Bedingungen erfüllt, fühlt sich leicht und anmutig an und wird als vergnüglich empfunden. Die Evolution hat dafür gesorgt, daß das Kind genau diese Qualitäten der wirksamen Bewegung erkennt, während es seinen Entwicklungsweg beschreitet. Wenn das Kind die Bewegungsvielfalt dieses Weges erkundet, wird es die angenehmen Bewegungen spüren und sie dann von den anstrengenden selektieren. Jeder von uns hat diesen Entwicklungsweg hinter sich, und jeder hat die biologischen Ressourcen, um die ästhetischsten und optimalen Bewegungsmuster zu erkennen.

Im biologischen Sinne bedeutet diese Leichtigkeit, daß wir uns unserem Optimum der effizienten, organischen Bewegungskoordination annähern. Dies bedeutet tatsächlich Selbstverwirklichung. Es ist die höchste Komplexität und größte Tiefe, die Natur und Entwicklung ermöglichen. Jede Person, die diese Leichtigkeit erlebt, erkennt die Klarheit und Tiefe intuitiv und erlebt sie als Signal der Verwirklichung des biologischen Selbst.

Diese Entdeckung der leichten, angenehmen Bewegung ist der Moment, in dem die Evolution, die persönliche Entwicklung und die pädagogische Tiefe der Feldenkrais-Lektion für den Schüler zusammenfließen. Nach der Feldenkrais-Methode wird die

Bewegungsentwicklung systematisch weiter geführt als das, was wir normalerweise in unserem Leben erreichen. Das Ergebnis ist Bewußtheit, die Koordination gelenkter Aufmerksamkeit, flexibler Absicht, sensorischer Unterscheidungen und neuer Bewegungen in einem neuen Handlungsmuster, das erstaunliche neue Qualitäten der Flexibilität, Entscheidungsfreiheit und Leichtigkeit aufweist.

Bewußtheit ist eine konkrete, praktische Erfahrung, die uns bei der Bewältigung unseres Alltags hilft. Sie ist eine Fähigkeit, die in jedem vorhanden ist, und jedem zugänglich ist. Sie ist kein höherer Bewußtseinszustand, der nur möglich wird, wenn wir uns isoliert in irgendeiner Disziplin üben. Sie hat absolut nichts mit Anstrengung, Zwang oder Kontrolle einer Person durch die andere zu tun. Sie fordert keinen Glauben oder Ideologie und braucht keine Bindung mit einer Gruppe.

Bewußtheit ist eine offene, ehrliche und realistische Wahrnehmung unserer Art zu handeln. Sie befähigt uns, fundierte Entscheidungen zu treffen über das, was wir tun und wie wir es tun, und ist ein Mittel zur Entwicklung neuer Handlungsweisen, die sowohl unserer Absicht als auch unserer Situation angemessen sind.

Gleichgewicht ist die Fähigkeit, sich ohne Vorbereitung in jede Richtung mit gleicher Leichtigkeit zu bewegen. Bewußtheit bedeutet, daß wir unseren Körper sowie unsere Gefühle und unser Denken gleich mühelos in jede Richtung bewegen können. Wir sind nicht in zwanghaften Bewegungs- oder Denkmustern verfangen, die wir uns angeeignet haben, wobei wir den Aneignungsprozeß vergessen haben. Wir sind in der Tat *selbständig* geworden.

In den folgenden Kapiteln wird die menschliche Entwicklungsfähigkeit zur Selbständigkeit deutlich. Sie erfahren Geschichten von Menschen, die jeden Tag ihre Bewußtheit einsetzen, um ihr Leben einfacher zu bewältigen. Behinderte Kinder lernen mehr über sich selbst und ihre Beziehung zum Boden und zur Schwerkraft (Sue Wright), ein Kind lernt, aufmerksam Stille zu genießen (Petra Koch), ein Säugling lernt, sich vom Bauch auf den Rücken und wieder zurück zu rollen (Waltraut Brix), eine Tänzerin lernt neue Empfindungen des Bewegungsflusses (Garet Newell), und Personen mit Multipler Sklerose oder Rückenschmerzen lernen, sich müheloser zu bewegen. Jeder findet eine praktische Anwendungsmöglichkeit für die Bewußtheit, die aus der Bewegungserkundung wächst. Das ästhetische Erlebnis der Selbstverwirklichung dabei ist die Botschaft der Natur, daß Sie auf dem richtigen Weg sind.

Fußnoten

[1] Für weiterführende Informationen siehe Jantsch (1980), Kelso (1995), Clark (1997), Varela (1991), Goodwin (1994), Eisenhardt, Kurth und Stiehl(1995) und Haken (1997)

[2] Für weiterführende Informationen siehe Thelen und Smith, (1993, 1994), Bremmer, Slater und Butterworth (1997), Fogel (1993), oder „Child Development" (1993)

[3]   In Thelen und Smith (1994) gibt es hierfür auf Seite 247-277 ein Beispiel aus der Kindes-
      entwicklung, wo zwei Kinder die Fähigkeit entwickeln, die Hand auszustrecken und zu
      greifen, obwohl sie dafür völlig verschiedene Bewegungsstrategien anwenden

[4]   In Kapitel 2.3 „Unsere wachsende Welt" wird näher darauf eingegangen, wie Einschrän-
      kungen, Variationen und das Entstehen neuer Bewegungen mit der Kindesentwicklung
      und der Feldenkrais-Methode zusammenhängen

[5]   Siehe Kapitel 2.3 für eine ausführlichere Beschreibung der Bewegungsqualitä

Bibliographie

Bateson, G.: Ökologie des Geistes, 1992, Frankfurt am Main, Suhrkamp

Bremner, G., Slater, A., Butterworth, G.: Infant Development: Recent Advances, East 1997
Sussex, Psychology Press

Clark, A.: Being There, 1997, Cambridge, MIT Press

Eisenhardt, P., Kurth,D., und Stiehl, H.: Wie Neues entsteht: Die Wissenschaft des Komplexen
und Fraktalen, Reinbeck bei Hamburg 1995, Rowohlt Taschenbuch Verlag

Feldenkrais, M.: Higher Judo: Ground Work, London 1962, Frederick Warne & Co.

Feldenkrais, M.: Bewußtheit durch Bewegung, Frankfurt am Main 1978, Suhrkamp Taschenbuch

Feldenkrais, M.: Video tapes of the Amherst Feldenkrais Professional Training Program, Paris
1981, International Feldenkrais Federation

Feldenkrais, M.: Body and Mature Behavior, Tel-Aviv 1988, Alef Publishers

Fogel, A: Developing through Relationships, New York 1993, Harvester Wheatsheaf

Goodwin, B.: How the Leopard Changed its Spots, New York 1994, Charles Scribner's Sons

Haken, H. und Haken-Krell, M.: Gehirn und Verhalten, Stuttgart 1997, Deutsche Verlags-An-
stalt

Hopkins, B. and Butterworth, G.: Dynamical Systems Approaches to the Development of Action, in Bremner, G., Slater, A., Butterworth, G.: Infant Development: Recent Advances, East
Sussex 1997, Psychology Press

Jantsch, E.: The Self-Organizing Universe, Oxford 1980, Pergamon Press

Kelso, J.A.S., (1995), Dynamic Systems

Lockman, J.J. and Thelen, E. (1993), Child Development, 64: 953-1175

Miller, P., Theories of Developmental Psychology. New York 1993, W.H. Freeman

Newell, K.M., and McDonald, P.V.: The Evolving Perceptual-Motor Workspace in Infancy, Savelsbergh, G. J.P., Hrsg, The Development of Coordination in Infancy. Amsterdam 1993, Elsevier Science

Nørretranders, T.: Spüre die Welt: die Wissenschaft des Bewußtseins, Reinbek bei Hamburg
1994, Rowohlt Verlag

Reed, E.S.:, An Outline of a Theory of Action Systems, Journal of Motor Behavior, 14:98-134.,
1982

Reed, E.S.: Encountering the World: Toward and Ecological Psychology, Oxford 1996, Oxford University Press

Rutkowska, J.C.: Reassessing Piaget's Theory of Sensorimotor Intelligence: A View from Cognitive Science, in Bremner, G., Slater, A., Butterworth, G., Infant Development: Recent Advances, East Sussex 1997, Psychology Press

Sacks, O.: Neurology and the Soul, New York Review, November, 22, 1990, pp. 44-50

Schmidt, R. F. (Hrsg.): Grundriß der Sinnesphysiologie, Berlin 1985, Springer Verlag

Varela, F,J., Thompson, E., and Rosch, E.: The Embodied Mind: Cognitive Science and Human Experience, Cambridge/Mass. 1981: MIT Press/Bradford Books

von Foerster, H. und Pörksen, B.: Die Wahrheit ist die Erfindung eines Lügners, 2. Auflage, Heidelberg 1998, Carl-Auer-Systeme Verlag

2.2 Aufmerksamkeit als Schlüssel zur Veränderung

Roger Russell

Einführung: Wie wichtig die Aufmerksamkeit ist für das, was wir tun

Aufmerksamkeit spielt im pädagogischen Prozeß der Feldenkrais-Methode eine zentrale Rolle, wenn es darum geht, neue Bewegungsmuster zu entdecken. Für die Koordination von Wahrnehmung und Handlung ist Aufmerksamkeit von fundamentaler Bedeutung. Was sich dabei abspielt, ist ein neurologischer Prozeß, der die Aufgabenfelder unseres Nervensystems miteinander verbindet und untereinander abstimmt.

Tief im Gehirn verborgen liegt der Thalamus – ein Integrationszentrum, das wir von unseren Wirbeltierahnen geerbt haben. Dieses Nervenzentrum ist ein Teil des Systems, das unser Gehirn aktiviert. Daneben gibt es Hirnstammzentren, die für Schlaf und Erregung zuständig sind, die limbischen Systeme und die Frontalhirnrinde, die die Aufmerksamkeit steuert. Ein Großteil der sensorischen Informationen, die sich zwischen ganzem Körper und Großhirnrinde bewegen, gehen durch den Thalamus, wo sie integriert und je nach Bedarf umgeleitet werden.

Bevor wir handeln, schenken wir dem Raum Aufmerksamkeit, in dem die Handlung stattfindet, sowie den für den geplanten Bewegungsablauf erforderlichen Körperteilen. Es mag nur ein kurzer Moment der Aufmerksamkeit im Handlungsverlauf sein, aber er ist wichtig, weil unsere Aufmerksamkeit die Hirnzentren zur Koordination der Handlung mobilisiert.

Ein Beispiel: Gegenwärtig lesen Sie dieses Buch. Wenn Sie nach einem Gegenstand in ihrer Nähe greifen – sei es ein Glas Bier, der Lichtschalter oder die Katze auf ihrem Schoß, die gekrault werden will – kann sich ihre Aufmerksamkeit auf zwei verschiedene Arten verändern:

Entweder Sie unterbrechen kurz die Lektüre, um vom Buch auf den Zielgegenstand zu blicken und Hand- und Armbewegung auf das Ziel auszurichten. Nachdem Sie das Ziel erreicht haben, kehren Sie wieder zu Ihrer Lektüre zurück. Sie haben Ihre Aufmerksamkeit von der Lektüre auf das Schauen, dann auf das Greifen und dann wieder zurück auf das Buch gerichtet, wobei sie innerhalb eines engen Aufmerksamkeitsfeldes geblieben sind.

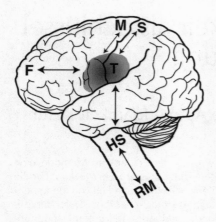

Abb. 1:
Hier abgebildet (in starker Vereinfachung) sind der Thalamus (T), tief in den Hemisphären des Gehirns, verbunden mit dem Hirnstamm (HS), der Frontalhirnrinde (F) und den sensorischen (S) und motorischen Rindenarealen (M). Der Thalamus ist ein Integrationszentrum des Gehirns, den alle propriozeptiven Informationen vom Körper und Rückenmark (RM) auf dem Weg zum sensorischen Rindenareal durchlaufen. Die sensorischen Schleusen des Thalamus werden vom Aufmerksamkeitssystem kontrolliert, um mal mehr, mal weniger Informationen an das sensorische Rindenareal weiterzugeben.

Oder aber Sie können Ihr Aufmerksamkeitsfeld ausdehnen, während Sie weiterlesen. Sie können das Feld Ihrer visuellen und kinästhetischen Aufmerksamkeit vom engen Blick auf das Blatt zu einem räumlichen Feld erweitern, das sowohl das Blatt als auch das Umfeld, die Hand und den Zielgegenstand mit umfaßt. Beim Weiterlesen können Sie Ihre Hand zum Zielgegenstand lenken, indem Sie auf Ihre Handbewegung in diesem erweiterten Aufmerksamkeitsfeld achten. Probieren Sie einfach diese beide Arten aus, Ihre Aufmerksamkeit zu verändern.

Wir verwenden eine dieser Arten bei unseren sämtlichen Tätigkeiten. Jedesmal wenn wir blicken, zuhören oder nach einem Gegenstand greifen, verändern wir die Richtung und Ausdehnung unseres Aufmerksamkeitsfeldes. Diese Flexibilität unserer Aufmerksamkeit macht sie zum idealen Lernwerkzeug innerhalb des Feldenkrais-Unterrichts.

Aufmerksamkeit und Veränderung

Das Aufmerksamkeitssystem des Gehirns ist das Mittel, mit dem einem Wirbeltier, also auch dem Menschen, eine Veränderung in seiner Umgebung oder in seinem Körper gemeldet wird. Außerdem trägt es dazu bei, das Tier für eine Reaktion auf eine neue Situation zu rüsten. Wenn ein Tier normale Aktivitäten auf einem sicheren, gewohnten Gebiet ausführt, wird das Wahrnehmungsfeld mit einem niedrigen Aufmerksamkeitsgrad überwacht. Erscheint jedoch ein Raubtier oder bewegt sich das Tier in ein neues, ungewohntes Gebiet, reichen die gewohnten Bewegungs- und Orientierungsmuster nicht aus, um das Überleben zu sichern. In einem solchen Fall muß das Tier etwas Neues tun, und zwar in einer Art und Weise, die sowohl das räumliche Umfeld als auch den Körperzustand berücksichtigt.

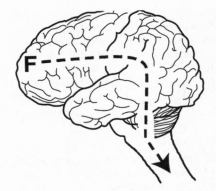

Abb. 2:
Das Gehirn koordiniert gewohnte Aktivitäten,
indem es neurologische Abkürzungen vorgibt –
unser Bewußtsein über das, was wir tun, wird
dadurch vermindert.

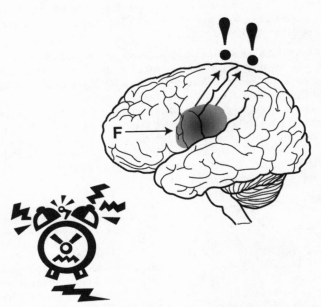

Abb. 3:   Wenn wir etwas Ungewohntes wahrnehmen, weckt dies
unsere Aufmerksamkeit. Unser Gehirn analysiert die Veränderung und initiiert eine entsprechende Reaktion. Dies
geschieht über die höheren Zentren der sensorischen und
motorischen Rindenareale.

Der Schlüssel zu dieser neuen Reaktion ist die Notwendigkeit, etwas Ungewohntes zu tun. Wenn das Tier mit etwas Neuem in seiner Umwelt konfrontiert wird, muß es sich schnell von einer niedrigen Erregungsebene auf einen höheren Wachheitsgrad umstellen. Dies nennt man die Orientierungsreaktion. Das Tier hebt den Kopf, sieht sich um, lauscht und nimmt eine Haltung ein, die es in die Lage versetzt, sich in jede Richtung zu bewegen. Das Aktivierungssystem des Gehirns vermittelt diese Reaktion, indem es Meldungen sendet, um Teile des Gehirns zu wecken, die zur Reaktion auf die neue Situation benötigt werden.

Bei gewohnten Handlungen nimmt das Gehirn Abkürzungen durch das Nervensystem, die fast automatisch funktionieren. (Abb. 2) Das aufmerksame Gehirn unterbricht die Gewohnheit. Statt über die Abkürzung wird die sensorisch-motorische Koordination jetzt über die Hauptstraße der Großhirnrinde gesteuert – nur so wird garantiert, daß neue und flexible Handlungen in allen Einzelheiten durchdacht sind. Zunächst wird hier die Situation so genau wie möglich analysiert, danach werden neue Reaktionen formuliert und initiiert. Das Tier reagiert somit situationsgemäß und das Überleben wird gesichert. (Abb. 3)

Bei der Reaktion auf eine neue Situation hat die Aufmerksamkeit zwei Aufgaben, die beide eine Art neurologische Mobilmachung des Gehirns darstellen. Erst aktiviert die Aufmerksamkeit jene Teile des sensorischen Gehirns, die zur Bearbeitung der eingehenden neuen Informationen benötigt werden, sowie die motorischen Zentren, die die Reaktion des Tieres koordinieren sollen (Abb.4). Aufmerksamkeit hat also nicht nur sensorische Funktionen. Dann lenkt die Aufmerksamkeit den Informationsfluß durch die sensorischen Schleusen (Abb. 5) im Thalamus, um sicherzustellen, daß die mobilisierten Zentren für die zu leistende Arbeit auch die nötigen Informationen haben und um dadurch von gewohnten zu ungewohnten Verhaltensmustern wechseln zu können.

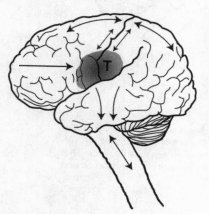

Abb. 4:
Ändert sich etwas Bedeutendes an den vom Körper oder vom Umfeld empfangenen sensorischen Stimulationsmustern, sendet das gehirneigene Aktivierungssystem eine Meldung. Alle zur Situationsanalyse benötigten neurologischen Ressourcen, auch das Rindenareal, das sehr feine sensorische Unterscheidungen treffen kann, werden jetzt in Bereitschaft versetzt.

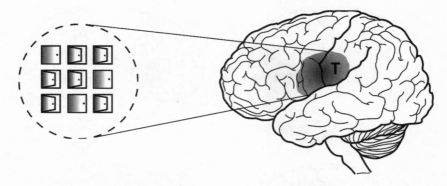

Abb. 5: Von den Sinnesorganen des Körpers empfangene Informationen werden durch die sensorische Schleusen des Thalamus zur Großhirnrinde gelassen oder angehalten. Die Schleusen sind durch das Aufmerksamkeitssystem geöffnet oder geschlossen. Zuvor kam von der Frontalhirnrinde die Information, welche Impulse für den Handlungsverlauf benötigt werden.

Die Mobilmachung des Gehirns ist sehr vielschichtig. Während die Aktivität in einigen Gehirnzentren und sensorischen Kanälen, die für die beabsichtigte Handlung gebraucht werden, erhöht ist, wird sie gleichzeitig in den nicht benötigten Bereichen des Nervensystems herabgesetzt. Das bedeutet, daß wir bestimmte Vorgänge verschärft wahrnehmen, während andererseits die für die beabsichtigte Handlung irrelevanten Empfindungen unterdrückt werden.

Normalerweise sind nicht alle Gehirnzentren gleichermaßen bereit, sensorische Informationen zu verarbeiten oder Bewegungen zu koordinieren. Das Gehirn hat einen enorm hohen Energiebedarf. Durch eine Art Energiesparsystem hält es nur Zentren in hoher Bereitschaft, die für ein erfolgreiches Handeln die unerläßlichen neurologischen Funktionen erfüllen. Nur über das Aktivierungs- und Aufmerksamkeitssystem kann das Gehirn diesen Bereitschaftszustand je nach Motivierung steuern bzw. ausgleichen.

In Abb. 6 zeigen Computerbilder des Gehirns, daß verschiedene Teile der Großhirnrinde aktiv sind, wenn jemand ein Wort liest (1), spricht (2), denkt (3) oder schreibt (4). Andere Zentren bleiben weniger aktiv.

In den schattierten Bereichen wird die Hirnrinde stärker durchblutet, weil diese Teile des Gehirns aktiver sind und mehr Energie verbrauchen. Dies ist ein Beispiel, wie die neurologischen Ressourcen des Gehirns selektiv zur Ausführung der beabsichtigten Tätigkeit mobilisiert werden, sei es nun für das Lesen, Sprechen, Hören

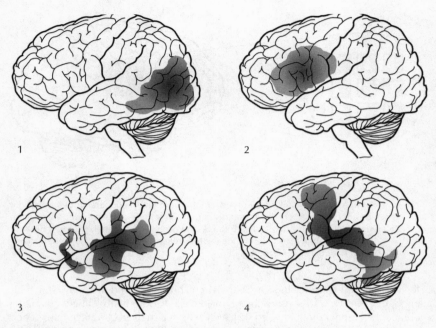

Abb. 6:   Vier Computerbilder des Gehirns während verschiedener Aktivitäten

oder Denken eines Wortes. Für jeden Fall ist ein anderer Teil der Hirnrinde erforderlich und wird vom Aufmerksamkeitssystem dazu mobilisiert.

Zurück zum oben genannten Beispiel: Während Ihrer Lektüre macht sich die Katze auf Ihrem Schoß durch ein Miauen bemerkbar und Sie beschließen daraufhin, Ihr den Rücken zu kraulen. Ihre Aufmerksamkeit verschiebt sich, wenn Sie in ihre großen, sanften Augen blicken. Bei der Veränderung Ihrer Aufmerksamkeit vollzieht der Thalamus, gelenkt durch die Frontalhirnrinde, verschiedene Dinge. Er erstattet Meldung an die visuellen Zentren, die Ihnen helfen, Ihre Augen zu lenken und die Bilder der Katze zu verarbeiten, die in die Sehrinde eingehen. Die hautsensorischen Hirnbereiche, die für die Hände zuständig sind, werden auch in die Bereitschaft versetzt, das weiche Katzenfell zu spüren. Die Bewegungszentren werden darauf vorbereitet, die sanften Streichelbewegungen auszuführen, bei denen die Katze aufblickt und schnurrt. Mittlerweile öffnen sich die sensorischen Schleusen im Thalamus, die den Informationsfluß von Augen und Hand zum sensorischen Rindenareal und zur Sehrinde leiten. Zuvor waren sie geschlossen, um Ihre Konzentration bei der Lektüre nicht zu stören. Ihre Aufmerksamkeit bestimmt, welche dieser Schleu-

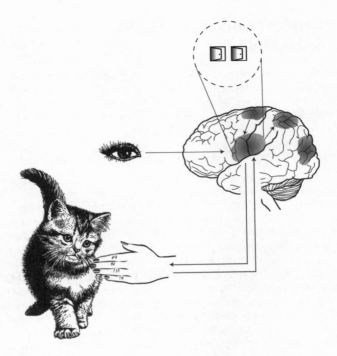

Abb. 7:   In unserem Beispiel mit der Katze sind der visuelle und der auf die Hand bezogene hautsensorische Bereich in der Hirnrinde in Bereitschaft. Die sensorischen Schleusen des Thalamus sind geöffnet, um die Informationen zum Gehirn zu leiten. Die motorischen Zentren werden für die Streichelbewegungen vorbereitet.

sen geöffnet wird, je nachdem, welche Sinneseindrücke Sie benötigen, um in der beabsichtigten Art und Weise zu handeln. Während Sie mit den Händen über das Fell streichen und beim Schnurren zuhören, können Sie wieder zur Lektüre zurückkehren. [1]

Die Rolle der Aufmerksamkeit in der Feldenkrais-Methode

Wenn wir in einer Feldenkrais-Lektion die Bewegung erforschen, gibt es verschiedene Arten, den Einsatz des beschriebenen Aufmerksamkeitsprozesses zu erlernen. Erstens lernen wir, unsere Aufmerksamkeit auf unterschiedliche Sinneskanäle zu richten, insbesondere auf das kinästhetische Körperempfinden, das die Wahrnehmung der Muskeln, des Skeletts und der Bewegung umfaßt. Zweitens lernen wir, unser Aufmerksamkeitsfeld einzuschränken, z.B. auf die kleine Bewegung eines Gelenks, oder aber zu erweitern, so daß es z.B. den gesamten Körper umfaßt.

Wenn wir eine lang eingeübte Tätigkeit ausführen, achten wir meist kaum noch darauf, wie wir das tun. Klassisches Beispiel ist die morgendliche Fahrt zur Arbeit auf einer gewohnten Strecke. Wenn wir während der Fahrt in ein Gespräch verwickelt oder ganz in Gedanken sind, können wir uns bei unserer Ankunft gar nicht mehr erinnern, wie eigentlich die Fahrt als solche war. Wir können also eine Handlung ausführen, ohne zu wissen wie. Das Bewußtsein der Handlung ist vorhanden, aber wir überwachen nicht die Art und Weise. Unsere Prozeßwahrnehmung, d.h. unsere Fähigkeit zur Beobachtung und Reflexion einer Handlungsweise, ist ausgeschaltet. Diese Fähigkeit, die Art und Weise der Handlung zu ignorieren, ist nützlich. Unsere Bewegungsgewohnheiten vereinfachen unser Leben. Die Arbeitslast für unsere Aufmerksamkeit wäre zu hoch, wenn wir ständig auf jedes Detail der Handlung achten müßten. Stellen Sie sich vor, Sie müßten beim Essen darauf achten, wie Sie Messer und Gabel halten, oder beim Sprechen wie Sie die einzelnen Worte aussprechen.

Sich ständig wiederholende Handlungen koordiniert das Gehirn über Abkürzungen. Dies hat jedoch seinen Preis. Wenn wir uns z. B. eine Bewegung angewöhnt haben, die unsere Muskeln und Gelenke falsch einsetzt, verletzen wir uns durch die Beibehaltung unserer Alltagsgewohnheiten. Wir können unsere unzweckmäßigen Bewegungen nicht verändern, wenn wir nicht wissen, wie wir sie ausführen. Wir brauchen also eine Möglichkeit, uns der Bewegungskoordination bewußt zu werden. Nur so können wir die Bewegung entsprechend ändern und in eine neue Gewohnheit umwandeln. Das Aufmerksamkeitssystem ermöglicht dies, indem es unsere Prozeßwahrnehmung aktiviert.

Nehmen wir als Beispiel das Gehen. Stellen wir uns vor, daß bei unserer gewohnten Art des Gehens das rechte Knie bei jedem Schritt schmerzt. Dabei haben wir aller Wahrscheinlichkeit nach mit folgenden Schwierigkeiten zu tun: Erstens haben wir kein deutliches Gespür für unsere Gehbewegungen und wir wissen nicht, wie wir mehr über unsere Art, uns zu bewegen, erfahren können. Zweitens, wissen wir nicht, wie wir unsere Aufmerksamkeit auf die Empfindung richten können, die wir brauchen, um unsere Gewohnheit zu ändern. So sind wir dazu verurteilt, unseren Körper weiterhin zu mißbrauchen.

Wir können jedoch lernen, von der fixierten Aufmerksamkeit und unbewußten Gewohnheit zu lassen. Genau dies ist der Inhalt der Feldenkrais-Lektionen. Wir erfahren, wie wir anders z.B. gehen können, indem wir unsere Gewohnheit unterbrechen und in unserem Bewegungsrepertoire nach besseren Möglichkeiten suchen. Zunächst etablieren wir dazu eine erforschende Haltung. Diese erforschende Haltung kann nicht hoch genug eingeschätzt werden. Wenn Sie erneut Abb. 5 betrachten, sehen Sie, daß das Aufmerksamkeitssystem die sensorischen Schleusen öffnen, aber auch schließen kann, z.B. bei Anstrengung schließen wir genau die sensorischen Schleusen, die wir benötigen würden, um neue Empfindungen wahrnehmen zu können. Können wir jedoch unsere Bewegung mit offener Neugier erforschen, so werden die Schleusen unserer Wahrnehmung geöffnet.

Der effektive Gebrauch unserer Aufmerksamkeit ist der nächste Schritt. Anhand zahlreicher Techniken lenkt der Feldenkrais-Lehrer die Aufmerksamkeit der Schüler auf ihre kinästhetischen Empfindungen. Neue Bewegungskombinationen führen zu unerwarteten und ungewohnten Empfindungen, und – wie bei allen anderen Tieren – versetzt diese Neuheit das Gehirn in einen optimalen Wachheitszustand, um das genau zu erkunden. Unsere kinästhetische Wahrnehmung ist wach, bereit und offen.

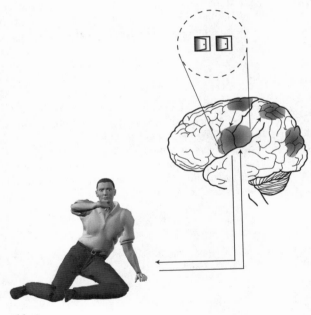

Abb. 8

Wenn wir in der Feldenkrais-Lektion untersuchen, wie wir gehen, schalten wir unsere Prozeßwahrnehmung wieder ein, um neue Möglichkeiten der Gleichgewichtserhaltung zu entdecken. Z.B. können wir zuerst im Stehen nachspüren, wie wir unser Körpergewicht auf beide Füße verteilen. Nachher in der Rückenlage können wir unsere Atmung wahrnehmen und den Kontakt zwischen unserem Körper und dem Boden sowie die Länge und Breite der einzelnen Körpersegmente spüren. So wird unsere Aufmerksamkeit auf die kinästhetischen Sinneskanäle gelenkt. Sensorische Schleusen öffnen sich im Gehirn, wir sind in einen höheren Bereitschaftszustand versetzt. Wenn wir dann die Bewegungsvariationen der Lektion durchspielen, werden alle auf die Füße bezogenen Bewegungen des Knochengerüsts berücksichtigt (Abb.8). Wir werden dazu aufgefordert, das Blickfeld unserer Aufmerksamkeit auf den gesamten Körper zu erweitern oder aber es auf ein Detail des Bewegungsmusters einzuschränken. Daraus entstehen klare, neue Empfindungen des gesamten Bewegungsmusters des Skeletts im Verhältnis zu den Füßen. Wenn wir wieder aufstehen und gehen, achten wir auf Veränderungen, z.B. wie unser Skelett das Gewicht leichter auf den Füßen trägt. Fühlt sich eine Veränderung besser an, bevorzugen wir es, sie in unserem Alltag zu gebrauchen.

Die Probleme, die bei unserer schmerzhaften Art zu gehen entstehen, werden in diesem Prozeß gelöst. Erstens lernen wir, auf unsere Gehgewohnheiten zu achten und diese zu spüren. Wir können über unsere Art, uns zu bewegen, mehr erfahren. Wir lernen, wie wir unsere Aufmerksamkeit lenken und unsere Empfindung differenzieren können.

Zusammenfassung

Das Aufmerksamkeitssystem des Gehirns koordiniert alle Bereiche des Nervensystems, um Wahrnehmung, Absicht und Bewegung zu einem Ganzen zu verweben. Dieses uralte Erbe unserer Wirbeltierahnen befreit jeden, der es lernt, es wirkungsvoll einzusetzen, von der Sklaverei fixierter Gewohnheiten, die das Leben mühevoll machen. Menschen mit ganz unterschiedlichen Anliegen werden erfolgreiche und effektive Handlungsalternativen für sich entdecken. Wir lernen im wahrsten Sinne des Wortes, unser Gehirn besser zu gebrauchen.

Fußnote

[1] Siehe Baars (1997), Austin, (1998) oder Birbaumer und Schmidt(1989) für weitere Informationen zum Thema Aufmerksamkeit

Bibliographie

Austin, J.H., (1998), *Zen and the Brain*, Cambridge, MA, MIT Press

Baars, B., ((1997), *In the Theater of Consciousness: Global Workspace Theory, a Rigorous Scientific Theory of Consciousness*, in Journal of Consciousness Studies, Band 4, Nr. 4, 1997, Thorverton, GB, Imprint Academic

Birbaumer, N. und Schmidt, R.F., (1989), *Biologische Physiologie*, Berlin, Springer Verlag

Flach, J.M., Lintern, G., und Larish, J.F., (1990), *Perceptual motor skill: A theoretical framework*, in Warren, R., and Wertheim, A.H., eds., *Perception and Control of Self-Motion*, Hillsdale, NJ., Lawrence Erlbaum Assoc. Pub.

Newman, J. (1997), *Putting the Puzzle Together, Part 1: Towards a General Theory of Neural Correlates of Consciousness*, Journal of Consciousness Studies, Band 4, Nr. 1, 1997, Thorverton, GB, Imprint Academic

Newman, J. (1997), *Putting the Puzzle Together, Part 2: Towards a General Theory of Neural Correlates of Consciousness*, Journal of Consciousness Studies, Band 4, Nr. 2, 1997, Thorverton, GB, Imprint Academic

Schmidt, R. F., (Hrg.) (1985), *Grundriß der Sinnesphysiologie*, Berlin, Springer Verlag

2.3 Unsere wachsende Welt: Die Entwicklung der Bewegung und des Selbstbildes

Roger Russell und Ulla Schläfke

Das Babyprojekt

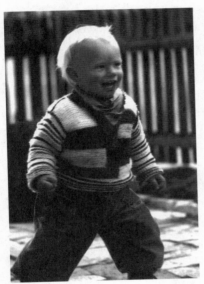

Seit mehr als 15 Jahren beschäftigen wir uns mit einem unterhaltsamen und inspirierenden Projekt. Es fing an mit dem persönlichen Interesse Rogers, der begann, die Entwicklung seines Sohnes, Daniel, aufzuzeichnen. Zwei weitere Kleinkinder aus der Nachbarschaft wurden bald darauf ebenfalls zu Beobachtungspersonen, als ihre Mütter entdeckten, daß sie so über einen kostenlosen Babysitter verfügten. Aus seinen Beobachtungen ergaben sich jedoch mehr Fragen als Antworten. Wir beschlossen deshalb, vier Kinder von ihrer Geburt bis zum Laufenlernen zu filmen, um daraus mehr zu lernen. Heute besitzen wir eine Sammlung von Videofilmen, die eine ständige Quelle der Überraschung, des Vergnügens und des Verständnisses sind. Insbesondere für unsere Feldenkrais-Arbeit haben sie sich als sehr wertvoll erwiesen. Einiges davon wollen wir hier zusammenfassen.

Wir geben zunächst einen Überblick unseres Projektes mit seinen Bezügen zur Feldenkrais-Methode. Danach diskutieren wir die Entwicklung des Selbstbildes, ebenfalls im Zusammenhang mit Feldenkrais-Lektionen. Wir beziehen uns auch auf die Literatur zur Kleinkindentwicklung, speziell zum Erlernen von Rollbewegungen am Boden, denen wir eine fundamentale Bedeutung sowohl für die Entwicklung der Bewegung als auch des Selbstbildes beimessen.

Motiv und Zielsetzung

Unser Ziel war es, einen entwicklungsrelevanten Rahmen für unser Verständnis der Feldenkrais-Methode zu finden. Dabei ging es uns um eine umfassende Darstellung der Entwicklung von Kleinkindern, die konkret, differenziert und anschaulich sein sollte. Wir wollten folgendes herausfinden:

- Was sich beim Kind abspielt bei der Entwicklung seiner ersten Bewegungsmuster und seiner ersten Tätigkeiten in seiner Umwelt.
- Wie sich der Übergangsprozeß von einem Bewegungsmuster zum nächsten gestaltet.
- Wie die Bewegungsmuster miteinander verknüpft werden.
- Gemeinsamkeiten und Unterschiede bei den Entwicklungsprozessen der einzelnen Kinder.
- Welche Bezüge es gibt zwischen unseren Erkenntnissen der Kinderentwicklung und dem Bewegungsverhalten, das wir in der Erwachsenenarbeit finden.
- Wie Bewegungsentwicklung und die Entwicklung des Selbstbildes zusammenhängen.

Das war eine sehr anspruchsvolle Aufgabe, und wir bekennen uns auch zu, zunächst durchaus spekulativen Aussagen über den Zusammenhang zwischen Bewegung und Entwicklungspsychologie.

Unsere Beobachtungen

Kontinuierlich haben wir die Entwicklungsaktivitäten von vier Kindern innerhalb ihrer heimischen Umgebung aufgezeichnet. Etwa einmal pro Woche haben wir sie zu Hause beim Spielen gefilmt. Pro Sitzung betrug die Aufnahmedauer etwa 15 bis 30 Minuten, in denen das Kind viele seiner aktuellen Entwicklungsmuster und -aktivitäten zeigen konnte. Obwohl wir einige wenige Schritte in der Entwicklung der einzelnen Kinder verpaßt haben, sind wir davon überzeugt, daß die Aufzeichnungen relativ vollständig sind. Das Filmmaterial benutzen wir in unseren Kursen und Lehrgängen, und die Abbildungen dieses Artikels stammen aus den Videofilmen.

Erwartungsgemäß glichen sich viele Bewegungsmuster der Kinder. Überraschend jedoch waren die Unterschiede zwischen den Kindern. Ihre Wege und Handlungen, um zu den allgemeinen Meilensteinen der Entwicklung zu gelangen, waren manchmal recht verblüffend. Wir haben uns deshalb die Filme immer wieder angesehen, weiter dazu gelesen, unsere Annahmen geprüft und die Bewegungen selbst immer wieder ausprobiert.

Die Videoaufnahmen zeigen folgendes:

- Die Entwicklung der Blickkoordination einschließlich der Koordination der Augen mit den Bewegungen des Kopfes.
- Die Entwicklung des Greifens, von den Greifreflexen bis hin zur Entwicklung des blickgesteuerten Greifens in alle Richtungen.
- Zahlreiche Aktivitäten der Kinder in der Rückenlage, Bauchlage und Seitenlage, bzw. wie sie von einer Lage in die nächste gelangen.
- Wie die Kinder von der Bauchlage in den Vierfüßlerstand gelangen.
- Wie sich Robben und Krabbeln entwickeln bzw. Variationen der Fortbewegung in der Bauchlage.
- Wie das Kind vom Sitzen in den Vierfüßlerstand kommt und zurück.
- Alle Bewegungsformen, mit denen das Kind den Boden verläßt um aufzustehen, über das Knien, Hocken, Aufrichten bis hin zum Stehen und wieder zurück, Seitwärtsschritte und normales Gehen, von den ersten unsicheren Schritten bis hin zum feinabgestimmten Gehen.

Der Bezug zur Feldenkrais-Methode

Der offensichtlichste Bezug zur Feldenkrais-Methode ergibt sich aus den Parallelen zwischen vielen Lektionen in „Bewußtheit durch Bewegung" und den Aktivitäten des Kindes, während es lernt, sich hin und her zu rollen, zu krabbeln, zu sitzen und zu laufen (Frank, Abb. 1, und Laura, Abb. 2). In den von Moshé Feldenkrais entwikkelten Lektionen geht es um identische oder sehr ähnliche Bewegungen.

Die Bewegung in Abb. 1 wurde von oben gefilmt. Seine Mutter zeigt ihm den Schnuller und legt ihn über den Kopf des Kindes auf den Boden. In Abb. 1.1 und 1.2 blickt Frank den Schnuller an und öffnet gleichzeitig die linke Hand, wobei er beginnt, sich zu drehen und danach zu greifen. In Abb. 1.3 – 1.5 drückt er mit dem rechten Fuß gegen den Boden, verlängert die linke Seite, streckt den Rücken und schiebt den Kopf zurück, während er sich wendet, um erst mit der linken Hand und dann quer über seinen Körper mit der rechten Hand zu greifen.

Diese Bewegung ist identisch mit einer Feldenkrais-Lektion, die in der Rückenlage beginnt. Der Schüler wird gebeten, das rechte Bein auf den Boden aufzustellen und das Becken unter Anhebung der rechten Hüfte zu drehen, wobei der Kopf mit beiden Händen nach rechts geschoben wird. Darauf folgen mehrere Schritte, in denen der Kopf gedreht wird, um nach links oben zu sehen, während man die linke Hand auf dem Boden nach oben streckt, die rechte Hand zum rechten Fuß gleiten läßt und dann mit der rechten Hand nach der linken greift. Unter anderem hilft diese Lektion, die Dreh- und Streckbewegungen der Wirbelsäule zu klären und zu verbessern.

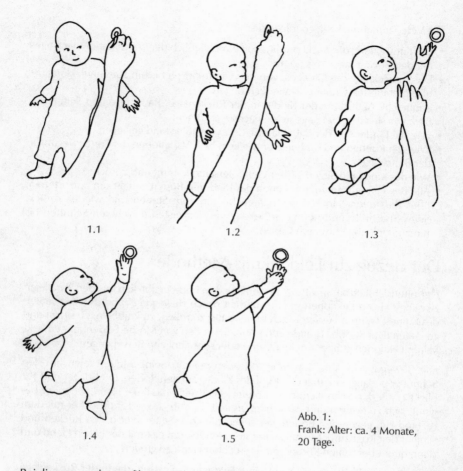

1.1   1.2   1.3

1.4   1.5

Abb. 1:
Frank: Alter: ca. 4 Monate,
20 Tage.

Bei dieser von oben gefilmten Bewegung in Abb. 2 rollt sich Laura nach links auf den Bauch. Uns interessierte, wie das Kind die Wirbelsäulenflexion beim Drehen aufrechterhält. Es beugt sich vom Kopf bis zum Becken, bis es fast auf dem Bauch liegt. Dies sieht man in Abb. 2.6., wo es immer noch nach unten auf den Boden blickt. In Abb. 2.7 hebt es den Kopf, um seitlich auf den Boden zu schauen, wobei es den Rücken streckt, um in Abb. 2.8 in die Bauchlage zu kommen.

Diese Bewegung ist eine der Variationen aus der Lektionsreihe „Sich rollen wie ein Baby", die zu den Feldenkrais-Klassikern gehört. Der Leser kann dies mit Abbildung 5 vergleichen, die Lauras Rollbewegung einige Monate später zeigt.

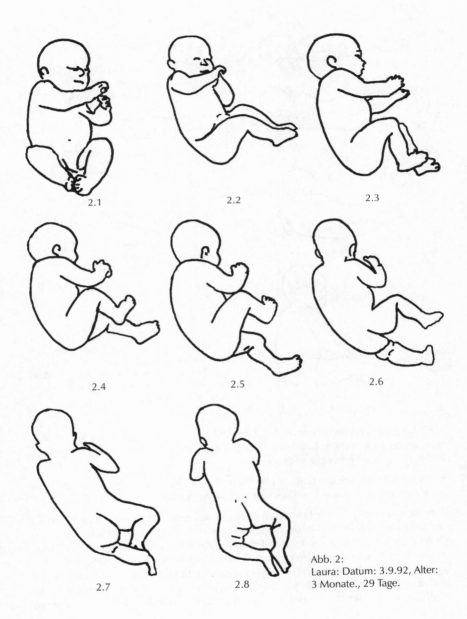

2.1

2.2

2.3

2.4

2.5

2.6

2.7

2.8

Abb. 2:
Laura: Datum: 3.9.92, Alter:
3 Monate., 29 Tage.

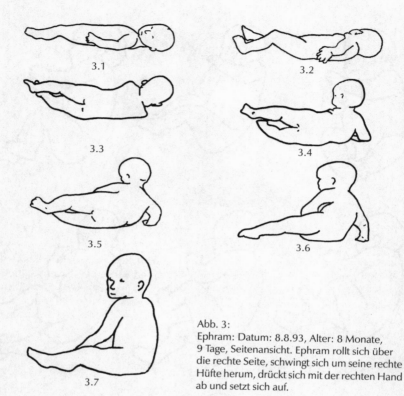

3.1

3.2

3.3

3.4

3.5

3.6

3.7

Abb. 3:
Ephram: Datum: 8.8.93, Alter: 8 Monate,
9 Tage, Seitenansicht. Ephram rollt sich über
die rechte Seite, schwingt sich um seine rechte
Hüfte herum, drückt sich mit der rechten Hand
ab und setzt sich auf.

Abbildung 3 zeigt, wie Ephram sich aufgesetzt hat. Seine Weise, von der Rückenlage zum Sitzen zu kommen, hat uns erstaunt. Es gibt viele Feldenkrais-Lektionen, die Variationen dieser Bewegung erkunden.

Zunächst nahmen wir an, daß wir alle Feldenkrais-Lektionen in den Aktivitäten der Kinder wiederfinden würden. Dies war aber nicht der Fall.

Zum Beispiel sitzt in einer Lektion der Schüler auf dem Boden, mit einer Hand an der Seite des Kopfes, wobei er die Schläfe mit dem Zeigefinger berührt (Abb. 4). Ohne räumliche Bewegung der Hand oder des Arms wird der Kopf so um die Hand herum bewegt, daß durch den Kontakt des Fingers zum Kopf eine Linie um den gesamten Kopf beschrieben wird. Diese Lektion erkundet Kopf- und Halsbewegungen und unterscheidet unter anderem zwischen der Bewegung der zwei oberen und der fünf unteren Halswirbel. Kinder machen das nicht, zumindest nicht nach unseren

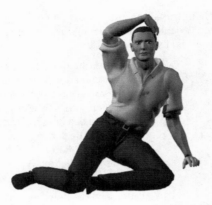

Abb. 4

Beobachtungen. Wir können jedoch durch eine sorgfältige Analyse der Lektionen in „Bewußtheit durch Bewegung" die darin enthaltenen Lernprozesse ermitteln, und anschließend untersuchen, wie Kinder diese Aufgaben im Rahmen ihrer natürlichen Möglichkeiten lösen. Zum Beispiel sind die Kopf- und Halsbewegungen aus der oben beschriebene Lektion im Sitzen Teil der von Laura in Abb. 5 eingesetzten Extensionsstrategie für das Rollen.

Wie Bewegungsmuster sich wandeln

In der Feldenkrais-Methode ist der Prozeß der Entwicklung neuer Bewegungsmuster sehr wichtig. Daher war es besonders interessant zu filmen, wie die Kinder die verschiedenen Stadien ihrer Entwicklung durchliefen und dabei neue Bewegungsmuster entdeckten.

Die räumliche Beziehung zwischen den einzelnen Körperteilen und die Art und Weise, wie sich diese räumliche Beziehung während der Bewegung verändert, sind grundlegender Bestandteil jeder Bewegung. Wenn wir auf dem Boden zwischen der Bauch- und Rückenlage hin- und herrollen, ist während der Bewegung die Koordination zwischen den verschiedenen Bereichen des Knochengerüsts sehr differenziert. Wir haben beobachtet, wie Kleinkinder für die Ausführung dieser Bewegung zwei Grundstrategien besitzen. Bei der einen kommt es zu einer Flexion (Beugung) der Wirbelsäule in einer relativ undifferenzierten Bewegung, während sich das Kind vom Rücken auf die Seite und von dort auf den Bauch rollt, so wie Laura in Abb. 2. Bei der anderen Strategie gibt es eine sehr differenzierte Extensions (Streck)- und Rotationsbewegung der Wirbelsäule unter Verwendung des gesamten Bewegungspotentials des Knochengerüsts vom Kopf bis zu den Hüften. Dies sehen wir in Abb.5. Im allgemeinen verläuft der Entwicklungsprozeß vom (undifferenzierten) Flexions- zum (differenzierten) Extensionsmuster.

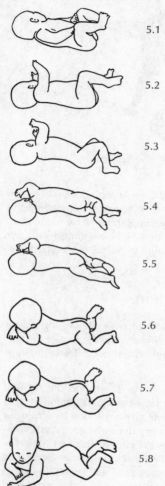

5.1

5.2

5.3

5.4

5.5

5.6

5.7

5.8

Abb. 5: Laura: Datum: 16.1.93,
Alter: 8 Monate,
11 Tage. Seitenansicht.

Bei diesen beiden Strategien sind die Beziehungen zwischen der Flexion, der Extension, der lateralen Flexion und der Drehung der Wirbelsäule sehr unterschiedlich. Bei jeder Variation, die zur Entstehung des Rollens führt, kommt es zu vielfältigen neuen Beziehungen zwischen den einzelnen Körperteilen. Räumliche Beziehungen der verschiedenen Teile der Wirbelsäule und des Rumpfes tragen also zu unterschiedlichen Mustern bei.

Laura setzt die Bewegung in Abb. 5.2 in Gang, indem sie nach links hochblickt und ihre Wirbelsäule von Anfang an streckt. In Abb. 5.3 drückt sie mit dem rechten Fuß gegen den Boden, dreht sich und streckt den rechten Arm quer über den Körper nach links. In Abb. 5.5 kreuzt sie das rechte Bein über das linke, und das Becken ist fast vollständig zur Bauchlage gedreht, während der Kopf noch hinter der linken Schulter auf dem Boden liegt. In dieser Lage wird die Wirbelsäule sehr differenziert gestreckt und gedreht. In Abb. 5.6 – 5.8 hebt Laura den Kopf über die Schultern, bis sie mit völlig aufrecht gehaltenem Kopf in die Bauchlage kommt.

Das Timing ist die Art und Weise, in der sich die Beziehung der Körperteile im Zeitablauf ändert. Zum Beispiel: Laura verbrachte viel Zeit damit, auf dem Bauch durch das Zimmer zu robben (Abb.6). Anhand unserer Filme können wir untersuchen, wie sich diese Entwicklung zuerst vollzieht. Wir stellten fest, daß Laura zwar schon Arme und Beine zum Robben bewegen konnte, aber noch nicht die zeitliche Koordination der Kombination des Drückens und Ziehens beherrschte, um sich mit diesen Bewegungen fortbewegen zu können.

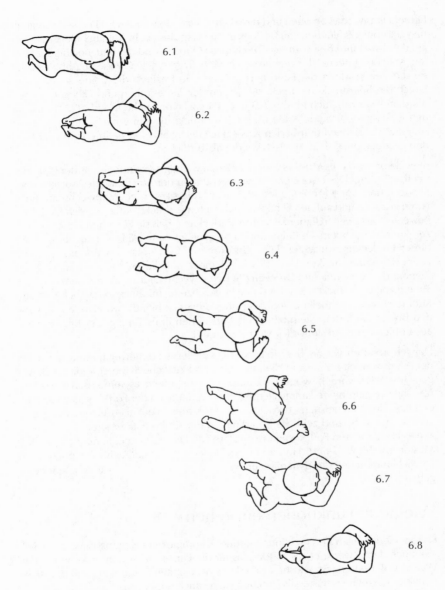

6.1

6.2

6.3

6.4

6.5

6.6

6.7

6.8

Abb. 6:   Laura: Datum: 24.1.93, Alter: 8 Monate, 19 Tage.

Dieser Film wurde von oben und direkt vor Laura aufgenommen. Die Serie zeigt einen gesamten Zyklus von Lauras Bewegungen am Boden. In Abb. 6.1 fängt es damit an, daß Laura ihre Beine öffnet. Durch diese Öffnung und die Beugung beider Hüften, Knie und Knöchel, bewegt sie sich in einer froschartigen Weise. In Abb. 6.2 setzt sie die Zehen, dann die Füße auf, während sie beginnt, die Beine zu strecken. Durch die Beinstreckung drückt sie sich an den Unterarmen und Ellbogen vorbei, mit denen sie sich auch in Abb. 6.3 und 6.4 nach vorn zieht. In Abb. 6.5 streckt sie den Rükken, hebt beide Arme und Beine, streckt die Arme nach vorn, um sie in Abb. 6.7 vor sich auf den Boden zu setzen. Gleichzeitig hat sie ihre Beine geöffnet und gebeugt, um sich in Abb. 6.8 wieder abzudrücken.

Drei Elemente dieses Musters waren für Laura wichtig, aber nur ein Muster hatte das richtige Timing. Das erste Element wird sichtbar in der Anhebung des Körpers über Ellbogen und Arme (Abb. 6.2 – 6.4). Zuvor hatte sie sich noch abwechselnd nach vorne gezogen und auf den Ellbogen nach hinten gedrückt, wobei sie sich nicht fortbewegte. Das zweite Element war ihre Entdeckung, daß sie Füße und Zehen aufsetzen konnte, nachdem sie Beine und Füße gebeugt hatte (Abb. 6.1 sowie 6.7). Vor dieser Entdeckung rutschten Füße und Knie einfach über den Boden, während Laura die Beine streckte. Das kritische Element war die präzise Koordination des Ziehens der Arme mit dem Drücken der Beine. Wenn Laura nicht mit dem richtigen Timing zog und drückte, konnte sie nicht gleichzeitig mit Becken, Wirbelsäule und Kopf nach vorne schnellen, und zwar über die Stelle hinaus, wo Hände und Füße den Boden berührten. Sie mußte viele Variationen ihres Timings der Bewegungen ausprobieren, bis ein sinnvolles Muster entstand.

Danach konnten wir auch verfolgen, wie sie dieses Fortbewegungsmuster in ein neues umwandelte. Zuerst ist die räumliche und zeitliche Symmetrie dieser Bewegung instabil geworden, wobei sie zunächst auf einer Seite asymmetrisch war. Mehrere Tage lang probierte Laura alle möglichen Variationen der Fortbewegung am Boden aus. Eine Woche später entdeckte sie das Krabbeln auf allen Vieren, eine völlig andere räumliche und zeitliche Koordination der Körperteile untereinander. Laura zog es allen anderen Fortbewegungsmustern vor. Dieser Prozeß, in dem ein stabiles Muster instabil wird und dann zu einem neuen Muster übergeht, entspricht dem Entwicklungsmodell der dynamischen Systemtheorie, auf das wir unten näher eingehen werden.

Wie neue Funktionen entstehen

Unsere Handlungen sind nicht nur geordnete, komplexe Bewegungsmuster, sie dienen auch dem Zweck, etwas zu tun, das für die Person in ihrer Interaktion mit der Welt von Bedeutung ist. Moshé Feldenkrais bezeichnete diese komplexen, zielgerichteten Bewegungsmuster als Funktion (siehe auch Kapitel 1).

Die Filme halfen uns, die Entwicklung der Funktion zu verstehen. Kinder bewegen sich nie ohne Sinn. Ihre Bewegungsentwicklung geht immer Hand in Hand mit wachsender Kompetenz in der Interaktion mit ihrer Umwelt. Die Filme zeigten uns, wie neue Handlungsmuster aus den fortlaufenden Bewegungsexperimenten des Kindes mit sich selbst und dem Umfeld entstehen. Das Kind wiederholt ständig seine Handlungen, die ihm bereits vertraut und nicht mehr sonderlich neu sind, und probiert dabei immer kleine Variationen aus. Aus dieser fortlaufenden Aktivität entstehen Muster und Tätigkeiten, die dann das gesamte Verhalten des Kindes verändern. Mit neuen Mustern entstehen auch neue Ziele. Seine Interaktion mit der Welt wird dabei flexibler und leistungsfähiger.

Die Koordination des Robbens bei Laura ist dafür ein gutes Beispiel. Lauras Druckbewegungen der Beine fingen bereits in der Bauchlage als Strampeln an, wobei sie noch keine sichtbaren Fortbewegungsabsichten hatte. Sie strampelte einfach mit den Beinen, wie sie es auch in der Rückenlage tat. Später fing sie an, ihre Beine einzusetzen, um sich abzudrücken und nach einem Spielzeug zu greifen. Die Trittbewegungen des Strampelns wurden mit der Art, wie sie sich abstützte und mit ihren Armen zog, koordiniert, um eine völlig neue Tätigkeit zu schaffen. Es kam zu den ersten Fortbewegungsversuchen. Der Raum für die Aktion und Interaktion des Kindes wuchs durch die Entstehung des neuen Musters. Bald entwickelte sich dieses zu einem effektiven Mittel, mit dem sie weiter entfernte Teile des Zimmers erreichen konnte. Es war höchste Zeit für ihre Eltern, alle zerbrechlichen Gegenstände aus den unteren Regalen des Bücherschranks zu entfernen!

Indem wir die Entwicklung desselben Kindes verfolgen, können wir die Zusammenhänge zwischen den verschiedenen, im Verlauf der gesamten Entwicklung entstehenden Bewegungsmustern begreifen. Was wir beobachtet haben, war nicht abstrakt. Wir stellten fest, daß wir ein konkretes Verständnis des Entwicklungsprozesses der Bewegung erzielen können.

Es ist naheliegend, daß dieses Verständnis der Entwicklung in der Feldenkrais- Arbeit insbesondere mit Kindern sehr wertvoll ist. Dennoch arbeiten die meisten Feldenkrais-Lehrer nicht mit Kindern, die Entwicklungsprobleme haben, sondern mit Erwachsenen, die keine offensichtlichen Entwicklungsdefizite haben, aber den Gebrauch ihres Körpers im Alltag verbessern wollen. Der Entwicklungsprozeß im Erwachsenenalter hängt aber mit der kindlichen Entwicklung zusammen. Die Entstehung der Haltung in den ersten Lebensjahren schafft eine stabile Grundlage für alle menschlichen Handlungen während des gesamten Lebens. Durch ein besseres Verständnis des Prozesses, wie sich diese stabile Grundlage entwickelt, können wir die Feldenkrais-Methode mit jeder Person effektiver anwenden. Dies bewegte uns dazu, die Beobachtung der Kinder und den Zusammenhang zu den Feldenkrais-Lektionen weiter zu erkunden.

Ein neues Paradigma der Entwicklung

Die moderne Forschung der Bewegungsentwicklung des Kleinkindes setzte zu Beginn dieses Jahrhunderts ein, und die seither verfaßte Literatur darüber ist zahlreich und vielfältig. Die zugänglichsten Bücher sind oft Abhandlungen, die sich primär an Therapeuten richteten, z.B.: Bobath (1977), Vojta (1988), Flehmig (1983), Crutchfield und Barnes (1993), Fiorentino (1981) u.v.a. Dies sind meist Zusammenfassungen primärer Forschungsliteratur. Bei der Zurückverfolgung der Forschungsgeschichte kamen wir auf Myrtle McGraw und Arnold Gesell. Zu ihren Publikationen gehört: M. McGraw, *The Neuromuscular Maturation of the Human Infant* (1945) und A.Gesell, *An Atlas of Infant Behavior* (1934). Ihre Werke sind immer noch Grundlage vieler Darstellungen, obwohl ihr Standpunkt heute als begrenzt gilt, da sie von einem alten Reflexparadigma ausgehen. In der neonatalen Neurologie sind Prechtl und Touwen (1975) sehr wichtig. Zwei Werke, *Motor Skills Acquisition in the First Year* von Lois Bly (1994) und *Normal Development of Functional Motor Skill* von Alexander, Boehme und Cupps (1993) geben einen wertvollen Überblick der neuen Entwicklungsmodelle. Zwei andere Forscher ragen ebenfalls heraus. Pikler (1988) beobachtete Kleinkinder in ihrem Zentrum in Loczy und schrieb darüber auf einleuchtende und warmherzige Art. In Paris leitete Saint-Anne Dargassies (1986) eine Studie über die neurologische und Verhaltensentwicklung einer Gruppe von über hundert Kleinkindern.

Das alte Paradigma der Entwicklung ging von einem unreifen kindlichen Gehirn aus, das feste Reflexmuster der Bewegung erzeugt, die später unterdrückt werden müssen, um reife, differenziertere Bewegungsmuster des aufrecht gehenden Kindes zu erlauben. Dies ist aus heutiger Sicht unbefriedigend, da es nur eine unzureichende Darstellung dessen ist, wie das Kind von einem Muster zum nächsten übergeht. Eine Hierarchie von Reflexen, Gleichgewichtsreaktionen und motorischen Programmen reicht nicht, um reife menschliche Handlung zu beschreiben, und läßt keinen Spielraum für Unterschiede und Individualität.

In den letzten 15 Jahren wurde dieses Modell revidiert. Das neue Entwicklungsparadigma umfaßt die dynamische Systemtheorie von Esther Thelen und Linda Smith, Nikolai Bernsteins Vorstellungen über das motorische Lernen und die Entwicklung der Selbstempfindung des Kindes nach Daniel Stern u.v.a. Sie beziehen sich auf neue Theorien der komplexen Systeme, die viele Dimensionen des Verhaltens integriert, von der neurologischen und biomechanischen Ebene zu den interpersonalen Beziehungen von Familie und Kultur. Der Entwicklungsprozeß wird betrachtet als Reihe selbstorganisierter, flexibler Bewegungsmuster, die reflexartig beginnen und sich zu neuen, wirksameren Tätigkeiten durch die Variabilität der Reflexmuster selbst entwickeln.

Die primitiven Bewegungen und Reflexe des Kindes werden nicht mehr als inflexible Bewegungsmuster angesehen, die von den niedrigen Gehirnzentren gesteuert werden, die wiederum in einer festen Anordnung von den höheren Zentren gehemmt oder unterdrückt werden, während das Gehirn heranreift. Die frühen Bewegungsmuster werden nun als vereinfachte, aber gut organisierte Muster gesehen.

Wenn das Gehirn die erste Phase des motorischen Lernens durch die Reflexmuster koordiniert, indem es einige Freiheitsgrade des kindlichen Bewegungsrepertoires blockiert, hat dies Vorteile. Das Kind beginnt sein Leben mit einer vorgegebenen Beschränkung der Bewegungsvielfalt. Dies ermöglicht eine sensible und offene Haltung zu den Angeboten seiner natürlichen und sozialen Welt.

Eine genaue Beobachtung der frühen Bewegungen des Kleinkindes zeigt, daß diese innerhalb der Einschränkungen des Musters recht flexibel sind. Das kindliche Hirn nutzt diese Vielfalt, um das Muster zu destabilisieren und zu einem flexibleren und funktionaleren Muster überzugehen. Die Variationen, die das Kind erlebt, führen zu einer nichtlinearen Veränderung der selbstorganisierten Bewegungsmuster, wobei die erforderlichen Freiheitsgrade für die nächste sinnvolle Bewegungsfunktion wieder freigesetzt werden. Dies sieht man an den instabilen, unbeholfenen Bewegungen der neuen Aktivität. Dennoch ist diese Unbeholfenheit ein Vorteil für das Kind, da es dadurch die einfachen Bewegungen von den schwierigeren unterscheidet, um die Bewegung besser zu koordinieren.

Während das Kind Möglichkeiten findet, die blockierten Freiheitsgrade wieder zu lösen, versucht sein soziales Umfeld ihm dabei zu helfen, die neu gefundene Variabilität zur Erleichterung des Lernens zu regulieren. Diese Vorstellung der vom sozialen Umfeld begrenzten Variabilität stammt von Vygotsky, der diese variationssteuernden Erwachsenen-Kind-Interaktionen als „Zone der proximalen Entwicklung" bezeichnet (Hazen und Lochman, 1989 S. 10).

Thelen und Smiths Beitrag zum Verständnis der Entwicklung: Musterbildung und Variationen

„Der gesamte Rahmen der selbstorganisierten spontanen Entstehung neuer oder anderer Formen aufgrund von Instabilitäten ist wie maßgeschneidert für die Grundfragen der Entwicklung." (Kelso, 1995, S. 181)

Esther Thelen und Linda Smith sind Professorinnen der Psychologie an der Universität von Indiana im amerikanischen Bloomington. Ihre Darstellung, wie neue, funktionale Handlungsmuster unmittelbar aus der fortlaufenden Aktivität des Kindes heraus entstehen, ist eine elegante Lösung zu einem anspruchsvollen Problem der Entwicklungspsychologie. Ihre Arbeit beschreibt einen Musterbildungsprozeß und basiert auf der dynamischen Systemtheorie. Dies ist ein theoretisches Modell der Entstehung selbstorganisierter Verhaltensmuster in komplexen Systemen. Später werden wir sehen, inwiefern dieses Modell dem Prozeß der Feldenkrais-Lektionen entspricht. [1]

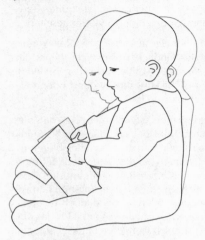

Wenn das Kind seine Welt erkundet, schafft es eine ungeheure Vielfalt an verschiedenen Bewegungen. Als Teil ihrer Promotionsarbeit beschreibt Thelen (1979) mehr als 40 rhythmische Bewegungen des Kindes, die im Entwicklungsverlauf auftreten und wieder verschwinden. Scheinbar ist diese Vielfalt nicht zufällig. Robertson, Cohen und Mayer-Kress (1993) zeigen, daß die zyklischen Bewegungsrhythmen eines Kleinkindes die Struktur eines chaotischen Systems aufweisen (siehe Abb. 8a – c). Dies läßt vermuten, daß das kindliche Gehirn durch diese Bewegungen von der Natur eine strukturierte und flexible Auswahl an Möglichkeiten erhält, um Instabilität und somit neue Bewegungsmuster zu erzeugen.

Abb. 7   (frei nach Thelen, Russell/Dröge)

In unseren Filmen haben wir ebenfalls viele kindliche Bewegungen beobachtet, die als Schaukeln, Schwanken oder Gleichgewichtsverlust bezeichnet werden können. (Abb. 7) Diese rhythmischen Bewegungen sind ganz typisch für die ersten Lebensmonate des Kindes. In diesen Filmen können wir sehen, wie das Kind durch diese instabilen Bewegungen feine Variationen des entstehenden Bewegungsmusters probiert und das sensorische Feedback dieser Variation verwendet, um seine Koordination künftig feiner abzustimmen oder völlig neue Bewegungsmuster zu erfinden.

Das Gehirn mag ein Leben lang in der Lage sein, neue Bewegungsvariationen zu schaffen und auszuprobieren. Ein gesundes Hirn wird uns kontinuierlich ein wenig aus dem Gleichgewicht bringen, um ein neues, für uns sinnvolleres Gleichgewicht zu finden. Wenn wir auf einer Kraftmeßplatte im Bewegungslabor stehen, um die durch die Bewegungen am Boden verursachten Kräfte zu messen, entdecken wir, daß wir im Stand immer ein wenig schwanken. Probieren Sie es selbst aus. Stellen Sie sich einfach ruhig hin und Sie werden bemerken, daß sie ständig kleine Bewegungen zur Erhaltung ihres Gleichgewichts ausführen. Riccio (1993) zeigte, daß dieses Wackeln weder zufällig noch bedeutungslos ist. Diese kleinen Bewegungen werden vielmehr erzeugt, um dem Gehirn Rückmeldung zu geben, mit dem es die fortlaufende Bewegung koordinieren kann.

Wir können sogar noch einen Schritt weitergehen, und diese Variationen nicht nur als Feedback betrachten. Die Vorstellungen von Thelen und Smith, Kelso sowie Robertson, Cohen und Mayer-Kress und anderer Forscher deuten an, daß die Instabilität unserer Bewegungen und derer des Kindes Quelle der Entwicklung und Kreativität ist. Thelen und Smith beschreiben dieses Konzept anschaulich in ihrem Buch: „Wahrnehmung, Handlung und Kognition werden so durch eine einzige Dynamik ... vereint, dessen Rauschanfälligkeit, Veränderlichkeit und Sensibilität für die Ausgangslage nicht nur die Flexibilität verleiht, die wir in der menschlichen Kognition beobachten können, sondern auch eine Quelle neuer Formen ist." (1994, S. 164)

Exkurs in die Entwicklungsforschung

„Der Schluß liegt nahe, daß die adaptiven Konsequenzen der Unberechenbarkeit in ein Handlungssystem eingebaut sind, das die Interaktion des Kleinkinds mit dem natürlichen und sozialen Umfeld reguliert." (Robertson, Cohen, Mayer-Kress in Thelen und Smith, S. 148)

Diese Forscher ließen Säuglinge und Kleinkinder auf einem Stuhl sitzen, der auf einer Kraftmeßplatte stand und alle Wackelbewegungen des Kindes aufnehmen konnte. Die Abbildung 8a zeigt, wie die Aufnahmen in einem Zeitrahmen von etwa 27 Minuten aussehen. Diese Bewegungen haben scheinbar keine Regelmäßigkeit.

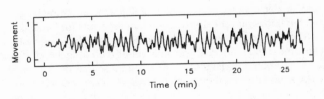

Abb. 8a

Mit den Daten wurden einige mathematische Operationen ausgeführt, wodurch eine Kurve erstellt wurde, die in drei Dimensionen (8b) dargestellt wird und kaum so aussieht, als ob man sie entschlüsseln könnte. In (8c) wurden einige der kleineren Variationen herausgefiltert, so daß diese Variationen nach und nach einen regelmäßigen und geordneten Aufbau annehmen. Nach einer weiteren mathematischen Bearbeitung dieser Daten schlossen die Autoren, daß diese Bewegungsrhythmen von chaotischer Struktur sind.

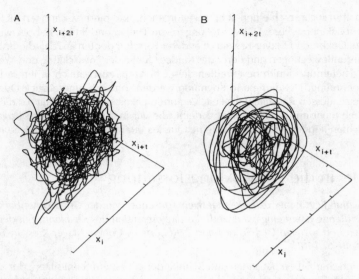

Abb. 8b + c
(Mit freundlicher Genehmigung: Robertson, Cohen, Mayer-Kress
in Thelen und Smith, 1994)

Eine Eigenschaft der chaotischen Struktur biologischer Rhythmen ist, daß sie das biologische Handlungsmuster extrem flexibel und sensibel für Umwelteinflüsse und die inneren Veränderungen des Systems machen. Das biologische System kann sein Verhalten fast unmittelbar ändern. (Ein Beispiel ist die Entdeckung, daß die schritt-machenden Rhythmen des Herzens chaotisch sind, so daß der Herzschlag sehr fle-xibel auf wechselnde Kreislaufbelastungen reagieren kann.) Aufgrund dieses Bewei-ses für die chaotischen Rhythmen kleiner Bewegungsvariationen können wir vermu-ten, daß diese Wackelrhythmen des Kindes Quelle der neuen Variationen sind, die eine schnelle Entstehung neuer Bewegungsmuster ermöglichen, was ein Vorteil für das Lernen ist.

„Wie die Zeitreihe eines chaotischen Systems können jene entwicklungsrelevanten Beobachtungen, die auf den ersten Blick zufällig und unstrukturiert erscheinen, auch leicht eine entschlossene und strategische Erkundung des dem Organismus zur Ver-fügung stehenden Freiheitsgrades darstellen." (Newell und McDonald, 1993, S. 194)

Bernsteins drei Phasen des motorischen Lernens

Im Bereich der Bewegungswissenschaft gibt es viele Forschungsarbeiten über die Biomechanik des Körpers und das Erlernen der Bewegung. Der Wissenschaftler Nikolai Bernstein war ein Vorreiter auf diesem Gebiet. Er arbeitete zwischen 1910 bis 1965 in Rußland. Seine Einsichten waren prägend für den Ansatz der modernen Wissenschaft zur menschlichen Bewegung und sind eine der Grundlagen der Arbeit von Thelen und Smith. Bernsteins drei Phasen des motorischen Lernens sind von Newell in einer neue Ausgabe von Bernsteins Buch, *Dexterity and its Development*, zusammengefaßt (1996, S. 412-415).

Eines der Probleme beim Verständnis von Bewegungskoordination ist, daß die Körperstrukturen viele Bewegungsmöglichkeiten aufweisen, die Freiheitsgrade genannt werden. Zum Beispiel hat die Wirbelsäule 24 Wirbel, die Flexions-, Extensions-, Rotations- und laterale Flexionsbewegungen ausführen können. Es gibt also Tausende von möglichen Bewegungskombinationen für die gesamte Wirbelsäule.

Bernstein erkannte, daß die Funktionsweise des Nervensystems und die Struktur der Muskulatur und des Knochengerüsts die Anzahl möglicher Kombinationen auf eine biologisch sinnvolle Anzahl von Entscheidungsmöglichkeiten eingrenzt. Diese Kombinationen, die er Koordinative Strukturen nannte, sind evolutionäre Ergebnisse der Struktur des Körpers und des motorischen Lernprozesses im Laufe des Lebens. Offen blieb die Frage, wie sich diese Muster durch das Lernen verändern.

Im Detail sehen Bernsteins drei Phasen des motorischen Lernprozesses wie folgt aus:

- Phase 1: *Blockieren der Freiheitsgrade:* Bernstein behauptet, daß die Bewegungsfreiheit vieler Gelenke durch Blockieren potentieller Bewegungsmöglichkeiten vom Gehirn eingeschränkt wird, um die Handlung zu ermöglichen und leichter zu koordinieren. Die Handlung ist dann zwar unbeholfen oder ungenau, aber möglich. Zum Beispiel: Wenn ein Kind schreiben lernt, muß es die Bewegung der Bleistiftspitze auf dem Papier steuern, um ein O zu schreiben. Zu Beginn vollzieht es mit dem Bleistift große Bewegungen. Es könnte seine vielen Finger-, Hand-, Ellbogen- und Schultergelenke einsetzen, um diese Bewegung auszuführen. Aber gerade deswegen muß das Kind möglichst viele seiner Bewegungskombinationen blockieren, um vorerst die Bewegung des Bleistifts koordinieren zu können. Das Kind blockiert die meisten Bewegungsmöglichkeiten, indem es den Arm von den Fingern bis zur Schulter steifhält und den Arm aus dem Schultergelenk wie ein Stück bewegt. Die anderen Gelenke werden nicht eingesetzt, während es erforscht, wie man die Bewegung steuert, um ein großes O zu schreiben.
- Phase 2: *Lösen der blockierten Freiheitsgrade:* Ist das allgemeine Koordinationsmuster erst einmal erlernt worden, werden im nächsten Schritt die nicht verwendeten Gelenke für die Bewegung wieder eingesetzt. Dies muß so geschehen, daß

das allgemeine Koordinationsmuster zwar erhalten bleibt, aber verfeinert wird. Die Bewegung wird präziser. Zurück zu unserem Beispiel: Wenn das Kind weiß, wie man ein O nur unter Verwendung der Schultergelenke und ganzem Arm schreibt, kann es Ellbogen und Handgelenk wieder lockern. Zuerst wird die Bewegung weniger genau sein, weil mehr Bewegungsvariationen gesteuert werden müssen. Die ungenauen Bewegungen, die während dieser Phase entstehen, sind die Wackelbewegungen, die wir oben besprochen haben. Das Kind setzt sie ein, um bald einen Weg zu finden, seine Gelenke auf sinnvollere Weise zu integrieren und die Bewegung zu verfeinern. Nun ist eine viel komplexere Gelenkkette daran beteiligt, was zur Steigerung der Flexibilität und Präzision beiträgt. Später lernt das Kind auf gleiche Weise, auch die Fingergelenke einzusetzen. Die Buchstaben werden kleiner und sehr genau. Alle potentiellen Freiheitsgrade der Hand- und Armgelenke werden in ein komplexes und genau koordiniertes Muster integriert.

- Phase 3: *Einsatz reaktiver Phänomene:* In dieser letzten Lernphase werden alle potentiellen Bewegungen in einer Weise erkundet, die nicht nur Muskelkraft zur Erzeugung des Bewegungsimpulses einsetzt. Zuerst müssen die aktiven Kräfte der Muskeln und das Gehirn mit den reaktiven Kräften der Schwerkraft, Trägheit und Reibung fertig werden, die die Bewegungskoordination stören. In dieser letzten Phase werden diese reaktiven Kräfte vom Gehirn so eingesetzt, daß sie die Bewegungskoordinierung eher fördern als behindern. Das Gehirn findet eine Möglichkeit zur energiesparenden Nutzung der externen Kräfte. Als Ergebnis wird die Muskelarbeit ohne Einbuße an Bewegungspräzision minimiert. Das Gewicht der Hand wird eingesetzt, um bei der Bewegung des Bleistifts zu helfen, und die Elastizität der Muskeln und Sehnen wird genutzt, um die Bewegung zu unterstützen. Das Schreiben wird dem Kind so leichter fallen, und die Finger werden ihm nicht steif dabei.

Bewegungsentwicklung und Feldenkrais-Lektionen

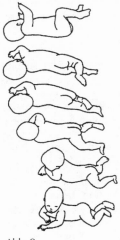

Abb. 9

Wie gesagt, finden wir die meisten entwicklungsrelevanten Bewegungen des Kindes in den Feldenkrais-Lektionen wieder, z.B. jede der Bewegungen aus Abb. 14 und 15 ist in „Bewußtheit durch Bewegung" und „Funktionale Integration" zu finden. Thelen und Smith beschreiben einen Entwicklungsprozeß, in dem das Kind die Bewegungsvielfalt erkundet, um funktionale Handlungen zu lernen. In einer Feldenkrais-Lektion wird die Aufmerksamkeit auf den Prozeß der Variation und Selektion gelenkt. Dies ist der Grundprozeß jeder Lektion, und sie spiegelt genau den Entwicklungsprozeß der dynamischen Systemtheorie wider. Anhand der Position und Konfiguration des Körpers wird die Variation durch die Struktur einer Feldenkrais-Lektion gesteuert. Dies ist sehr spezifisch und beruht auf Moshé Feldenkrais' Verständnis der Biomechanik. Eine Sequenz der Bewegungsvariationen in einer Feldenkrais-Lektion folgt genau dem oben skizzierten Prozeß von Bernstein.

Im folgenden Beispiel sehen wir, wie die Phasen des motorischen Lernens nach Bernstein und der Prozeß der Variation, Instabilität und Emergenz neuer Muster nach der dynamischen Systemtheorie sichtbar wird.

Die dargestellten Bewegungen sind Teil eines viel komplexeren Vorgangs, der unten in Abb. 14 und 15 zu sehen ist.

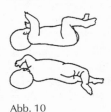

Abb. 10

Phase 1: *Blockieren der Freiheitsgrade: Abb.10* Wenn das Kind sich über den Arm und die Schulter rollt, wird der Arm von der Brust blockiert. Normalerweise würde es mit Arm und Hand, die ja distale Körperteile sind, größere Bewegungen als mit der Brust, einem proximalen Körperteil, ausführen. Dennoch blockiert das Kind jetzt einen Teil seiner Mobilität, indem es sich über den Arm rollt. Die Gelenke des Arms, der Schulter, des Schulterblatts und des Schlüsselbeins können ihre normalen Bewegungen gegenüber dem Rumpf nur noch eingeschränkt ausführen.

In der Feldenkrais-Methode werden die Freiheitsgrade des Skelett- und Muskelsystems eingeschränkt durch die Verwendung bestimmter Positionen, primitiver Bewegungen und anderer Strategien. In einer der Lektionen werden dieselbe Position und dieselben Bewegungen benutzt wie die des Kindes in der Seitenlage. Normalerweise vollziehen wir mit dem Arm große Bewegungen im Verhältnis zur Brust, die schwerer ist und sich weniger beweglich anfühlt. Der Schüler entdeckt in dieser Lage und Konfiguration, daß die gewohnte Art, den Arm im Verhältnis zur Brust zu bewegen, unmöglich ist, wenn sich der Arm unter dem Körper befindet. Seine gewohnte Bewegungsfreiheit ist blockiert.

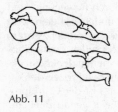

Abb. 11

Phase 2: *Lösen der blockierten Freiheitsgrade: Abb. 11* Mit dem Arm unter der Brust läßt das Kind den Kopf hinter der Schulter am Boden, während es das Becken weiter Richtung Bauchlage dreht. Dies kann es nur tun, indem das Gehirn die Gelenke der Rippen, des Brustbeins und der Wirbelsäule von der gewohnten Koordinationsweise löst, die bis jetzt als Reflexmuster das Erkunden der Welt unterstützt haben. Die Gelenke haben jetzt die Freiheit, sich in neuen Kombinationen zu bewegen.

Die Brustwirbel verfügen im Verhältnis zueinander über die komplexesten Bewegungskombinationen der gesamten Wirbelsäule. In dieser Position, unter Blockierung der gewohnten Bewegungsmöglichkeiten für diese Gelenke, sowie der des Arms und der Schulter, entdeckt das Kind ganz neue Kombinationen, die Wirbelsäule zu bewegen. Gleichzeitig liegen Schulterblatt, Schlüsselbein und Arm aufgrund der Konfiguration und des Gewichts des Kindes fest am Boden. Während sich jedoch die Brust gegenüber der Schulter und dem Arm dreht, lösen sich die Gelenke des Schulterblatts mit dem Schlüsselbein und mit dem Schlüsselbein das Brustbein von den gewohnten Koordinationsmustern und ermöglichen die Drehung von Brust und Becken in die Bauchlage. Das Kind unterscheidet neue Bewegungen der Wirbelsäule, während es sich weiterdreht. Insbesondere entdeckt es neue Rotations- und Extensionskombinationen der Brustwirbelsäule. Die Bewegungen des Knochengerüsts, die das Kind sonst nicht einsetzt, können jetzt in das neue Muster integriert werden. Das Kind wird diese Bewegungen oft und variierend probieren, was teilweise auf die vom Gehirn erzeugten Wackel-Bewegungen zurückzuführen ist.

Die Feldenkrais-Lektion folgt denselben Prinzipien. Die Blockade-Strategien versperren den Zugriff auf gewohnte Bewegungsmuster. Die meisten Menschen gewöhnen sich Bewegungen an, bei denen Brust und Wirbelsäule in einer gekrümmten Position fixiert werden, und schöpfen nicht das volle Bewegungspotential von Rippen und Brustwirbel aus. Dies ist ein Beispiel einer unbewußten, gewohnheitsmäßigen Blockade-Strategie, die eine optimale Haltung und Bewegung verhindert.

Geleitet von der Lektionsstruktur beginnt das Nervensystem einen Suchprozeß nach den neuen Bewegungsvariationen, die es dem Schüler ermöglichen, die vorgeschlagene Bewegung trotz der Beschränkung auszuführen. Mit dem blockierten Arm unter der Brust schiebt der Schüler seinen Kopf nach hinten und rollt das Becken in die Bauchlage. Diese Bewegung kann nur stattfinden, wenn das Bewegungspotential der Wirbelsäule freigesetzt wird, das aus Gewohnheit meist blockiert ist. Wirbelsäule und Rippen bewegen sich jetzt differenzierter und ermöglichen dem Schüler genau dieselbe Wirbelsäulenextension und -rotation wie beim Kind. (Wenn Sie es selbst ausprobieren möchten, achten Sie bitte auf mühelose Bewegungen. Die Lektion ist nicht als Dehnungsübung oder zur Gelenkertüchtigung gedacht, sondern soll nur das Gehirn schlauer machen).

Entscheidend für den Erfolg ist die Wiederholung der Bewegungen mit kleinen Variationen während der Lektion. Genau wie das Kind kleine Variationen für seine Entwicklung einsetzt, wecken diese kleinen Variationen in der Feldenkrais-Lektion neue Bewegungsempfindungen und bewegen das Gehirn, in der Instabilität zu neuen non-linearen Veränderungen der gesamten Bewegungsmuster zu finden.

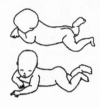

Phase 3: *Einsatz reaktiver Phänomene: Abb. 12* Bei manchen der vom Kind ausgeführten Variationen wird der Kopf auf der Wirbelsäule zum Schauen, zur Orientierung und Steuerung von Greifbewegungen balanciert. Dabei entdeckt das Kind, wie es Schwerkraft, Reibung und Trägheit, die auf seinen Körper einwirken, benutzen kann, um die notwendige Muskelkraft zu verringern. Wenn es die geschmeidigste, angenehmste Möglichkeit findet, dies zu tun,

Abb. 12 vollzieht das Kind den dritten Schritt im Bernstein-Schema.

Es entdeckt beim Ausprobieren aller möglichen Kombinationen das optimale biomechanische Gleichgewicht zwischen den aktiven Muskelkräften und den reaktiven Kräften. Für das Kind fühlt sich die Bewegung dann mühelos an, für der Beobachter sieht sie geschmeidig und harmonisch aus. Diese Kriterien der Mühelosigkeit, die ökonomischsten Bewegungsmuster zu entdecken, werden von der neurowissenschaftlichen und biomechanischen Forschung bestätigt.

„Die meisten Menschen werden – intuitiv – zustimmen, daß „ruckartige" Bewegungen das Gegenteil von „geschmeidigen" Bewegungen sind, aber interessanterweise kann die „Geschmeidigkeit" einer Bewegung auch als ‚Jerk' definiert und mathematisch quantifiziert werden ... Flash und Hogan (1985) sagen, daß der Mittelwert des Jerk zum Quadrat ein mathematisches Modell eines Bewegungsziels darstellt: die Erzeugung von geschmeidigen, anmutigen Bewegungen." (Zernicke und Schneider, 1993, S. 989)

Zernicke und Schneider argumentieren, daß gut koordinierte Bewegungen ein geschmeidiges Beschleunigungsprofil aufweisen, d.h. daß die Bewegungen ein Minimum an Beschleunigungen und Abbremsen in der Bewegungsgeschwindigkeit aufweisen. Durch mathematische Analyse der Veränderungen in der Beschleunigung der Körperteile während der Bewegung kann ein Bewegungswissenschafler bestimmen, wieviel Energie verbraucht wird. Die Ergebnisse zeigen, daß die geschmeidigsten Bewegungen den geringsten Energieverbrauch haben.

Diese Forschung erklärt, warum in einer Feldenkrais-Lektion die mühelose Bewegung gesucht wird. Die Empfindung angenehmer Beweglichkeit ist die höchste Stufe der Bewegungskoordination! Das was Bernstein als ausgewogenen Einsatz von aktiven und reaktiven Kräften zur Bewegungskoordination mit geringstem Energieaufwand bezeichnete, entspricht dem Feldenkrais-Konzept der Umkehrbarkeit der Bewegungsqualität. Wenn wir auf die Qualität der Bewegungen achten, geben wir unserem Gehirn Gelegenheit, diesen letzten Schritt des motorischen Lernens zu vollziehen.

Die wachsende Welt des Kindes

Wir wollen nun ausführlich beschreiben, was wir bei der Entwicklung der Rollbewegungen der Kinder am Boden beobachten konnten.

„Sobald neue Fähigkeiten entstehen, können sie in die vorhandene Struktur des Organismus integriert werden. Dabei werden bestehende Fähigkeiten verändert, und der Organismus kann neue Transaktionen mit der Umgebung eingehen, die neue, damit verknüpfte Ansprüche stellen und in gewissem Sinne neue Kontexte schaffen." (Hazen und Lockman, 1989, S. 8).

Hier beschreiben zwei Wissenschaftler, wie die Aktivitäten des Kindes in der Entwicklungsphase es ihm ermöglichen, die Reichweite seiner Interaktion mit der Welt auszudehnen. Auf recht formaler sprachlicher Ebene –„in gewissem Sinne neue Kontexte schaffen" – beschreiben sie, was alle Eltern wissen: daß das Kind in einer Welt lebt, die mit der Entwicklung seiner Bewegungsfähigkeiten wächst.

Ein Säugling von zwei bis sechs Wochen kann einen Gegenstand mit dem Blick nur fixieren und verfolgen, wenn er sich in seinem engsten Blickfeld, etwa in einem Abstand von 30 bis 60 Zentimetern, befindet und sich langsam und unmittelbar vor ihm bewegt. Im Alter von drei bis fünf Monaten ändert sich dies völlig. Das Kind beobachtet mit gespannter Aufmerksamkeit alle Menschen und Gegenstände im Raum. Es bewegt aktiv die Augen, den Kopf oder den Körper, um einem interessanten Ereignis zu folgen. In den nächsten Monaten entdeckt das Kind zwei neue Fähigkeiten, die mit dem Sehen kombiniert werden. Dies sind für den Rest seines Lebens die zentralen Aktivitäten: greifen und sich um die Bewegungsachse der eigenen Wirbelsäule drehen.

Von dem Alter von drei bis vier Monaten an lernt das Kind, wie man die Hand ausstreckt, greift, erkundet und alles bewegt, was man sieht oder berührt, einschließlich des eigenen Körpers. Die Entstehung dieser Fähigkeit hat magische Bedeutung für sämtliche weiteren Aktivitäten des Kindes. Sie scheint jede weitere Entwicklung voranzutreiben. Eltern lernen, daß das Kind alle Gegenstände ergreift, erkundet, lutscht, hinknallt oder fallen läßt, die es in die Finger bekommt. Dies führt dazu, daß es größere Teile des Raums erkundet, den es bewohnt, um Bücher aus dem Bücherschrank, Töpfe aus dem Küchenregal und die Tischdecke vom gedeckten Tisch zu ziehen.

Während das Kind immer mehr den Drang verspürt zu schauen und zu greifen, lernt es die Bewegungen des gesamten Knochengerüsts so zu koordinieren, daß dies seine Aktivitäten unterstützt. Es wird den Kopf aufrecht tragen und beweglichen Kontakt des Skeletts mit dem Boden halten. Dies ist mehr als nur ein Aufrechthalten des Kopfes. Dabei muß sich das gesamte Knochengerüst bewegen, um den Kopf in alle möglichen Lagen zu bringen, um zu sehen und gleichzeitig das Gleichgewicht zu halten. Dies beinhaltet ein großes Repertoire an Bewegungen, die die Fähigkeit erzeugen, sich auf dem Boden vollständig und reversibel um den ganzen Körper zu rollen, wobei die Wirbelsäule eine geschmeidige Extension und Rotation ermöglicht, die alle potentiellen Bewegungen des Knochengerüsts in einem gut koordinierten Muster umfaßt.

Die Entwicklung von Drehbewegungen

Auf dem Gebiet der Bewegungswissenschaft werden Bewegungen in den Bereichen Kinetik und Kinematik analysiert. Kinetik ist die Lehre vom Zusammenspiel der Kräfte innerhalb einer Bewegung einschließlich der sogenannten aktiven Kräfte – die Entwicklung der Muskelkraft und die Umsetzung dieser Kräfte durch den Bewegungsapparat – und der passiven (oder reaktiven) Kräfte wie Trägheit und Schwerkraft. Die Kinematik beschreibt die räumlichen und zeitlichen Zusammenhänge einer Bewegung.

Wenn Kleinkinder Rollbewegungen am Boden erlernt haben, ist ihnen ein Auswahlprozeß gelungen. Sie experimentierten sensorisch mit der Kinetik und Kinematik ihres Bewegungspotentials. Sie haben alle möglichen Kombinationen von räumlichen, zeitlichen und kraftmäßigen Elementen in ihrem Repertoire ausprobiert. Sie entdeckten Bewegungsmuster für das Knochengerüst, die es ihnen ermöglichten, sowohl das Gleichgewicht als auch die visuelle und taktile Verbindung mit der Welt unter Einsatz eines Minimums an Muskelkraft zu erhalten. Dafür benutzten sie den beschriebenen Entwicklungsprozeß.

Das kindliche Gehirn erzeugt das Repertoire an Bewegungsvariationen, die das Kind braucht, um seine Auswahl zu treffen und gleichzeitig stellt das Gehirn die sensorischen Mittel zur Verfügung, mit denen das Kind eine zweckmäßige Entscheidung treffen kann. Das Gehirn erkennt und bevorzugt bestimmte Bewegungsmuster, die zwei Kriterien erfüllen. Das erste Kriterium lautet, daß Bewegungen, die dem Kind die effektive Interaktion mit seinem Umfeld zur Orientierung, Wahrnehmung, Kommunikation und Handlung ermöglichen, unzweckmäßigen Bewegungen vorgezogen werden. Das zweite Kriterium ist die Eigenschaft der Umkehrbarkeit der Bewegung, d.h. die Empfindung, die dem zentralen Nervensystem mitteilt, daß ein Minimum an Energieaufwand zur Ausführung dieser Handlung erforderlich ist. Diese zwei Kriterien des Selektionsprozesses treten gleichzeitig auf. Bei der Entstehung neuer Aktivitäten werden diese auf ihre Relevanz und Reversibilität innerhalb der normalen Spielerlebnisse des Kindes geprüft.

Das Rollen am Boden ist das erste vom Kind beherrschte Bewegungsmuster, das ihm ermöglicht, sein gesamtes Umfeld durch eigene Aktivität zu erkunden. Aufgrund unserer Beobachtungen sind wir überzeugt, daß der Raum des Kindes in diesem Stadium zu einem kontinuierlichen, geschlossenen Ganzen geworden ist. Vor dieser Entwicklung mußte es sich auf die Mutter verlassen, wenn es auf dem Rücken oder Bauch liegen wollte, wodurch seine Wahrnehmung und sein Aktivitätsfeld auf den Bereich „auf dem Bauch" und den Bereich „auf dem Rücken" beschränkt blieb. Durch das Drehen kann das Kind sich im Raum wenden, wie es ihm gefällt, was wir seinen *Rotationsraum* nennen.

Der Rotationsraum berücksichtigt, daß es einen Zusammenhang zwischen der Ausdehnung des Raums und der Bewegungsfähigkeit des Kindes gibt. Wir sehen dies als sinnvolles Konzept des Raums. Die normale Vorstellung des dreidimensionalen Raums nach Descartes orientiert sich an einem externen Maß, das unabhängig ist von der sich bewegenden Person. Das unterscheidet sich von einem Rotationsraum, der auf die sich bewegende Person bezogen ist. Das Kind schafft sich mit dieser Rollbewegung einen persönlichen Raum, in den all seine Wahrnehmungs-, Kognitions-, Manipulations- und sozialen Interaktionsaktivitäten integriert sind.

Ein Erwachsener wird weiterhin die räumlichen, zeitlichen und kraftmäßigen Elemente seiner Aktivität um die Drehachse seines Knochengerüsts koordinieren. Während des gesamten Lebens werden all seine Aktionen in diesem Rotationsraum stattfinden der in den Entwicklungsbewegungen verankert ist. Daher ist das Verständnis der Drehbewegungen der Wirbelsäule und des Prozesses, durch den sie entstehen, so wichtig, wenn wir, wie in der Feldenkrais-Methode, die Bewegung für die Entwicklung einsetzen wollen.

Die Struktur und Funktion der Drehachse des Menschen

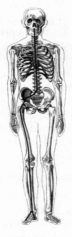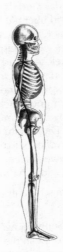

Abb. 13

Diese Abbildungen zeigen die physikalische, gewichttragende Achse (A) der Wirbelsäule, des Beckens und der Beine, die die Drehbewegungen des gesamten Körpers integriert. Die Drehachse ist nicht nur eine Linie der Schwerkraft, sondern auch eine Bewegungslinie. Die Drehachse integriert:

- Bewegungen der Augen und des Kopfes, der oben auf der Wirbelsäule balanciert
- die Zusammenhänge zwischen den einzelnen Wirbeln der gesamten Wirbelsäule mit jeweils unterschiedlicher Struktur
- die Bewegung von Wirbelsäule und Brust gegenüber dem Becken
- die Bewegungen der Beine
- die Bewegungen der Knochenposition in den Fußgewölben und zum Boden.

Diese Umsetzung des Gewichts muß sich so vollziehen, daß die Struktur während sämtlicher Aktivitäten des Lebens optimal beweglich bleibt. Bei den Drehbewegungen um die Drehachse der Wirbelsäule minimiert die optimale Bewegung das Trägheitsmoment des Körpers um diese Achse und ermöglicht die effektivste Art der Haltung, Fortbewegung und aller Wahrnehmungstätigkeiten. (Siehe Feldenkrais, 1998. S.68-74, 104-107 und Inman et al., 1981).

Genauere Betrachtung der kindlichen Rollbewegungen

Die Kinder verwenden für das Rollen zwei grundlegende Bewegungsmuster. Als erste Strategie eignet sich das Kind das Flexionsmuster an. Durch die Flexion der Wirbelsäule rollt sich das Kind über die Seite auf den Bauch, wobei die Wirbelsäule nur wenig gedreht wird. Das Kind nutzt dabei nicht das gesamte Bewegungspotential des Bewegungsapparates – ein Beispiel für Bernsteins erste Phase des motorischen Lernens. Später entwickelt das Kind viele Abwandlungen des ersten Musters in der Seiten-, Rücken- oder Bauchlage. Unter Verwendung all dieser Variationen lernt das Kind, alle Bewegungskombinationen der zentralen Körperachse zu spüren. Die rhythmischen Variationen und Wackelbewegungen sind ein wichtiger Teil der sich entwickelnden Handlung. Sie ermöglichen Bernsteins nächste Phase, blockierte Freiheitsgrade zu lösen. Die zweite Strategie des Rollens ist das Extensionsmuster. Das Kind rollt sich unter voller Nutzung des Extensions- und Rotationspotentials der Wirbelsäulenstruktur. Bewegungen, die Bernsteins dritter Phase, dem optimalen Einsatz der aktiven und reaktiven Kräfte entsprechen,

Die „Rollpläne" zeigen im schematischen Überblick verschiedene Arten, wie Kinder das Rollen lernen.

1. Mittels Flexion und Seitneigung der Wirbelsäule rollt sich das Kind von einer Seite auf die andere, ohne in die Seitenlage zu kommen (Ansicht von oben).
2. Anhand derselben Bewegungen wie in 1 rollt sich das Kind auf die Seite (Ansicht von oben).
3. In der Seitenlage greift, schaut oder balanciert das Kind mit angehobenem Kopf und dreht sich manchmal wieder auf den Rücken. Sein Gleichgewicht wird instabil, wenn es sich über den Arm rollt, der sich unter der Brust befindet. Mittels Flexion und Seitneigung der Wirbelsäule hebt es den Kopf, während es den Boden ansieht. Scheinbar kann es das Umfeld nicht anblicken, während es die Balance des Kopfes auf der Wirbelsäule organisiert. Erst kurz vor dem Abschluß der Drehung hebt es den Kopf, streckt die Wirbelsäule, um sich umzusehen, und legt sich mit angehobenem, aber nicht völlig aufrechtem Kopf auf den Bauch. Hierbei wird kaum eine differenzierte Rotationsbewegung der Wirbelsäule sichtbar (Ansicht von oben).
4. Aus der Rückenlage dreht sich das Kind auf die Seite, während es die Wirbelsäule streckt und meist auf den Bereich des Bodens über seinem Kopf blickt oder danach greift. Rollt es sich auf diese Weise, kann das Kind Blickkontakt mit seiner näheren Umgebung halten. Mit einem Bein drückt es sich oft vom Boden ab. Die meisten Kinder lernen dies nach längerer Erfahrung mit den Flexionsbewegungen für das Rollen. Dennoch bevorzugen manche Kinder diese Art des Rollens von Anfang an. Diese Extensionsstrategie für die Rollbewegung entspricht oft den in Abb. 10 sichtbaren Bewegungen (Ansicht von oben).

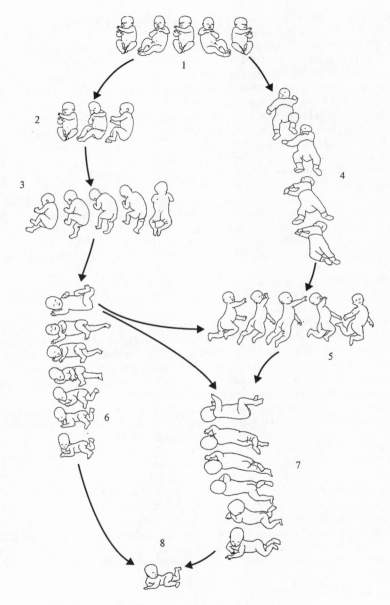

Abb. 14: Rollplan 1: Vom Rücken in die Bauchlage

5. In dieser Entwicklungsphase kann das Kind meistens bereits durch Flexion oder Extension der Wirbelsäule in die Seitenlage kommen. Aus der Seitenlage erkundet es viele verschiedene Arten von Drehbewegungen und Bewegungen des Beckens und der Hüften gegenüber Kopf und Arm. Dies gelingt mit unterschiedlich starker Wirbelsäulenflexion oder -extension. Zu diesen Bewegungen gehört auch das Anschauen der Hand, während es sich durch den Raum bewegt oder die Beobachtung der Umgebung (Ansicht von oben).

6. Das Kind beginnt die Drehbewegung durch Strecken der Wirbelsäule. Um jedoch beim Heben des Kopfes über dem Arm, der sich unter der Brust befindet, das Gleichgewicht zu halten, beugt es den Kopf nach vorn, krümmt die Wirbelsäule und blickt wieder auf den Boden. Mit dem Gewicht des Beckens und der Beine hält es den Kopf im Gleichgewicht, hebt den Kopf, um sich umzuschauen, und rollt sich auf den Bauch (Seitenansicht).

7. Das Kind hat jetzt entdeckt, wie es die Wirbelsäulenextension beibehalten kann, während es den Kopf über dem Arm hebt. Es läßt den Kopf am Boden und schiebt ihn nach hinten, während es das Becken um bis zu 90 Grad zur Kopfposition verdreht. Dank dessen kann das Kind während der Bewegung jederzeit den Blickkontakt mit seiner näheren Umgebung halten (Seitenansicht).

8. In der Bauchlage kann es die aufrechte Haltung des Kopfes beibehalten, während es sich in einem Radius von 360 Grad, bezogen auf den Kopf, umschauen kann (Seitenansicht).

9. Das Kind verbringt viel Zeit in den ersten Monaten in der Bauchlage, wobei es viele sehr instabile Bewegungen ausführt und seinen Gleichgewichtssinn entwickkelt. Wenn es zuerst den Kopf anhebt, bleibt dieser innerhalb einer Unterstützungsfläche, die so breit ist wie die Schultern mit den am Boden liegenden Ellbogen. Wenn es den Kopf außerhalb des Schulterbereichs bewegt, fällt es auf den Rücken und ist darüber erstaunt (Seitenansicht).

10. Später lernt es, den Kopf ohne hinzufallen außerhalb des Unterstützungsbereichs der Schultern zu bewegen. Der Kopf vollzieht eine große kreisförmige Bewegung im Raum, während das Kind die Wirbelsäule streckt, dreht und zur Seite krümmt, um wieder in die ausgeglichene Position auf dem Bauch mit aufrecht gehaltenem Kopf in der Mitte zurückzukehren (Ansicht von oben).

11. Das Kind kann entweder das Gesicht oder die Rückseite des Kopfes auf den Boden senken (vgl. Abb. 11 und 12), während es den Kopf außerhalb des Schulterbereichs zu Boden sinken läßt. Im Unterschied zu Abb. 10 sinkt hier das Gesicht des Kindes auf den Boden und dreht sich weiter in die Rückenlage. Sobald das Gesicht sich in der Nähe des Bodens befindet, kann das Kind auch Wirbelsäule und Hüften beugen und sich auf den Rücken rollen, so als ob es die Bewegungen in Abb. 3, 2, 1 umgekehrt zum Plan ausführt (Seitenansicht).

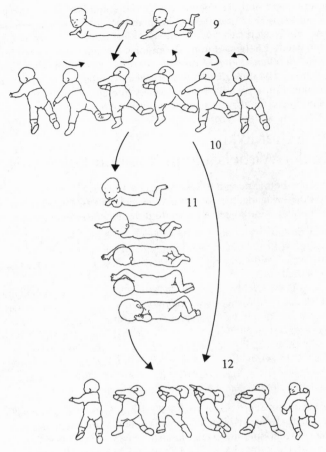

Abb. 15: Rollplan 2: Vom Bauch in die Rückenlage

12. Die Bewegung von Abb. 10 wird weiterentwickelt, indem die Rückseite des Kopfes außerhalb des Schulterbereichs auf den Boden gesenkt wird, wobei sich die Wirbelsäule streckt und dreht, bis sich das Kind auf den Rücken rollt. Jetzt kann es sich auf den Rücken rollen, ohne den Blickkontakt zur Umgebung zu verlieren. Vergleichen Sie diese Bewegung mit der in Abb. 7 (Ansicht von oben).

Diese Bewegungen sind allgemeine Muster mit unendlich vielen Variationen und Korrelationen zwischen den Bewegungen innerhalb dieses Grundschemas. Am Ende dieses Entwicklungsabschnitts kann das Kind sich zur Unterstützung jeder Tätigkeit beim Greifen, Sehen, Hören, Kommunizieren usw. am Boden rollen. Es wählt aus den zahllosen Variationen Muster, die für diese angenehmen und interessanten Aktivitäten biomechanisch günstig sind. So vervollständigt es die primäre Integration von Bewegung, Körperbild, Raum und sozialer Interaktion in ein Bewegungsmuster, das eine Grundlage für alle künftigen Aktivitäten bildet.

Anatomischer Exkurs:
Einsatz der Wirbelsäule in Rotationsbewegungen

Eine gründliche Betrachtung der Bewegungsdynamik der Wirbelsäule während der Dreh- und Rollbewegungen ist sehr aufschlußreich, um zu verstehen, wie die Struktur der Wirbelsäule eine so gut organisierte Bewegungskoordination ermöglicht.

Wir können die unterschiedlichen Bewegungsmöglichkeiten jedes Gelenks dieser Achse sowie ihre Beziehungen untereinander betrachten (Abb.16-21). Jeder einzelne Wirbel spielt eine andere Rolle innerhalb dieses Musters. Die Gelenke der Lendenwirbelsäule (Abb.16) ermöglichen kaum Rotationsbewegungen, dennoch ist selbst diese geringe Drehbewegungsmöglichkeit mit einer Seitenneigung verbunden. Die Gelenke der Brustwirbelsäule ermöglichen Bewegungsfreiheit in alle Richtungen, soweit dies durch die Rippen und das Brustbein möglich ist (Abb.17) Rotationsbewegungen des zweiten bis siebten Halswirbels sind immer von einer Seitneigung begleitet (Abb.18). Bei der Halswirbelsäule sind nur die Bewegung des Kopfes auf dem ersten Halswirbel und die des ersten Halswirbels auf dem zweiten Halswirbel reine Rotationsbewegungen (Abb.19) (Für eine detaillierte Erörterung dieser Bewegungsdynamik siehe Gracovetsky (1988) und Kapandji (1992)).

An den Bewegungsmustern der Wirbelsäule, die im Entwicklungsprozeß entstehen, sind keine Einzelgelenke beteiligt. Diese Muster entstehen, wenn alle Freiheitsgrade der Wirbel in einer kooperativen Harmonie miteinander verbunden sind, so daß das Kind effektiv funktionieren kann. Das Hauptmerkmal dieser Bewegungsmuster der Wirbelsäule ist, daß optimale Rotation möglich ist, wenn die Wirbelsäule sich beim Drehen strecken kann. Damit haben die Rippen maximale Beweglichkeit für die freie Rotation der Brustwirbelsäule. Gleichzeitig biegt sich die Wirbelsäule während der Drehbewegungen in unterschiedlicher Weise in den einzelnen Spinalsegmenten etwas zur Seite, beim aufrechtstehenden Mensch (Abb.20). Dieses Muster ist die Grundlage für sämtliches Bewegungsverhalten. Die Orientierung im Raum, alle Sinne, Greifen, Fortbewegung und soziale Interaktion, werden im ersten Lebensjahr auf diesem Fundament gebildet.

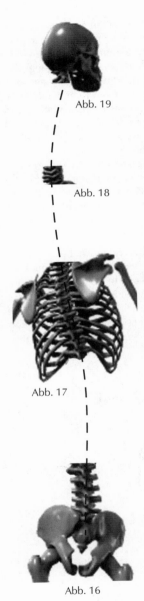

Abb. 19

Abb. 18

Abb. 17

Abb. 16

Sie können dies auch einfach ausprobieren. Stellen Sie sich frei und im Gleichgewicht hin, schließen Sie die Augen und drehen Sie sich langsam ohne Anstrengung mit dem gesamten Rumpf, nicht nur den Kopf und Hals, so als ob sie über ihre Schulter blicken wollten, erst in die eine, dann in die andere Richtung. Wenn Sie dies mehrfach wiederholen und auf die Bewegungsrichtung von Kopf und Augen achten, werden Sie wahrscheinlich entdekken, daß die Augen in geschlossenem Zustand nicht auf der Horizontalen liegen. Sie werden sich in der einen Richtung etwas mehr zum Boden hin senken und in der anderen etwas mehr nach oben, vom Boden weg (Abb.21). Wenn Sie dem Wunsch widerstehen können, dies zu korrigieren, werden Sie etwas über Ihre eigene Drehachse entdecken, das Ihnen wahrscheinlich nie bewußt war. Der Unterschied spiegelt die Tatsache wider, daß die Wirbelsäulenrotation zusammen mit einer Seitenneigung erfolgt, und diese ist nicht auf beiden Seiten symmetrisch.

In der Regel haben wir, wenn wir uns drehen, die feste Angewohnheit, uns bei dieser kombinierten Bewegung zu drehen und zu einer Seite zu beugen. Dies fällt uns in der einen Richtung leicht, aber die symmetrische Bewegung zur anderen Seite fühlt sich ungewohnt an, und wir vermeiden sie. Der sich daraus ergebende Unterschied in der Drehung und Seitneigung wird fast immer als asymmetrische Haltung in der Frontalebene interpretiert. Die meisten Leute würden sagen, daß wir auf einer Seite schief sind. Dies ist aber nicht ganz wahr. Wir sind nicht auf einer Seite schief, wir drehen uns um unsere Drehachse nur nach einem gewohnten Muster der Rotation und Seitneigung. Dies ist nicht auf eine Muskelverkürzung oder -schwächung zurückzuführen. Vielmehr sind verkürzte oder schwache Muskeln das Ergebnis eines inneren Empfindens der Drehbeziehungen in der Wirbelsäule, aufgrund dessen wir die Mitte unserer Struktur eher über einem Hüftgelenk als über dem anderen spüren (Abb. 20-Drehachse). Dies ist so sehr Teil unseres Selbstbildes, daß wir uns dies gar nicht anders vorstellen können.

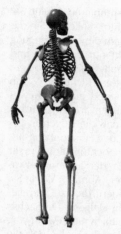

Abb. 20

Probieren Sie es selbst aus, aber gehen Sie langsam und aufmerksam vor. Auf der Seite, an der sich die Augen eher senken, geht die Drehbewegung mit einer gewissen Wirbelsäulenflexion einher, sowie mit einer Seitneigung. Dabei wird der Abstand der Rippen zwischen Becken und Schulter geringer auf der Seite in deren Richtung Sie sich drehen, und der Rücken wird etwas runder dabei. Wenn Sie sich auf die Seite drehen, an der sich die Augen nach oben wenden, weg vom Boden, streckt sich die Wirbelsäule ein wenig, so daß diese Seite etwas länger wird, und Sie sich etwas aufrichten. So drehen sich die meisten Menschen. Dieses Schiefsein ist eigentlich nur Teil unseres gewohnten Koordinationsmusters für die Drehachse der Wirbelsäule. In beiden Richtungen werden Sie entdecken, daß Sie das Gewicht lieber mehr auf ein Bein verlagern.

Wenn Sie bereit sind, sich auf den Boden zu begeben, um die entwicklungsrelevanten Bewegungen des Kindes zu erkunden, entdecken Sie, daß alle in den Rollplänen abgebildeten Drehvariationen mit einer Seitneigung der Wirbelsäule einhergehen. Bei der Flexionsstrategie für das Rollen beugen Sie die Wirbelsäule zur Seite, damit sich die Zielseite beim Rollen verkürzt. Beim Einsatz der Extensionsstrategie entdecken Sie, daß Sie sich strecken, um die Zielseite zu verlängern. Sie erkunden Kombinatio-

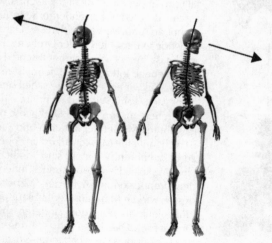

Abb. 21

nen der Rotation, Seitneigung, Flexion und Extension der Wirbelsäule, genau wie Sie es als Kind gemacht haben (z.B. Abb.14.6 oder 14.7).

Sie können die Bewegungen aus den Rollplänen ausprobieren. Oder Sie lassen sich in den Lektionen der Feldenkrais-Methode durch diesen Prozeß lenken. Es gibt viele Feldenkrais-Lektionen, die den Schüler Schritt für Schritt durch dieselben Positionen und Variationen führen, mit denen das Kind die von uns vorgestellten Rollbewegungen erkundet. In den Lektionen resultiert dies in einer neuen Freiheit für die Rotationsbewegungen der Wirbelsäule und einem klareren Körperempfinden. Diese neuen Bewegungen verleihen den Aktivitäten des Schauens, Greifens, Stehens, Gehens und Atmens mehr Leichtigkeit und Flexibilität.

Von der Bewegung zur Psychologie: der Entwicklungszusammenhang von Bewegung und Selbstempfindung

In einem Zeitungsartikel (1997) stellte Antonio Damasio, einer der führenden Forscher auf dem Feld der Neuropsychologie, fest, *„die zentrale Frage des Bewußtseins ist: Wie erzeugt das Gehirn sein Selbstempfinden?"* In einem anderen Werk, *Descartes Error (1994, dt. Descartes Irrtum)* erörtert er den Zusammenhang zwischen Emotion, Verstand und Körperempfinden: *„Der Körper, wie er im Gehirn dargestellt wird, könnte der unentbehrliche Bezugsrahmen für neurale Prozesse sein, die wir als den Geist erleben."* *(S.xvi)* Wie ist also der Körper im Geist entstanden? Wenn wir zurückkehren zu den oben beschriebenen Drehbewegungen und deren Entwicklung, können wir eine mögliche Antwort dieser Frage erörtern.

Wir haben oft als Kind den Satz gehört:

„Die Welt dreht sich nicht um dich!"

Dennoch haben sich Eltern und Lehrer in einem gewissen Sinn geirrt! Die subjektive, persönliche Welt, die jeder von uns bewohnt, dreht sich in der Tat um uns. Dreh- und Angelpunkt unserer subjektiven Welt ist unsere Bewegungsfähigkeit. All unsere Handlungen orientieren sich konkret an der Bewegung unseres Körpers im Raum. Diese Bewegungen haben ihren Bezug in der Drehachse und Drehbewegungen, die wir oben beschrieben haben. Unsere sich entfaltende Welt des Empfindens, Fühlens, Wissens und Handelns dreht sich um diese zentrale Achse unserer Wirbelstruktur.

„Wie andere Psychologen, beschäftigen sich Entwicklungsforscher primär mit der Entstehung der komplexen symbolischen und affektiven Prozesse der 'Entwicklung des Geistes", und sie interessieren sich weniger für die Umsetzung der Ideen in die Bewegung – die ,Entwicklung der Glieder.' Kinder werden jedoch mit viel Bewegung und wenigen Ideen geboren, und ihnen fehlen für ungefähr das erste Lebensjahr die sym-

bolischen und verbalen Vermittlungsmechanismen zwischen Geist und Ausdruck des Körpers und der Glieder. In dieser Phase des Lebens kann also ein direkter Zusammenhang zwischen dem Geist in der Entwicklung und den Gliedern in der Entwicklung bestehen." Thelen und Fogel, (S. 23, 1989)

Wir meinen, daß sich das Fundament der Persönlichkeit des Kindes in dessen Bewegungsaktivitäten am Boden entwickelt. Außer auf unsere eigenen Beobachtungen, stützen wir uns dabei auf verschiedene Quellen. Wir haben schon einen Teil der Literatur im Bereich der Kleinkindentwicklung genannt. Wir werden uns jetzt dem Körper- und Selbstbild insbesondere von Daniel Stern zuwenden und danach unsere Hypothese untermauern. Letztendlich wollen wir zeigen daß, wenn wir bereit sind, die wichtigen Elemente dieses Entwicklungsprozesses wieder zu entdecken, sich eine neue Entwicklungsperspektive mit unerwartetem Reichtum für uns öffnet.

Das Selbstbild

In der Feldenkrais-Methode verwenden wir das Konzept des Selbstbildes; daher ist eine Begriffsklärung notwendig. Die Auswahl an Literatur zur Beziehung zwischen Körperbild und Persönlichkeit ist groß. Paul Schilder (1950) war ein Pionier. Er setzte Körperbild mit Persönlichkeit und Krankheit auf der Grundlage der Freudschen Psychologie in Zusammenhang. Fischer (1986) sowie Cash und Pruzinsky (1990) haben Zusammenfassungen zu Forschungsarbeiten über das Körperbild geschrieben, aber ihre Werke haben einige Nachteile für unser Verständnis der Selbstempfindung. In den zitierten Arbeiten geht es primär um das äußere Erscheinungsbild des Körpers, und die Forschungen beruhen hauptsächlich auf statistischen Erhebungen. Bei Fischer gibt es ein Kapitel über Entwicklungsaspekte der Körperwahrnehmung, das einen guten Überblick über theoretische Standpunkte bietet. Jedoch bezieht sich fast die gesamte Forschung auf das Körperbild bei Kindern nach dem zweiten Lebensjahr, wenn Kinder verbal auf die Fragen des Forschers antworten können. Fragestellungen zur wissenschaftlichen Methodologie zeigen, wie schwierig es ist, über die frühe präverbale Entwicklung des Körperbildes zu forschen. Dennoch ist das Interesse an der Bedeutung des Körperbildes für die menschliche Entwicklung in den letzten Jahren gewachsen. Als aktuelles Beispiel nennen wir das Buch The Body and the Self, von Bermúndez, Marcel und Eilan (1995), das diese Fragen differenzierte und informativ erörtert.

Moshé Feldenkrais (1978) hatte einen besonderen Standpunkt und ein besonderes Interesse an der Entwicklung, mit dem Schwerpunkt auf der Bewegung. Er argumentierte, daß unsere Handlungen immer ein integriertes Muster von vier Elementen sind: Bewegung, Wahrnehmung, Denken und Fühlen. Er nannte unsere innere Vorstellung von unseren Handlungen, die alle diese Elemente beinhalten, das Selbstbild. Das Selbstbild beruht auf den Erfahrungen, dem Wissen und den Vorstellungen, die wir mit dem eigenen Körper verbinden und mit der Weise, wie wir unsere Bewegungsfähigkeiten einsetzen, um in der Welt zu agieren. Wenn dies so ist, sind die Entwicklung unserer Bewegung und unseres Selbstbildes zwei Seiten derselben Medaille.

Wir können uns also fragen, wie unsere entwicklungsrelevanten Bewegungen mit der lebenslangen Entwicklung unseres Denkens, Fühlens und Empfindens zusammenhängen.

In der Entwicklungspsychologie ist die sensorisch-motorische Entwicklung des Kindes Grundlage aller kognitiven und emotionalen Prozesse (Flavel, 1963; Miller, 1993; Flammer, 1996 und Reed, 1996). Jedoch verlieren die meisten Theorien das Interesse am Bewegungsverhalten, sobald das Sprechen einsetzt. Später, in der Pubertät, wenn sich ein großer Wandel in den kognitiven und emotionalen Prozessen vollzieht, wird in den meisten entwicklungspsychologischen Abhandlungen nicht erörtert, ob die Bewegungskoordination für die Neustrukturierung des Selbstbildes wichtig ist. Das ist höchst erstaunlich. Wenn die sensorisch-motorische Grundlage so wichtig ist, warum wird sie dann ignoriert?

Im Sportunterricht steht die Bewegungsentwicklung teilweise im Vordergrund, aber die psychologischen und kognitiven Aspekte dieser Aktivitäten werden nur berücksichtigt, soweit sie zur Verbesserung der sportlichen Leistung führen. Die umfassendere Bedeutung der Bewegung für die Persönlichkeitsentwicklung wird meistens ignoriert. Außerdem beschäftigen sich entwicklungsrelevante Studien zum Sportunterricht nur mit sportlichen Betätigungen wie z.B. Ballwerfen oder Kicken, Seilspringen, Hüpfen oder Laufen auf einem Schwebebalken (Hayward, 1993). Dies sind nicht die normalen Entwicklungsaktivitäten des Kindes.

Unter all den Autoren und ihren zahlreichen Veröffentlichungen fanden wir natürlich viele nützliche Informationen, aber selten einen Standpunkt, der sich mit der Frage beschäftigte, wie alle vier Elemente der Handlung sich als vollständiges Ganzes im Lauf des Lebens entwickeln. Daniel Stern ist eine Ausnahme. Er ist Professor der Psychologie an der Universität Genf. Gerade weil er sich mit der Entwicklung des Kleinkindes beschäftigt, sind seine Vorstellungen zur Entwicklung der Selbstempfindung für uns sehr aufschlußreich und dem Selbstbild von Feldenkrais sehr ähnlich.

Die Selbstempfindung nach Stern

In seinem Buch *Die Lebenserfahrung des Säuglings* (1992) skizziert Daniel Stern, wie die Erkundung des Selbst und der Welt zur Entstehung und Integration von vier Selbstempfindungen führt:

1. *Empfindung eines auftauchenden Selbst:* Während der ersten zwei Lebensmonate entdeckt das Kind, daß es die eigene Wahrnehmung und Handlung organisieren kann.
2. *Empfindung eines Kern-Selbst*: Im Alter von 3 bis 7 Monaten entwickelt das Kind eine Empfindung des Kern-Selbst, das auf der Erfahrung beruht, ein vollständiges körperliches Wesen zu sein.
3. *Empfindung eines intersubjektiven Selbst*: Im Alter von 8 bis 15 Monaten entdeckt das Kind, daß es eine subjektive Erfahrung hat, daß die anderen eine ähnliche Erfahrung haben und daß man diese teilen kann.
4. *Empfindung eines verbalen Selbst:* Ab etwa 15 Monaten entdeckt das Kind die Sprache, was seine Interaktion mit der Welt sowohl bereichert als auch einschränkt.

Stern behauptet, daß diese Selbstempfindungen keine Phasen sind, die jeweils enden, wenn die nächste entsteht. Jede Selbstempfindung baut auf der vorangegangenen auf und jede ist eine Erfahrungswelt, die fortwährend zu einem Teil unseres Lebens wird. Im Alltag bewegen wir uns ständig von einer Erfahrungswelt in die nächste, ohne uns dessen bewußt zu sein.

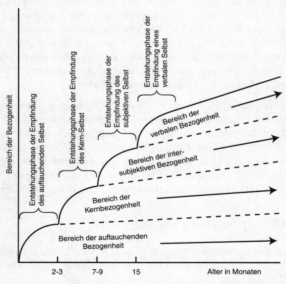

Abb. 22: Vier Selbstempfindungen und wann sie entstehen, (von Stern, 1992, mit Genehmigung).

Das Kern-Selbst

Die Empfindung des Kern-Selbst interessiert uns am meisten, weil nach Sterns Theorie das Kern-Selbst ein Grundstein für die nachfolgenden Entwicklungsprozesse ist. Stern sagt, daß das Kind *„den Eindruck eines integrierten Empfindens seiner selbst als körperlichem Wesen erweckt."* Daraus ergibt sich, daß die Empfindungen des Kern-Selbst eng mit den kinästhetischen Erfahrungen und Bewegungen des Kleinkinds verknüpft sind. Außerdem ist die Bewegungsentwicklung während der Entstehung des Kern-Selbst ausschlaggebend für alle künftigen Tätigkeiten.

Stern beschreibt vier Erfahrungen, die das Empfinden des Kern-Selbst ausmachen:

1) *Die Urheberschaft, also das Empfinden, der Urheber eigener Handlungen und Nicht-Urheber der Handlungen anderer Menschen zu sein: Willen zu besitzen, selbst-erzeugte Aktionen kontrollieren zu können (mein Arm bewegt sich, wenn ich will, daß er sich bewegt) und bestimmte Konsequenzen der eigenen Aktionen zu erwarten (wenn ich die Augen schließe, wird es dunkel). (S.106)*

    „Die Urheberschaft oder Handlungsurheberschaft läßt sich in drei mögliche Invarianten des Erlebens einteilen: (1) die Empfindung eines Wollens, die einer motorischen Aktivität vorausgeht; (2) das propriozeptive Feedback, das während der Handlung auftritt oder ausbleibt, und (3) die Voraussagbarkeit der Konsequenzen, die die Handlung nach sich ziehen wird." (S. 114)

2) *Selbst-Kohärenz* ist die Erfahrung, daß unsere Bewegungen und Empfindungen miteinander verknüpft und verbunden sind.

    „Die Selbst-Kohärenz, d. h. das Empfinden, ein vollständiges körperliches Ganzes zu sein und sowohl in der Bewegung (Verhalten) als auch im Ruhestand über Grenzen und ein körperliches Handlungszentrum zu verfügen." (S.106)

Stern nennt fünf Erfahrungen, die zu dieser Integration von Handlung und Empfindung beitragen:

*   Die Einheit des Ortes: alle Empfindungen und Handlungen des Kindes beziehen sich auf einen Ort, den Körper des Kindes.
*   Die Kohärenz der Bewegung: Von diesem Konzept sagt er, *„Dinge, die sich als Einheit bewegen, gehören zusammen"* (S. 123). Dies ist die Erfahrung der Bewegungszusammenhänge, die sowohl sichtbar als auch spürbar sind.
*   Die Kohärenz der zeitlichen Struktur: *„Die Vielzahl der Verhaltensweisen, die unweigerlich gleichzeitig von einem Menschen ausgeführt werden, haben die zeitliche Struktur gemeinsam"* (S.123-124).
*   Die Kohärenz der Intensitätsstruktur: Die intern erfahrene Intensität der Empfindung, die mit den Handlungen des Kindes einhergeht, weist ein gemeinsames Muster der Intensitätsmodulation im Zeitablauf auf.

- Die Kohärenz der Form: Hierdurch kann das Kind erfahren, daß Gegenstände, auch sein eigener Körper, trotz Veränderungen des Aussehens, der Position, Entfernung usw. gleichbleiben.

Diese fünf Eigenschaften der Selbst-Kohärenz zeigen, daß, obwohl die Erfahrungen mehrere Sinne einbeziehen, sie immer vor dem Hintergrund kinästhetischen Empfindens integriert werden. [2] Hier finden wir wieder die räumlichen, zeitlichen und kräftemäßigen Elemente der Bewegungsentwicklung in der Entstehung einer Selbstempfindung.

3) *Selbst-Affektivität* ist das dritte Merkmal des Kern-Selbst, das Stern beschreibt. Er sagt:

„Die Selbst-Affektivität, d.h. das Erleben regelmäßiger innerer Gefühlsqualitäten (Affekte), die Teil der übrigen Selbsterfahrungen sind." (S.106)

„In Verbindung mit jedem gesonderten Affekt erkennt und erwartet er schließlich eine charakteristische Konstellation von Ereignissen (invarianten Selbst-Vorgängen): (1) das propriozeptive Feedback aus einem bestimmten motorischen Muster des Gesichts, der Atmung und des Stimmapparats; (2) innere Empfindungsmuster der Erregung oder Aktivierung; und (3) emotionsspezifische Gefühlsqualitäten." (S. 132)

4) Das vierte Element des Kern-Selbst ist die *Selbst-Geschichtlichkeit* oder, einfacher ausgedrückt, das Gedächtnis.

„Die Selbst-Geschichtlichkeit, also das Gefühl der Dauer, der Einbindung in die eigene Vergangenheit, das Gefühl eines „fortwährenden Seins", so daß man sich durchaus verändern kann und doch dieselbe Person bleibt." (S. 106)

„Diese motorischen Erinnerungen stiften eine Selbst-Kontinuität in der Zeit. Daher bilden sie eine weitere Gruppe von Selbst-Invarianten, die Teil des „motorischen Selbst" ist." (S. 135)

Sterns Darstellungen dieser Erfahrungen des Kern-Selbst zeigen, daß die kinästhetische Empfindungs- und Bewegungskoordination des Kindes fundamentale Elemente seiner Kern-Selbstempfindung sind.

So können wir beginnen, die Zusammenhänge zwischen der kindlichen Bewegungsentwicklung und des Erfahrungsbereichs des Kern-Selbst zu verstehen. Vor diesem Hintergrund müssen wir uns als nächstes fragen: Welche Bewegungsaktivitäten entwickeln sich zum Zeitpunkt des ersten Empfindens eines Kern-Selbst?

Die Aktivität des Kindes während der Entstehung des Kern-Selbst

Der Bereich des Kern-Selbst entsteht im Alter von etwa drei bis sieben Monaten. Dies ist eine aktive Phase der Bewegungsentwicklung des Kleinkinds:

- Die Koordination der Augen und der Sehkraft, die im Alter von drei Monaten schon gut ausgeprägt ist, verbessert sich weiterhin.
- Das Kind entdeckt, daß es die eigenen Hände zum Greifen einsetzen und daß dies durch das Sehen gesteuert werden kann.
- Das Kind hebt den Kopf in die aufrechte Haltung. Dies wird während dieser Kern-Selbst-Phase perfektioniert und spielt eine zentrale Rolle für die Orientierung und Handlung im Lauf des Lebens.
- Das Kind entdeckt, daß es sich reversibel und variabel vom Bauch auf den Rücken rollen kann.
- Viele Kinder finden eine Bewegungskombination, die zu einer einfachen Form der Fortbewegung führt. Dies kann entweder das Rollen, das Krabbeln oder das Drehen im Kreis sein, während einige sich auf Händen und Füßen wiederfinden.

Unser Interesse richtete sich darauf, daß die Entstehung des Kern-Selbst scheinbar zeitgleich mit der Perfektionierung der kindlichen Rollbewegungen am Boden stattfindet. Stern sagt, daß die Empfindung des Kindes, ein vollständiges körperliches Ganzes zu sein, eine Invariante ist (S.69). Das heißt, das Kind empfindet die Unveränderbarkeit seines Körpers, auch wenn es die Position und Konfiguration seiner Glieder und seines Rumpfes verändert. Diese Invarianz der Körperwahrnehmung ist abhängig von der Knochen- und Muskelstruktur des Kindes. Da die Struktur des Kindes ideal für Drehbewegungen geeignet ist, kann das Kind erfolgreich die Kern-Selbstempfindungen von Urheberschaft, Selbst-Kohärenz, Selbst-Affektivität und Selbst-Geschichtlichkeit koordinieren, während es lernt, seine Wahrnehmungs- und Bewegungsaktivitäten um die Drehachse der Wirbelsäule zu integrieren.

Sind diese Bewegungsmuster konkreter Ausdruck des Kern-Selbst? Viele Forschungsrichtungen einschließlich McGraw (1945), Gesell (1934), Doudlah (1981), Touwen (1975), Bly (1994) sowie unsere Beobachtungen zeigen, daß sich das Kind im Alter von sieben bis acht Monaten mit hochdifferenzierten Drehbewegungen der Wirbelsäule am Boden rollen kann. Stern sagt, daß mit ca. sieben Monaten die kindliche Empfindung des Kern-Selbst bereits gut organisiert ist. Unserer Ansicht nach erlebt das Kind diese Drehbewegungen als Grundlage all seiner komplexen Aktivitäten die seiner Kern-Selbstempfindungen prägen. Wenn das so ist, dann sind diese Bewegungen für jede Person ein Leben lang von zentraler Bedeutung.

Als Beispiel kann Abb. 14.7 von der Rollkarte dienen. Die Urheberschaft des kindlichen Absicht zu rollen, um einem Gegenstand im Raum zu folgen oder zu ergreifen, ist deutlich. Die fein abgestimmte Bewegungssequenz zeugt von einer hoch entwickelten Koordination der zeitlichen, räumlichen und kraftmäßigen Elemente der Selbst-Kohärenz. Die Bewegungen des Zwerchfells, des Rumpfes und des Stimmapparats die die Empfindungen der Selbst-Affektivität erzeugen, sind in die Bewegungen des Rumpfes integriert. Und die Stabilität dieser Bewegungsmuster zeugt von einem „motorischen Gedächtnis", d.h. von Selbst-Geschichtlichkeit. Die notwendige Erfahrung, die das Kind braucht, um diese Koordination zu steuern, hat es bis zum siebten Monat gesammelt und organisiert (Thelen, Smith, Bernstein [3]).

Was wir von den Kindern lernen können

Stern argumentiert, daß wir uns ständig zwischen unterschiedlichen Bereichen der Selbstempfindung hin- und herbewegen und daß die präverbale Erfahrungswelt des Kern-Selbst uns ein Leben lang zugänglich ist (siehe Abb.22). Dies ist ein wichtiger Punkt. Wenn wir bei der Erkundung einer Feldenkrais-Lektion auf unsere kinästhetischen Empfindungen aufmerksam werden, bewegen wir uns in die nonverbale, kinästhetische Welt des Kern-Selbst hinein und entdecken neue Muster, wie wir uns als integriertes körperliches Wesen erleben können.

Anhand der Lektionen können wir erkunden, wie wir alle vier von Stern aufgestellten Elemente des Kern-Selbst erleben. Die Erkundung der Zusammenhänge zwischen Intention und präzisem kinästhetischem Feedback in den Lektionen ermöglicht es uns, neue Aspekte der Urheberschaft zu entdecken. Die Erkundung der genauen Zusammenhänge zwischen räumlichen, zeitlichen und kraftmäßigen Elementen von entwicklungsrelevanten Bewegungen klärt die Bewegungen der Selbst-Kohärenz. Mittels der Beziehung zwischen Gefühlen und Bewegungsempfindungen des Rumpfs und dem Atmen berühren wir den Bereich der Selbst-Affektivität. Stern beschreibt das Selbst-Gedächtnis als identisch mit dem „motorischen Gedächtnis". Unser fortwährendes Selbstempfinden als Teil unserer eigenen Vergangenheit hängt von unserer Empfindung des eigenen Körpers ab, wenn er sich in bekannten Mustern bewegt.

Alle Feldenkrais-Lektionen bieten diesen Zugang an, aber die Lektionen, die die Rollbewegungen des Kindes widerspiegeln, sind besonders anschauliche Beispiele dafür, beinah ein direktes Tor zu der Ursprungserfahrung, wie unser Gehirn eine Selbstempfindung schmiedet. Die Lektionen sind also eine konkrete und praktisch nutzbare Antwort auf Damasios Frage, wie das Gehirn seine Selbstempfindung erzeugt.

Unsere Welt wächst, wenn wir unseren Handlungen Vielfalt und Instabilität verleihen und uns darauf verlassen, daß wir die selbstorganisierenden Fähigkeiten finden werden, um die sinnvollsten neuen Muster zu erkennen, die entstehen, wenn das Gehirn unerwartete Kombinationen entdeckt. Mit dieser Veränderung wird sich

„die Welt um uns drehen", und zwar auf eine ganz neue Art, die wir als ästhetisch und stimmig erleben weil die Erfahrung eine Intuition in uns weckt, die in unserem biologischen Erbe verwurzelt ist.

Anhang 1:
eine Feldenkrais-Lektion: Drehbewegung und Rotationsraum

Gallagher (1995, S. 238-239) argumentiert wie folgt über Raum und Körperempfinden:

„… Änderungen im Körperschema führten zu Änderungen in der äußeren Raumwahrnehmung. Merleau-Ponty bezieht sich auf verwandte Studien zur räumlichen Wahrnehmung in Situationen, in denen die scheinbar externe Vertikale schräg steht, um zu argumentieren, daß die räumliche Wahrnehmung nicht darauf beruht, daß man sich seines Körpers als Gegenstand im objektiven Raum bewußt ist. Vielmehr erfolgt eine Neuorientierung der visuellen Wahrnehmung nach dem Körperschema, einer Serie von motorischen Äquivalenten, die dem Körper die Neuanordnung der Wahrnehmung nach einem „System möglicher Handlungen" ermöglicht." (1962, 248-250)

Durch die Feldenkrais-Methode verfügen wir über ein direktes Mittel, eine Vorstellung als konkrete Erfahrung zu prüfen. Folgendes Experiment ermöglicht es Ihnen, den Zusammenhang von Bewegung und Raum zu entdecken.

Wenn unser Rotationsraum von der Organisation unserer Bewegung abhängt, können wir entweder unseren Bewegungssinn oder unseren Raumsinn verändern, um das andere zu beeinflussen. Achten Sie darauf, ob sich Ihr Körperempfinden irgendwie ändert, ob dies mit einer Änderung der Empfindung des außerhalb des Körpers liegenden Raums zusammenhängt und ob es nach der Lektion zu einer Veränderung der „Selbst-Affektivität" oder des Gefühlszustands kommt.

1. Bitte stellen Sie sich hin. Spüren Sie Ihren Stand. Stehen Sie mehr auf einem Bein als auf dem anderen? Ist die eine Seite kürzer zwischen Schulter und Hüfte als die andere? Ist der Kopf näher zur einen Schulter als zur anderen? Drehen Sie sich mit geschlossenen Augen, indem Sie jeden Körperteil nutzen, der sich leicht in die Drehbewegung mit einbeziehen läßt. Geht das leichter nach links oder nach rechts? Wenn Sie die Bewegung sorgfältig spüren, entdecken Sie, daß bei der Bewegung zur einen Seite die Augen eher nach unten blicken, während sich bei der Drehung zur anderen Seite die Augen eher anheben. Dies läßt auf eine leichte Seitenneigung der Wirbelsäule nur zur einen Seite schließen, unabhängig

von der Blickrichtung bei der Drehbewegung. Wenn Sie das spüren, wissen Sie mehr über die gewohnte Achse ihres Rotationsraums. Bleiben Sie ruhig mit geschlossenen Augen stehen und fühlen Sie den Raum um sich auf beiden Seiten. Sie werden wahrscheinlich entdecken, daß Sie beim Fühlen der unterschiedlichen Höhen im Verhältnis zu ihrem Körper auch unterschiedliche Qualitäten der Tiefe, Größe oder Klarheit in ihrem inneren Gespür für den umgebenden Raum empfinden. Vielleicht empfinden Sie auch Unterschiede zwischen dem Raum zu Ihrer linken und rechten Seite.

2. Heben Sie die linke Hand auf Schulterhöhe mit gerade gehaltenem Arm und drehen Sie sich nach links, wobei Sie der Hand mit Augen und Kopf folgen. Wann ist dies leicht? Erkunden Sie die Bewegung, während Sie das Gewicht abwechselnd auf das linke und rechte Bein verlagern beim Drehen.

3. Drehen Sie sich jetzt nur soweit, wie es ohne Anstrengung möglich ist, nach links, während Sie auf dem linken Bein stehen, und bleiben Sie dort mit Arm und Hand, während Kopf und Augen mehrmals wieder zur Mitte bewegen und zurückkehren.

4. Halten Sie jetzt den Blickkontakt zwischen linkem Auge und linker Hand und drehen den Kopf mehrmals nach links und rechts im Verhältnis zum linken Arm.

5. Ruhen Sie sich aus.

6. Drehen Sie Kopf, Augen, Arm und Hand nach links, während Sie auf dem linken Bein stehen.

7. Bleiben sie nach links gedreht und schauen Sie nach unten auf die linke Ferse und hoch zur Decke, während Kopf und Augen weiterhin nach links im Raum gedreht sind. Die Hand und der Arm sollen im Raum still bleiben. Spüren Sie, daß sie dazu Flexion, Extension und Seitenneigung der Wirbelsäule miteinander kombinieren müssen.

8. Ruhen Sie sich aus.

9. Kehren Sie mit der linken Hand und Arm zu derselben Position nach links auf dem linken Bein zurück. Verlagern Sie das Gewicht auf das rechte Bein und drehen Sie das linke Bein nach innen und außen, wobei sich das Bein zuerst am Boden um den Fußballen dreht, dann die Ferse, dann die Zehen sich bewegen, während Sie das Bein um die Ferse am Boden drehen.

10. Ruhen Sie sich aus.

11. Drehen Sie sich wieder nach links, wobei Sie der linken Hand mit dem linken Auge folgen, das Gewicht jedesmal auf das linke Bein verlagern und sich vorstellen, wie sie über dem linken Fuß am Boden länger werden, wobei sich der Kopf bei der Drehung etwas zur Decke hebt und die Augen nach oben schauen. Spüren Sie die oberen Rippen links in der Brust, während Sie sich nach links drehen und lassen Sie eine akkordeonartige Öffnung dieser Rippen zu, während Sie länger werden und sich drehen auf dem linken Fuß. Sie können die linke Handfläche währenddessen nach oben drehen.

12. Ruhen Sie sich in der Mitte aus.

13. Wiederholen Sie die Erkundungen in der Drehung und im Raum aus Schritt 1. Spüren Sie, daß sich ihre Drehbewegungen nach links nicht nur in Qualität und Umfang verändert haben, sondern prüfen Sie auch ihr Raumempfinden auf der linken Seite. Durch die Neuanordnung der Bewegungen hat sich ihr Raumempfinden wahrscheinlich verlagert. Vielleicht spüren Sie auch, daß sich Ihr Stand verändert hat.

14. Versuchen Sie jetzt folgendes. Statt einfach dieselben Bewegungen nach rechts zu wiederholen, bleiben Sie in der Mitte und stellen Sie sich den Raum rechts von der Mittelachse Ihres Körpers vor. Fangen Sie im Teil des Raums an, den Sie sich leicht vorstellen können, und erkunden Sie nur in ihrer Vorstellung einen Weg, wie sie erst mit dem rechten Auge in den gesamten Raum rechts von der Mittellinie blicken und dann die Hand vor sich, hoch, tief und sogar hinter sich strecken können, bis sich die gesamte rechte Hälfte des Raums leicht mit dem rechten Auge erblicken und mit der rechten Hand in Ihrer Vorstellung berühren läßt. Führen Sie dies langsam aus, denn es führt zu mehr Veränderungen, als Sie sich zunächst vielleicht vorstellen können. Sobald dieser Raum Ihnen in der Vorstellung leicht zugänglich ist, ruhen Sie sich in der Mitte aus, ohne sich tatsächlich nach rechts zu bewegen.

15. Wiederholen Sie dieselben Vorgänge aus Schritt 1. Ist jetzt Ihre Raumempfindung für die Umgebung symmetrischer? Sind die Bewegungen nach rechts und links wieder ähnlicher? Spüren Sie jetzt, wie Ihr Körper in der Mitte steht. Hat die Vorstellung, den Raum zu Ihrer Rechten zu erkunden auch zu einer Veränderung in Ihrer Empfindung des Stands oder der Drehung geführt? Versuchen Sie, sich nach rechts so zu drehen, wie Sie es nach links getan haben. Wie empfinden Sie diese Bewegung?

16. Stellen Sie sich jetzt vor, Sie könnten links in jeden Teil Ihres Umgebungsraums blicken, einschließlich der Decke, und in jeden Teil des Raums links hinter Ihnen. Ruhen Sie sich aus und wiederholen Sie noch mal nach rechts, bis Sie sich vorstellen können, in den gesamten Raum um sich zu blicken oder die Hand auszustrecken.

17. Ruhen Sie sich aus und spüren Sie wieder Ihren Stand. Beachten Sie, ob Sie Ihr Gewicht auf einen anderen Teil Ihrer Füße und Knie verlagert haben. Wo befindet sich das Becken über den Hüftgelenken? Konnte die Veränderung des vorgestellten Raums zu Ihrer Rechten genauso effektiv neue Empfindungen in Ihrem Körper hervorrufen wie die Bewegungen zu Ihrer Linken? Ist Ihre Vorstellung des Raums um Sie herum zu Ihrer Linken und zu Ihrer Rechten anders, tiefer, klarer oder heller?

Anhang 2:
Ein Ausblick: Forschung und Feldenkrais

Die Feldenkrais-Methode bedarf einer wissenschaftlichen Evaluation, um sie aus dem oft etwas opaken Bereich alternativer Behandlungsmethoden und Esoterik-Angeboten herauszuholen. Mit einer wissenschaftlichen Fundierung könnte die Feldenkrais-Methode noch mehr Menschen zugänglich gemacht werden. Umgekehrt sind wir übrigens auch der Überzeugung, daß die Feldenkrais-Methode mit ihren Strategien, non-verbales, nichtakademisches „Handlungswissen" zu betonen, ein Gewinn für die akademischen Wissenschaften sein könnte. Als Aufgabe für die Zukunft stellt sich die Verknüpfung dieses Handlungswissens mit den Erkenntnissen aus Entwicklungspsychologie, Anthropologie, Bewegungswissenschaft und Neurophysiologie.

An der Erfahrbarkeit werden nach Berichten in diesem Buch, Beruf, Schule, Freizeit und Gesundheit betreffend, kaum Zweifel geblieben sein. Unklar ist, ob das zu untersuchende Bewegungsverhalten in den Bereich der angewandten Wissenschaft oder der Grundlagenforschung gehört. Bislang gab es vornehmlich Untersuchungen zur medizinischen Wirksamkeit der Feldenkrais-Methode. Die Beiträge zeigen, daß das zu erforschende Feld weitaus größer sein könnte. Vor allem müßte der nun vielfach beschriebene Gesamtzusammenhang stärker in den Mittelpunkt wissenschaftlicher Betrachtung rücken.

Es müßte interdisziplinär ein Modell des Bewegungsverhaltens erstellt werden, das in einer gemeinsamen Sprache den Entwicklungsprozeß nachvollzieht und verständlich macht. Des weiteren sollte dieses Modell in erster Linie auf der Systemtheorie basieren, unter Berücksichtigung einer ständigen Entwicklung und einer hierarchischen Ordnung. Neurophysiologische und biomechanische Erkenntnisse, soziale und psychologische Aspekte sowie Ethik und Ästhetik müßten hier zusammengeführt werden.

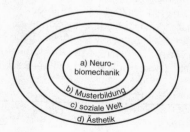

Abb. 23

Jede Ebene des in Abb. 23 gezeigten Modells hat in sich eine eigene wissenschaftliche Vorgehensweise, von der Neurowissenschaft und Biomechanik (A), um im Detail zu verstehen wie unsere Körper sich bewegen, zu der Theorie komplexer Systeme (B), zu verstehen wie Bewegungsmuster entstehen und sich verändern; von den Sozialwissenschaften der Psychologie und Soziologie (C), um zu begreifen wie unsere Bewegung uns in der Gesellschaft einbindet, und letztendlich der Ästhetik (D), um zu verstehen wieso wir Bewegungen bevorzugen die elegant sind.

Das Modell müßte genau da ansetzen, wo das Leben Sinn macht, da wo Bewegung Motivation bedeutet, sich in die Welt hinauszuwagen und intelligent und effektiv zu handeln, und wo unser Organismus in seiner Gesamtheit auf die Welt trifft, berührt von Herausforderungen, Chancen, Gefahren und der Liebe. Neu wären insbesondere psychologische, philosophische und soziale Fragestellungen unter dem Aspekt der Art, wie sich ein Mensch innerhalb der Gesellschaft ganz konkret bewegt und so seine Persönlichkeit definiert.

Es gibt eine wichtige Voraussetzung für diese Verbindung von empirischen und wissenschaftlichen Erkenntnissen. Sie sollte zu wertvollen und praktischen Ergebnissen für den normalen Menschen in seinem Alltag führen. Moshé Feldenkrais wiederholte gern folgendes: „Wirkliches Denken führt zu neuen Handlungswegen. Ohne dieses ist unsere intellektuelle Aktivität nicht wirkliches Denken, sondern nur eine zerebrale Beschäftigung." Wir wollen unsere konkreten Methoden, durch die das Denken zu neuen Handlungswegen führt, nicht aus den Augen verlieren. Aber wir können die Schnittstelle von empirischen und wissenschaftlichen Erkenntnissen nutzen, um die Feldenkrais-Methode in den erzieherischen Bereichen unserer Gesellschaft zu verankern, wo sie unserer Meinung nach auch hingehört.

Fußnoten

[1] Einen kurzen Überblick über dieses Gebiet finden Sie in Kapitel 1 oder in Thelen und Smith (1993, 1994), Kelso (1995), Savelsbergh (1993), Clark (1997), Goodwin (1994), Bremner, Slater und Butterworth (1997).

[2] Eine detaillierte Erörterung findet sich in Kapitel 4 und 5 von Sterns Buch. In Kapitel 7 von „A Dynamic Systems Approach to the Development of Cognition and Action", (1994) von Esther Thelen und Linda Smith untersuchen die Autorinnen die neurologischen Prozesse der Zeitbindung, die Integration multimodaler Empfindungen und „die Bewegung als Wahrnehmungssystem". Diese neurologischen Prozesse haben hohe Relevanz für das Verständnis, wie die Selbst-Kohärenz funktioniert.

[3] Hier ist es wichtig, einige Beobachtungen festzuhalten. Erstens zeigt eine gründliche Lektüre dieser Invarianten des Kern-Selbst, daß das Kind auch lernt, seine koordinativen Fertigkeiten der Intention, Aufmerksamkeit und Empfindung zu verfeinern, die es bereits in der Phase des auftauchenden Selbst entdeckt hat. Dies sind die koordinativen Fertigkeiten, die unserer Ansicht nach für den Entwicklungsprozeß in den Feldenkrais-Lektionen

von zentraler Bedeutung sind. In der Literatur von Newman (1997) sowie Austin (1998) über die neurologischen Strukturen und Prozesse des Bewußtseins beschreiben sie aktuelle Theorien und Forschungsarbeiten zum Thema, wie das Gehirn die Aufmerksamkeit koordiniert. Dies unterstützt den in Kapitel 2.2 vertretenen Standpunkt zur Aufmerksamkeit.

Zweitens beruhen die koordinativen Fertigkeiten, die meist als „geistige Ereignisse" gelten, auf unserer Erfahrung der Bewegung und sind immer abhängig von unserer kinästhetischen Empfindung. Bewegungsaktivität gilt meist als vom Gehirn ausgehend. Dennoch bildet das sensorische Feedback dieser Bewegungen – einschließlich der internen Feedbackschleifen im Nervensystem selbst – den primären Input, mit dessen Hilfe unser Gehirn das Fundament unserer geistigen Erfahrung bildet. In dem Artikel „Solving Bernstein's Problem: A Proposal for the Development of Coordinated Movement by Selection" von Olaf Sporns und Gerald Edelman (1993, S. 978) schreiben die Autoren zum Abschluß:

„Koordinierte Bewegung gilt nicht nur als peripherer Output, sondern als aktiver Bestandteil von Wahrnehmungs- und Kognitionsprozessen, sowohl während der Entwicklung als auch im Erwachsenenalter."

Gehirn und Körper kooperieren wie ein Gesamtsystem für kohärentes, adaptives Verhalten. Hier ein Zitat von Thelen und Smith (S. 195, 1994):

„Spielt die selbsterzeugte Bewegung eine kritische Rolle, dann … muß die grundsätzliche Organisation der Welt durch das Kind mit dessen Fähigkeit, diese Bewegung zu erzeugen und zu steuern Schritt halten und dadurch eingegrenzt werden."

In dem Abschnitt, „Bewegung als Wahrnehmung: die kritische Rolle der Bewegung für die Entwicklung" (Seite 193-198), erörtern Thelen und Smith, wie die Bewegung des Kindes alle Wahrnehmungsmodalitäten ermöglicht. Wenn das Kind lernt, eine breite Auswahl an Bewegungserlebnissen zu koordinieren, bildet das kinästhetische Feedback dieser Aktivität den Hintergrund für alle neurologischen Wahrnehmungs- und Kognitionsprozesse des Kindes. Zum Beispiel: Tast-, Seh- und Gehörsinn. Die meisten Tastempfindungen sind abhängig von der Bewegung der Sinnesorgane in der Haut gegen die gerade ertastete Oberfläche. Zum Sehen oder Hören muß das visuelle und auditive Gehirninput mit den Bewegungsempfindungen von Kopf, Hals und Augen integriert werden. Dies sind die Grundfähigkeiten, die das Fundament der kognitiven Entwicklung bilden. Zudem weisen die Autorinnen darauf hin, daß die selbstorganisierte Bewegung und Fortbewegung eine entscheidende Rolle bei der Entwicklung des kindlichen Raumempfindens spielt.

Ein Artikel vom 26.1.99 in der New York Times, „Movement May Offer Early Clue to Autism", beschreibt die Forschung von Dr. Phillip Teitelbaum von der Florida Universität, Gainsville. Dr. Teitelbaum endeckte, daß autistische Kinder die oben skizzierte Entwicklung von Rollen nicht vollständig abschließen. Hier sehen wir Personen mit Selbstempfindungsstörungen, denen normale Bewegungserfahrung fehlen.

Schließlich können drei Ansätze zur Darstellung und zum Verständnis menschlicher Handlung in dieser Erörterung der entwicklungsrelevanten Bewegung einander gegenübergestellt werden. Die Bewegungswissenschaft beschäftigt sich mit dem objektiven wissenschaftlichen Verständnis der menschlichen Bewegungskoordination. Sterns Ansichten zur Entwicklung der Kern-Selbstempfindung beruhen auf der Beobachtung des kindlichen Bewegungsverhaltens und seinen Gedanken darüber, was die Bewegungserfahrung für das subjektive Erleben des Kleinkindes bedeutet. Die Feldenkrais-Methode betrachtet Bewegungsverhalten und Bewegungsentwicklung aus beiden Perspektiven. Sie berücksichtigt sowohl die subjektive eigene Bewegungserfahrung als auch Beobachtungen dritter zur Bewegungsdynamik und Bewegungsqualität.

Bibliographie

Alexander, R., Boehme, R., und Cupps, B.(1993), *Normal Development of Functional Motor Skill,* San Antonio, Texas, USA, Therapy Skill Builders

Austin, J.H., (1998), *Zen and the Brain,* Cambridge, MA, MIT Press

Bermúndez, J.L., Marcel, A., und Eilan, N., Hrg., (1995), *The Body and the Self,* Cambridge, MA, MIT Press

Bly, L.(1994), *Motor Skills Acquisition in the First Year* ,San Antonio, Texas, USA, Therapy Skill Builders

Bobath, B. und Bobath, K., (1977), *Die Motorische Entwicklung bei Zerebralparesen.* Stuttgart, Thieme Verlag

Bremner, G., Slater, A., Butterworth, G., (1997), *Infant Development: Recent Advances,* East Sussex, Psychology Press

Cash, T.F., and Pruzinsky, T., (1990), *Body Images: Development, Deviance, and Change.* New York, Guilford Press

Clark, A. (1997), *Being There,* Cambridge, MIT Press

Crutchfield, C.A., and Barnes, M.R., (1993) *Motor Control and Motor Learning in Rehabilitation.* Atlanta, Stokesville Publishing Co.

Damasio, A.R., (1994); *Descartes' Error.* New York, Grosset/Putnam

Damasio, A.R., (1997), zitiert aus *A Clear Consciousness,* S. 90 in: *Time Special Issue: The New Age of Discovery,* (Winter 1997/1998), Amsterdam, Time-Warner

Doudlah, A., (1993), in Crutchfield, C.A., und Barnes, M.R., *Motor Control and Motor Learning in Rehabilitation.* Atlanta, Stokesville Publishing Co.

Feldenkrais, M. (1978) *Bewußtheit durch Bewegung,* Frankfurt am Main, Suhrkamp Taschenbuch

Feldenkrais, M. (1988), *Body and Mature Behavior,* Tel-Aviv, Alef Publishers

Fiorentino, M.R., (1981) *A Basis for Sensorimotor Development-Normal and Abnormal.* Springfield, Charles Thomas

Fischer, K., und Hogan, A., (1989), *The Big Picture for Infant Development,* in *Action in Social Context,* Hazen N.L., und Lockman, J.J., Hrg., New York, Plenum Press

Fischer, S., (1986), *Development and Structure of the Body Image.* Hillsdale, NJ, Lawrence Erlbaum

Flammer, A., (1996) *Entwicklungstheorien.* Bern, Schweiz, Hans Huber Verlag

Flavell, J.H., (1963) *The Developmental Psychology of Jean Piaget.* Princeton, Van Nostrand

Flehmig, I., (1983), *Normale Entwicklung des Säuglings und ihre Abweichungen.* Stuttgart, Thieme Verlag

Gallagher, S., (1995), *Body Schema and Intentionality* in, *The Body and the Self*, Hrg. Bermúndez, J.L., Marcel, A., and Eilan, N., Cambridge, MA, MIT Press

Gesell, A., (1934) *An Atlas of of Infant Behavior.* New Haven, Yale University Press

Goodwin, B. (1994), *How the Leopard Changed its Spots,* New York, Charles Scribner's Sons

Gracovetsky, S., (1988) *The Spinal Engine.* New York, Springer Verlag

Hayward, K.M., (1993), *Life Span Motor Development, 2. Aufl.,* Champaign, IL, Human Kinetics

Hazen N.L., and Lockman, J.J., (1989), *Action in Social Context,* New York, Plenum Press

Inman, V.T., Ralston, H.J., Todd, F., (1981) *Human Walking*, Baltimore, Williams and Wilkins

Johnson, M., (1987), *The Body in the Mind.* Chicago, University of Chicago Press

Kapandji, I.A., (1992) *Funktionelle Anatomie der Gelenke.* Stuttgart, Enke Verlag

Kelso, J.A.S., (1995), *Dynamic Patterns.* Cambridge, Mass. MIT Press

Kinsborne, M., (1995), *Awareness of One's Own Body: An Attentional Theory of Its Nature, Development and Brain Basis,* in Bermúndez, J.L., Marcel, A., and Eilan, N., Hrg., *The Body and the Self*, Cambridge, MA, MIT Press

Latash, M.L. und Turvey, M.T., Hrg., (1996), *Dexterity and Its Development.* Mahwah NJ., Lawrence Erlbaum

Mahler, M., (1985), *The Psychological Birth of the Human Infant.* London, Karnac Books

McGraw, M.B., (1945) *The Neuromuscular Maturation of the Human Infant.* New York, Hafner

Miller, P., (1993) *Theories of Developmental Psychology.* New York, W.H. Freeman

Newell, K.M. und McDonald, P.V., (1993), *The Evolving Perceptual-Motor Workspace in Infancy,* Savelsbergh, G. J.P. Hrg., *The Development of Coordination in Infancy.* Amsterdam, Elsevier Science

Newman, J. (1997), *Putting the Puzzle Together, Part 1: Towards a General Theory of Neural Correlates of Consciousness,* in Journal of Consciousness Studies, Band 4, Nr. 1, 1997, Thorverton, UK, Imprint Academic

Newman, J. (1997), *Putting the Puzzle Together, Part 2: Towards a General Theory of Neural Correlates of Consciousness,* in Journal of Consciousness Studies, Band 4, Nr. 2, 1997, Thorverton, UK, Imprint Academic

Pikler, E., (1988), *Laßt mir Zeit.* München, Pflaum Verlag

Kugler P.N. and Turvey M.T. (1987) *Information, Natural Law, and the Self-Assembly of Rhythmic Movement.* Hillsdale, N.J. Lawrence Erlbaum

Reed, E.S., (1989), *Changing Theories of Postural Development* in: Woollocott, M.H. and Shumway-Cook, A.: *Development of Posture and Gait Across the Life Span*, Columbia, S.C. University of South Carolina Press

Reed, E.S., (1996), *Encountering the World: Toward an Ecological Psychology,* Oxford, Oxford University Press

Reed, E.S. und Bril, B., (1996), *The Primacy of Action in Development*. In Latash, M.L. und Turvey, M.T., Hrg., *Dexterity and It's Development*, Mahwah, NJ., Larwence Erlbaum

Riccio, G., (1993), *Information in Movement Variability About the Qualitative Dynamics of Posture and Orientation*., in Newell K.M., and Corcos, D.M., Hrg., *Variability and Motor Control*. Champaign, IL., Human Kinetics Publishers

Robertson, Cohen und Mayer-Kress, (1993), *Behavioral Chaos: Beyond the Metaphor*. In: Smith, L.B und Thelen, E. (Hrg.) (1993) *A Dynamic Systems Approach to Development: Applications*. Cambridge, Mass. MIT Press

Saint-Anne Dargassies, S. (1986), *The Neuro-Motor and Psycho-Affective Development of the Infant*. Amsterdam, Elsevier Science Publishers

Savelsbergh, G. J.P., Hrg., (1993), *The Development of Coordination in Infancy*. Amsterdam, Elsevier Science

Schilder, P., (1950), *The Image and Appearance of the Human Body*. New York, International Universities Press

Schlack, H.G., Largo, R.H., Michaelis, R., Neuhäuser, G. und Ohrt, B., (1994), *Praktische Entwicklungsneurologie*. München, Marseille Verlag

Schneider, K. und Zernicke, R. F., (1989), *Jerk-Cost Modulations During the Practice of Rapid Arm Movements*, in Biological Cybernetics, 60, 221-230

Smith, L.B und Thelen, E. (Hrg.) (1993) *A Dynamic Systems Approach to Development: Applications*. Cambridge, Mass. MIT Press

Sporns, O. und Edelman, G. M. (1993), *Solving Bernstein's Problem: A Proposal for the Development of Coordinated Movement by Selection*, in Child Development, 64, 960-981, Society for Research in Child Development

Stern, D., (1985) *The Interpersonal World of the Infant*. New York, Basic Books

Stern, D., (1992), *Die Lebenserfahrung des Säuglings*, Stuttgart, Klett-Cotta

Thelen, E. und Fogel, A. (1989) in Lockman, J.J. und Hazen, N.L. Hrg., *Action in Social Context*, New York, Plenum Press

Thelen, E. und Smith L.B (1994) *A Dynamic Systems Approach to the Development of Cognition and Action*. Cambridge, Mass. MIT Press

Touwen, B., (1975) *Neurological Development in Infancy*. Groningen, Drukkerij Grasmeijer and Wijngaard

Vojta, V., (1988) *Die Zerebralen Bewegungsstörungen im Säuglingsalter*. Stuttgart, Enke Verlag

Winter, D.A., (1990) *Biomechanics and Motor Control of Human Movement*. New York, John Wiley and Sons

Zernicke R. F. und Schneider, K.,(1993), *Biomechanics and Developmental Neuromotor Control*, in Child Development, 64, 982-1004, Society for Research in Child Development

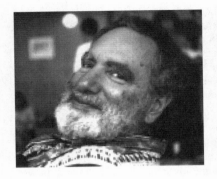

Mitte der siebziger Jahre gab Carl Ginsburg seine Chemikerkarriere auf, um bei Moshé Feldenkrais in die Lehre zu gehen. Heute praktiziert und unterrichtet er die Feldenkrais-Methode und leitet zur Zeit Ausbildungsprogramme weltweit. Carl war früher Präsident der amerikanischen Feldenkrais-Gilde. Er war für die Publikation „Die Feldenkrais-Methode in Aktion" (Moshé Feldenkrais, 1984) verantwortlich und ist der Autor von Medicine Stories, einer Sammlung von Kurzgeschichten, in denen es um verkörpertes Leben geht.

2.4 Das somatische Selbst aus neuer Sicht

Carl Ginsburg

Es herrscht nach wie vor Unklarheit hinsichtlich des Gebrauchs von Begriffen wie Selbst, Persönlichkeit, Teilpersönlichkeit usw. Hier wird die Vorstellung von Identitäten eingeführt, mit denen von einem somatischen Wesen geschaffene, unterschiedliche Konstrukte und Organisationsformen gemeint sind. Damit wird es möglich, die Beobachtung zu erklären, daß Menschen in unterschiedlichen Lebenszusammenhängen oft verschiedene Persönlichkeiten in sich erleben oder verkörpern und doch gleichzeitig die grundliegende Einheit des persönlichen Seins anerkennen.

In meinem Aufsatz „Towards a Somatic Understanding of Self" im *Journal of Humanistic Psychology* von 1984 versuchte ich darzulegen, daß ein Begriff von Selbst im wesentlichen immer biologisch begründet ist und auf der Einheit und Individualität eines jeden Menschen als eines lebendigen Wesens beruht. Ich habe dabei auch den Begriff der Authentizität des Selbst umrissen, die sich auf die menschliche Fähigkeit gründet, über Fühlen und Bewußtsein mit dem Zustand des Selbstseins innerlich in Kontakt zu kommen.

1982 hatte Leonard Geller in einem Artikel derselben Zeitschrift bereits die Vorstellung der Selbstverwirklichung, wie sie im Werk von Carl Rogers und Abraham Maslow zum Ausdruck kommt, in Frage gestellt. Er versuchte aufzuzeigen, daß das Selbst als soziales Konstrukt den Begriff der Selbstverwirklichung unhaltbar macht, und unterstellte Rogers, vor allem aber Maslow den Glauben an ein apriorisches Selbst, welches weder rational noch empirisch zu verteidigen sei.

Dagegen vertrat ich die Ansicht, daß diese beiden Pioniere der Humanistischen Psychologie das Selbst im wesentlichen als somatisches Phänomen betrachten. Damit meinte ich, daß für sie das Selbst durch verkörpertes Erleben erfahrbar wird. Bei dieser Gelegenheit hatte ich auch darauf hingewiesen, da solch ein somatisches Verständnis in der Humanistischen Psychologie ein grundlegend wichtiges Thema darstellt. So waren z.B. Maslow und andere Vertreter dieser Richtung von Kurt Goldsteins 1939 erschienenem Werk „The Organism" beeinflußt, auf das der Begriff der Selbstverwirklichung zurückgeht.

Zur Zeit der Entstehung meines Artikels spürte ich, daß in unserer Sprache ein beträchtliches Maß an Verwirrung hinsichtlich dessen besteht, was wir eigentlich damit meinen, wenn wir das Wort „Selbst" gebrauchen und daß sich mit der Vielfalt der Verwendung dieses Wortes bestimmt keinerlei einheitliche Vorstellung verbindet. Wie differenzieren wir Unterschiede in Bedeutung und Gebrauch, wenn wir Worte benutzen wie Selbst, Selbst-Vorstellung, Selbstachtung, Selbstbild, Selbst-Identität, Ego, Persönlichkeit, Teilpersönlichkeit oder SELBST?

Im *Journal of Humanistic Psychology* wurde diese Kontroverse vor einigen Jahren von Bogart, Fadiman und Frick weitergeführt. Die Frage ist, handelt es sich wirklich um echte Unterschiede oder ist der Streit zum Teil Resultat der Art und Weise, wie wir Gedanken in Worte fassen? Frick spricht sich z.B. für die Einheit der Persönlichkeit aus und setzt dabei Persönlichkeit und Selbst gleich. In seinen Überlegungen zur Theorie der Teilpersönlichkeiten gebraucht er diesen Begriff synonym mit „Persönlichkeitsspaltung". Fadiman dagegen zieht es vor, von einer „Gemeinschaft verschiedener Ichs" zu sprechen. Bei seinen Überlegungen zu Fricks Gedanken ersetzt er den Begriff der „Einheit des Selbst" durch den der „Einheit der Persönlichkeit".

Sind die Worte Selbst und Persönlichkeit aber tatsächlich austauschbar? Gibt es eine Möglichkeit, das Gefühl der Einheit von Person oder Persönlichkeit mit der uns ebenfalls vertrauten Erfahrung in Einklang zu bringen, daß wir uns in unterschiedlichen Lebenssituationen oft verhalten, als seien wir jeweils jemand anderer? Meiner Ansicht nach spürt Frick zu Recht, daß in unserem Innersten Einheit herrscht. Hinsichtlich einer vermeintlichen Einheit der Persönlichkeit irrt er dagegen. Fadiman vermerkt ganz richtig, daß wir in unterschiedlichen Lebenszusammenhängen phänomenologisch verschiedene Strukturierungen unseres Selbst erfahren, denen zufolge wir zu verschiedenen Zeitpunkten aus einem je anderen Selbst heraus zu handeln scheinen. Indem er die zugrundeliegende Einheit nicht anerkennt, entgeht ihm allerdings etwas ganz Wesentliches.

Meiner früheren „Exkursion in solch trübe Gewässer" habe ich mittlerweile eine ganze Menge hinzuzufügen. In den zehn Jahren seit Erscheinen meines ersten Artikels habe ich meine Ansichten im Lichte neuer Erfahrungen – sowohl in meiner Tätigkeit als Feldenkrais-Lehrer und -Trainer als auch in meiner persönlichen und intellektuellen Entwicklung – teilweise revidiert. Bei diesem Entwicklungsprozeß hat mich ganz besonders die Arbeit von Stephen Wolinsky beeinflußt. Ich bin davon überzeugt, daß die von Wolinsky vertretene Unterscheidung bestimmter Selbst-Identitäten als klar umrissene Konstrukte und Organisationsgebilde von einem zugrundeliegenden Hintergrund oder einer Wesenssubstanz zu einer ganz konkreten Klärung der uns hier beschäftigenden Fragen führen kann. Wolinsky postuliert, daß wir uns Identitäten erschaffen bzw. unser Selbst mit bestimmten Mustern, Bildern, Personen, Handlungen, Eigenschaften usw. identifizieren und diese Identitäten dann an unser Wesen fesseln. Um im gegenwärtigen Augenblick sicher und angemessen handeln zu können, müssen wir die Bindung an diese Identitäten lösen. Ein solcher Zustand läßt sich allerdings nicht durch bloße intellektuelle Analyse erreichen. Es bedarf dazu vor allem auch der Disziplin der Selbsterforschung, d.h. der sorgsamen Erforschung unserer Erfahrungen. Als Einstieg empfehle ich Wolinskys Buch „Quantum Consciousness", das über achtzig Selbsterforschungsübungen enthält, deren Durchführung dem Leser vielleicht sehr nützlich erscheinen mag. Hier kann ich lediglich die Umrisse dessen andeuten, was ich für eine tiefgreifende Revision unseres Denkens halte.

Die kartesianische Strategie

Um unser Dilemma zu verdeutlichen, möchte ich zu Anfang ein paar Worte zu den geschichtlichen Zusammenhängen sagen, die meiner Ansicht nach die psychologische Sichtweise der westlichen Welt geprägt haben. In ganz wesentlicher Hinsicht fing alles mit René Descartes, dem Philosophen des 17. Jahrhunderts an. Ken Wilber hat darauf hingewiesen, daß es Descartes, der so oft wegen seiner Rolle bei der Entstehung der unser modernes Denken kennzeichnenden Trennung von Körper und Geist verurteilt wird, tatsächlich darum ging, den Menschen und den menschlichen Geist vor dem Zugriff der westlichen Wissenschaft zu retten. Als Zeuge der beginnenden wissenschaftlichen Explosion erkannte Descartes die jeder objektiven Wissenschaft innewohnende Gefahr, den Begriff der Menschlichkeit auf den eines gegenständlichen Objektes zu reduzieren. Daher überließ er den Körper der Wissenschaft und Objektivität. So konnte er alles Geistige und dem menschlichen Verstand Zugehörige dem Bereich des Bewußtseins zuordnen, einem Bereich, in dem das „für sich selbst" Gültigkeit hat – im Gegensatz zum „in sich selbst", wie es für alles Gegenständliche gilt. Für ihn war der Geist als denkende Substanz von allem Dinglichen zu unterscheiden, dessen materielle Substanz Raum in Anspruch nimmt. Mit seinem berühmten „Cogito, ergo sum" (Ich denke, also bin ich) setzte Descartes das Selbst mit dem Geist gleich und grenzte es damit vom materiellen Körper ab.

In seinem 1990 erschienenen Essay „Neurology and the Soul" bemerkt Oliver Sacks, daß dieser für die scheinbare Kluft zwischen Wissenschaft und Leben verantwortliche Dualismus über viele ihrer wichtigsten Denker auch in die moderne neurologische Wissenschaft eingedrungen sei. Er nannte in diesem Zusammenhang besonders C.S. Sherrington, Wilder Penfield und J.C. Eccles. Die Maschinerie des Gehirns läßt sich untersuchen. Geist und Verstand, wie auch immer mit dieser verbunden, gehen jedoch über die Gehirnmechanik hinaus. Descartes konnte im 17. Jahrhundert noch nicht ahnen, wie erfolgreich die Wissenschaft in der Erkundung des Körpers sein würde. Trotzdem war er davon überzeugt, daß dem wissenschaftlichen Ansatz schließlich Erfolg beschienen sein würde. Seine Vorstellung vom Körper als einer lebenden Maschine hat die Art und Weise, wie die Wissenschaft mit den Phänomenen des Lebens umgeht, tiefgreifend beeinflußt.

Die „Finte" der Behavioristen

Es ist seltsam, daß Geist und Verstand für diejenigen, die sich mit dem Gehirn befaßten, d.h. die Vertreter der Neurowissenschaften, ein Geheimnis blieben, während die Psychologen, denen es angeblich um den menschlichen Geist ging, eine psychologische Wissenschaft aufbauen wollten, indem sie Geist und Verstand abschafften. Als Vorbild wählten sie die klassische Physik, und der menschliche Geist wurde mit dem Argument eliminiert, daß das Verhalten vom Beobachter direkt, d.h. ohne Postulat einer immateriellen Vermittlungsinstanz, beobachtet werden könne. Man ging davon aus, daß dieses behavioristische Programm schließlich zu einer objektiven Wissenschaft der Psychologie führen würde, die genauso exakte Voraussagen über das Verhalten von lebendigen Organismen werde machen können, wie die Physik über das Verhalten von Körpern und mechanischen Kräften. Das Thema, wie der Beobachter beobachtet, wurde ignoriert, indem diese Frage einfach nie gestellt wurde. Die Problematik dieser Vorgehensweise bestand darin, daß zu viel eliminiert wurde, so daß viele der an lebendigen Wesen zu beobachtenden Phänomene keine Erklärung fanden. Insbesondere hatte diese Methode nichts über die Organisation der Wahrnehmung und andere geistige Aktivitäten zu sagen. Das Nervensystem wurde als schwarzer Kasten betrachtet, und man ging davon aus, daß das, was beobachtet werden konnte, nur jeweils das war, was dort hineinging und wieder herauskam, eben Verhalten. Wir können aber Beobachter unserer eigenen lebendigen Erfahrung sein. Überlegungen zu solch offenen Fragen mußten früher oder später zu einer Revolution führen. In der akademischen Psychologie fand der Hauptumschwung durch den Aufstieg der kognitiven Psychologie statt. Mit dem Aufkommen der Computertechnologie erhielt die Psychologie die Möglichkeit, am Materialismus festzuhalten und gleichzeitig Erklärungen für Prozesse zu finden, die dem Geistigen zugeordnet werden konnten. In seinem 1991 erschienenen Buch „Consciousness Explained" führt Daniel Dennett diese Sichtweise bis an ihre Grenzen. Dieses Programm hat zwar auch große Hoffnungen und Ambitionen, doch das Ziel einer endgültigen Erklärung entzieht sich seinem Zugriff. Die Problematik mag zum Teil daran liegen, daß ausschließlich eine der zwei Seiten der Gleichung berücksichtigt wird – nämlich die des vermeintlich objektiven Beobachters. Was jedoch veranlaßt Menschen, sich überhaupt auf die Suche nach einer Erklärung ihrer selbst zu machen? Bei keinem der behavioristischen Ansätze werden die Fragen jemals so formuliert, daß sie in der Lage wären, etwas über die Prozesse auszusagen, die in den Köpfen derjenigen ablaufen, denen die jeweiligen Ideen und Programme entsprungen sind (Malm).

Das Menschliche kann nicht eliminiert werden

Ich komme noch einmal auf Sacks zurück, denn als Arzt war er von Descartes Vorstellungen des Körpers als einer Maschine geprägt. Er schrieb über seine ersten, an Migräne leidenden Patienten: „Ich meinte zunächst, daß es sich bei Migräne um eine einfache Pathologie handele oder um eine Pathophysiologie, die mit einer Pille oder einem Medikament zu behandeln ist und daß die Medizin im wesentlichen aus Diagnose und Verabreichung einer Pille bestehe." Er fuhr fort: „Doch es gab viele Patienten, die mich aus der Fassung brachten." Sacks beschreibt in diesem Zusammenhang einen Mathematiker, der mit der Heilung von seinen Migräneattacken auch von der Lust an der Beschäftigung mit der Mathematik geheilt wurde, und kommt zu folgendem Schluß: „Man muß das ganze, die Attacken begleitende Drama mituntersuchen, um herauszufinden, welche Bedeutung dieses für eine bestimmte Person hat. Man darf es nicht bei einer bloßen medizinischen Krankengeschichte belassen, sondern muß versuchen, eine vollständige menschliche Erzählung zu konstruieren." Den Körper wie eine Maschine zu behandeln, ist vielleicht ein ebenso großer Irrtum, wie den Geist als solche zu behandeln. Meiner Ansicht nach liegt hier ein Irrtum vor – sowohl im menschlichen Sinne als auch, wie Sacks meint, im wissenschaftlichen Sinne. Wenn Forscher auf dem Gebiet der Neurologie wie z.B. Eccles sich weigern, Geist und Verstand als Maschine zu betrachten wie das Gehirn, so ist das wohl auf genau das Dilemma zurückzuführen, auf das Sacks im Umgang mit seinen Patienten stieß. Vielleicht jedoch ist das Gehirn selbst überhaupt keine Maschine, wie sie in der Vorstellung mancher Wissenschaftler existiert. Im Hinblick auf lebende Systeme kann das Wort „Maschine" nur Metapher sein, denn bei einer Maschine handelt es sich immer um eine menschliche Erfindung. Wir verfallen immer wieder dem Irrtum, auf den Korzybisky mit seinem Diktum: „Die Landkarte ist nicht das Territorium" hinweist.

Der verkörperte Geist

Moshé Feldenkrais schrieb 1964: „Ich behaupte, daß die Einheit von Geist und Körper eine objektive Realität ist, daß sie nicht einander irgendwie zugeordnete Dinge sind, sondern solange sie in Tätigkeit sind, ein untrennbares Ganzes darstellen. Um diesen Punkt noch deutlicher zu machen: Ich behaupte, daß das Gehirn ohne Motorfunktionen nicht denkfähig ist oder wenigstens die Kontinuität der geistigen Funktionen durch entsprechende Motorfunktionen sichergestellt wird."

Feldenkrais bemerkte weiterhin: „Wir können die Arbeit im zentralen Nervensystem selbst nicht spüren; diese Arbeit manifestiert sich für uns nur, soweit das Auge, der Stimmapparat, die Mobilisation der Gesichtsmuskulatur und das übrige Soma unsere *Bewußtheit* provozieren. Das ist der Zustand des Bewußtseins." (Hervorhebung vom Autor)

Feldenkrais skizzierte dann eine Methode, die er als Umerziehung bezeichnete, und wies darauf hin, daß sich das Verhalten einer bestimmten Person über zwei Wege verändern läßt: durch die Psyche oder das Soma. Doch die Veränderung „muß so vor sich gehen, daß Soma und Psyche sich gleichzeitig ändern. Wenn die auf einen Wandel hinzielende Behandlungsweise nicht ganzheitlich ist und entweder allein bei der Psyche oder dem Soma ansetzt, wird die Änderung nur so lange anhalten, wie die betreffende Person sich ihrer bewußt bleibt, d.h. nur so lange, wie sie nicht wieder in spontaner Weise nach alter Gewohnheit handelt oder reagiert."

Es geht mir hier nicht darum, die Feldenkrais-Methode zu erläutern; ich möchte vielmehr zwei Punkte betonen: Wir können uns selbst erforschen, indem wir Bewußtheit in den Prozeß der Selbstwahrnehmung bringen (in der Feldenkrais-Arbeit kann das z.B. über das Erspüren unseres eigenen Körperbildes geschehen). Zweitens wird es einem Menschen durch diese Fähigkeit ermöglicht, Muster und Zustände des eigenen Nervensystems und damit auch das Soma ganz konkret zu ändern. Als wesentliche Möglichkeiten der Selbstveränderung und Erkenntnis des eigenen Menschseins gehören im weiteren Sinne auch alle Prozesse der Selbsterkenntnis oder „geistige Präsenz" (mindfulness) hierher. Wie Francisco Varela, Evan Thompson und Eleanor Rosch in ihrem bahnbrechenden Buch „The Embodied Mind" betonen, „müssen die neuen, der Erforschung des Geistes dienenden Wissenschaften ihren Horizont erweitern, um sowohl die lebendige menschliche Erfahrung als auch die menschlicher Erfahrung innewohnenden Transformationsmöglichkeiten einzubeziehen. Um als Prozesse der Erkenntnis und Transformation nützlich zu sein, bedürfen geistige Präsenz und Bewußtheit sowohl der Disziplin als auch der Übung. In der westlichen Tradition war Mangel an Disziplin dafür verantwortlich, daß die Introspektion als Forschungsmethode in der Psychologie sehr bald versagte. Ohne Verknüpfung von „Innen" und „Außen", d.h. der beiden Aspekte der Verkörperung, der Strukturen gelebter Erfahrung und der körperlichen Strukturen, können wir die in diesem Artikel aufgeworfenen Fragen nicht beantworten. Eine der größten Veränderungen unserer heutigen Kultur besteht darin, daß wir Traditionen und Disziplinen, denen es um geistige Präsenz und Bewußtheit geht, wiederentdeckt haben und nun wieder benutzen können. Dies spielte auch in der Humanistischen Psychologie eine entscheidende Rolle. Im folgenden werde ich beschreiben, wie dies zur Anwendung gebracht werden kann.

Das Gefühl für das Selbst

Hier zunächst eine Geschichte aus meiner Feldenkrais-Praxis, in der die Rolle des Gefühls für das Selbst deutlich wird. Oberflächlich betrachtet scheint es meiner Klientin und mir um ein Strukturproblem körperlicher Natur zu gehen.

Diese Klientin litt von Geburt an unter einer Mißbildung beider Hüftgelenke. Obgleich sie keine voll ausgebildeten Hüftgelenkpfannen hatte und die Gelenke nur vom Gewebe der Gelenkkapsel zusammengehalten wurden, lernte sie als Kind all das zu tun, was sie wollte, d.h. sich so zu organisieren, daß sie sich in der Schwerkraft aufrichten, laufen, stehen und rennen konnte. Sie machte das auf ihre eigene Art und Weise und fand immer irgendeinen Weg, so weit es ging wie andere Kinder zu sein. Wie jedes normale Kind entwickelte sie Aktions- und Bewegungsmuster, die es ihr erlaubten, die ihren Fähigkeiten entsprechenden bestmöglichen Erfolge zu erzielen. Diese Muster waren anders als die eines Kindes ohne ihre strukturellen Schwierigkeiten.

Im Alter von 26 Jahren war ihr Knochenwachstum abgeschlossen, wie ihre Ärzte feststellten. Sie wurde an beiden Hüftgelenken operiert, wobei der obere Teil der Oberschenkelknochen durch rostfreie Stahlkugeln ersetzt und Teflonpfannen in ihr Becken eingesetzt wurden. Nach diesem Eingriff und der anschließenden Genesung ging ihr Leben seinen natürlichen Gang, doch mit der Zeit begann sie unter immer stärkeren Rükkenschmerzen zu leiden. Auch die fortlaufende Physiotherapie konnte dagegen nichts ausrichten. Nun etwas über 30 Jahre alt, wandte sie sich auf Empfehlung an mich, um zu sehen, ob meine Arbeit ihr helfen könne.

Was mir an ihr auffiel war folgendes: Obgleich die neuen Ersatzteile ihr absolut brauchbare Gelenke geschenkt hatten, waren ihr Gang und die Art, wie sie sich aufrichtete, noch ganz an den Mustern orientiert, die ihr als Kind nützlich gewesen waren. Zu diesem Muster gehörte, daß sie ihr extremes Hohlkreuz beibehielt und die Knie zusammenpreßte, um mehr Stabilität zu haben. Mir war klar, daß sie keinerlei Gespür oder Gefühl für ein anderes Muster besaß und den Lernprozeß des Sichaufrichtens in der Schwerkraft noch einmal neu durchlaufen mußte. Daran arbeiteten wir erfolgreich im Verlauf einer Reihe von Feldenkrais-Stunden. Schon nach ein paar Stunden hatte sie weniger Schmerzen.

In einer bestimmten Stunde begann sie, die Möglichkeit eines neuen Musters deutlicher zu spüren, und gegen Ende schien sie mir besonders ängstlich zu sein. Sie sagte mir, daß sie ein ganz seltsames Gefühl habe. Am darauf folgenden Tag erfuhr ich von ihr, daß sie in eine Krise geraten sei und schlecht geschlafen habe. Als ich sie bat, mir zu sagen, was in ihr vorginge, antwortete sie: „Ich habe das Gefühl, nicht ich selbst zu sein. Es ist, als ob ich jemand anderes bin. Das bringt mich ganz aus der Fassung. Ich weiß aber auch, wieviel leichter das Gehen sein kann." Diese Beobachtung machte es ihr möglich, ihre Feldenkrais-Stunden fortzusetzen. Diese verhalfen ihr zum Erleben von Mustern, die ihr gänzlich neu waren. Mit jeder Änderung entdeckte sie, wie ihr Selbstgefühl und damit die eigene Identität irgendwie erschüttert wurden. Ihr Fortschritt wurde glücklicherweise dadurch gesichert, daß sie jedesmal, wenn sie sich fremd vorkam, die Gefühle von Angst und Verunsicherung zuließ, da sie wußte, daß das, was im Gefühl ihr selbst zunächst neu war, in ein paar Tagen schon ganz normal sein würde.

Die Erfahrung dieser Frau verweist auf einen Aspekt, der in der Literatur zum Selbst kaum berücksichtigt wird: Im Verlauf der verschiedenen Interaktionen mit der Welt und mit anderen erwächst allmählich ein Gefühl für das eigene Selbst; es wird in der Tat erst durch diese erschaffen. Das bedeutet, daß es sich dabei immer um die Erfahrung eines begrenzten somatischen Raumes von Tat und Emotion, d.h. um eine lebendige Präsenz handelt. Wir alle nennen das:„Ich". Nach Stern gibt es in der kindlichen Entwicklung eines inneren Gefühls für das eigene Ich vier Konstanten: Handlungsvermögen, Kohärenz des Selbst, Affektivität des Selbst und Geschichte des Selbst. Handlungsvermögen schließt ein: Sinn für den eigenen Willen, durch die Sinnesorgane vermitteltes Feedback über Bewegung und Position im Raum und Voraussehbarkeit dessen, was nach einer Handlung geschehen wird. Kohärenz bedeutet Geschlossenheit von Bewegung, zeitlichen Strukturen, Intensitätsstruktur und Form. Rosenfeld argumentiert, die Erinnerung (Ich-Geschichte) erwachse „aus der Beziehung zwischen meinem Körper" (genauer, meinen sich in einem gegebenen Augenblick manifestierenden körperlichen Empfindungen) und dem „Bild" meines Körpers, das mein Gehirn von ihm hat. All das sind Aspekte des somatischen Raums. Eine Veränderung dieses Raums wird als „Nicht ich selbst" beschrieben. Der Leser wird jedoch in der obigen Geschichte bemerkt haben, daß dieses Gefühl für das eigene Selbst nicht festgelegt ist; daß sich vielmehr in dem Maße, in dem sich eine Person einer möglichen Dekonstruktion der eigenen Identität im Bereich des Fühlens öffnet, gleichzeitig auch ihre Fähigkeit wächst, sich neuen Möglichkeiten und Organisationsweisen zu öffnen. Rosenfeld zeigt, daß bei einer Beschädigung des Nervensystems das Körperbild – und damit auch das Gefühl für das eigene Selbst – in Mitleidenschaft gezogen wird und daß tiefgreifende Veränderungen der Funktionen des Betreffenden auf eben diese Veränderung in der Struktur seines Bewußtseins zurückzuführen sind. Ich möchte an diesem Punkt behaupten, daß das Gefühl für das eigene Selbst und das Selbst nicht ein und dasselbe sind und daß das Ich die Fähigkeit hat, sich in spezifischer Weise auszuweiten.

Auch die Struktur unseres Bewußtseins läßt sich auf positive Weise verändern. So können wir z.B. unsere Sensibilität erhöhen, das Feld der bewußten Wahrnehmung vergrößern, die Fähigkeit zu Intimität und Kontakt mit anderen verbessern, ebenso das Vermögen zu handeln, ohne sich dabei selbst im Weg zu stehen, die Fähigkeit absichtlich zu handeln, anstatt lediglich zu reagieren, und das Vermögen, ganz für die augenblickliche Situation da zu sein. Dies sind die Fähigkeiten, die wir legitimerweise als Selbstverwirklichung bezeichnen können. Sie sind uns zugänglich, weil uns die Prozesse der geistigen Präsenz und Bewußtheit zur Verfügung stehen und wir uns – im Sinne des Paradoxons der Selbst-Referenz – selbst beobachten und womöglich willentlich den Kurs ändern können. Das Einzige, was man sagen kann, ist folgendes: All das oben Erwähnte ist empirisch möglich, wenn berücksichtigt wird, daß „Innen" und „Außen" in einem zirkulären Prozeß miteinander verbunden sind.

Die Selbst-Identitäten

Ich komme jetzt noch einmal zu den Einsichten zurück, die ich in meiner Arbeit mit Stephen Wolinsky gewonnen habe. Zunächst möchte ich von einer der Sitzungen erzählen, in der er meinen Prozeß führend begleitete. Während meines normalen Arbeitstages habe ich nicht das Gefühl, irgendwie ängstlich zu sein. Mir wird auch wiederholt versichert, daß ich mit meiner Gegenwart einen beruhigenden Einfluß auf meine Umgebung ausübe. Als Feldenkrais-Trainer reise ich viel. Das fällt mir leicht, und ich habe noch nie einen Flug oder den Zug verpaßt. Ich leide gelegentlich unter erhöhtem Blutdruck und nehme ein Medikament zur Vorbeugung. Deshalb fand ich es interessant, daß ich immer wieder den gleichen Traum hatte, in dem das Reisen extreme Ängstlichkeit in mir auslöst. So vergesse ich z.B. meinen Paß in der Schublade, verpasse eine Verbindung oder hetze irgendwo hin, ohne jemals anzukommen. Ich bringe all das in die Sitzung mit Wolinsky, der mir darauf eine einfache Frage stellt: „Gibt es in Ihrem Leben jemanden, der sich beim Reisen so aufführte?" Meine Antwort kam ohne jedes Zögern: „Mein Vater." Dabei stieg eine Flut von Erinnerungen in mir hoch, in denen unsere Familie im Aufbruch begriffen ist, mein Vater uns alle hetzt und in Panik versetzt und zuletzt wieder ins Haus zurückrennt, um alles noch einmal zu überprüfen. Wolinsky bat mich daraufhin, mir die Identität meines Panik verursachenden Vaters auszumalen und diese dann auch anzunehmen, was mir ganz leicht fällt. Ich bin in der Lage nachzumachen, wie er seinen Kopf hält, sein Gesicht verzerrt und etwas seinen Rücken krümmt. Wolinsky sagte mir später, ich hätte dabei dämonisch und furchterregend ausgesehen. Wenn ich diese Identität in mir wachrufe und die damit verbundene Körperhaltung und Organisation annehme, fühle ich mich wie ein gestreßter, überreizter Mann und bin davon überzeugt, daß alle um mich herum nichts anderes im Sinn haben, als mich zu ärgern und daran zu hindern, rechtzeitig den Zug zu erreichen. Ich spüre, wie die Spannung in meinen Schultern auf eine Weise zunimmt, die innerlich signalisiert: „Ich habe Schuld daran." (Zur Diskussion eines ähnlichen Prozesses siehe Cogswell)

Nun bat mich Wolinsky, das Kind zu spielen und die Identität des Kindes dieses Vaters anzunehmen. Auch das fällt mir leicht; jetzt kauere ich mich in fast panischer Angst zusammen. Ich spüre Tränen in mir hochkommen, habe aber gleichzeitig Angst, meinen Gefühlen freien Lauf zu lassen. Meine Schultern runden sich. Ich bin ganz sicher, daß ich nicht die Kraft habe, gegen diesen Dämon zu kämpfen, und daher zum Leiden verdammt bin.

Nach Erforschung der Rolle des Kindes forderte Wolinsky mich auf, wieder meine Erwachsenenidentität anzunehmen. Auch das fällt mir leicht. Mein Atem beruhigt sich, ich gestatte meinen Muskeln, ihre Anspannung aufzugeben, und werde größer. Mein Kopf balanciert bequem über meinen Schultern. Nun werde ich aufgefordert, schnell von einer Identität zur anderen zu wechseln, was tatsächlich den Wechsel von einer somatischen Organisationsform zur anderen bedeutet, so daß sich dabei jedesmal meine inneren Gefühle ändern. Gleichzeitig ändert sich meine äußere Erscheinung und die Art, wie ich meine Muskeltätigkeit organisiere.

Diese neu gewonnene Freiheit, eine bestimmte Identität und damit auch meinen Zustand zu wählen, erlaubt mir, die Bindung an die beiden – wie sich in den Träumen zeigte – automatisch auslösbaren Identifikationen aufzugeben; das heißt, alle diese Identitäten stellen nicht dar, *wer ich bin.*

Nach dieser Sitzung beobachtete ich eine Reihe von Veränderungen. In der folgenden Nacht träumte ich wieder von Problemen bei der Reisevorbereitung. Diesmal rief ich im Traum mein Reisebüro an, und die Dame dort kümmerte sich um alles. Das war der letzte Traum dieser Art. Am nächsten Tag verspürte ich eine mir neue innere Ruhe. Da ich vergessen hatte, mein Medikament gegen erhöhten Blutdruck zu nehmen, überprüfte ich diesen und stellte fest, daß er genau wie nach Einnahme der Medizin war. Danach maß ich ihn weiterhin jeden Tag und fand, daß dieses Muster konstant blieb. Ein paar Monate später erhöhte sich mein Blutdruck wieder etwas. In den letzten Monaten wurde der Prozeß durch die Arbeit mit ähnlichen Problemen fortgesetzt.

Keine der Identitäten ist wer ich bin. Diese Erkenntnis, die ich bei den vielen in der Arbeit mit Stephen Wolinsky durchgeführten Übungen gewann, ist nicht neu, sondern gehört seit langem zum Wissen der Menschheit. Sie spielt z.B. in der buddhistischen Lehre eine Rolle – wie auch in anderen religiösen Traditionen in Ost und West, denen es um die Schulung von geistiger Präsenz geht. Wolinsky hat einen höchst effektiven Weg zu dieser Erkenntnis gefunden, der keine langen Stunden mühseliger Meditationsarbeit erfordert, in welcher die Muster der Selbst-Identität dekonstruiert und neutralisiert werden. Der Verlauf dieser Sitzung reflektierte meine langjährige Selbstschulung und Arbeit an mir selbst. Einige Aspekte daran sind im Zusammenhang mit unserem Verständnis des Selbst erwähnenswert.

Erstens gehören zu jeder Person mehrere Identitäten, und jede dieser Identitäten ist ein Zustand der Verkörperung. Es handelt sich dabei um bestimmte Organisationsformen, mit denen sich der Betreffende für das Tätigwerden in der Welt wappnet, welche irgendwann früher zur Bewältigung einer bestimmten Lebenssituation erlernt wurden. Die Identitäten entsprechen dem, was an anderer Stelle mit dem Begriff „Persönlichkeitsaspekte" angesprochen wurde. Einige dieser Identitäten sind uns bekannt, andere dagegen sind unserem Bewußtsein vielleicht nicht zugänglich. Damit meine ich, daß wir in einer bestimmten Situation uns unter Umständen nur irgendeines vagen Gefühlszustandes bewußt werden. In vielen Fällen wird der mit einer bestimmten Identität assoziierte Zustand scheinbar dadurch ausgelöst, daß die gegenwärtige Situation einer in die Vergangenheit gehörigen, irgendwie ähnlichen Situation gleicht, bei deren Bewältigung sich eine besondere Organisation als hilfreich erwies. Die meisten Identitäten sind unserem Bewußtsein über entsprechende Aufdeckungsprozesse zugänglich, es sei denn, es handelte sich dabei um eine extrem traumatische Situation, in der die Person lernte, sich in einen dissoziativen Zustand zu flüchten. Die Schwierigkeit liegt darin, sich aus der Identifikation zu lösen. Was dabei hochkommt ist Todesangst. Ich werde auf diesen Punkt zurückkommen.

Ich hatte mich früher schon mit einer Reihe von Identitäten auseinandergesetzt und dabei festgestellt, daß einige leicht zu überwinden waren, während ich an anderen hartnäckig festhielt. Die Identifikation mit Körper, Raum und Masse stellte sich als besonders schwierig heraus. So rief z.B. der Versuch, die Ausdehnung meiner selbst im Raum anders und neu zu erleben, ein ängstliches Gefühl, d.h. die Angst vor der Nicht-Existenz, hervor. Die Angst verschwand, sobald ich diese Identität aufgab.

Von den drei, in Zusammenhang mit meiner Sitzung mit Wolinsky erwähnten Identitäten waren zwei unmittelbar mit meiner persönlichen Erfahrung verbunden; doch die dritte, die des dämonischen Vaters, lag nicht nur tief unterhalb der Schwelle meiner bewußten Erfahrung, sondern stellte eine Art störenden Fremdkörper dar. Da wir uns als Kinder unserer menschlichen Umgebung öffnen und da die Eltern Macht über unser Wohlergehen und Überleben haben, übernehmen wir von ihnen häufig solch aufdringliche Identitäten. Wenn wir uns von einem Elternteil unterdrückt fühlen, erschaffen wir oft eine Gegenidentität, indem wir uns schwören, niemals wie der schuldige Elternteil zu werden. In solch einem Fall sind wir uns der Gegenidentität bewußt, während die Identifikation mit dem betreffenden Elternteil von uns geleugnet wird oder uns verborgen bleibt.

Man kann das auch so beschreiben: Ein Kind mag sich dem Papa zu Anfang widersetzen. Dazu findet es einen eigenartigen Weg, d.h. es verschmilzt mit ihm und wird selbst zum Papa. Dann stellt es fest, daß das nicht funktioniert, worauf es rebelliert und eine Gegenidentität aufbaut: Wie mein Papa werde ich nie! Jetzt haben wir ein Paradoxon. Das Kind will das bekämpfen, was es bereits internalisiert hat: Die Verschmelzung mit dem Vater. Das ist nur möglich, wenn es den Papa in der Psyche festhält, um niemals zu vergessen, wer oder wie es nicht werden will. Das so erschaffene Gegenbild erhält also die bewußt abgelehnte Identifikation mit dem Papa am Leben. Unter diesen Umständen kann man das eigene Verhalten nur dann verändern, wenn beide Identitäten berücksichtigt werden. In der oben beschriebenen Übung geschah das dadurch, daß ich mich bewußt in jede der Rollen versetzte, indem ich aktiv den für die jeweilige Identität typischen somatischen Zustand wählte. Das ist jedoch nur eine der vielen möglichen Strategien.

Dieser Ansatz läßt sich äußerst fruchtbar bei der Behandlung praktischer Fragen anwenden, die in der Therapiepraxis zur Sprache kommen. Ebenso vielversprechend ist er hinsichtlich der nochmaligen Beschäftigung mit übergeordneten Fragen zu Persönlichkeit und Verhalten. Um jedoch genauer zu verstehen, wie die hinsichtlich des Selbst herrschende Verwirrung durch dies Verständnis der Rolle von Identitäten aus dem Weg geräumt werden kann, müssen wir untersuchen, was es bedeutet, an einer Identität festzuhalten.

Sein

Beim Erleben geistiger Präsenz in der Meditation stoßen wir auf eine ganze Menge uns allen gemeinsamen Aspekten. Der Geist, beziehungsweise der Bereich bewußter Erfahrung, ist in ständiger Bewegung und verändert sich in geradezu regelmäßigem Rhythmus, je nachdem worauf sich die Aufmerksamkeit gerade richtet, welcher Gedanke aufsteigt, welche Erinnerung wachgerufen wird. Zunächst scheint es so, als ob in diesem Erfahrungsbereich immer irgendetwas gegenwärtig ist. Und wenn wir aufgefordert werden, den Geist still werden, die Gedankentätigkeit abklingen zu lassen, scheint in diesem Bereich sogar noch mehr los zu sein als sonst. Statt die Leute, mit denen er arbeitet, zu bitten, den Fluß der Gedanken zu unterdrücken, was zunächst immer das Gegenteil hervorruft, fordert Wolinsky sie auf, nichts weiter zu tun, als in sich selbst das Fluktuieren von Aufmerksamkeit, Erinnerungen und Gedanken zu beobachten und sich zu fragen: Wohin versinkt dieser Gedanke? Bei dieser Übung beginnt man den Geist als Vordergrund und die Zwischenräume zwischen den Gedanken als Hintergrund zu sehen. Der Hintergrund ist einem dabei niemals unmittelbar zugänglich.

Wolinsky ermöglicht seinen Studenten festzustellen, daß alles, was abgesondert und beobachtet werden kann, schon nicht mehr zu einem selbst gehört. Daher ist jedes Bild, jede Identität, jedweder Aspekt, dessen bewußter Zeuge man ist, nicht das wirkliche Selbst. Man könnte nun meinen, daß man in der Rolle des Zeugen das eigene Selbst erlebt. Doch kann man auch Zeuge dieser Zeugenrolle sein. Der Zeuge ist also auch eine Identität. *Dein wirkliches Ich* befindet sich jenseits von jeder Identität, auch der des Zeugen. Das nicht unmittelbar Faßbare ist der Grund des Seins, das Wesen des Lebendigen. Sobald man versucht, Zeuge dieses Seins zu werden, entzieht es sich einem, und etwas anderes wird zum Vordergrund. Der Grund des Seins bildet den Hintergrund für alles, was den Vordergrund darstellt, und das einzige, was man tun kann, ist einfach zu sein.

In diesem Prozeß wird einem schließlich klar, daß Identität und Sein nicht dasselbe sind. Warum aber wird der Verlust von Identität gefürchtet, als handele es sich dabei ums Sterben? Das liegt daran, daß die Identitäten, die anfänglich seinem Schutz dienen, sich an das Sein heften. Der Verlust einer Identität wird daher gefürchtet, als würde dabei das Sein zerstört. Außerdem empfindet die entsprechende Identität – nicht jedoch das Sein – diesen Verlust als Tod. Allein die Erfahrung, daß solch ein Verlust nicht mit Sterben identisch ist, kann einem helfen, die Bindung an die Identitäten zu überwinden und sich im Sein zu etablieren. Wie Wolinskys Lehrer Sri Nisargadatta Maharaj sagte: „Sei einfach. Versuche nicht, still zu sein; mach das Stillsein nicht zu einer Aufgabe, die erfüllt werden muß... Sei dir einfach bewußt, daß du bist und verharre in diesem Bewußtsein; sag nicht: „Ja ich bin, und was nun?" Im „Ich bin" gibt es kein „und dann". Es ist ein zeitloser Zustand."

Wesen und Authentizität

Wir verbringen unser tägliches Leben in unterschiedlichen Zuständen von Wissen oder Verleugnen, im vollen Bewußtsein des gegenwärtigen Augenblicks oder irgendeiner Identität unterworfen, befangen in den Zuständen, die zum Fühlen und zur Verkörperung gehören. Am schwersten scheint es uns dabei zu fallen, zu spüren und zu verstehen, daß wir die unterschiedlichen Zustände und Organisationsweisen, die wir als Teil unserer selbst und daher unserer Kontrolle nicht zugänglich betrachten, anfänglich selbst gewählt haben. In meiner oben beschriebenen Arbeit mit einigen meiner eigenen Identitäten entdeckte ich, daß ich in der Lage war, meinen Zustand willentlich zu ändern. In dem Augenblick, in dem ich einen Zustand absichtlich hervorrief, verlor dieser Zustand seine vermeintliche Gewalt über meine Erfahrung und Handlung. Der Prozeß, in dem eine eine Identität nach der anderen abgelegt wird, führt einen schließlich zum Wesen, einem Zustand, der kein Zustand ist („no-state-state"), in dem man ganz für den Augenblick gegenwärtig ist. Die Wesenssubstanz kann nur Wahrheit in sich aufnehmen. Dem Wesen steht alles offen, ist alles verfügbar.

Wir beginnen normalerweise weit vom Wesen entfernt. Zunächst erleben wir unseren Mangel an Authentizität, indem wir unsere Masken kennenlernen, indem wir beobachten, wie wir unsere wahren Gefühle in Gesellschaft verstecken oder zu verbergen meinen. Hier ist uns relativ bewußt, was wir machen. Doch selbst hier können wir den Kontakt zu unseren Gefühlen verlieren. Auf der höchsten Ebene können wir den Weg zu unserer eigenen Authentizität finden, indem wir damit beginnen, unsere Gefühlsfähigkeit wiederzugewinnen und unser Verhalten von ihr leiten zu lassen. Auf der nächsten Stufe können wir uns mit den Rollen, in die wir schlüpfen, beschäftigen und beobachten, wie wir die Scharade, dies oder jenes zu sein, aufrechterhalten. Wenn wir die Identitäten noch weiter abstreifen, gelangen wir zu Zuständen und Organisationsformen, die wir uns in unseren Kinderjahren – besonders unter dem Einfluß und Druck unserer Eltern und Erzieher – angeeignet haben. Wolinsky hat viele dieser von ihm als Trancen dargestellten Zustände in seinem Buch „Trances People Live" beschrieben.

Worin besteht die Erfahrung der Wesenssubstanz? Von manchen ist sie als „Nichts" beschrieben worden, von anderen als Glückseligkeit oder als Funkeln. Aus noch anderer Sicht wird sie als etwas ganz Gewöhnliches dargestellt. Radikal anders und neu ist, wie wir uns anschließend im Alltagsleben verhalten.

Es gibt keinen Homunkulus

Kommen wir jetzt noch einmal zur Position des von außen beobachtenden Beobachters zurück. Der klassische Dualismus geht davon aus, daß das Bewußtsein von einer zentralen Instanz organisiert wird, in der geistige Bilder existieren. Diese „Intelligenz" führt die unterschiedlichsten Operationen durch, indem sie zum Beispiel bestimmte Bilder im Bewußtsein auftauchen läßt, während sie andere verdrängt. Sie wird als Sitz des Selbst angesehen. Dennett spricht vom kartesianischen Theater und gibt sich große Mühe, diese Vorstellung nicht nur zu widerlegen, sondern deren Spuren auch dort auszumerzen, wo sie ihm im Werk anderer Denker begegnen. Für Dennett ist die Idee eines einheitlichen Selbst reine Illusion. Er schlägt statt dessen das Modell multipler Entwürfe vor, wobei Denken und andere geistige Tätigkeiten in vielen parallel ablaufenden Prozessen durchgeführt werden, während die Verarbeitung des sensorischen Inputs in dafür zuständigen Einheiten geschieht. Es ist so, als hätten wir nach der Eliminierung einer zentralen Instanz nun multiple Homunkuli. Wir wissen immer noch nicht, wie solche Verarbeitungsprozesse ablaufen oder ob ein Mensch überhaupt Operationen dieser Art intern, das heißt in seinem eigenen biologischen System, durchführt.

An Dennetts Arbeit besonders interessant ist die Tatsache, daß die Dekonstruktion eines zentralen, die internen Prozesse steuernden Selbst, die bei ihm auf einer materialistischen Einstellung und seiner Analyse von Wahrnehmung und Erkenntnis fußt, in den östlichen Weisheitstraditionen, denen es um geistige Präsenz geht, ein Echo findet. Varela und seine Mitautoren wiesen darauf hin, daß Selbst und Geist in der buddhistischen Lehre aus der Leere aufsteigen und wieder in ihr versinken. Die Meditationserfahrung führt zum gleichen Ergebnis. Je mehr man versucht, das Selbst jenseits von Geist und Denken zu finden, desto mehr entzieht sich dies vermeintliche Selbst der Erfahrung. Schließlich ist nur noch die Tätigkeit des Geistes zu konstatieren: Es gibt Erfahren, aber keinen, der Erfahrungen macht; es gibt zeugenhaftes Erleben, aber keinen Zeugen; es gibt Wahrnehmung, aber keinen, der wahrnimmt. Nachdem seine Studenten etwas Erfahrung mit diesem Prozeß haben, bittet Wolinsky sie, die Richtung der Aufmerksamkeit umzukehren, um zu sehen, wer all das tut. Anders ausgedrückt, bewußtes Sein nimmt nie Form oder Gestalt an und kann daher niemals in einer Wahrnehmung oder irgendeinem kognitiven Bild eingefangen werden.

Einheit

Ich komme nun zu den Erkenntnissen und Ideen der chilenischen Biologen Francisco Varela und seines Lehrers Humberto Maturana zurück, die in meinem früheren Artikel eine so zentrale Rolle spielten. Statt an dem klassischen wissenschaftlichen Standpunkt festzuhalten, nach dem die Erkenntnis einer objektiven Realität möglich ist, machen uns diese Forscher überzeugend klar, daß uns Objektivität nur mittels einer Gemeinschaft von Beobachtern zugänglich ist und daß jede Aussage von einem Beobachter stammt, dessen Beobachtung das Resultat der Art und Weise ist, wie dessen persönliches Nervensystem spezifische Beobachtungsverfahren konstruiert. Wir können nicht aus uns heraustreten, um zu sehen, was dort draußen zu finden ist: Und um das zu erlangen, was wir gewöhnlich Wissen nennen, müssen wir uns auf unsere biologischen Prozesse und die irritierenden Impulse verlassen, die sich aus der Interaktion mit unserer materiellen und sozialen Umwelt ergeben. Die Struktur unserer Wahrnehmungen ist keine unabhängige Komponente, sondern immer davon abhängig, wie wir als lebendige Wesen funktionieren. Da die soziale Umgebung all die Interaktionen einschließt, die in die Domäne fallen, die wir Sprache nennen, hängt auch die Art und Weise, auf die wir Gedanken zum Ausdruck bringen, von der Struktur dieser Domäne ab.

Auch wenn dem so ist, können wir auf verschiedenen Niveaus immer noch Beobachtungen über die Funktionsweisen biologischer Systeme machen und feststellen, was an ihnen einmalig ist. Das erlaubt uns, in bezug auf die hier diskutierten Fragen bestimmte Schlüsse zu ziehen. Zunächst einmal müssen wir uns des Unterschieds zwischen einem lebendigen Organismus und allen sonstigen Phänomenen im Universum bewußt werden, einschließlich jener mechanischen Automaten, die solche Organismen imitieren. Formal gesehen besteht die Natur eines lebenden Organismus darin, daß es sich selbst durch seine eigenen Operationen als Einheit definiert und daß eben diese Operationen letztlich dieses System ausmachen und am Leben erhalten. Darin manifestiert sich eine seltsame Feedback-Schleife, welche die Verkörperung der Selbst-Referenz darstellt (Varela, 1984). Im Fall einer einfachen Zelle bedeutet dies, daß diese sich mit einer permanent von ihr aufrechterhaltenen Membran umgibt, um ihr Inneres gegen ihre äußere Umgebung abzugrenzen. Wir sprechen von Einheit, weil die Organisation der Prozesse innerhalb der Membran immer dieselbe bleibt, das heißt, die Zelle wirkt auf sich selbst zurück, indem sie Materialien und Energie in beide Richtungen transportiert und somit den Fortbestand der Organisation dieser Prozesse garantiert. Wenn diese Feedback-Schleife durchbrochen wird, stirbt die Zelle ab. Auch aus vielen Zellen zusammengesetzte Organismen können solch „autopoetische" Einheiten darstellen. In diesem Fall werden die Zellen durch Kupplungsprozesse zu größeren kooperativen Zellverbänden zusammengeschlossen, die dann als Einheit funktionieren. Innerhalb dieser umfassenden Einheit können mehrere Systeme wiederum eine einheitlich funktionierende Untergruppierung bilden. Viele Funktionen der Einzelzelle werden in komplexeren Organismen von darauf spezialisierten, separaten Systemen ausgeübt. Varela erkannte unter anderem, daß das Nervensystem als Ganzes auf die gleiche Weise organisiert ist und ebenfalls immer so arbeitet, daß die Organisation der in ihm ablaufenden Prozesse und damit auch seine Integrität und Einheit bewahrt bleiben. All seine Aktivitäten dienen diesem Ziel. Alle zu beobachtenden Funktionen gehen auf diese grundlegende biologische Tätigkeit zurück. Kein formales System vermag mehr, als diese Organisation zu imitieren, und zum heutigen Zeitpunkt unserer Geschichte ist noch kein vom Menschen erfundenes Computersystem, keine elektronisch gesteuerte Rechenanlage auf die gleiche Art und Weise organisiert. Wir können ein solches System als „selbst-organisierend" bezeichnen und feststellen, daß diese Art von System durch die Erhaltung der eigenen Organisation, welche wir als grundlegenden Operationsmodus definiert haben, funktionale Strukturen erschafft, die diesem Zweck dienen. Varela hat das formal nachgewiesen (siehe meinen ersten Artikel, 1984).

Wir können damit jetzt postulieren, daß Selbst-Identität ein von dem zugrundeliegenden somatischen Wesen erlernter Zustand ist: Daß es sich dabei um eine Selbstorganisation handelt, die sich aus der Operationsweise dieser grundlegenden Organisation ergibt und als solche gewählt wurde, um Einheit und Integrität des Wesens aufrechtzuerhalten. Einheit ist eine elementare Konstante und notwendige Voraussetzung für die Ermöglichung dessen, was wir Selbstorganisation nennen. Selbst die extremsten Reaktionen auf irgendein schweres Trauma – Dissoziation und das Phänomen der Persönlichkeitsspaltung – erfüllen die Funktion, diese grundlegende Integrität zu sichern. Wir können Identitäten daher als zweckgerichtete Organisationen betrachten, die im Leben eines Menschen mehr oder weniger nützlich sein können, jedoch keinerlei reale eigenständige Existenz haben. Wir können bewußt nützliche Identitäten wählen und, wenn wir unsere Fähigkeit zu geistiger Präsenz entwickelt haben, diejenigen, die uns nicht dienlich sind, abbauen. Die Tatsache, daß unser Sein unverletzlich ist, kann zu einer bewußten Erkenntnis werden. Dazu ist natürlich mehr erforderlich als eine bloße intellektuelle Übung. Es bedarf dazu vielmehr der bewußt erlebten Erfahrung. Hier, mit diesem neuen Verständnis, wird es möglich, die Disziplin der geistigen Präsenz, der Bewußtheit lebendiger Erfahrung, mit einer Wissenschaft zu verbinden, die Erklärungen für die Einheit und Organisation lebendiger Wesen zu geben vermag. Ich bin davon überzeugt, daß auch die Humanistische Psychologie diese Richtung einschlagen muß, um als echte rigorose Disziplin Bestand zu haben.

(Übersetzung: Ilana Nevill)

Bibliographie

Bogart, V. (1994), „Transcending the dichotomy of either subpersonalities or an integrated unitariy selft", in:Journal of Humanistic Psychology, 34(2). S. 82-89

Cogswell, J.F. (1993), „Walking in your shoes: Toward integrating sense of self with sense of oneness", in: Journal of Humanistic Psychology, 33(3), S. 99-111

Dennett, Daniel (1991), „Consciousness explained", Boston (Little, Brown)

Eccles, John C. (1977), „The understanding of the brain", New York (McGraw-Hill)

Fadiman, J. (1993), „Whos minding the store", in: Journal of Humanistic Psychology, 33(2), S. 129-133

Feldenkrais, Moshé (1964), „Mind and body. Systematics", in: The Journal of the Institute for the Corellative Study of History, Philosophy, and the Sciences, 2(1). Nachdruck in: „Your body works", hrsg. von G. Kogen, Berkeley, CA (Transformations), 1980, S. 73-80

Frick, W. (1993), „Subpersonalities: Who conducts the orchestra?", in: Journal of Humanistic Psychology, 33(2), S. 122-128

Geller, Leonard (1982), „The failure of self actualization theory: A critique of Carl Rogers and Abraham Maslow", in: Journal of Humanistic Psychology, 22(2), S. 56-73

Ginsburg, Carl (1984), „Toward a somatic understanding of self: A reply to Leonard Geller", in: Journal of Humanistic Psychology, 24(2), S. 66-92

Goldstein, Kurt (1939), „The organism: A holistic approach to biology", New York (American Book)

Korzybski, Alfred (1933), „An Introduction to Non-Aristotelian Systems and General Semantics", Lancaster, PA (International Non Aristotelian Librabry Publsihing), S. 5

Malm, L. (1993), „The eclipse of meaning in cognitive psychology: Implications for humanistic psychology, in: Journal of Humanistic Psychology, 33(1), S. 67-87

Maturana, Humberto/Varela, Francisco (1987), „The tree of knowledge", Boston (New Science Library)

Nisargadatta, Maharaj (1988), „I am that", Durham, NC (Acorn), S. 508

Rosenfeld, I. (1993), „The strange, familiar, and forgotten", New York (Vintage.), S. 8ff

Sacks, Oliver, (1990, November 22), „Neurology and the soul", in: The New York Review of Books, S. 44-50

Stern, Daniel N. (1985), „The interpersonal world of the infant: A view from psychoanalysis and developemental psychology", New York (Basic Books)

Varela, Francisco (1984), „The creative circle.", in: Paul Watzlawick (Hrsg.), „The invented reality", New York (Norton)

Varela, Francisco/Tompson, Evan/Rosch, Eleanor (1991), „The embodied mind: Cognitive science and human experience", Cambridge (MIT Press)

Wolinsky, Stephen (1991), „Trances people live: Healing approaches in quantum psychology", Norfolk, CT (The Bramble Co)

Wolinsky, Stephen (1993), „Quantum consciousness: The guide to experiencing quantum psychology", Norfolk, CT (Bramble Books)

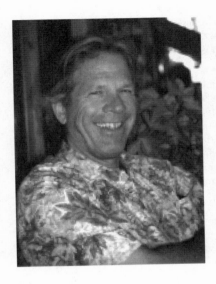

Edward (Ned) Dwelle, US-Amerikaner, geboren 1944, Vater von drei Kindern, lebt in Bad Tölz. Dort und in München hat er eine Feldenkrais-Praxis. Er bietet Kurse und Workshops in Deutschland, Österreich und in der Schweiz als Feldenkrais-Ausbilder an. Dwelle lernte Charlotte Selver im Frühjahr 1973 kennen und Moshé Feldenkrais im Herbst desselben Jahres, als er am Esalen-Institut in Kalifornien arbeitete. Davor war er wissenschaftlicher Assistent an der philosophischen Fakultät der Universität in Kalifornien, Santa Barbara. Er ist weltweit der einzige sowohl von Selver als auch von Feldenkrais autorisierte Lehrer.

2.5 Selbstbildung und persönliche Entfaltung: Zwei Ansätze

Edward Dwelle

Einleitung

Im Juni 1976, im zweiten Jahr meiner Ausbildung bei Moshé Feldenkrais in San Francisco, bot sich mir die einzigartige Gelegenheit, parallel neun Monate lang an einer Arbeitsgruppe zur Sensory Awareness mit Charlotte Selver teilzunehmen. Dies ging deswegen ganz gut, weil Charlotte die Vormittage, Moshé jedoch die Nachmittage zum Unterrichten bevorzugte.

Auch heute noch, nach mehr als 25jähriger Arbeit an Selvers Sensory Awareness, hat mein Kursangebot noch viel mit den Eindrücken jenes Sommers zu tun. Mein gegenwärtiges Engagement im Feldenkrais-Lehrer-Ausbildungsprogramm dient mir außerdem für weitere Recherchen im Bereich der Feldenkrais-Methode.

In diesem Beitrag möchte ich diese beiden herausragenden Wege für die menschliche Entwicklung vergleichen und zeigen, wie die bewußten Erfahrungen der eigenen Körperempfindungen zu persönlichem Wachstum führen können.

Beide Ansätze, sowohl der von Feldenkrais als auch der von Selver, gehen von der Annahme aus, daß die sensorische Erfahrung, der Bereich des Non-Verbalen, eng mit unserem unbewußten oder unterbewußten Selbst in Verbindung steht. Charlotte Selver sprach davon, daß die bewußte Wahrnehmung des Atemflusses während des alltäglichen Tuns eine Möglichkeit bietet, in ständigen Kontakt mit dem inneren Selbst zu sein. Feldenkrais erwähnt das Funktionieren des vegetativen Nervensystems in diesem Zusammenhang. Seiner Meinung nach erreicht die Kommunikation über die Sinne umgehend das Unterbewußtsein und ist von daher effektiver und weniger verzerrt als die verbale Kommunikation.

„Wörter sind eher geeignet, unsere Absichten zu verbergen als sie auszudrücken." [1]

Während ich mich mit Selvers Lehre befaßte, erkannte ich, daß sich in meiner Zeit als Philosophiestudent die Verbindung von meinen Worten zu meinen eigenen Erfahrungen aufgelöst hatte, und ich empfand das Bedürfnis nach Integration und Wiederbelebung meiner Erfahrungen.

Sensorische Erfahrung und Lernen

Moshé Feldenkrais und Charlotte Selver teilten einige Erfahrungen die gleichen Quellen entspringen. Selver entwickelte ihre Methode, „Sensory Awareness" genannt, auf der Grundlage ihrer Arbeit mit Elsa Gindler und teilweise mit Gindlers Partner Heinrich Jacoby.

Gindlers Unterrichtsansatz beruhte auf Experimenten und Forschungsversuchen zum „Funktionieren" des Menschen. Wenn sie beispielsweise über das Stehen forschte und über unsere Einstellung zum Stehen, tat sie dies auch stehend. Der Schüler konnte so seinen Widerstand gegen die Schwerkraft unmittelbar erfahren. Oder sie vermittelte, zur Ruhe zu kommen und die Wirkung der Schwerkraft zu spüren bei der Ausführung einer simplen Aufgabe, wie einen Stein aufzuheben und ihn an anderer Stelle wieder hinzulegen. Ziel ihrer Experimente war es, Absicht und Ausführung in Einklang mit den Handlungen zu bringen.

Bei Jacoby heißt es, z.B. daß das Experimentieren mit den wesentlichen Merkmalen der Bewegung zum Sitzen und Wiederaufstehen zu einem weniger verschleißenden Sitzen, aber auch zu effektiverem Stehen führt. Er fragt: woher nehmen wir eigentlich die Kraft, uns selbst oder irgendein Ding hochzuheben? Jacoby zufolge vergessen wir meist die Schwerkraft bei den eigenen Bewegungen. Das sei der Hauptgrund, weshalb wir müde werden oder das Interesse an unseren Aktivitäten verlieren. Wenn wir aber wach werden für den Prozess während wir die Handlung ausführen, können wir mit der Schwerkraft kooperieren und werden während der Handlung regeneriert. [2]

Die Grundannahme der Gindlerschen Schule über Bewegung und Ruhe als Regeneration ist: Leben entfaltet sich durch Leben. Die Praxis von festgeschriebenen Übungen ist unnötig. Die Disziplin des Schülers, um zu lernen oder zu experimentieren, ergibt sich aus seinem Interesse am Leben. In der Tradition von Gindler/Selver entdeckt der Schüler – wenn sich der ihn umgebende Nebelvorhang des Wachschlafs hebt – sich selbst wieder neu.

Gindler beschäftigte sich unmittelbar mit der jeweils gegenwärtigen Situation ihrer Schüler und gab deshalb ihrer Arbeitsweise nie einen formalen Namen. Sie erfand auch keine wiederholbaren Experimente. So wollte sie ihre Schüler davon abbringen, sich mit der Aneignung neuer Gewohnheiten zufriedenzugeben. Statt dessen förderte sie deren Bereitschaft, sich auf neue Erfahrungen einzulassen. Spontaneität wird in der Bereitschaft wahrgenommen, auf die sich stets ändernden Ansprüche an das Leben und die Aufgabe in Bewegung einzugehen.

Moshé Feldenkrais hat Erfahrung sowohl mit Jacobys als auch mit Gindlers Ansatz gesammelt. Wie er im Vorwort zu „Die Entdeckung des Selbstverständlichen" schreibt, begann Feldenkrais auf Rat eines Bekannten, der sein Buch „Der Weg zum reifen Selbst" gelesen hatte, mit Jacoby zu arbeiten. Er besuchte auch eine Zeitlang die Kurse von Gindlers Partnerin Lotte Kristeller in Tel Aviv.

Für Feldenkrais ist Neugierde eine grundlegende Funktion des Nervensystems. Für ihn entsteht Disziplin aus der Freude an der Entdeckung. Sein Leben lang forschte Feldenkrais, wie Menschen lernen, und unterschied zwischen organischem und akademischem Lernen; er wollte abstrakte Prinzipien (wie beispielsweise die der Bewegungsmechanik und -physik) in die Praxis umsetzen. Er gestaltete seine Bewegungsexperimente so, daß daraus allgemein anwendbare Lernsituationen entstehen konnten. Feldenkrais nannte diese Lernexperimente Lektionen.

Feldenkrais' Ziel war es, Nutzen für alle Menschen aller Kulturen zu gewinnen. Deshalb sind seine Lektionen abstrakt. Der Schüler lernt z.B. Stabilität und kann diese Lernerfahrung auf verschiedene Haltungen oder Bewegungen anwenden. Die Lektionen als solche werden zur Lernsituation. Sie zielen nicht darauf ab, neue Bewegungsabläufe zu lehren, sondern Entscheidungsmöglichkeiten für die Handlung zu erkennen. Der Schüler lernt zunächst, seine Reaktionen und Bewegungsgewohnheiten zu erkennen. Spontaneität erreicht er, indem er verschiedene Bewegungsmöglichkeiten erkundet und sich für die beste entscheidet. So wird er dazu geführt, sich selbst für eine bestimmte Aufgabe neu zu organisieren. Um dies zu gewährleisten, hat Feldenkrais Hunderte dieser Lektionen in Bewußtheit durch Bewegung erstellt.

Lernen und Gesundheit

In ihren Experimenten entdeckte Gindler, daß der Mensch feine Änderungen und Bedürfnisse im Gewebe seines Organismus spüren und somit die Selbstregulation und Regeneration der Struktur zulassen kann. Gindler fand so zu innerer Ruhe und einer Möglichkeit, sich nicht mehr von ihren Sorgen beunruhigen zu lassen. Durch diese Ruhe gewann sie Vertrauen in die Prozesse ihrer Psyche. Wenn wir solchen Empfindungen konsequent nachgehen, können wir in unserem Funktionieren gesund bleiben. [3]

Für Feldenkrais ist diese Qualität der Ruhe und Präsenz eine Folge des effektiveren Gebrauchs des Skeletts und Nervensystems. Beispielsweise wenn man seinen Bewegungsapparat so einsetzt, daß man sich wirklich in aufrechter Position befindet. In „Der Weg zum reifen Selbst" unterscheidet Feldenkrais einerseits zwischen der Konditionierung bei Tieren und dem Lernen beim Menschen und andererseits zwischen der evolutionären Anpassung an die Umgebung und der individuellen Anpassung an die eigenen Umstände.

„Verhaltensstörungen entstehen als Folge der Anpassung des Individuums an eine bestimmte, gegebene soziale Ordnung und haben wenig mit der biologischen Adaption und dem Charakter der Spezies zu tun. Wenn man richtig damit umgeht, können einzelne Menschen trotz aller möglichen Behinderungen zu expandierenden und schöpferischen Erwachsenen werden. Es gibt dafür so zahlreiche Beispiele, daß es sich erübrigt, sie im einzelnen zu benennen. [4]

Nach dieser Veröffentlichung im Jahre 1949 verbrachte Feldenkrais die restlichen 35 Jahre seines Lebens mit der Entwicklung einer Lernmethode die jeden zu der Entdeckung seines kreativen Potentials leiten kann. Er war ein Denker, der praktizierte, was er dachte. Er setzte abstraktes Gedankengut konkret ein, um denen zu helfen, die ihn aufsuchten. Er sagte dazu folgendes:

„Wenn wir uns selbst, den Opfern einer vergangenen Sozialordnung, helfen wollen, müssen wir begreifen, daß emotionelle Instabilität und Verhaltensstörungen auf falsche und übertriebene Gewohnheitsbildungen zurückzuführen sind. Selbst die Motorik, das Zentrum aller Aktivität, weist, wie wir gesehen haben, bei den einzelnen Menschen erhebliche Unterschiede auf. Sie bildet sich unter dem Einfluß der persönlichen Anpassung an die aktuelle soziale und physische Umwelt aus und unterscheidet sich letzten Endes nur wenig von anderen Gewohnheitsbildungen. Da es sich dabei um ein allgemeines Problem handelt, hat eine Umerziehung bedeutend größere Aussichten auf Erfolg, wenn sie in Gruppen und nicht in der Abgeschlossenheit und vorgetäuschten Intimität eines Behandlungszimmers stattfindet. Sie sollte wie beschrieben mit einer Umerziehung der Muskulatur und Körperhaltung beginnen. Vielen wird allein das schon eine große Erleichterung bringen, und wenn sie hierbei ein klareres Verständnis des Prozesses der Gewohnheitsbildung bekommen, können sie ihren Reife-

prozeß mit eigenen Mitteln wieder voranztreiben. *Nicht in der Isolation, sondern in der Gemeinschaft verliert die Angst ihren Schrecken und die entsprechenden Muster werden aufgelöst. Dabei müssen nicht einmal dem Lehrer die Einzelheiten der persönlichen Erfahrung offenbart werden. Wenn es jemand braucht, hat er hierbei trotzdem die Möglichkeit, sich um individuelle Aufmerksamkeit zu kümmern.* [5]

Selbsterziehung und persönliche Entfaltung

In einem seiner weiteren wichtigen Werke, „Bewußtheit durch Bewegung", das in der englischen Ausgabe den Untertitel „Health exercises for personal growth" trägt, spricht Feldenkrais von einem Selbstbild, das jede unserer Handlungen leitet und von drei verschiedenen Faktoren auf unterschiedliche Weise konditioniert wird:

1. Vererbung oder die biologischen Gegebenheiten des einzelnen.
2. Erziehung, die die eigene Sprache bestimmt und ein gesellschaftsspezifisches Muster von Konzepten und Reaktionen bildet.
3. Selbsterziehung, die das aktivste Element unserer Entwicklung darstellt und häufiger soziale Anwendung erfährt als die Elemente biologischer Natur. [6]

Das organische Lernen, das Thema von Feldenkrais' Recherchen ist, dient unserer persönlichen Entfaltung. Akademisches Lernen hat nichts mit unserer persönlichen Entfaltung zu tun, es sei denn aus Zufall, was ab und zu vorkommt. Weil Feldenkrais den Lernenden als Person betrachtet, die Erfahrungen macht, die fühlt und wahrnimmt, führt Selbsterziehung bei ihm zu effektiverem Handeln. Von uns Erwachsenen verlangt unsere Entfaltung als Person, daß wir unsere uneingestandenen Träume wiederentdecken und beginnen, sie durch Selbsterziehung in die Tat umzusetzen.

Zum Beispiel, jemand, der vielleicht niemals tanzen gelernt hat, aber immer davon geträumt hat, mag glauben, daß er nicht tanzen kann. Wenn er aber trotzdem Lust dazu hat, könnte er z.B. zu Tanzfeten gehen und sich zum Tanzen auffordern lassen. So könnte er sich selbst erziehen. Und vielleicht macht es ihm dann tatsächlich Spaß, wenn ihn jemand in den Arm nimmt und mit ihm tanzt.

So entsteht eine angenehme Lernsituation. Feldenkrais ist der Überzeugung, daß wir, wenn wir uns wohl fühlen, mit weniger Anstrengung lernen, und daß wir das so Gelernte mit Freude weitergeben wollen. Wenn wir also später zu einer Tanzveranstaltung gehen, wird es uns nichts ausmachen, einen anderen Nichttänzer in die Arme zu nehmen und einfach mit ihm zu tanzen. [7]

Während seiner Arbeit mit Jacoby wollte Feldenkrais einmal eine Lampe zeichnen. Erst da erkannte er, daß die Aufgabe lautete, das zu zeichnen, was er sah, nicht das, was er dachte. Jacoby hatte ihn nicht gebeten, eine Lampe zu gestalten, sondern nur diese eine zu zeichnen. Unter Jacoby's Anleitung entdeckte Feldenkrais, wie er das, was er sah zu zeichnen hatte. Der Prozeß von Versuchs und Irrtum war ein Beispiel dessen, was Feldenkrais meint mit organischem Lernen. Feldenkrais fragt, ob dieses Lernen ihn verändert hat. Hat er eine neue Identität? Er beantwortet die Frage nicht, teilt uns aber mit, daß er dank dieser Erfahrung den Eindruck hat, 10 Zentimeter gewachsen zu sein. [8]

Auch bei der Selbstentfaltung nach der Tradition von Gindler geht es nicht darum, die Identität zu verändern. Wenn wir Erfahrung neu entdecken, können wir einen Ansatz zum Leben finden. In der einzigen gründlichen Darstellung der Sensory Awareness berichtet Selver's Ehemann, Charles Brooks:

„Ihre eigene Entdeckung brachte ihr die Erkenntnis, daß es nicht nur möglich ist, die eigenen Funktionen wahrnehmen zu lernen und darüber hinaus Veränderungen in unserem Verhalten zuzulassen, sondern daß es in der Tat zu einer völlig neuen Lebenseinstellung werden konnte, die sich grundsätzlich vom Erlernen der Methoden und Praktiken anderer unterschied." [9]

Gindler schlägt jedoch selbst keine „Lernmethode" vor, und Jacoby möchte den Abstand zwischen den Gebildeten und denen, die ein sinnvolles Leben ohne jegliche formale Ausbildung – oder unnötige Abhängigkeit von der Bildung – führen, verringern. Für Jacoby steht fest, daß die allgemeine Schulpflicht mit ihrer Betonung einer einseitigen intellektuellen Aktivität unsere natürliche, freie Bewegung beeinträchtigen kann. Er sagt:

„Auch die Mechanik brauchte man nicht zu lernen, auch ihre Voraussetzungen tragen wir in uns. Man müßte nur dafür sorgen, daß sie uns bewußt werden. Bei einfachen Menschen und besonders in Ländern, in denen die Menschen nicht auf Grund der allgemeinen Schulpflicht durch Lernen und einseitige intellektuelle Beeinflussung so leicht verstört werden wie bei uns, trifft man noch eher jene selbstverständliche Anmut der Bewegung an, die man gewöhnlich ästhetisch wertet." [10]

Feldenkrais ist derselben Ansicht in bezug auf die Schädigung unserer natürlichen Bewegungsentwicklung: „Wir sind Opfer einer vergangenen Sozialordnung". Aber er sieht vor allem die Art und Weise, wie wir lernen, als hinderlich an. Unsere Lerngewohnheiten sind ungeeignet und ineffektiv, denn sie stehen nicht im Einklang mit unseren biologischen Fähigkeiten. Wir verfügen über „falsche und übertriebene Methoden der Gewohnheitsbildung", was sowohl zu Verhaltensstörungen als auch zu Störungen in unserer Bewegung und unserem Handeln führt. Für Feldenkrais ist Handeln, wenn es frei und natürlich ist, auch gesetzmäßig, geordnet und umkehrbar. Der Begriff, den er für gute Organisation benutzt, lautet „ökonomisch", womit jene Handlungen bezeichnet werden, die unsere natürlichen Fähigkeiten widerspiegeln.

Wenn beide Ansätze das organische Lernen nun als ähnlich bedeutsam für die persönliche Entfaltung ansehen, gibt es dann noch einen Streitpunkt? Welche ist die effektivste, erfolgreichste Form für Selbsterziehung? Wie können wir uns von der Konditionierung durch unsere Bezugspersonen in der Kindheit befreien oder von anderen Faktoren, die uns am Lernen gehindert haben? Was genau ist eigentlich Selbsterziehung? Gindler sprach von ihrer Arbeit als „Arbeit am Menschen" und „Nachentfaltung". Es geht um die Entwicklung unserer Persönlichkeit auch als Erwachsener, nachdem wir eine formale Bildung erhalten haben und die Gesellschaft, in der wir leben, unsere normale Entfaltung akzeptiert hat.

Brooks sagt deutlich:

„Wir werden entdecken, was in diesem Funktionieren authentisch ist und was „gelernt": was unsere Natur ist, die die Evolution bereithält, um uns mit dem Rest dieser Welt in Verbindung zu halten, und was unsere „zweite Natur" geworden ist (wie Charlotte es gerne nennt), die dazu neigt, uns davon losgelöst zu halten. Wir werden ein Spektrum entdecken, das sich ausdehnt vom Wahrnehmen bis zu Ideen und in welchem unsere Erziehung uns an einem Ende vorgefunden und uns bis zum anderen gestoßen hat, wo sie uns festhalten will. Durch bewußtes Spüren werden wir allmählich zu dem breiten Gebiet in der Mitte des Spektrums zurückkehren, wo das, was uns von Geburt mitgegeben ist, mit unserer Kultur in Einklang steht und von wo aus wir freier sind, uns in jede Richtung zu bewegen." [11]

Da Feldenkrais den Anspruch erhebt, daß wir bei allem, was wir tun, etwas lernen sollen, ist es notwendig, daß wir für unsere Entwicklung als Erwachsene lernen zu lernen. Damit dies möglich wird, möchte er seine Schüler in die Lage versetzen, denken und wahrnehmen zu lernen, nicht so sehr durch Wörter, sondern vielmehr durch Bilder, Muster und Verbindungen.

Zu unseren universellen und grundlegenden menschlichen Wesensmerkmalen gehören die Selbstaktualisierung, die Selbstregulierung und das Vertrauen in die eigene organische Basis. Wir entfalten unser Potential, wenn wir uns von den Zwängen unserer Erziehung und unserer Gesellschaft sowie von unseren Defensivmustern befreien.

Aber wenn ich das Körperempfinden um der Selbsterziehung willen studieren möchte, wie kann ich dann dieses Bedürfnis erkennen? Hier stimmt die Feldenkrais-Tradition mit derjenigen Gindlers überein. Die Person, die sich damit beschäftigt, hat eine Störung ihrer organischen Funktionen erkannt. Brooks sagt dazu:

„Unsere Welt ist wie die des Hamlet von Gedanken angekränkelt. Wir beziehen uns nicht auf unsere eigene Erfahrung, sondern auf unsere erdrückende Erbschaft von Begriffsgebäuden Anderer." [12]

Und Feldenkrais:

„Viele Menschen leiden an irgendeiner Störung der Verdauung, Ausscheidung, Atmung oder Knochenstruktur. Da es offensichtlich ist, daß von den drei (oben erwähnten) für das menschliche Verhalten prägenden Faktoren nur die Selbstbildung spürbar

dem Willen unterliegt, lautet die Frage, in welchem Maße und, vor allem, wie man sich selbst helfen kann." [13]

Während meiner langjährigen Auseinandersetzung mit diesen beiden Systemen wurde mir klar, wie grundlegend ähnlich die Fragen sind, denen Feldenkrais in seinen Untersuchungen nachging, und diejenigen, mit denen sich Gindler und Charlotte Selver beschäftigten. Ihre Ansätze, darauf eine Antwort zu finden, unterscheiden sich jedoch deutlich. Feldenkrais möchte, daß wir in Mustern und Bildern wahrnehmen. Gindler dagegen verlangte von ihren Schülern, daß sie die Bilder, die während ihrer Wahrnehmung vor ihnen auftauchten, beiseite setzten: sie bilden nur einen unnötigen und störenden Filter zwischen sich selbst und der unmittelbaren Erlebnis.

Feldenkrais sagt:

„Die überwiegende Mehrheit der Menschen führt ein so aktives und hinreichend erfülltes Leben hinter ihren Masken, daß es ihnen gelingt, mehr oder weniger schmerzlos die Leere zu unterdrücken, die sie spüren, wenn sie innehalten und auf ihr Herz hören." [14]

Diese außergewöhnlich engagierten Pioniere der Erkundung des menschlichen Potentials haben neue Wege gefunden, wobei jeder die Gelegenheit findet, inne zu halten, um das Herz zu hören.

Fußnoten

[1] Feldenkrais, M.: „Die Entdeckung des Selbstverständlichen", Frankfurt: Suhrkamp Verlag, 1987, S. 25

[2] vg. Jacoby, 11.: „Jenseits von „Begabt" und „Unbegabt":
Zweckmäßige Fragestellung und zweckmäßiges Verhalten:
Schlüssel für die Entfaltung des Menschen",
Hamburg: Christians Verlag, 1980, S. 472

[3] vg. Franzen, G. M.: „Werden Sie wieder reagierbereit; Elsa Gindler (1885-1961) und ihre Arbeit", Gestalttherapie 2/ 1995, S 3-19

[4] Feldenkrais, M.: „Der Weg zum reifen Selbst: Phänomene menschlichen Verhaltens" (trans. Body and Mature Behaviour
A Study of Anxiety, Sex, Gravitation & Learning)
Jungfermann Verlag, Paderborn, 1994, S. 253

[5] Feldenkrais, M., 1994, S. 254-5

[6] Feldenkrais, M.: „Bewußtheit durch Bewegung: Der aufrechte Gang", Frankfurt. Suhrkamp Verlag, 1996, S. 19

[7] vg. Feldenkrais, M., 1987, S.32

[8] vg. Feldenkrais, M., 1987, S.33-37

[9]   Brooks,C. V. W.: „Erleben durch die Sinne" (Sensory Awareness), Paderborn: Jungfer-
      mann, 1979, S.216

[10] Jacoby, 1980, S.470

[11] Brooks, 1979, S.25

[12] Brooks, 1979, S.15-16

[13] Feldenkrais, 1996, S.26

[14] Feldenkrais, 1996, S.25

2.6 Eindrücke von Moshé

Roger Russell

Als ich 1972 an einer Selbsterfahrungsgruppe am Esalen Institut in Kalifornien teilnahm, lud uns die Gruppenleiterin eines Nachmittags ein, eine Lektion in der damals in den USA noch unbekannten Feldenkrais-Methode auszuprobieren. Wir begannen mit dem Vierfüßlerstand. Die Gruppenleiterin führte uns durch komplizierte und amüsante Bewegungen auf Händen und Knien. Am Ende krochen wir alle mit voreinander gekreuzten Beinen und unter viel Gelächter auf dem Boden herum (Abb. 1).

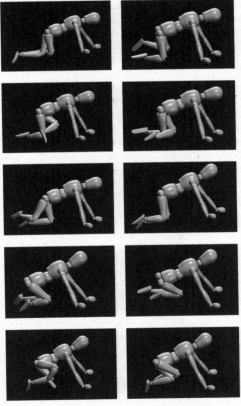

Abb. 1

Als ich wieder aufstand, stellte ich verblüfft fest, daß ich auf gut geölten Hüftgelenken geradezu durch das Zimmer schwebte. Meine Bewegungen fühlten sich angenehm, anmutig, ja beinahe schwerelos an. Von Moshé Feldenkrais hatte ich noch nie zuvor gehört, aber ich war sofort davon überzeugt, daß der Erfinder einer Bewegungsübung, die soviel Leichtigkeit erzeugte, über ein Wissen von fundamentaler Bedeutung verfügen mußte.

Drei Jahre später bot das Humanistic Psychology Institute in San Francisco einen Ausbildungskurs mit Moshé Feldenkrais an. Ich hatte mich sofort dafür eingeschrieben.

1975 war San Francisco das Zentrum der humanistischen Psychologieszene. Nun war der Grüne Saal des Lone Mountain College vollbesetzt mit 65 Menschen, Psychologen, Tänzern, Bewegungstherapeuten und anderen. Wir saßen in einem großen

Kreis und warteten auf Moshé Feldenkrais' Ankunft. Neben mir saß „Spacey Gracie", eine Frau aus dem Randbereich der Psychoszene, die vielleicht in ihren Hippietagen ein bißchen zuviel mit Drogen experimentiert hatte. Als Veteran des amerikanischen High-School-Sportunterrichts nahm ich an, daß der erwartete Bewegungsfachmann gleich in weißer Hose, weißem Hemd und weißen Turnschuhen federnden Schrittes und voll dynamischer Energie ins Zimmer gesprungen kommen würde.

Da erschien ein seltsames Paar an der Tür und bewegte sich langsam nach vorn. Ein alter Mann ging langsam am Arm eines jüngeren dahin, beide waren recht untersetzt. Plötzlich reagierte die Gruppe, alles stand auf und applaudierte. Auch ich, als Gracie neben mir auf die Füße sprang. Während ich mitklatschte, fragte ich sie flüsternd: „Wer ist das?". „Der ältere ist Moshé!", zischte sie zurück.

Ich wollte meinen Augen nicht trauen. Dieser alte weißhaarige Mann, der fast genauso breit wie hoch war und Schwierigkeiten mit dem Gehen hatte, wollte mir jungem Spund von 24 Jahren zeigen, wie ich mich besser bewegen konnte? Keine Turnschuhe, keine weiße Hose. Ernst in die Runde blickend fing er direkt mit der Stunde an:

„Bitte legen Sie sich auf den Rücken!"

So begann meine achtjährige Odyssee mit diesem ungewöhnlichen Menschen. Innerhalb der ersten Woche wurde bereits deutlich, daß Moshé unser gewohntes Denken über Bewegung, Handeln und Lernen in Frage stellen wollte. Er sprach aus der klaren und selbstbewußten Überzeugung heraus, daß er genau wußte, was er tat. Innerhalb kurzer Zeit überzeugte er auch uns alle, daß er in der Tat etwas Fundamentales wußte, und bestätigte damit das Gefühl, das ich drei Jahre zuvor gehabt hatte, als ich auf neuen Hüften durch das sonnige Zimmer in Kalifornien schwebte.

Moshé war naturwissenschaftlich, kulturell und in Fragen menschlicher Bewegung und Entwicklung sehr bewandert. Mit enormem Wissensdurst und Kreativität hatte er sich dem Ziel verschrieben, das Leben anderer Menschen zu erleichtern. Am häufigsten hört man von denjenigen die ihm persönlich begegnet sind, daß Moshé einer der faszinierendsten Menschen war, den sie je kennengelernt haben. Seine Neugier war legendär, wie ein Kollege und Kursteilnehmer in San Francisco, meint.

„Einkaufen mit Moshé war wie mit meinem 3jährigen Sohn einkaufen zu gehen. Er hatte einen derart wißbegierigen Geist und war der neugierigste Erwachsene, den ich je kennengelernt habe. Das war ein Öffnen und Untersuchen und Umherdrehen und Erkundigen nach allen Funktionsmöglichkeiten. Seine Wohnung in Tel-Aviv war voller Gerätschaften: halb auseinandergebaute Feuerzeuge, Kassettenrecorder, Magnete, Kondensatoren, halb aufgebrauchte Batterien usw. Alles wurde aufbewahrt. Lud man ihn zu sich nach Hause ein und ließ ihn allein, untersuchte er die Bücher, Schränke, Schubfächer, Kommoden. Er war wie ein unersättliches, neugieriges Tier, das erstmal seine Umgebung erschnupperte und erkundete"
(„Memories of Moshé Feldenkrais", Jerry Karzen, 1994).

Moshé war bekannt für seine Warmherzigkeit, aber auch für seine gelegentlichen Anfälle von schlechten Manieren. Moshé konnte unberechenbar sein und manchmal ganz schön unverschämt. Als ich ihn näher kennenlernte, ging mir auf, daß viele seiner Ausbrüche nicht nur aus schlechter Laune heraus geschahen. Oft reagierte er absichtlich auf die guten Manieren der anderen, die damit ihre wahren Absichten zu verbergen suchten.

Eines Tages ging ich zu ihm hin und bat ihn schüchtern um eine Sitzung in Funktionaler Integration. Er betrachtete mich eingehend, runzelte die Stirn und wandte sich, ohne ein Wort zu sagen, von mir ab, um mit jemand anderem zu sprechen. Ignoriert und deshalb verlegen stand ich mit meinem Terminkalender da. In der nächsten Woche entdeckte ich in einer Lektion etwas und teilte Moshé meine Freude mit. Er schenkte mir seine volle Aufmerksamkeit und erzählte mir eingehend und mit lebhaftem Interesse, was er von der Lektion hielt. Ich war verwirrt. Warum ignorierte er mich an einem Tag und war am nächsten so aufmerksam?

Später wurde mir klar, daß er nicht auf das Was meiner Frage reagiert hatte, sondern auf das Wie. Wenn ich ihn im Bewußtsein meiner Kompetenz und Neugier ansprach, reagierte er mit Interesse. Wenn ich mich schüchtern oder unsicher verhielt oder eine unüberlegte Frage stellte, konnte er sehr entmutigend sein. Er war nicht einfach launisch. Er wollte mich dazu bringen, aus einem Zustand des Selbstvertrauens, der kritischen Überlegung und der Wißbegierde heraus zu handeln.

Feldenkrais lernte im Laufe seines Lebens viele prominente und kreative Persönlichkeiten kennen und er arbeitete mit vielen von ihnen. Frederic Joliot-Curie, Jiguro Kano, Yehudi Menuhin, Narciso Yerpes und David Ben-Gurion unter anderem.

Das Photo entstand in den 50er Jahren in Tel-Aviv. Vor kurzem war es in einem Time-Artikel über Ben-Gurion abgebildet mit der völlig unzutreffenden Bildunterschrift „Ben-Gurion macht Yoga". Es hätte natürlich heißen müssen: „Ben-Gurion macht Feldenkrais". Es gibt eine Reihe von Lektionen in „Bewußtheit durch Bewegung", die einen in die Lage versetzen, auf dem Kopf zu stehen. Moshé arbeitete zwei Jahre mit Ben-Gurion, bis dieser auf dem Kopf stehen konnte. Als es endlich klappte, ging Ben-Gurion prompt zum Strand von Tel-Aviv und machte einen Kopfstand. Das von einem Photographen aufgenommene Photo wurde in der ganzen Welt verbreitet, und Moshé wurde in Israel berühmt. Der folgende Auszug stammt aus einem Brief Ben-Gurions vom 28.8.1958:

„Mein Freund, Dr. Moshe Feldenkrais, hat eine wichtige Aufgabe übernommen, die von großem Nutzen sein wird für die neue Generation, die in unserem Land aufwächst, und vielleicht für die gesamte Menschheit … Ich hatte das Glück, mich der Behandlung von Dr. Feldenkrais zwei Jahre lang unterziehen zu dürfen, und aus meiner eigenen Erfahrung und der einiger Freunde, von denen die meisten berühmte Ärzte und Wissenschaftler sind, weiß ich von den erstaunlichen Erfolgen".

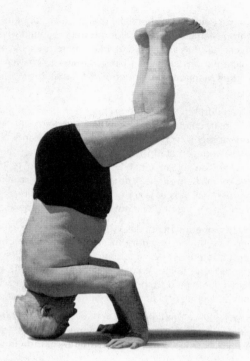

Abb. 2:   Ben Gurion

In den folgenden Beiträgen geben drei AutorInnen ihre sehr verschiedene Eindrücke von Moshé Feldenkrais wieder: Lea Wolgensinger kannte Moshe seit ihrer Kindheit. Sie berichtet, wie Moshé seine Ideen und Methoden entwickelte. Dennis Leri interviewte Moshe während des Ausbildungskurses in San Francisco 1977 zu dessen ersten Judoerfahrungen. Moshés lebhafte Art und seine Unverschämtheit treten in diesem Text deutlich hervor. Eva Bleicher-Flohrschütz nahm 1980 bis 1983 an Moshés letztem Ausbildungskurs im neuenglischen Amherst, Massachusetts, teil. Sie vermittelt uns ihr Verständnis von Moshés Unterrichtsmethoden.

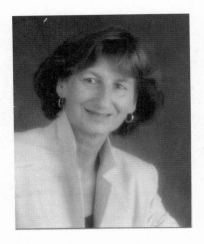

Lea Wolgensinger wurde 1943 in Zürich geboren. Seit 1949 war Moshé Feldenkrais regelmäßiger Gast in ihrem Elternhaus. Bei ihm machte sie 1983 in den USA ihre Feldenkrais-Ausbildung. 1984, zwischenzeitlich Mutter von drei Kindern eröffnete sie in Zürich und Tegna/Tessin Feldenkrais-Praxen. Im Jahr 1984 war sie auch Mitbegründerin des Schweizerischen Feldenkrais-Verbandes. Sie war beteiligt, als 1989 eine europäische und 1991 eine weltweite Feldenkrais-Organisation ins Leben gerufen wurde. Seit 1988 unterrichtet sie in Ausbildungen europaweit und ist inzwischen autorisierte Feldenkrais-Trainerin.

2.7 Aus Moshés Zürcher Jahren

Die bekannten Schweizer Fotografen Luzzi und Michael Wolgensinger führten nach dem Zweiten Weltkrieg rund 30 Jahre lang ein offenes Haus im Zentrum von Zürich. Dort trafen sich Künstler, Schriftsteller, Musiker und Intellektuelle aus ganz Europa. Mit einem von ihnen entwickelte sich eine besondere Freundschaft, die bald Konsequenzen für das Familienleben der Wolgensingers haben sollte: Moshé Feldenkrais. Er wurde sozusagen ein wahlverwandtes Familienmitglied.

In diesem Kreis wuchs Lea Wolgensinger, Tochter des Fotografenehepaares, auf. Sie wurde schon in ihrer zartesten Kindheit mit dem „Feldenkrais-Bazillus" infiziert, ein Bazillus, der ihr nicht schadete, der aber weitgehend ihr Leben beeinflußte, denn sie ist seit 1983 selbst Feldenkrais-Lehrerin.

Nach Abschluß ihrer Ausbildung eröffnete Lea Wolgensinger in Tegna (Tessin) und in Zürich eigene Feldenkrais-Studios und gründete mit anderen den Schweizerischen Feldenkrais Verband.

Hanna Künzler-Schmidt sprach mit Lea Wolgensinger.

Wie kam Feldenkrais in Deine Familie?

Es war kurz nach dem Zweiten Weltkrieg. Franz Wurm, ein junger Schriftsteller, faßte damals in unserer Familie Fuß, und er war es, der Moshé Feldenkrais Ende der vierziger Jahre erstmals zu uns ins Haus brachte.

Du nennst Feldenkrais ein wahlverwandtes Familienmitglied. Was verstehst Du darunter und was verband ihn mit Deinen Eltern?

Moshé Feldenkrais kam vielleicht vier oder fünf Mal pro Jahr nach Zürich, mal einige Tage, oder auch für zwei bis drei Wochen. Oft ging er von Zürich aus zu Konferenzen oder Seminaren nach Genf, München oder Paris. Da Moshé bald einen eigenen Schlüssel zu unserer Wohnung hatte, wußten wir manches Mal nicht, wann er kommen würde. Zum Beispiel konnte es passieren, daß er nachts anreiste und morgens überraschend zum Frühstück erschien. Die Freude war immer groß, wenn er da war.

Meine Eltern waren unkonventionelle Denker und offen in ihrem Herzen für Andersdenkende, Außergewöhnliche, nicht zum Mittelmaß Passende. Da paßte Feldenkrais gut dazu. Gleichzeitig lebten sie in ihrem Alltag einen regelmäßigen Rhythmus mit Arbeiten, Essen, Arbeiten und Schlafen. Und auch das war Balsam für den ständig reisenden Freund. Wie bei ihm gab es auch bei uns zwischen Arbeit und Freizeit keine strenge Trennung. Die Arbeit war Faszination, Forschen, Kreieren, Freude genauso wie Verpflichtung und Geldverdienen. Feldenkrais integrierte sich so selbstverständlich in unseren Alltag, als wäre er immer mit uns zusammen gewesen. Viele Abende waren Gesprächen, der Musik und gemeinsamer Lektüre gewidmet. Vor allem, wenn noch andere Freunde anwesend waren, zogen sich die Gespräche bis in die Morgenstunden hin.

Wie war diese Stimmung für Dich?

Als kleines, später schulpflichtiges Mädchen verstand ich von diesen Abenden nicht viel, hatte aber seltsamerweise trotzdem das Gefühl, als hätte das etwas mit mir zu tun. Die Stimmung war spannend, fröhlich, manchmal ausgelassen. Es ging hier um etwas, was sich ganz anders anfühlte als alles in der Schule oder in der Stadt. Es ging um Leben, Überleben, besser Leben, Lebensfreude. Davon muß ich wohl einiges mitbekommen haben.

Meine Mutter, in Bukarest und Wien aufgewachsen, erfand als phantasievolle Köchin immer wieder neue Gerichte für uns und die Freunde. So konnte die Zusammenstellung ihrer Gerichte durchaus ein abendfüllendes Thema sein, wenn die entsprechenden Leute zu Besuch waren.

Moshé Feldenkrais war einer von ihnen. Er war seit seiner Jugend viel in der Welt herumgereist und kannte daher viele Kulturen. Essen und Trinken waren für ihn immerwährende Themen und bei meiner Mutter kam er diesbezüglich ganz auf seine Kosten.

Sprach Feldenkrais oft über seine Arbeit, und in welcher Sprache fanden die Gespräche in Deiner Familie statt?

Das kam ganz darauf an. Wenn Moshé Feldenkrais allein bei uns weilte, sprachen wir französisch miteinander. Ich erinnere mich auch, daß meine Eltern und er sich über lange Jahre dieser Freundschaft hin siezten, das war eine Frage des Respektes. Sobald andere Freunde dazukamen, wechselte man auch zum Englischen oder zum Deutschen über oder sprach abwechslungsweise in einer der drei Sprachen, je nachdem, welche sich gerade am meisten eignete.

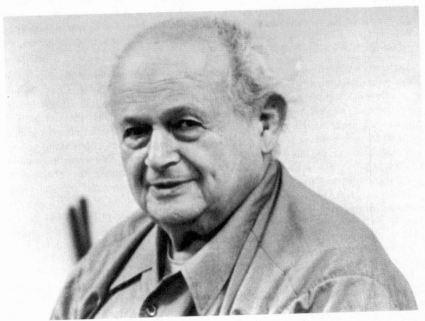

Im Prinzip ging es immer um das gleiche, nämlich um das Thema Mensch. So wie ich das damals erfassen konnte, ging es darum, wie der Mensch denkt und fühlt, wie er handelt, also funktioniert und wie dies sichtbar wird in seinen Bewegungen. Solche Themen wurden aber nicht immer nur an Abenden erörtert, sondern sie wurden Teil unseres Alltages. Wenn Moshé uns etwas verständlich machen wollte, dann tat er das anhand eines Beispiels. So erfuhren wir viele Geschichten, die er mit seinen Schülern erlebt hatte.

Seine ungewöhnliche Sichtweise des Menschen war für uns ungewohnt und immer wieder überraschend. Nicht das „Problem" interessierte ihn, sondern der Weg zu einer Lösung.

Die Arbeit aus meiner eigenen Praxis mit einem jungen Architekten, nennen wir ihn Philipp, ist dafür ein gutes Beispiel.

Als Motorradfahrer wurde er schuldlos in einen Unfall verwickelt und sein rechtes Bein samt Fuß wurde zerschmettert. Operationen, Rehabilitationen mit Physiotherapie, Arbeitsunfähigkeit für viele Monate, das Gehen an Krücken waren die äußeren Zeichen seiner Misere. Sein Selbstbild war das eines Opfers und Minderwertigen. Daß er immer noch nicht arbeitsfähig war, schrieb er sich selber zu. Sein Ziel war es, die rechte Ferse wieder auf den Boden zu bringen, und damit verbrachte er – sich gewaltig anstrengend – mehrere Stunden täglich. Er verwandte seine ganze Zeit also dafür, dieses Problem zu überwinden und während er das tat, nährte er es mehr und mehr, so daß es immer größer wurde. Ein Mißerfolg war vorprogrammiert und das spürte er auch.

Mißerfolge manifestieren sich in der Atmung und erhöhen daher den Tonus im Brustkorb: Die Atmung wird noch schwieriger. In meiner ersten Lektion, bei welcher er auf dem Rücken lag, zeigte ich Philipp, wie durch meine Arbeit an seinem linken Bein, welches die Hauptlast zu tragen hatte, sein Brustkorb sich von der großen Spannung befreite, so daß er leichter atmen konnte. Ich bezog sein Becken und den Kopf so in meine Arbeit ein, daß sein Nervensystem zur aufrechten Haltung und zum Gehen neue und klare Verbindungen herstellen konnte. Der letzte Teil meiner Lektion betraf seinen rechten Fuß, also sein Problem. Es war meine Absicht, aus dem jetzt empfundenen Klumpen und Bösewicht ein lebendiges und differenziert wahrnehmbares Stück Mensch zu machen. Dazu brauchte es feine Detailarbeit. Die Zehen und der Mittelfuß wurden beweglicher, warm und die Sprunggelenke ließen sich leicht bewegen. In einer Stunde lernte Philipp, daß er mehr konnte als er dachte. Damit eröffnete sich ihm ein großes Potential, welches wir in weiteren Lektionen durch Berührung, Hinweise und Fragen, manchmal auch Gespräche, noch erweitern konnten. Da ich nicht wußte, wohin sich diese Zusammenarbeit entwickelte, gab Philipp die Richtung und den Rhythmus an. Die Schritte waren klein, aber ständig gingen sie in die Richtung von mehr Aufmerksamkeit und Wahrnehmung und daher Leichtigkeit.

Die folgenden Lektionen waren der Bejahung und Entmachtung von Angst, Opferhaltung und Minderwertigkeitsgefühlen und dem Aufbau des Selbstvertrauens gewidmet. Die innere Arbeit dazu mußte Philipp tun, meine Hilfe war ihm zu zeigen, wie er das machen konnte. Als Philipp begann, sich für sich selbst zu interessieren, war ein weiterer großer Schritt getan. Er verstand, daß er wunderbar und liebenswert war, und daß die Lektionen auch nach ihrem Ende weiter in seinen Alltag hineingingen. Ein Alltag, in welchem er durch die veränderten Umstände viel Zeit hatte. Und diese Zeit verwandte er nun dazu, viel Neues auszuprobieren. Er experimentierte mit seinem Gleichgewicht und wandte die erlernten Zusammenhänge im Stehen und Gehen sinnvoll an.

Philipp erlebte sein Ganzwerden zunehmend bewußter, er dachte darüber nach, und seine Stimmung verbesserte sich zusehends. Aus dem Leistungsgedanken und dem Sichanstrengen wurde Spiel. Das Staunen, Sich-Wundern und Vertrauen gaben immer neue Nahrung für weitere Fragen. Philipp begann sich kompetent zu fühlen in Bezug auf seine eigenen Belange und verließ sich nicht mehr auf seine Therapeuten.

Da diese Art der Denk- und Handlungsweise von der gängigen so weit entfernt ist und wir so viel Gewohntes ablegen müssen, bin ich froh, schon von Kindesbeinen an mit dem Gedankengut von Moshé vertraut gewesen zu sein.

Gibt es Beispiele von Gesprächen zwischen Moshé und Deiner Mutter?

Ich habe viele Erinnerungen, in denen Moshé in der kleinen Küche meiner Eltern rauchend am Tisch saß, während meine Mutter – ihm den Rücken zukehrend – das Abendessen zubereitete. Was immer er gedacht oder getan hatte an diesem Tag, suchte er zu formulieren, zu beweisen oder er behauptete es einfach. Als breitgefächert denkender Wissenschaftler hatte er stets genügend Argumente zur Hand. Bei meiner Mutter kam das nicht immer gut an. Sie hörte zu, fragte nach, er setzte neu an und konnte sich unter Umständen in komplizierte Beweisführungen hineinsteigern, während sie weiter die Zwiebeln schnitt und anbriet. Sie war selten aus der Ruhe zu bringen.

Schlußendlich konnte sie ihn einfach fragen, was all das mit dem Leben zu tun habe. Das konnte ihn ziemlich verwirren. Er revanchierte sich meistens, indem er ihre Bewegungen – beim Kochen bewegte sie sich in einem Radius von 1 bis 2 Metern nach rechts und links, griff manchmal nach oben oder nach unten – genau studierte und kommentierte. Dieser Schlagabtausch führte oft zu Heiterkeit, der Groll war gebrochen und Moshé konnte weiter seine Gedanken spinnen und seine Beweise durchführen.

Als Du später in Amherst (USA) bei Feldenkrais die Ausbildung machtest, erkanntest Du Themen wieder, die Moshé und Deine Mutter damals diskutierten?

Viele. Eine lustige Erinnerung an Moshés Zürcher Besuche kam für mich auf, als er im Training über das „richtige Zwiebelschneiden" sprach.

Darin erklärte er, daß er als Physiker wisse, daß Zwiebeln beim Schneiden Gase entwickeln. Noch heute brächen die meisten Hausfrauen dabei in Tränen aus. Der Grund für dieses Phänomen seien jedoch nicht die Zwiebeln, sondern die Hausfrauen, die sich beim Schneiden direkt über die Zwiebeln neigten, statt aufrecht und

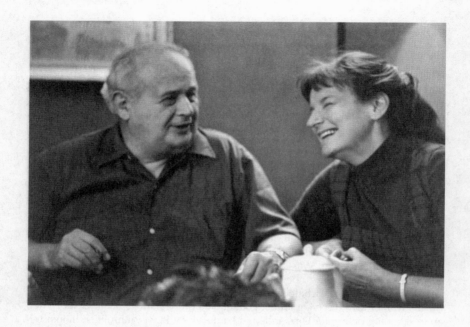

mit locker gestreckten Armen den Gasen der Zwiebel auszuweichen. Das hatte er natürlich bei meiner Mutter gesehen!

Oder die andere Szene mit dem kleinen Stock, der nicht von alleine stehen „wollte". Viele Küchengeräte meiner Mutter waren schon in ähnlicher Weise für Moshés Versuche benutzt worden, um ihr das „instabile Gleichgewicht" zu erklären. Die Schwerkraft war für ihn sowieso ein ständiges Thema. Wenn Moshé bei uns war, ließ er oft Löffel und andere Gegenstände auf den Küchenboden fallen, aus verschiedenen Höhen, auf verschiedene Unterlagen, usw. Das gleiche Phänomen wurde durch diese Sichtbarmachung differenzierter. Ich habe bei diesen Spielen gerne mitgespielt und einen Riesenspaß daran gehabt. Sicher habe ich viele dieser Szenen erst in Moshés Unterricht in Amherst wiedererkannt und selbstverständlich verstanden.

Moshé war ganz offensichtlich raumgreifend und konnte die Aufmerksamkeit seiner Umwelt vollkommen auf sich ziehen.

Ja, sicher, aber er war echt in dem, was er tat. Für mich als Kind war es meistens schwierig, diese Dynamik zu unterbrechen. Und auch wenn ich von der Schule nach Hause kommend meine Mutter gerade gebraucht hätte, galt es zu warten.

An eine Szene erinnere ich mich besonders stark. Ich muß Erstklässlerin gewesen sein, als ich einmal nach Hause gerannt kam, um meiner Mutter etwas Wichtiges mitzuteilen. Ich stürmte durch Wohnungstür, Korridor, Wohnzimmer und konnte gerade noch rechtzeitig bremsen – ein merkwürdiges Bild bot sich mir: Die Möbel waren allesamt an die Wände geschoben worden, auf dem Boden lagen, umgeben von vielen harten Kartonrollen, meine Mutter, mein Vater, Franz Wurm und Nachbarn, allesamt in skurrilen Stellungen, ganz still und bewegten sich im Zeitlupentempo. Moshé saß auf einem Stuhl und gab Anweisungen. Ich hatte das Gefühl, hier dürfe ich nicht stören, aber meine Geschichte war so dringend, daß ich Körper und Rollen überkletterte und schließlich auf meiner überraschten Mutter landete, um ihrem Ohr meine Neuigkeit einzuflüstern.

Das war mein erster Eindruck von etwas, was sich später ganz offiziell „Bewußtheit durch Bewegung" nennen sollte, und was ich später selbst unterrichten würde.

Wie verhielt sich Feldenkrais Dir gegenüber?

Ganz toll! Was ich so sehr an ihm schätzte, war, daß er mich nie wie ein Kind behandelte, sondern mich immer als eigenständigen Menschen ansprach. Diese Eigenschaft konnte ich später während seiner Arbeit mit Kindern klar wiedererkennen. Er machte zwar viele kleine Scherze, doch verwendete er dabei niemals die von Erwachsenen oft benutzte Babysprache. Er wußte auch, daß Kinder sehr gut selber wissen, was sie brauchen. Und seine Fähigkeit war es eben, Kinder zu Lernenden zu machen, wenn eine Funktion schwierig war oder ganz fehlte.

Du hast ihn auch in Tel Aviv getroffen.

Ich war einige Male in Tel Aviv. Das erste Mal als 15jährige mit meinen Eltern, als diese eine Reise in den Nahen Osten machten für ein Fotobuch über die biblische Welt. Im Rahmen dieser Reise sind wir auch einige Tage in Tel Aviv gewesen und haben bei Moshé gewohnt. Dabei haben wir seine Familie kennengelernt, seine Mutter Sheindel, seinen Bruder Baruch und seine Haushälterin, an deren Namen ich mich nicht erinnere. Auch seinen großen Freundeskreis, alles wunderschöne, vom Leben gezeichnete Menschen, die meisten aus nordöstlichen Ländern Europas.

Später dann, als 24jährige, frisch verheiratet, half uns Moshé einen Kibbuz zu finden, in dem wir die damals fortschrittliche Landwirtschaft Israels kennenlernen konnten.

War Moshé ein anderer in Tel Aviv als bei Euch zu Hause?

Ja natürlich. Als ältester Sohn war er dort wie ein Familienvorstand. Seine Mutter war in späten Jahren noch Malerin geworden, doch dann war sie lange krank und wurde zu Hause gepflegt. Sein Bruder hatte einen Verlag in den Räumen des Feldenkrais

Instituts an der Nachmani Strasse. Das war wie ein Bienenhaus, in welchem viele Menschen ein und ausgingen. Moshé gab täglich viele Lektionen. Sie waren zwischen 30 und 40 Minuten und kosteten damals so um die $ 15.

Er bildete auch eine Gruppe von Schülern aus, die seinem Einzelunterricht folgten und die er supervisierte. Auch hatte er neun oder mehr ATM-Lektionen pro Woche in einem Kellerlokal der Alexander-Yanai-Strasse. Der Rest der Zeit war dem Lesen, dem Beantworten unendlich vieler Briefe, dem Schreiben und Telefonieren gewidmet. Das war eine unglaubliche Arbeitsleistung über Jahre hinweg. Heute würde man das Doppel- und Dreifachbelastung nennen.

Neben seinem Institut hatte Moshé noch eine Wohnung. Obwohl diese nicht so weit entfernt war, nahm er immer sein Auto. Er hatte damals einen blauen Amerikaner, und wenn er sich hineinsetzte, konnte er kaum aus der Scheibe gucken, denn er war ja sehr klein. Ich hatte jedesmal fürchterlich Angst, wenn er so losfuhr. Seine Wohnung hatte zwei Zimmer: Einen Arbeitsraum voller Bücher, Tonbänder und Haufen von Papieren und ein Wohnzimmer mit einer Schlafnische. Auch dort sah man vor lauter Büchern keine Wände mehr und der Boden war ebenfalls damit belegt.

Seine Vorliebe galt kleinen Utensilien, wie raffinierten Messer-Scheren-Kombinationen oder Minitaschenlampen, später kleinen elektronischen Geräten.

In Zürich ging er regelmäßig seine Shoppingtour an der Bahnhofstrasse machen und kam immer mit einer Ausbeute nach Hause, die wir dann bewundern mußten.

**Du hast mehrere Einzellektionen von Feldenkrais erhalten.
Wie war das für Dich?**

Nun ja, ich war ja gesund und meine Eltern hatten nie ein spezielles Aufsehen um ihn und seine Methode gemacht, so wie sie es auch mit anderen Leuten nicht getan hatten. Darum erwartete ich auch keine Wunder oder fühlte mich besonders geehrt. Aber nach der ersten „Funktionalen Integration" von Moshé stand ich mit einem vorher nie gekannten Körpergefühl auf, ich empfand eine unendliche Leichtigkeit.

Bevorzugte Feldenkrais eher FI-Lektionen oder ATMs?

Weder noch. Der wesentliche Unterschied lag für ihn in erster Linie im Zeitaufwand. Mit seinen ATM-Gruppen konnte er wesentlich mehr Leute erreichen. Viele seiner ATMs hatte er aus bereits gegebenen FIs so umgesetzt, daß sie mehrere Personen zur gleichen Zeit machen konnten, das war ihm wichtig. Auch konnte er die beiden Techniken leicht miteinander verbinden. In der Einzelarbeit ließ er phasenweise seine Klienten selbst Bewegungen durchführen und manchmal berührte er auch jemanden in einer Gruppe. Für ihn war es Feldenkrais-Arbeit, die eine durch

Berührung, die andere durch verbale Kommunikation und ich denke nicht, daß er eine Methode bevorzugte.

Die meisten Practitioners kennen Feldenkrais nur von den Trainings in San Francisco oder Amherst, die späteren sogar nur aus den Videos von Amherst. Dort war er ein Mann mit weißen Haaren und weit über 70 Jahre alt. In seinem Unterricht wechselte er die Stimmung ständig, konnte witzig, ungeduldig und manchmal auch böse sein. Erlebtest Du ihn früher auch schon so?

Eigentlich nicht. Ich habe ihn so in Erinnerung wie ich ihn beschrieben habe. Er hatte grossen Humor, war fröhlich und konnte herzlich lachen. Daß er etwas von seiner Leichtigkeit einbüßte, war eher in den Jahren, als er Fünfzig, Sechzig war. Als gute Beobachterin nahm ich aber sehr wohl wahr, daß ihm zunehmendes Alter und der gewachsene Bekanntheitsgrad viel zu schaffen machten.

Woran lag das?

Das hatte sicher viele Gründe. Er hatte sich zu positionieren im Kreise derer, die sich parallel mit ihm um die Entwicklung des Menschen profiliert hatten wie etwa Ida Rolf, Frederic M. Alexander und andere. Feldenkrais verkehrte zwar nicht regelmäßig mit ihnen, kannte sie aber alle persönlich und hatte sich auch mit ihnen in Gesprächen und mit ihrer Literatur auseinandergesetzt. Leider wurde er immer wieder mit ihnen verglichen und in den gleichen Topf geworfen. Das ärgerte ihn, denn er fand seine Menschensicht und die daraus entstandene Methode die weitaus konsequenteste. Seine Erfahrung und seine breiten wissenschaftlichen Kenntnisse sowie seine Fähigkeit, sich jeder Situation neu und mit ganzer Offenheit zu stellen, hatten ihm viele Erfolge gebracht. Er konnte Menschen weiterhelfen, wenn sie von anderen schon längst aufgegeben worden waren. Denn er orientierte sich an allem was sie konnten, weitete dieses Können aus und erreichte damit auch irgendwann einmal den Teil, der nicht richtig funktionierte.

Diese Herangehensweise konnte kein anderer vorweisen und darum war er auch überzeugt, daß seine weiter entwickelten Techniken die weitaus effizientesten sind.

Was für ein Verhältnis hatte er zum Erfolg?

Moshé war auf Erfolg angewiesen wie jeder andere, der der Welt etwas zu vermitteln hat. Er erzählte gerne und lange von seinen Erfolgen, denn sie waren für ihn Zeichen, daß man sich für seine Arbeit interessierte.

Gab es Personen, die Feldenkrais besonders oft erwähnte?

Er erwähnte immer wieder die Menschen, die ihn durch ihre Denk- oder Handlungsweise in irgendeiner Art berührt hatten. Das konnten seine Klienten sein, seine Freunde, Wissenschaftler, kurz Menschen, Fähige, wie er sie nannte, die sich selbst und anderen in entscheidenden Momenten besonders phantasievoll weiterhelfen konnten. Eine ganz besondere Verehrung hatte er für Milton Erickson, welchen er als Genie bezeichnete.

Was verband Feldenkrais denn mit Erickson?

Sie hatten beide eine besondere Fähigkeit, die sie bewußt einsetzten und weiterentwickelten. Diese basierte auf ihrem Glauben an die Einmaligkeit und Wichtigkeit der unmittelbaren Situation. Konkret gesagt heißt das, daß sie mit jedem Klienten in jeder Stunde etwas Neues erfinden mußten, sich also nicht erlaubten, routinemäßig zu arbeiten. So ein Vorgehen erfordert viel Kreativität und Mut und die Risikobereitschaft, Fehler machen zu können und durch Fehler zu lernen. Eine Ansicht, die in der damaligen Zeit noch keineswegs gängig war.

Feldenkrais hat sich erst sehr spät dazu entschließen können, seine Methode an andere weiterzugeben. Wie erklärst Du Dir das?

Das war eine Schwierigkeit, die aus ihm selbst herauskam. Er hatte Angst, seine Methode weiterzugeben, sei es durch Schreiben, sei es durch das Unterrichten von ausgewählten Leuten. Diese Angst war mir, schon als junger Frau, sehr einsichtig. Moshé wollte nicht, daß man ihm nachplapperte; er wollte seine Aussagen auch nicht als Rezepte verstanden haben. Alles was er sagte oder schrieb, schien diesem Phänomen aber Vorschub zu leisten.

Äußerte er sich darüber?

Ja, je älter er wurde, desto wichtiger wurde dieses Thema für ihn.

Er stellte immer wieder seine eigene Denkweise in Frage und das nicht nur im stillen Kämmerlein, sondern in der Öffentlichkeit. Er liebte es, sich zu widersprechen und erreichte damit das, was er wollte: Er verunsicherte die anderen, wurde unfaßbar. Dazu brauchte es viel Mut und vor allem ein Zu-Sich-Stehen. Irren war für ihn nicht nur menschlich, sondern fundamental lebensnotwendig. Es war eine Qualität, die Bewegung und dadurch Lebendigkeit auslöste. Das habe ich später in der Amherst-Ausbildung erlebt: Viele Studenten konnten seine inneren Auseinandersetzungen nicht nachvollziehen, empfanden ihn als launisch oder stellten ihn – einem Denkmal gleich – auf einen Sockel. Zum Glück mußte ich das nie tun und auch meine Eltern nicht.

Moshé war für mich immer faßbar geblieben. Ein Suchender zwar, aber einer unter den wenigen dieser Welt, die einerseits klar denken konnten und andererseits das „Sich-Wundern" nie verlernten.

War Deine Mutter in dieser Auseinandersetzung auch eine Hilfe für ihn?

Ja, aber sie hat es ihm nicht leicht gemacht. Das kritische Hinterfragen durchdrang sämtliche Gespräche zwischen Moshé und ihr. Er schätzte und brauchte ihren Widerspruchsgeist sehr. Sie war eine Frau, die sich sehr für Philosophie und Lebensfragen interessierte, und die außergewöhnlich unkonventionell denken konnte. Die Herausforderung von Moshé hatte für sie einen besonderen Reiz. Sie war stark genug in ihrem Wesen und ihre eigene Lebenserfahrung war sehr intensiv und von Extremen begleitet gewesen, die sie immer wieder auszubalancieren hatte. Sie war eine der ersten Frauen der Schweiz, die den Beruf der Fotografin erlernte.

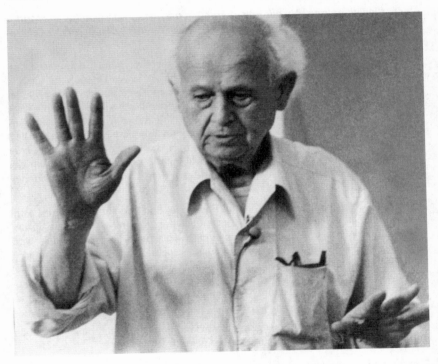

Was für ein Verhältnis hatte Feldenkrais zu Deinem Vater?

Sie hatten ein sehr freundschaftliches Verhältnis zueinander. Die beiden schätzten sich sehr, konnten manchmal wie Lausbuben miteinander sein. Mein Vater akzeptierte es, daß meine Mutter für ihn keine Zeit hatte, wenn Moshé in Zürich war. Die Abende waren meistens sehr lang. Während meine Mutter und Feldenkrais mit Worten und ihrem Inhalt jonglierten, war mein Vater eher ein stiller Zuhörer. Und alle wußten: Irgendwann während des Abends würde er etwas ganz Wesentliches zum Gespräch beitragen, das dann eine neue Wende nehmen konnte.

Im Sommer 1981 reiste mein Vater nach Amherst (USA), wo Moshé im Alter von 78 Jahren seine letzte Ausbildung durchführte. Mein Vater fotografierte nicht nur den Unterricht mit seinen ATM-Lektionen und Talks von Moshé, sondern auch die nach dem Unterricht angehängten täglichen drei bis vier Einzellektionen mit Privatklienten. Dabei machte er eine Serie von über 1000 Aufnahmen, die uns heute eine wichtige Dokumentation sind.

Als Du die Feldenkrais-Ausbildung in Amherst machtest, warst Du bereits Mutter von drei kleinen Kindern. Was waren für Dich die Gründe, den Beruf der Feldenkrais-Lehrerin zu erlernen?

Moshé hatte teil an meiner Entwicklung und ermutigte mich auch darin. Mein unstetes Wesen dürfte er sehr gut nachempfunden haben. Mein Leben hatte mich in der Zwischenzeit von meinem Elternhaus weg auf andere Pfade geführt. Ich hatte gelernt, ein Sekretariat zu führen, wertvolle Bücher zu binden und war schließlich als Allrounderin beim Theater gelandet. Ich pendelte zwischen Büro, der selbst eröffneten Schneiderei und den Theatergarderoben hin und her. Das Jahr 1968 brachte mir einerseits Erlösung von alten Werten, Freiheit und neue Energie, auf der anderen Seite suchte ich Beständigkeit. Ich heiratete 1967 einen Studenten der Landwirtschaft, studierte Sozialpädagogik und gründete eine Familie, eingebunden in einen jurassischen Landwirtschaftsbetrieb.

1980, nach der Trennung von Mann und Bauernhof und mit einem schweren Asthmaleiden behaftet, fand ich wie selbstverständlich den Weg in Moshés letzte Berufsausbildung in Amherst. Es brauchte keine langen Entscheidungen, keine lange Vorbereitungszeit. Ich war plötzlich dort. Wie mir als alleinerziehender Mutter mit kleinen Kindern, die damals im Süden Frankreichs von einer Invaliden-Rente bescheiden lebte, das passieren konnte, habe ich später durch die Talks von Moshé zu verstehen gelernt. Es ging um die innere Absicht, mehr noch: Um die Klarheit der inneren Absicht.

Was die innere Absicht mit Bewegung, bzw. Handlung zu tun hat, habe ich – unter anderem – in den vier Sommern in Amherst gelernt.

Wie ging das vor sich?

Die Ausbildung war für mich eher ein offenes System. Es war keine große Zauberei, den Zusammenhang zwischen innerer Absicht und Bewegung zu erkennen.

Widersprüche, mit denen Moshé uns Studierende jeweils fast zur Verzweiflung trieb, waren mir eine bekannte Erinnerung aus früher Jugend. Es waren Widersprüche, die mich nicht ängstigen konnten. Der Mann war für mich immer auf dem Boden gestanden und blieb dort auch weiterhin.

Moshé konnte reden und reden, und je mehr er sprach, desto differenzierter wurde er. Meistens blieb es uns überlassen, die Essenz aus dem Gesagten herauszufinden. Wir taten das natürlich abends nach dem Kurs und legten uns dann zufrieden ins Bett. Am anderen Morgen konnte Moshé dann seine Erläuterungen von gestern total über den Haufen werfen, ja ad absurdum führen – wir waren die Geprellten. Was er damit bei starken Menschen erreichte, war, daß sie anfingen selber nachzudenken und sich nicht mehr ausschließlich auf ihn zu verlassen. Und das war eigentlich das, was er wollte. In jedem Falle war es für alle sehr herausfordernd und anstrengend.

Es gibt ca. 2000 bis 3000 ATM-Lektionen. Wie „erfand" Feldenkrais immer wieder neue Lektionen?

Moshé hatte präzise Kenntnisse der menschlichen Anatomie. Alles, was in unserem Körper vor sich geht, hatte er gelernt. Alles was sich beobachten, empfinden, spüren ließ und sich daher erkennbar ausdrückte, war sein zweites Standbein in der Erforschung des Menschen. Und im Beobachten und Kombinieren war er eben ein Meister. Dort wo Moshé war, waren auch seine „Testpersonen". Er brauchte nur um sich zu schauen und zu sehen. Was sich verbessern ließ, war Anlaß für eine neue ATM, die er an sich selbst, am liebsten nachts, auf dem Boden liegend, erfand und entwickelte. So schnell wie möglich wollte er dann die eigenen Erfahrungen mit anderen ausprobieren. In meinem Elternhaus spielte sich das dann so ab, wie ich schon beschrieben habe. Ohne großes Aufsehen schob man die Stühle beiseite und legte sich auf den Boden. Oft wurde dann noch ein Tonbandgerät geholt und Moshé begann. Die Lektionen wurden an anderen Tagen und mit anderen Leuten wiederholt, verändert, verbessert.

Die Technik „Bewußtheit durch Bewegung" wird ja explizit „verbal" genannt. Kam diese Bezeichnung von Feldenkrais selbst?

Daran zweifle ich. Schon früh ist mir aufgefallen, daß Moshé mit präzisen Formulierungen Mühe hatte. Vielleicht waren sie ihm auch gar nicht so wichtig. In jedem Falle lag das nicht an seinen Sprachkenntnissen, denn er hatte ja schon seine Studien als Ingenieur und Physiker auf französisch gemacht. Es lag viel mehr an der Art und Weise, wie sein Gehirn arbeitete und an seiner Einstellung zu Sprache überhaupt. Er wußte, sah und kombinierte zu viel auf einmal, das heißt, er dachte sehr schnell, und das in Sprache umzusetzen, war für ihn ein ungeheures Dilemma. Sprache schien ihm daher, mit Fug und Recht, das beste Mittel zu Missverständnissen zu sein. In Amherst sagte er einmal "The moment you say something, it's already wrong". Was er damit meinte ist, daß wir nicht denken und sprechen können zur gleichen Zeit. Denken ist ein stiller Prozeß, Sprechen ist zum Kommunizieren, aber eben wie? Es gibt nie die absolut richtige Sprache für den Gedanken, denn wenn die Sprache hörbar wird, ist der Gedanke schon überholt.

Hier kann ich ein schönes Beispiel aus den Anfangszeiten meiner Praxis einfügen: Ich erhielt eines Tages ein Telefonat von einer Freundin, die weit weg im oberen Tal wohnte. Ihre Nachbarin, eine Bäuerin, war bei ihr zusammengebrochen und nun bat sie mich um Hilfe.

Eine halbe Stunde später waren beide bei mir und ich wurde Zeugin einer unglaublichen Geschichte. Maria Luisa, Mitte Fünfzig, war Bäuerin in einem abgelegenen Dorf. Sie war verheiratet, ohne Kinder und machte neben dem eigenen Haushalt auch noch den ihrer ledigen Brüder. Ihr Ehemann war frühpensioniert, Alkoholiker. So war sie für die ganze Arbeit in Haus und Hof alleine verantwortlich. Vor drei Monaten war ihr eine schwere Maschine auf die rechte Hand gefallen, hatte ihr das Gelenk gebrochen, Nerven, Muskeln und Bänder verletzt. Der zuständige Talarzt hatte ihr einen Gipsverband angelegt, der ihr starke Schmerzen verursachte. Schmerzstillende Tabletten halfen nicht, so daß ihr der Arzt den Gips wieder abnehmen mußte und die Hand in eine Schleife legte, nicht ohne ihr vorher gesagt zu haben, daß sie nur simuliere. Schwellung und Schmerzen gingen zurück und Maria Luisa wurde sofort zur Mobilisierung der Hand in die Physiotherapie geschickt. Dort fiel sie bei der ersten Behandlung vor Schmerzen in Ohnmacht, ging dann aber noch einmal. Sie wußte sich keinen anderen Rat. Denn draußen auf den Feldern wuchs das Gras und wenn sie nicht bald mähen würde, war das Futter für ihr Vieh verloren. Die Brüder waren ihr böse, der Mann verschwand einige Tage, als sie Hilfe bei Nachbarn holte, und Maria Luisa brach zusammen.

Durch das Erzählen ihrer Geschichte hatte sie sich etwas beruhigt und legte sich vertrauensvoll auf meine Liege. Ich holte Decken und Kissen und lagerte sie so bequem wie möglich. Dann untersuchte ich ihre verletzte Hand mit großer Vorsicht. Sie schaute dabei zu und als sie sicher war, daß ich ihr nicht wehtun würde, ließ sie den Kopf wieder sinken und überließ mir ihre Hand. Durch meine Arbeit wechselte diese die Farbe und Temperatur und die einzelnen Gelenke ließen sich wieder bewegen. Nach einer knappen halben Stunde setzte sich Maria Luisa wieder auf, betrachtete ihre Hand und begann sie mit der gleichen Vorsicht zu bewegen, wie ich das getan hatte. Hier saß eine intelligente Frau mit großer Lebenskraft! Ihr sofortiges Interesse war nur darauf gerichtet, wie sie weiter zu mir kommen konnte, ohne daß ihre Familie, der Arzt und die Physiotherapeutin davon erfuhren. Diese Klarheit und Einfachheit haben mich stark beeindruckt. Und sie vermittelte dies nicht durch Sprache, sondern auch durch ihr Handeln. Um die sechsstündige Reise zu mir zweimal wöchentlich in Angriff nehmen zu können, erfand sie Mittel und Wege, die von einer großen Lebensfähigkeit zeugen.

Die meisten Lektionen fanden in meiner Küche statt. Maria Luisa stand, saß und lernte mit Messern und Schwingbesen neu umzugehen. Alles, was ihr helfen konnte, ihre Hand wieder besser zu gebrauchen, nahm sie selbstverständlich und sofort an.

Sei es die Art, wie ihre Füße auf dem Boden standen, die Art, wie sie ihr Becken schwang um mit dem Wiegemesser zu schneiden. Zu Hause, nach getaner Arbeit, nahm sie sich Zeit um ihre Hand in feine Kräuter einzuwickeln und dann blieb sie sitzen und stellte sich die erste Stunde mit mir wieder vor. Alles, was sie lernte, entwickelte sie weiter, still und für sich, und barg es als ihr süßes Geheimnis. Durch den Unfall ihrer Hand hatte sie die Liebe zu sich selbst entdeckt. Die sozialen Verpflichtungen, die ihr oblagen, die Lieblosigkeit die sie durch ihre Familie erfuhr, schwächten sie nicht mehr. Sie brachte eine wunderbare Heuernte ein und war darüber die glücklichste Frau der Welt.

Maria Luisa war nicht an Bewußtheit interessiert, nicht am Gebrauch ihres Selbst, nicht an der Differenzierung ihrer Bewegungen. Sie war interessiert an ihrer Wiese – und dazu brauchte es keine Sprache.

Nie vorher hatte ich , so wie nach diesem Erlebnis, Moshés zwiespältige Gefühle zur Sprache besser nachempfinden können.

Trotzdem: Sprache war in „Bewußtheit durch Bewegung" nicht zu umgehen. Wie ist Feldenkrais mit diesem Konflikt umgegangen?

Wie mit vielen seiner Konflikte: Er fluchte darüber und tat es dann trotzdem. Franz Wurm hat ihm damals bei der verbalen Vermittlung seiner Lektionen unschätzbare sprachliche Dienste geleistet, denn schlußendlich mußte das Publikum ja verstehen können, was mit den Anweisungen, die Moshé gab, gemeint war.

Franz Wurm war es auch, der durch seine damalige Arbeit beim Schweizer Radio die zwölfteilige ATM-Serie möglich machte.

Ja. Die Sendereihe aus den Jahren 1968/69 im Schweizer Radio war sehr erfolgreich und wurde später als Audio-Kassetten verlegt. Es sind jeweils 30minütige Lektionen in „Bewußtheit durch Bewegung".

Diese Radiosendung war meines Wissens der erste und einzige breitgestreute Publikumsauftritt von Feldenkrais und seiner Methode in den elektronischen Medien im deutschsprachigen Raum.

Was fasziniert Dich so besonders an Feldenkrais?

Im Rahmen meines Elternhauses waren es seine selbstverständliche Art, zu sein und zu handeln. Denn mit seinem Dasein zog ein anderes Leben in unseren Alltag ein. Da wurden Menschen in Rollstühlen die Treppe zu unserer Wohnung hinaufgetragen, Menschen kamen an Stöcken, oder sie wurden geführt (der „Fall Doris" begann

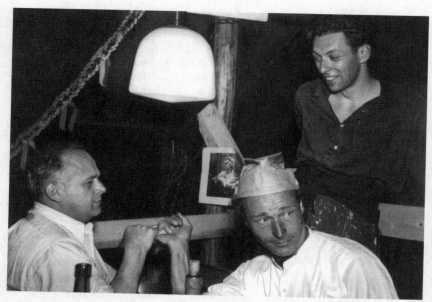

Moshé Feldenkrais, Franz Wurm und Hermann Hesses Sohn.

bei uns zu Hause) und verließen das Haus nach einer Stunde wieder, meist sichtlich verändert. Unsere Stube wurde zum Warteraum und die Wartenden wurden in unseren Alltag unkompliziert integriert.

Später als Erwachsene faszinierte mich an ihm Verschiedenes zu verschiedenen Zeiten. Die Tatsache, daß der Alltag für ihn Anlaß zur Forschung war, daß er kein Labor, keine wissenschaftlichen Abhandlungen dafür brauchte. Moshés Unterrichtsstil war nicht der eines Rhetorikers, er spielte keine Rolle und besonders nicht die eines Lehrers, das hat er immer wieder betont. Er brauchte sich auch nicht darzustellen. Er blieb echt, sich selbst treu, simpel und riskierte Fehler. Er war eine sprudelnde Quelle. Die Tatsache, daß er kein Heiliger und Besserwisser war, akzeptieren mußte, daß viele seiner eigenen Fragen unbeantwortet blieben, daß er litt, ungeduldig sein konnte, sehr viel rauchte, trank und aß, daß er Schmerzen hatte, Wut, kurz alles, was andere auch haben, machten ihn so menschlich und für mich so wahr.

Später, als ich mich mehr mit seiner Arbeit auseinandersetzte, wurde es immer spannender. Je mehr Lebenserfahrung ich hatte, desto besser verstand ich seine Freuden und Leiden. Je mehr ich mich selber kennenlernte, desto klarer, aber auch desto akzeptabler wurden mir meine eigenen Grenzen. Erst jetzt konnte die Frage entstehen, ob ich als Feldenkrais-Lehrerin „Feldenkrais" unterrichte oder „Lea Wolgensinger" unter zu Hilfenahme der Feldenkrais-Methode.

Heute, in einer so anders gearteten Welt als der seinen, fasziniert es mich am meisten, daß Feldenkrais stets wissenschaftlich dachte und zwar kompromißlos. Daneben war er ein großartiger Humanist. Und ihm ist wie nur ganz wenigen gelungen, als Praktiker beides in genialer Art und Weise zu vereinbaren. Das bedeutet praktische Hilfe für das tägliche Leben – wissen „wie" – in schwierigen Situationen, wo Wissenschaft allein nicht helfen kann.

Durch diese Fähigkeit hat er uns ein Erbe hinterlassen, welches offen ist und welches wir heute weiterentwickeln können und müssen. Und dafür bin ich sehr dankbar.

Wie geht es weiter?

(Lea Wolgensinger beschreibt anhand von Beispielen aus der Praxis, wie sie das Gedankengut von Moshé Feldenkrais in ihre Arbeit integriert und weiterentwickelt hat.)

Die Arbeit mit der Feldenkrais Methode befriedigt alle meine Wünsche: Sie hat mit Menschen zu tun, ist sinnlich, kreativ, spannend, abwechslungsreich, erfolgreich und daher befriedigend.

Ich kann vielen Menschen in oft kurzer Zeit zu größerer Lebensqualität verhelfen und bin bis jetzt immer in der Lage gewesen, für mich selbst und meine Gesundheit Verantwortung übernehmen zu können.

In meine Praxis kommen kein Ben Gurion oder Yehudi Menuhin. In meine Praxis kommen die Bäuerin aus dem Bergtal, das Artistenpaar des naheliegenden Kleintheaters, der Golfspieler vom benachbarten Eliteclub, die verhinderte Tänzerin als Hausfrau, der verunfallte Architekt, der kranke Arzt und die depressive Wirtin.

Sie alle kommen mit einem Problem, sie alle haben schon alles versucht, sie alle legen große Hoffnung in mich – und würde ich auf dieser Basis arbeiten, wäre ich nicht Schülerin von Moshé und hätte nicht weitergedacht. In der Arbeit mit meinen Klienten ist es mir daher ein großes Anliegen, diese übliche Sichtweise sofort in ein anderes Licht zu rücken.

Das kommt meinem Lebensgefühl sehr nahe: Ich erlebe den Alltag selten als langweilig, er ist Quelle meines Seins. Und das ist für mich auch die Feldenkrais-Methode: Nicht in der Routine zu ersticken, sondern in jeder Begebenheit das Besondere zu suchen. Das Alltägliche neu interpretieren und neue Wege beschreiten.

Übrigens eine von Moshés Besonderheiten war, daß er eine große Kontrolle über sein Schlafbedürfnis hatte. Er konnte ganz plötzlich aufstehen, sich in einen anderen Stuhl setzen und innert 3 bis 4 Minuten einschlafen. Daß er schlief, konnten wir daran erkennen, daß er entsetzlich laut schnarchte, sehr laut und sehr unregelmäßig atmend. Das wissen alle, die mit Feldenkrais zusammengelebt hatten. Nach einer viertel Stunde war er wieder wach und topfit, regeneriert.

Sprach er über seine Arbeit?

Feldenkrais sprach immer über seine Arbeit. Das war sein Thema. Immer. Er erzählte uns von seiner Arbeit mit dem englischen Theaterregisseur Peter Brooks, flocht Anekdoten ein über diesen und jenen, und er berichtete von seinen Erlebnissen im Münchner Kinderzentrum.

Sein Verhältnis zu Medizinern war sehr gespannt. Einerseits kritisierte er sie, andererseits suchte er immer wieder den Zugang zu ihnen.

Ja, er brauchte sie. Er suchte Boden in Europa, aber es war relativ schwierig für ihn, seine Methode ohne wissenschaftliche Anerkennung dort anzusiedeln, wo er sie gern gesehen hätte, nämlich in Schulen und Spitälern.

Was machte Feldenkrais im Kinderzentrum München?

Dorthin wurde er von Professor Reuter eingeladen. Er arbeitete mit den kleinen Patienten. Einmal erzählte er uns, wie er einem Kind im Beisein von sehr vielen Ärzten eine FI gab und dies offensichtlich mit großem Erfolg. Er arbeitete mit einem dieser Kinder, die bereits zwei oder drei Jahre dort behandelt wurden. Als das Kind nach der FI von Moshé mehrere Dinge tun konnte, die es eine Stunde vorher noch nicht zustande brachte, schien dies die zuschauenden Ärzte kaum zu berühren. Feldenkrais hatte uns darüber sehr empört und wütend erzählt. Er meinte, die Ärzte könnten einfach nicht über ihren Schatten springen. Sie würden sehen und Unterschiede wahrnehmen, aber das einzige, was sie nachher fragten, war so ungefähr „Und was machen Sie in Fällen von dieser und jener Krankheit?" Bei der Gelegenheit hat Moshé uns gegenüber seine Empörung und Wut über deren Unfähigkeit, verstehen zu wollen, geäußert. Ja, ausgerechnet im medizinischem Bereich gab es Erlebnisse, bei denen Moshé auf Menschen mit extremen Grenzen stieß.

Heute bewegt sich in der Medizin einiges. Zum Beispiel wurde in Zürich erst kürzlich eine medizinische Fakultät für Alternativ-Medizin errichtet. Vielleicht hätte Feldenkrais dort mehr ausrichten können.

Wahrscheinlich. Leider hatte er damals nicht die richtigen Leute getroffen und auch nicht die Fähigkeiten entwickelt, seine Arbeit in einer Art und Weise zu präsentieren, die die Leute mitriß. Er drehte das dann um und schimpfte mehrheitlich über Ärzte und Krankengymnasten. Moshé hatte auch Grund dazu. Er sah, wieviele Fehler gemacht wurden und wieviele Menschen nicht mehr zu einer größeren Lebensqualität zurückkamen, und daß viele Menschen entmündigt wurden durch Behandlungen, statt eigenverantwortlich ihr Leben in die Hand zu nehmen lernten. Er sah die Ergebnisse von vielen Fehldiagnosen.

Die Feldenkrais-Methode wird von vielen in die alternativ-medizinische Ecke ge-steckt. Meinst Du, Feldenkrais wäre, wenn er noch lebte, damit einverstanden gewesen?

Wer weiß das schon zu sagen. Vielleicht wäre ihm nichts anderes übrig geblieben, als diese Entwicklung zu akzeptieren. Ich glaube, Moshé war mit Haut und Haaren stets Wissenschaftler und zwar kompromißlos. Darum geriet er ja auch in Clinch mit jener Art von Wissenschaft, die sich nicht mehr hinterfragte.

(Bilder: Michael Wolgensinger)

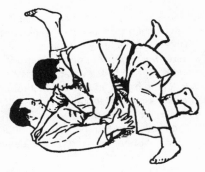

Denis Leri ist Amerikaner und lebt in der Nähe von San Francisco. Er hat mit Moshé Feldenkrais in den USA und Israel von 1973 – 1984 studiert. Er ist Feldenkrais-Trainer und leitet seit den 80er Jahren Feldenkrais-Trainings in den USA und Europa. Seit seiner Schulzeit beschäftigt er sich mit den Kampfkünsten (u.a. Judo, Aikido, Tai Chi und Karate) und der dahinter steckenden Philosophie und Psychologie.

2.8 Moshé zum Thema Kampfkünste (Moshé Feldenkrais und Judo)

Dennis Leri (alle Fragen)

Wir würden gerne etwas über Ihre Geschichte in den Kampfkünsten erfahren.

Oh, ich könnte darüber ein ganzes Buch schreiben...noch dazu eins, das wie warme Semmeln weggehen würde, weil es so interessant ist. Das ist eine außerordentliche Geschichte. Wenn Sie's kurz haben wollen, ist es so: Sie wissen, daß ich in ganz jungen Jahren nach Israel gegangen bin. Damals war's nicht Israel, sondern Palästina, und es stand unter britischer Verwaltung. Die Engländer regierten als große Experten in der Politik nach der von den Römern erfundenen Devise „Teile und herrsche". Das bedeutet, daß man (die Briten), wenn man ein Land besetzen will, ohne dort eine Million Soldaten stationieren zu müssen, nichts anderes zu tun braucht, als Herrn X zu sagen, daß Herr Y einem irgend etwas erzählt hat, oder man sagt Herrn X etwas Bestimmtes und Herrn Y etwas anderes, und innerhalb von fünf Wochen beginnen sich die beiden zu prügeln und hören damit nie wieder auf. Und man braucht nichts weiter zu sagen als „Sie (Herr X) haben Recht, nein Sie (Herr Y) haben Recht, nein Sie (Herr X) haben Recht..." (Gelächter)...und so kann man 25 Jahre lang ohne großen Aufwand – aber mit viel Blutvergießen – regieren. Wessen Blut? Das der Leute, die sich gegenseitig massakrieren. Sie haben das gleiche in Indien gemacht. So machen sie das überall auf der Welt. Denken Sie ja nicht, nur die Engländer tun das. All diejenigen, die über andere Leute herrschen, machen das so. Das ist eine weltweite Erfahrung. Jedenfalls so war's in Israel zur Zeit des britischen Mandats. Und der Ärger zwischen Juden und Arabern geht bis heute weiter – mit einem Haß, den die Briten unter Juden und Arabern angefacht haben. Denn die Juden und Araber lebten während ihrer ganzen gemeinsamen Geschichte wie Vettern zusammen, und während der Goldenen Epoche unserer Kultur, der Ära des Maimonides, lebten unsere größten Dichter und die größten Dichter und Mathematiker der Araber. Maimonides hat einige seiner Bücher auf Arabisch und andere auf Hebräisch geschrieben. Die Araber machten es genauso, sie konnten Hebräisch. Es war für beide ein Goldenes Zeitalter, und sie hatten nie Streit miteinander. Aber als die Briten kamen, säten sie Haß; den hatte es zwischen Juden und Arabern in den 2000 Jahren davor nicht gegeben. Dann kam ich nach Palästina; wir waren eine kleine Gruppe von Leuten, und wir ließen uns nur dort nieder, wo wir ein Stück Land kaufen konnten. Haben Sie jemals so eine Nation gesehen? Wieviel haben die Amerikaner den Indianern bezahlt, als sie ihnen das Land wegnahmen? Glasperlen, Glasperlen! Wir haben jedes Stück Land in all den ersten Kolonien gekauft. Bei Gründung der ersten Siedlungen hatten wir von der Regierung legal anerkannte Kaufverträge, wir bezahlten in bar, und alles hatte seine Richtigkeit. Dann…

Wenn ich die Geschichte auf diese Weise weitererzähle, brauchen wir „nur" zwei Tage dazu. Also es passierte später immer wieder, daß die Engländer irgendeinen Ärger anfingen, dann aber niemals einschritten, wenn Juden und Araber sich prügelten. Sie schickten zwar die Polizeitruppe, um Frieden zu stiften, aber die Polizisten kümmerten sich mehr um ihre Pferde als um das Blut, das da vergossen wurde. Sie kamen gewöhnlich bis zum Stadtrand und hielten dort für zwei Stunden an, um ihre Pferde zu füttern. In die Stadt selbst kamen sie meist erst, wenn es auf beiden Seiten schon 50 Tote gegeben hatte. Dann kamen sie und entwaffneten diejenigen, die Waffen hatten. Auch da entschieden sie ganz „objektiv". Die Araber hatten Schwerter und Dolche, doch weil sie diese jeden Tag am Gürtel trugen, wurde das als Teil ihrer Kleidung betrachtet, denn Araber haben immer einen Dolch bei sich. Wenn dagegen ein Jude ein mehr als 5 cm langes Messer hatte, wurde er verhaftet, weil er bewaffnet und für das Gemetzel verantwortlich war.

So kam es, daß eines Tages eine Gruppe von 43 Juden deshalb festgenommen wurde, weil sie ihr eigenes Leben und das Leben ihrer Frauen und Kinder bei einem Überfall der Araber auf Tel Aviv verteidigt hatten. Alle, die zu ihrer Verteidigung ein Messer bei sich trugen, wurden verhaftet, und einige von ihnen wurden sogar zum Tode verurteilt, weil sie gerichtlich für den Zusammenstoß verantwortlich gemacht worden waren. Auf arabischer Seite gab es bei dieser Gelegenheit Leute mit blutbeschmierten langen Schwertern, aber das war ja ihre „Alltagskleidung". Die Juden schworen nach diesem Blutbad natürlich Rache, und beim nächsten Zusammenstoß machten sie dasselbe mit den Arabern. Sie dürfen nicht denken, nur die hätten das so mit uns gemacht. Auf diese Weise regierten die Briten ganz nett vor sich hin, bis wir beschlossen, sie wegzuekeln. Wir machten ihnen das Leben so schwer, daß ihnen gar nichts anderes übrigblieb, als abzuziehen. Doch vor ihrem Abzug erwiesen sie uns den schlechtesten Dienst, den man jemanden erweisen kann. Wir baten die Araber zu bleiben. Wir sagten: „Wir sind hier, ihr seid hier, wir werden jetzt in Frieden leben. Bleibt hier, ihr könnt alle eure Rechte behalten, ihr werdet die gleichen Bürgerrechte haben wie wir." Die Briten gingen in alle arabischen Siedlungen und sagten den Leuten dort: „Seid nicht blöd, es herrscht Kriegszustand, ihr werdet vielleicht getötet. Geht von hier weg, geht nach Transjordanien, nach Ägypten, geht dorthin! In drei Tagen habt ihr diese verdammten Juden geschlagen. Sie haben keine Waffen, sie wollen einen Staat gründen, aber wie werden sie das anstellen? Wenn ihr alle zusammenhaltet, sind sie erledigt." So produzierten die Briten was man heute „Flüchtlinge" nennt, denn diejenigen, die ihnen glaubten, verließen das Land. Und statt in drei Tagen erledigt zu sein, haben wir sie alle zusammen in die Pfanne gehauen – ohne Waffen, mit nichts anderem als bloßem Mumm. Wissen Sie, wie wir ihre Panzer erledigt haben? Die Jungs gingen mit Molotows auf den Panzer los. Sie wurden getötet, und der Panzer wurde zerstört. Wir hatten Hunderte von solchen Leuten, die ihr Leben gaben mit den „Waffen", die die Juden nicht hatten. Man kann einen Panzer nur zerstören, wenn man den Molotowcocktail unter den Panzer legt. Es gab Hunderte, die das taten. Und zu Flüchtlingen kam es auf Betreiben der Briten, die den Arabern versichert hatten: „Nach Erledigung der Juden könnt ihr in drei Tagen wieder hier sein."

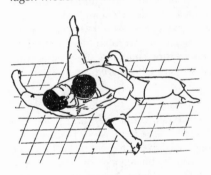

Es gab viele junge Männer wie mich, ich war damals 16 Jahre alt. Ich war wie alle anderen. Wir beschlossen: „Wir wollen lieber sterben, als diese beschissenen Briten hier zu lassen und wir werden nicht in alle Ewigkeit mit den Arabern verfeindet bleiben." So kam es, daß wir alle zusammen die Haganah, die Selbstverteidigungstruppe, gründeten. Wir waren 300 junge Männer. Wir besaßen nichts außer Stökken, wir hatten nicht einmal Messer. Wir taten uns alle zusammen und lernten, unsere Hände, Stöcke und alles, was uns sonst gerade in die Finger kam, zu benutzen, um die Bevölkerung zu schützen, die überhaupt nicht in der Lage war, sich selbst zu verteidigen.

Unter uns war auch ein Junge aus Deutschland, der Jiu-Jitsu-Experte war, und der gab uns den ersten Jiu-Jitsu-Unterricht. Nach einer Weile waren wir alle große Jiu-Jitsu-Meister, wir trainierten jeden Abend. Aber dann beruhigte sich die Lage für ein paar Monate, und viele kamen nicht mehr regelmäßig zum Training oder gaben ganz auf. Als dann die Unruhen wieder begannen, stellte sich heraus, daß von denen, die Jiu-Jitsu nicht kannten und nicht wie wir trainiert hatten, keiner verletzt oder getötet wurde, weil sie einfach die Flucht ergriffen und sich versteckten. Die großen Experten dagegen gingen mit bloßen Händen oder einem Stock auf die Gegner mit ihren Schwertern und Dolchen los, und die Hälfte von ihnen wurde verletzt oder getötet. Sie sehen also, die, die nicht trainiert hatten, retteten sich, indem sie wegliefen oder wenigstens nicht den Kopf riskierten, wenn's wirklich gefährlich wurde. Die Hälfte der blöden Idioten dagegen, die sich nach ein paar Monaten Training für Meister hielten, weil sie in der Turnhalle jemand, der sie halbherzig angriff, auf die Matte legen konnten, wurde getötet. Es ist genauso, als ob man nach einem Monat Aikido-Training versucht, mit jemandem zu kämpfen, der ein Schwert hat; dann kann man sehen, wieviel einem das Aikido dabei nützt. Also, das war das.

Ich konnte mich damit nicht abfinden und dachte bei mir: Dies Jiu-Jitsu ist ein idiotisches System. Klar, wenn ich mein Leben lang trainierte und Interesse daran hätte, ein Samurai zu werden und mich mein Leben lang auf Training und Kampf konzentrierte, wäre ich jederzeit vorbereitet, und selbst wenn ich die Straße entlang ginge, wären meine Hände bereit, das Schwert zu ziehen. Ich wüßte, daß ich unangreifbar bin. Wenn man dagegen nur zwei Monate lang übt und dann für zwei Jahre mit dem Training aussetzt und dabei meint, man könnte jemandem, der einen töten will, das Schwert aus der Hand nehmen, ist man ein unbedarfter Idiot, und die Erfolgschancen, die man hat, sind gleich null. Ich setzte mich also hin und sagte: Ich werde jetzt etwas ganz Komisches vorschlagen. Die meisten Tricks, die ich beim Jiu-Jitsu gelernt habe, taugen nichts. Was würdet ihr tun, wenn ich euch mit einem Messer angreife? Die Hand hochreißen? Also, das ist der Ansatzpunkt. Ich werde mit euch nur diese Bewegung üben, bis ihr – ausgehend von dieser ersten spontanen Bewegung – euren Kopf, eure Kehle und euren Körper ohne weitere Überlegung gegen jeden Angriff schützt.

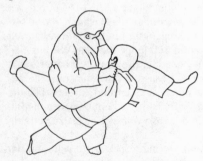

Und dann habe ich mir eine Gruppe von Leuten genommen und jeden einzelnen mit einem Messer angegriffen und sie dabei fotografiert. So habe ich ihre erste Bewegung festgehalten und dabei eindeutig festgestellt, daß niemand bei einem echten Angriff dasteht und nach dem Messer greift. Er tut vielmehr etwas, um sich zu schützen. Er geht nicht zum Gegenangriff über, sondern schirmt seinen Kopf, seine Kehle oder seinen Rücken mit seinem Arm gegen den Angriff ab. Wenn Sie versuchen, jemanden zu schlagen, werden Sie sehen, was er tut. Er wird Ihnen nicht mit herunterhängenden Armen schutzlos gegenüberstehen. Wenn Sie ihn mit einem Stock schlagen, wird er seinem Kopf schützen, ihnen den Rücken zuwenden und Sie darauf einschlagen lassen. Die meisten Menschen – selbst in Filmen, in denen Leute zur Strafe mit Stöcken geschlagen werden – lassen sich immer nur auf den Rücken schlagen. Der Rücken tut dann zwar weh, aber es ist nicht gefährlich, es sei denn Sie zertrümmern dem Betreffenden dabei alle Knochen, was durchaus möglich ist. Aber selbst wenn Sie ihm jeden einzelnen Knochen brechen, wird er nicht sterben; er stirbt später, aber nicht auf der Stelle. Meine Idee war also herauszufinden, welches die erste Bewegung ist, die man macht. Darauf habe ich dann ein Verteidigungssystem gegen jede Art von Angriff aufgebaut, bei dem die erste Bewegung nicht etwas vorher Überlegtes, Geplantes ist, sondern was man wirklich macht, wenn man erschrickt. Und ich schlug vor: „Okay, versuchen wir mal, die Leute jetzt so zu trainieren, daß wir dort anfangen, wo ihre erste spontane Bewegung aufhört. Wir trainieren wie früher drei Monate lang, setzen dann ein Jahr aus, und im Jahr darauf versuchen wir es noch einmal mit einem Angriff." Und tatsächlich war im folgenden Jahr die erste von ihnen gemachte Geste der Verteidigung eine Fortsetzung der allerersten spontanen Bewegung. Das war außerordentlich interessant! Die meisten machten ohne weiteres sofort das Richtige. Sie taten das spontan, und ich freute mich wie ein Schneekönig. Ich holte mir natürlich ein paar andere Kerle in der Haganah als Helfer, und wir haben zwei, drei Jahre daran gearbeitet, diese Idee zu perfektionieren. Ich habe die Sache dann der Leitung der Haganah vorgelegt, die damals eine Geheimgruppe war – keiner kannte ihre Namen, um sicherzustellen, daß sie nicht an die Briten verraten und gehängt würden. Ich erinnere mich bis heute an die 25 Pfund Sterling, die sie mir gaben, was 1921 enorm viel Geld war. Mit diesen £ 25 brachte ich ein Buch über dieses System auf Hebräisch heraus. Es wurde an jeden Mann in der Haganah verteilt, so daß diejenigen, die nicht in Tel Aviv, sondern in anderen Kolonien lebten, mit dem Buch lernen konnten, was sie tun müssen. Es gab auch Illustrationen dazu, alles…

Wenn das Buch in die Hände der Briten gefallen wäre und sie erfahren hätten, daß ich der Autor war, hätten sie mich wahrscheinlich verhaftet und nach den Namen der Haganah-Leiter befragt und so weiter. Daher war ich am Tag, als das Buch herauskam, bereits in Frankreich. Der Mann, der uns die £ 25 dafür gegeben hatte, war Oberst Keeche, ein britischer Oberst. Die Sache war also gelaufen. Ich verließ das Land und ging nach Frankreich, um Elektromechanik zu studieren, und vergaß die ganze verdammte Geschichte, weil ich mit meinem Studium beschäftigt war.

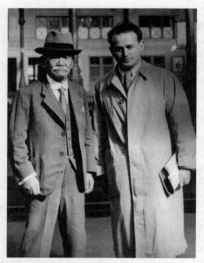

Abb. 1:   Prof. Kano und
          Moshé Feldenkrais 1938

Die Leute in dem Hotel, in dem ich wohnte, wußten, daß ich so ein paar Tricks, wie Sie sie eben gesehen haben, kannte [Moshé hatte einige der von ihm entwickelten Techniken demonstriert, der Hrsg.]. Der Hausmeister wußte, daß ich aus Palästina war – es war damals noch nicht Israel – und daß ich etwas von Selbstverteidigung verstand und Leute auf die Matte legen, außer Gefecht setzen und alles Mögliche mit ihnen anstellen konnte. Eines Tages zeigte er mir eine Sportzeitschrift: „Seh'n Sie mal, hier steht etwas über eine Vorführung, bei der ein japanischer Erziehungsminister, Professor Kano, in Paris Judo demonstrieren wird." [Jigaro Kano ist der Begründer des Judo, der Hrsg.] Der japanische Botschafter würde auch anwesend sein. Ich wußte nicht, wer Kano war, aber es imponierte mir wirklich, daß ein Mann, der Judo betreibt, was mir zwar unbekannt war, doch eine Kampfkunst zu sein schien, die mit Jiu-Jitsu oder so etwas verwandt war, eine Demonstration geben würde. Das wollte ich sehen… Zu Anfang allerdings sagte ich, daß ich mich auf Prüfungen vorbereiten müßte und mich deshalb nicht damit abgeben wollte. Aber dann sagten die Leute: „Warum gehen Sie nicht doch hin? Das könnte bestimmt interessant sein." Also entschloß ich mich, hinzugehen und mir das anzusehen. Wegen des Erziehungsministers und des Botschafters … gab es dort eine Polizeiwache, und nur Leute mit Einladung wurden durchgelassen; das wurde überprüft. Ich hatte aber keine und wurde deshalb nicht reingelassen.

Als ich feststellte, daß nichts zu machen war, war ich beleidigt, verärgert, denn immerhin interessieren mich solche Sachen, und ich war nicht wegen des Botschafters gekommen, sondern weil ich sehen wollte, was es mit Judo auf sich hat. Ich hatte nicht die leiseste Ahnung, aber es hatte eindeutig etwas mit Kampfkünsten zu tun, und deshalb interessierte ich mich dafür. Ich ging also nach Hause und holte mein hebräisches Buch mit den Bildern über diese Selbstverteidigungsangelegenheit und ging wieder zum Eingang. Ich hatte eine Karte bei mir und schrieb darauf: „Sie sehen, daß ich mich für Jiu-Jitsu interessiere und es studiert habe. Mich interessiert, was Judo ist und wie es gemacht wird. Würden Sie dafür sorgen, daß ich die Vorführung sehen kann?" Diese Nachricht war für Professor Kano. Ich bat den Mann am

Eingang, sie ihm zu geben. Ich hatte keine große Hoffnung, daß er sie erhalten würde, und ich wußte nicht, ob er Französisch lesen konnte. Japanisch konnte er lesen. Vielleicht wußte er nicht einmal, was das ist, Französisch, trotzdem erhoffte ich das Beste. Ich stand also da und wartete eine Viertelstunde, und dann erlebte ich die Überraschung meines Lebens. Ein japanischer Herr kam heraus und öffnete mir die Tür, schob die Leute auseinander, führte mich in die Halle und gab mir einen ganz guten Platz – nicht den besten, aber einen, von dem aus ich alles sehen konnte. (Gelächter)

Ich saß also da und schaute zu. Ich sah zu, ich konnte nicht … es kam mir sehr komisch vor. Komisch war folgendes: Kano war ein winzig kleiner Mann, er war alt, und sein Gesicht war voller Falten und so. Und hinter ihm sah ich den japanischen Botschafter Sigumaro, der ungefähr 6 Fuß 5 Inches groß war – für einen Japaner etwas ganz Außergewöhnliches, größer als Sie und fülliger – eine imponierende Gestalt. Und dieser kleine Kano. Immer wenn er aufstand, stand der japanische Botschafter auch auf und setzte sich erst wieder hin, wenn Kano sich hinsetzte. Ich sagte mir: „Sehr komisch. Bloß weil einer ein paar Tricks in Jiu-Jitsu oder so was Ähnlichem kann … warum muß der Botschafter ihn so anschauen, als wäre er ein Halbgott?" Das schien tatsächlich lächerlich, ich konnte das nicht verstehen. Der französische Minister saß dort und konnte auch nicht verstehen, was da vor sich ging.

Dann wurden zwei Typen hereingeführt. Einer von ihnen war Kotani, der andere Ida. Sie (zeigt auf Mia) war in Japan; sie war dabei, als ich Kotani getroffen habe und ihm sagte: „Sie sind Kotani, und Sie haben 1932 in Paris die Demonstration gegeben." Er konnte einfach nicht verstehen, wie es kam, daß jemand wußte, daß er 1932 zu einer Vorführung in Paris war. Für mich aber war die Demonstration etwas ganz Außergewöhnliches, darum blieb sie in meinem Gedächtnis haften, und deshalb erkannte ich ihn wieder. Ida ist einer der größten Könner in der Bodentechnik, im Bodenringen, in Judo. Es gibt in Japan zwei Bücher von Ida, die selbst dort Seltenheitswert haben – wunderbare Bücher. Obgleich er ein kleiner Kerl war, konnte er außergewöhnliche Sachen machen. Die beiden waren da, weil Kotani in Cambridge Mathematik studierte. Was Ida machte, wußte ich nicht, doch ich hörte, daß Kano diese beiden eingeladen hatte, weil sie erstklassige Judoleute waren, und sie gaben gemeinsam diese Vorführung. Sie kamen mir wie dumme Tölpel vor. Erst fiel einer hin, dann der andere, er flog plötzlich durch die Luft, und es sah wie ein Kinderspiel aus. Es war eine eindeutig abgemachte Sache, denn sie machten erst überhaupt nichts, und auf einmal flog ein Typ, und dann machten sie Geräusche, riefen „Ha", machten einen Wurf … es sah ganz und gar absurd aus … Ich glaubte wirklich, daß alles vorher abgesprochen worden war, daß es sich um einen Kata handelte, eine Übungsform, und nicht um einen Randori oder Freistil-Kampf. Das kam mir nicht echt vor, doch die beiden gehörten angeblich zu den Besten. Einer hatte den sechsten Dan im Kodokan und der andere den fünften, und beide hatten vorher schon zweimal in Japan die Meisterschaft gewonnen. Beide waren außergewöhnliche

Kerle. Ihre Arbeit sah wie Spiel aus. Die Plattform, auf der sie kämpften, war wie ein Ring, und sie nutzten den ganzen Ring aus, sie waren überall. Es war ein herrlicher Anblick, und ich kann mich bis auf den heutigen Tag daran erinnern, wie ich einfach nicht verstehen konnte, was ich sah. Ich schaute also zu, und plötzlich stand der kleine, alte Mann auf, ging auf die Plattform und fing an, mit den beiden Judo zu machen. Er versuchte, mit jedem Randori zu machen. Diese beiden waren kräftige Kerle mit schrecklich starken Muskeln und wunderbarem Bewegungsstil; und dann kommt da ein alter Mann von 60 oder 70 – ich konnte aber nicht genau erkennen, wie alt er war ... wie sollte man das bei einem alten Japaner auch erkennen? – und er macht etwas ganz Komisches: Er nimmt den jungen Kraftprotz und macht eine einfache Bewegung, hält ihn so, sagt; „Ha" und wirft ihn. Ich dachte: „Keine Frage, der andere Typ läßt das einfach mit sich machen", und dann warf er ihn nochmal. Ich hielt das alles für reine Augenwischerei und dachte bei mir: „Kano, du bist zwar ein großer Experte, aber in meinen Händen würdest du höchstens 10 Sekunden am Leben bleiben!" (Gelächter) Ich war wirklich fest davon überzeugt, denn ich hatte, wie Sie wissen, echte Kampferfahrung mit Schießen, Messer- und Steinwürfen. Und was ich da sah, schien mir eine unechte und theatralische Angelegenheit zu sein. Deshalb dachte ich, ich könnte sie selbstverständlich alle miteinander einseifen.

Da ich während der Vorführung nichts Besseres zu tun hatte, blieb ich also sitzen und schaute zu. Als sie vorbei war, gingen alle hinaus. Das Publikum war auf Einladung des Ministers gekommen, und alle waren im Smoking und fein herausgeputzt, ich aber sah wie ein normaler Bürger aus und wollte mich nicht unter sie mischen. Ich sagte mir also: „Okay, ich hab's nicht eilig. Wenn alle draußen sind, werde ich ihnen gemütlich folgen", was ich auch tat. Ich hatte vor, nach Hause zu gehen. Ich war ziemlich enttäuscht. Es war zwar nett anzusehen gewesen, aber ich hatte nicht den Eindruck, etwas von dieser Schau lernen zu können. Ich ging also zum Ausgang, und da kam plötzlich jemand auf mich zu und sagte: „Entschuldigen Sie, sind Sie Feldenkrais?" Ich bejahte das. „Professor Kano läßt fragen, ob Sie Lust haben, mit ihm zu Abend zu essen?" Ich fiel fast vom Stuhl. Ich konnte das nicht glauben und dachte, das wäre ein Witz. Zu Abend essen? Ich sagte also zu, aber meine Frau war zu Hause, und ich hatte ihr gesagt, daß die Vorführung nicht länger als 10 Uhr oder so dauern würde. „Ich komme direkt danach zurück", hatte ich gesagt. (Zu Jerry Karzan, der Moshé ein paar „Blintzes" gebracht hatte und ihn daran erinnerte, daß sie kalt würden, meinte er, da hatte ich was viel Besseres zu essen. Moshé lachte ... genoß ganz offensichtlich die Erinnerung an dieses Essen in Paris mehr als die Aussicht auf ein paar kalte „Deli Blintzes".) Jedenfalls, man sagte mir: „Würden Sie bitte hier warten", und während die Zuschauer noch auseinandergingen, fuhr ein großer Rolls-Royce vor, und als erster stieg Kano ein. Der japanische Botschafter stand da und half mir in den Wagen, und da saß ich nun zwischen Kano und diesem japanischen Botschafter. Ich saß wie auf Kohlen. Ich wußte nicht, was ich sagen sollte, was ich tun sollte.

Sie dürfen nicht vergessen, daß ich ein junger Mann war, der aus einem kleinen ländlichen Flecken nach Paris gekommen war und sich plötzlich auf dem Höhepunkt einer Situation befand, von der er nie hätte träumen können. Ich wußte wirklich nicht, was ich machen sollte. Obgleich ich versuchte, möglichst gelassen zu sein, lief mir abwechselnd kalter und warmer Schweiß herunter. Wo wurden wir hingefahren? Es gibt in Paris ein großes Hotel, wo alle japanischen Besucher von Rang hingehen, ein sehr teures, exklusives Hotel. Da kamen wir also an, der japanische Botschafter stieg aus, öffnete mir die Tür und half mir aus dem Wagen. Wir gingen ins Hotel und er fragte mich: „Was möchten Sie zu Abend essen?" Ich weiß nicht, was ich … Ich sagte: „Dasselbe wie Sie." Er darauf: „Wissen Sie, ich mag Forelle; ich möchte eine Forelle zu Abend essen." Für mich war eine Forelle damals kein großartiges Abendessen. Ich war sehr kräftig und jung und hätte fünf Forellen als bloße Vorspeise essen können. Na ja, ich mußte mich anpassen. Wir gingen in einen riesigen Saal so etwa von der Größe eines Basketballplatzes, und er war wie ein normaler Dojo mit Tatami-Matten ausgelegt. Auf dem Boden stand ein kleiner Tisch. „Komische Art, sich zum Essen zu setzen", dachte ich, aber ich setzte mich auch auf den Boden. Kano saß mir gegenüber, und zwei Orang-Utans, außerordentliche Kerle, bedienten uns. Einer hatte einen Schnurrbart, und man konnte sehen, daß er enorme Kraft besaß. An Kano kann ich mich bis heute erinnern. Stellen Sie sich vor, Sie sitzen hier, das bin ich, und Kano sitzt dort, und der große Kerl kommt, um etwas auf den Tisch zu stellen und macht auffordernde Gesten mit der Hand. Ich konnte daraus nicht schlau werden, also bewegte ich die Hand auch so (Gelächter). Ich wußte nicht, was er wollte. Er wiederholte also das mit der Hand und neigte sich dann so nach vorne, er machte eine Verbeugung. Er bewegte seine Hand zwischen dem Tisch und mir hin und her. Jedesmal, wenn er etwas brachte, machte er genau dasselbe… pom, pom, pom… Okay, alles war neu und seltsam, und ich saß da mit Kano und wußte nicht, was er von mir wollte. Ich hatte keine Ahnung, wozu dies hochherrschaftliche Abendessen gut sein sollte.

Und dann erzählte er mir Geschichten von seinen Schülern, z.B. von dem Orang-Utan Nagaoka. Damals bedeutete mir der Name Nagaoka genauso viel, wie wenn Sie mir jetzt Gerald Ford nennen würden (Gelächter). Um die Unterhaltung nicht abbrechen zu lassen, fragte ich: „Wer ist Nagaoka?" Kano sagte, er sei der führende Kodokan-Lehrer. Zu dieser Zeit, um 1930 herum, gab es zwei Judogrößen, Nagaoka und Mifuni. Nagaoka war der stärkste Mann im Kodokan und Mifuni der schnellste, qualitativ beste – ein ziemlich kleiner Kerl, aber er konnte jeden schlagen. Ich bekam eine ganze Menge sehr langer Geschichten zu hören, Kano erzählte mir erstaunliche Dinge. Er erzählte mir später noch mehr von Mifuni. Wir trafen uns danach noch an die zwölfmal. Er erzählte mir, daß Mifuni ein geborener Draufgänger war und er selbst zwei- bis dreimal pro Jahr zur Polizei gehen mußte, um ihn aus dem Gefängnis zu holen. Wo immer es eine Schlägerei gab, wo immer ein Kampf ausbrach, Mifuni war dabei. Und gewöhnlich mußte ein Krankenwagen ein Dutzend Leute abtransportieren, und die Polizei nahm ihn fest (Gelächter). Können Sie Sich das vorstellen? Kano mußte dann seine Beziehungen als Untersekretär für Erziehung spielen lassen. Er erzählte mir, daß er Mifuni vielleicht dreißigmal in seinem Leben aus dem Gefängnis hatte holen müssen.

Aber hier traten sie als zwei nette Herren auf, nur daß sie komisch angezogen waren mit ihren schwarzen Gürteln und ihren Judo-gis [weißer Übungsanzug, der Hrsg.], die ich damals zum ersten mal sah. Beide hatten japanische Sandalen an. Sie servierten uns beiden das Abendessen, Kano und ich saßen am Tisch. Nach dem Essen fragten sie mich, wer ich sei und was ich in Paris mache. Ich war erstaunt zu erfahren, daß er wußte, was eine Bibel ist. Ich erzählte ihm, daß ich aus Palästina stamme. Er wußte, daß es eine Bibel gibt und daß es auf der Welt Juden gibt. Ich dachte, daß die Japaner davon keine Ahnung hätten, er war jedoch offensichtlich ein gebildeter Mensch, der eine Menge wußte. Er fragte mich, wie und wann ich nach Israel gegangen sei, wer meine Eltern seien. Ich erzählte ihm meine ganze Lebensgeschichte, hatte dabei aber nicht den geringsten Schimmer, was er von mir wollte.

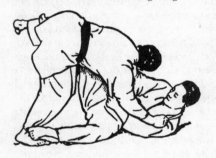

Als das Abendessen dann vorbei war, nahm er mein hebräisches Buch und sagte zu mir: „Ich kann das verstehen, auch wenn ich es nicht lesen kann.“ Er sagte: „Aber hier ist etwas, was ich nicht verstehe. Zeigen Sie mir, wie Sie diese Technik ausführen“ (eine Messerentwaffnungstechnik). Es handelte sich dabei um einen Teil meines Buches, meine eigene Erfindung, einen modifizierten Jiu-Jitsu-Trick. Und der war in dem Buch. Es war also klar, daß er sich die Bilder angesehen hatte. Er sagte: „Es ist wirklich seltsam, ich kenne elf Ryus – d.h. elf verschiedene Richtungen der Kampfkunst in Japan –, die ich alle gelernt habe, bevor ich mit Judo anfing. Ich kenne alle Tricks, die es gibt, aber diesen hier habe ich noch nie gesehen. Wo haben Sie den her?“ Ich erzählte ihm also die Geschichte, wie ich dazu gekommen war. Die, die ich Ihnen gerade erzählt habe. Er sah verblüfft aus und sagte: „Das ist wunderbar. Zeigen Sie mir das einmal.“ Ich machte das also mit einem richtigen Messer, das auf dem Tisch lag, und schlug ihm das Messer natürlich aus der Hand. Ich war kräftig und schnell, und das Messer flog weg, eine halbe Meile. Und da applaudierte er laut. Nagaoka kam dazu, und Kano gab ihm das Messer und sagte: „Versuchen Sie es einmal mit ihm; ich möchte das noch einmal sehen.“ Ich machte das Ganze noch einmal, er schaute zu und fand das gut. Er stellte das nicht groß zur Schau … Sie wissen, die Japaner sind gelassen. Trotzdem war klar, daß es ihn interessierte.

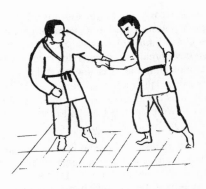

Dann blätterte er weiter in dem Buch und sagte: „Das hier ist sehr interessant. Aber schauen Sie, was Sie hier zeigen (einen Würgegriff), das taugt nichts." Ich sagte: „Was meinen Sie mit 'es taugt nichts'? Warum nicht?" Ich sagte ihm, daß es in meiner Erfahrung noch nie jemanden gegeben hätte, der in der Lage war, sich daraus zu befreien, ausgenommen als Toter. Er sagte: „Hmmmm, das geht nicht." Ich sagte: „Geht nicht? Okay, zeigen Sie mir, warum das nicht geht." Die Technik bestand darin, „daß ich Sie zu Boden zwinge und Ihre Kehle mit meinen Händen zuschnüre. Wenn ich eine Jacke oder Ähnliches zu Hilfe nehme und all meine Kraft anwende, haben Sie höchstens noch eine Minute zu leben ... eine Minute, eine Sekunde. Ihnen wird sofort schwarz vor Augen, Sie kriegen keine Luft mehr." Er sagte: „Probieren Sie das an mir aus." Und da ich viel stärker als dieser kleine Mann war, dachte ich, 'mit so einem alten Mann muß ich behutsam umgehen.' Also machte ich es langsam, stellte dabei aber fest, daß ihm das überhaupt nichts ausmachte und drückte daher so stark ich konnte. Und ob Sie's mir glauben oder nicht, ich begann plötzlich das Bewußtsein zu verlieren. Ich hatte keine Ahnung, was mir geschah. Er sagte: „Sehen Sie, das taugt nichts." (haha) Ich fragte ihn also, was passiert sei, ich hätte keine Ahnung, mir wäre auf einmal schwarz vor Augen geworden. Er erklärte mir also folgendes: „Sehen Sie, das Erdrosseln...", er sagte das auf französisch: „Strangulation, pardon? Comme ça? Pardon, comme ça? Wenn Sie Ihren Arm gerade machen, können Sie niemanden erwürgen." Ich sagte: „Ich mache das aber immer so, und es klappt immer." Er: „Das mag sein, aber normale Menschen verstehen nichts von Selbstverteidigung. Versuchen Sie es nochmal." Ich hatte keine rechte Lust auf einen zweiten Versuch, weil mir so etwas bisher noch nie passiert war. Ich sagte: „Okay, ich versuche es nochmal". Und während ich noch einmal damit anfing, wurde mir klar, daß er beide Hände total frei hatte und meine eigene Kraft dazu benutzte, mich zu erdrosseln. Mich nicht einfach nur zu würgen, mir nur die Luft abzudrücken, sondern mir die Blutzufuhr zum Gehirn abzuschneiden. Das war schrecklich für mich, denn etwas, worauf ich mich bisher immer verlassen hatte, meine

Stärke und die Art und Weise, wie ich die Technik ausführte, … plötzlich erlebte ich, daß ich mich um so mehr selbst strangulierte, je mehr ich zudrückte. Ich verlor das Bewußtsein – nicht er. Und ich merkte überhaupt nichts, denn es war so perfekt gemacht. Ich bemerkte nicht einmal, daß er mich festhielt. Ich sah ihn seine Hände so halten, seine Finger da hinlegen, aber was ging mich das an? Ich hatte ihn in einem Griff, von dem ich sicher war, daß er ihn erledigen würde. Und er sagte: „Sie sind ein intelligenter Mann, ich muß mir diese Messertechnik genauer ansehen. Sie sehen aber selbst, daß Ihr Buch nicht viel taugt. Es ist trotzdem sehr interessant." Es war nach zwei Uhr, als wir unser Gespräch beendeten.

Ich kam um drei Uhr nach Hause, und meine Frau war in großer Sorge. Sie war zu dem Veranstaltungsort der Judovorführung gegangen, aber dort war alles zu, und ich war nicht zu finden. Ich wollte eigentlich anrufen, aber was kann man machen? Ich traute mich nicht. Ich meinte, es sei unmöglich, mich zu entschuldigen, um telephonieren zu gehen. Ich wollte anrufen; ich dachte zwanzigmal daran, aber irgendwie hatte ich das Gefühl, das wäre zu viel Umstand. Ich hätte ihm für den Anruf Geld geben müssen…; es sind solche Kleinigkeiten, die das Leben kompliziert machen! Ich saß also da und wollte eigentlich nach Hause gehen, denn ich mußte morgens früh in die Hochschule. Ich machte damals mein Ingenieurstudium. Ich hatte mich nicht auf meine Mathematikprüfung am nächsten Tag vorbereitet. Ich hörte zu und war auch interessiert, aber eigentlich wollte ich nach Hause. Zum Schluß erklärte mir Kano, warum man jemanden auf diese Weise erwürgen muß – das Prinzip davon. Er sagte mir auch noch, er würde meinen Messerentwaffnungstrick ein Jahr lang im Kodokan ausprobieren, um herauszubekommen, warum er nicht benutzt wurde. Er meinte, er sei vielleicht zu gefährlich oder würde nicht funktionieren, oder es sei zu leicht, sich dagegen zu wehren. Ihn faszinierte aber, daß er ihn noch nie gesehen hatte. Es war spät nachts, halb drei. Er wollte schlafen gehen und mich deshalb wegschicken. Ich sagte daraufhin: „Kann ich ein Taxi bekommen, die Metro fährt nämlich nicht mehr, und ich muß irgendwie nach Hause?" „Oh", sagte er, und der Rolls-Royce des Botschafters fuhr mit Chauffeur vor und brachte mich nach Hause. Ich saß ganz allein im Wagen und kam zu dem Schluß, daß mir das Spaß machte. Meine Frau saß noch wach im Bett, als ich nach Hause kam. Sie hatte sich Sorgen gemacht und nicht gewußt, was sie tun sollte. Ich verbrachte also noch ein paar Stunden damit, ihr die ganze Geschichte zu erzählen, und tat in dieser Nacht kein Auge zu.

Dann vergaß ich die Sache. Es war ein nettes Erlebnis gewesen und damit basta. Zwei Tage später kam ein Anruf von der japanischen Botschaft, und mir wurde mitgeteilt, daß Kano dort einen Brief für mich hinterlassen hatte und daß der japanische Botschafter mich sehen möchte. Ich dachte: „Oh, ich habe keine Zeit, einen Abend nach dem anderen mit solchem Zeug zu vergeuden. Was ich gesehen habe, habe ich gesehen, und damit soll's gut sein." Ich traute mich aber nicht, den Anruf einfach zu ignorieren und rief deshalb zurück. Er redete sehr freundlich mit mir, so als ob wir uns schon ewig kannten, und sagte: „Professor Kano ist nach London gefahren, er wird aber morgen zurück sein, und er hat mich gebeten, Sie zum Mittagessen einzuladen, weil er mit Ihnen sprechen will. Ich werde auch dabei sein." Diesmal wußte ich wirklich nicht, was ich machen sollte. In meiner normalen Kluft konnte ich nicht zu dem Essen gehen. Ich kaufte mir daher eine Art Smoking, den ich danach nie wieder angezogen habe. Ich fühlte mich darin nicht wohl und kam mir wie ein tollpatschiger Affe vor. Ich meinte, ich müßte mich für das Mittagessen mit den beiden piekfein machen. Diese Typen redeten mit mir wie mit einem richtigen Gast. Sie waren höflich, ließen mich zuerst Platz nehmen und so weiter. Ich dachte: „Worauf habe ich mich bloß eingelassen?" Und dann sagt Kano zu mir: „Ich glaube, Sie sind ein Mann, dem es gelingen wird, Judo nach Europa zu bringen. Wir haben es schon drei- oder viermal versucht, immer vergeblich. Wir haben Ida geschickt, den Mann, den Sie bei der Vorführung gesehen haben. Er fing mit einer großen Gruppe an. Nach drei Monaten kam kein Mensch mehr, und er mußte schließen. Wir haben es auch mehrere andere Experten versuchen lassen, und es klappte wieder nicht. Ich bin der Meinung, daß Sie das Zeug dazu haben. Sie dürfen aber nicht weiter den Schrott unterrichten, der in Ihrem Buch steht. Sie müssen richtiges Judo lernen." Ich sagte: „Ich habe keine Zeit, irgendetwas richtig zu lernen, weil ich gerade an der Universität studiere." Er sagte: „Wir werden dafür sorgen, daß Sie die nötige Zeit dazu haben. Wir werden Sie zu einem Fachmann aus Japan schicken, der Ihnen Judo beibringen wird. Und ich werde dafür sorgen, daß aus Ihnen ein guter Judomann wird. Wenn Sie die Ausbildung abgeschlossen haben, werden Sie mit seiner Hilfe einen Klub gründen. Ich werde Ihnen vier Filmrollen schicken, auf denen Sie Judo mit mir, Nagaoka, Yokoyama und Mifuni sehen können – das beste Judo, das je gefilmt worden ist. Wir werden Ihren Trick testen. Wenn er wirklich gut ist, werden Sie der erste Weiße sein, von dem ein Judotrick im Lehrprogramm des Kodokan zu finden ist. In der Zwischenzeit, während Sie Judo lernen, wird sich der japanische Botschafter um Ihre Bedürfnisse kümmern. Was immer Sie brauchen, rufen Sie ihn an. Er wird alles, was Sie wünschen, für Sie tun, um Ihnen zu helfen, Fortschritte zu machen." Auf diese Weise kam ich zum Judo.

In den Filmen gab es einige nette Sachen und auch etwas sehr Komisches. Der schwarze Gürtel, der erste Dan, kämpft gegen den zweiten Dan, und da sieht man, daß der erste Dan nicht die geringste Chance hat. Man kann das sehen. Der zweite Dan macht, was er will. Und man sieht diesen großen Helden, der alles macht, wie er dann auf den dritten Dan trifft; und auf einmal ist er derjenige, mit dem gespielt wird. Denn damals brauchte man fünf bis sechs Jahre, um die Dans zu bekommen, und die Leute wurden dabei wirklich geformt, nicht wie heutzutage – man bekommt den Gürtel, wenn man eine bestimmte Summe bezahlt hat und sechs Jahre im Dojo war. Um den sechsten Dan zu bekommen, mußte man einer unter fünf Millionen sein – der beste. Heute bekommt jeder, der einen Klub besucht, in einem oder anderthalb Jahren den schwarzen Gürtel. Das bedeutet also nicht mehr viel. Ein schwarzer Gürtel ist heute eine zweitrangige Leistung. Man kann das sogar bei den höheren Rängen in den Olympischen Spielen sehen. Das ist das Häßlichste, was ich je gesehen habe, schlimmer als Boxen, schlimmer als Ringen! Beide sind netter als das Judo, welches in den Olympischen Spielen vorgeführt wird. Wenn Kano das sähe, würde er sterben.

Warum hat sich die Qualität des Judo verschlechtert?

Weil Kano zu seinen Lebzeiten nicht erlaubte, daß Judo in die Olympischen Spiele kam, und auch keine Gewichtsklassenunterschiede zuließ. Allein aufs Können kam es an. Bei den Olympischen Spielen gibt es Gewichtskategorien, weil man dort glaubt, ein Leichtgewichtler könne, wie beim Ringen, keinen Schwergewichtler besiegen. Jetzt gibt es das Gewichtssystem, welches verlangt, daß ein kleiner Mann gegen einen kleinen und nie gegen einen großen kämpft. Sie sehen also, wie diese Kerle Kraft gebrauchen, um sich gegenseitig wegzudrücken; und sie machen überhaupt kein Judo. Was sie machen ist eine Travestie von Judo. Es ist das Gegenteil von Judo, häßlich anzusehen und ineffizient. Und Kano sagte: „Solange ich lebe, wird es im Judo keine Gewichtsunterschiede geben und an dem Tag, an dem es Teil der Olympischen Spiele wird, ist es aus und vorbei damit. Mit der Aufnahme in die Olympischen Spiele ist Judo erledigt." Leider hatte er recht damit.

Ist die Judoausbildung insgesamt heute sehr viel anders als früher?

Total, sogar in Japan. Die Japaner sind sehr stolz auf ihr Judo; aber heutzutage ist alles eine Frage brutaler Kraft, was dem Geist des Judo widerspricht. Judo ist eine Disziplin, in der die Kraft des Gegners ausgenutzt wird, und gründet sich daher auf Bewegung und nicht auf Widerstand, nicht darauf, daß man Druck mit Gegendruck erwidert. Wer würde damit auch bei einem Stärkeren irgend etwas erreichen? Kano war ein winzig kleiner Mann, der jeden ihn bedrängenden Ringer jederzeit sofort werfen konnte. Das Prinzip dabei ist folgendes: Wenn jemand auf ihn losging, tauchte er unter ihm weg, und der Kerl stolperte dann – bloß weil er weiterdrückte – über Kanos Körper. Darauf kam Kano ihm unter die Hüfte und half seinem Druck noch nach. Er verschwindet so sanft und leicht unter dem Druck, daß der andere auf einmal über ihn hinwegfliegt, ohne zu wissen wieso und warum. Heutzutage leisten sie Gegendruck, und niemand ist flink genug mit diesem Tai-sabaki, wie man es im Judo nennt – damit ist die Beweglichkeit der Hüften gemeint, wobei der Rücken schwungvoll nach vorn gedreht wird -, niemand ist dazu behende genug. Sie werden heute nicht mehr so ausgebildet.

Die wahren Meister, die kämpften nie. Die kamen, um einen zu schlagen, nicht um zu kämpfen. Die waren da, um einem zu zeigen, daß man es mit ihnen nicht aufnehmen konnte; darum ging es. Sie hatten kein Interesse am Kämpfen. Wenn einer von ihnen gegen Sie antrat, war es, um Ihnen zu zeigen, daß Sie ein Nichts sind, daß sein Können so viel größer als Ihres ist, daß Sie nicht die geringste Chance haben. Er hätte Ihnen jeden nur möglichen Griff gestattet, bloß um Ihnen zu beweisen, daß er sich daraus befreien kann. Mein Lehrer pflegte sich auf den Boden zu legen, ohne dabei seine Kehle zu schützen, und ein Stock wurde quer über seine Kehle gelegt, den zwei Leute dann auf seine Kehle runterdrückten. Jeder andere wäre in einer Sekunde tot gewesen. Er aber lag da, und eh man sich versah, war er unter dem Stock weg und hatte sich befreit. Er konnte das auch zehnmal hintereinander machen, und man konnte ihn nicht daran hindern. Das Ganze ist äußerst einfach, doch braucht man dazu das nötige Können und Durchhaltevermögen. Er brach nach rechts und nach links aus, wann immer er wollte. Das sieht wie eine übermenschliche Fähigkeit aus, aber dann bringt er Ihnen bei, wie man das macht. Heute würde jeder Judomann sterben, wenn man ihm einen Stock auf die Kehle drückt. (Lacht in sich hinein)

Gibt es noch Leute, die in diesem alten Stil unterrichten?

Oh ja, es gibt ein paar Shimizo, alte Männer in Japan, die sich darüber genauso ärgern wie ich. Sie sehen sich diese jungen Dummköpfe an, die ihr Judoerbe, das einzigartig auf der Welt war, kaputt machen, Dreck daraus machen. Es gibt viele Leute, die...

Gibt es die nur in Japan?

Nun, da sind ein paar meiner Studenten wie Glen in Paris; er ist ein sehr kleiner Mann und ist heute sechster Dan. Er ist von mir und Kobyashi ausgebildet worden, und er ist klein. Er konnte Leute schlagen, die dreimal so schwer wie er waren. Und selbst heute kann er den besten Lehrer in Paris schlagen, obgleich er nur ein paar Jahre jünger ist als ich. Es gibt auch noch einige andere wie ihn – aber nicht viele. Sie sterben aus.

Sie haben neulich über Ki, Chi und solche Dinge gesprochen. Ich würde gerne wissen, was Sie darüber denken?

Ki und Chi sind dasselbe. Über Ki und Chi fragen Sie besser Chinesen oder andere Asiaten, denn die reden über Ki und Chi. Ich kann Ihnen nur sagen, daß Koizumi, als er darüber sprechen wollte... Es gab einen internationalen Judo-Kongreß von schwarzen Gürteln in London, und ich war einer von ihnen. Es waren ungefähr 500 dabei, und wir machten einen von Koizumi geleiteten Sonderkursus. Mitten im Kursus, am fünften Tag, sagte er plötzlich: „Jetzt werde ich Ihnen etwas über das wichtigste Prinzip beim Judotraining sagen – über das Saika-tanden." Manche nennen es „Tantien", den Sitz des Chi, Ki, oder wie immer man es nennen will; auf Japanisch ist es jedenfalls Saika-tanden. „Aber Feldenkrais kommen Sie einmal her", und dann sagte er zu der ganzen Versammlung: „Ich glaube, er wird mit Ihnen über das Saika-tanden vernünftiger und auf eine Ihnen verständlichere Weise reden. Es ist etwas, was ich fühle und kenne, aber nicht erklären kann." Und dann ließ er mich den Leuten dort eine Erklärung dafür geben. Er schrieb auch das Vorwort zu meinem Buch.

Die Sache ist die: Wenn man über solche Dinge auf meine Weise spricht, wird niemand dabei an Ki, Chi oder was immer sonst denken. Sehen Sie, die meisten reden darüber, als ob es etwas Mysteriöses im unteren Bauchbereich ist – mit allen möglichen metaphysischen Bedeutungen und Kräften. Ich habe dazu keine Beziehung, und deshalb ist meine Denkweise für solche Leute nichts nutze. Wenn man sie diesbezügich herausfordert, sagen sie einfach: „Ach, was weiß der davon? Er ist nichts als Wissenschaftler."

Dabei handelt es sich doch bloß um einen semantischen Unterschied, nicht wahr?

Oh nein! Einen semantischen Unterschied? Nein, sind etwa Geister ein semantischer Unterschied? Geister sind etwas, vor dem Sie Angst haben, wenn Sie daran glauben und Angst vor einem Geist haben. Sie werden dann niemals in ein Haus gehen, in dem es spukt.

Ja, aber Sie müssen wissen… Es ist nicht semantisch, aber Sie müssen dank Ihrer Übungserfahrung etwas davon verstehen, wie wichtig das ist, was in der Fachsprache „Tanden" genannt wird.

Das weiß ich natürlich.

Und die offizielle Beschreibung dafür mag zwar…

Meine Beschreibung dafür hängt immer mit Bewegung zusammen, alles andere interessiert mich nicht.

Läuft das nicht auf dasselbe hinaus?

Nein, überhaupt nicht. Denn schauen Sie, wenn Sie behaupten, daß Sie Chi haben, werden viele Leute versuchen, so wie Sie zu sein, und es so wie Sie zu machen. Und wenn sie dann auf die Nase fallen, sagen sie: „Oh, ich konnte einfach kein Chi bekommen." Um Chi zu erwerben, müssen Sie Charakter haben, mit höheren Dimensionen in Kontakt sein. Sie werden dabei feststellen, daß so etwas Lernen erschwert. (An einen der Fragesteller gewandt) Haben Sie Chi?

Ich könnte das nicht sagen.

Oh, hier haben wir's: Wenn Sie das nicht sagen können, ist das genau das, wovon ich rede. Sie können 20 Jahre daran arbeiten, und man sieht es Ihnen nicht an. Sie selbst sind sich nicht sicher, ob Sie es haben oder nicht, denn wenn es eine mysteriöse Größe ist, dann müssen Sie es verdient haben. Sie müssen zu einer Elitegruppe gehören, oder Sie müssen in China geboren sein. Wie kommen Sie zu Chi, wenn es etwas Metaphysisches ist, von dem keiner weiß, was es eigentlich ist? Es ist so, wie wenn man übernatürliche Heilkräfte besitzt; wenn man ein Heiler ist, ist man eben ein Heiler. Wenn man nicht heilt, dann nicht. Mit Chi ist es genauso. Entweder Sie besitzen es oder eben nicht. Wenn Sie es haben, haben Sie es, wenn nicht, nicht. (Gelächter) Es ist fast so wie ESP [„Extrasensory Perception", „außersinnliche Wahrnehmung"].

Worüber Sie reden ist aber etwas anderes.

Ja. Ich habe Ihnen bereits gesagt, im Kontext von Bewegung kann ich Ihnen an Ihnen selbst oder irgend jemand anderem zeigen, was Chi ist, was Ki ist. Ist Ihnen bewußt, daß meine Vorstellungen über das Atmen sich von allem, was Sie jemals darüber gehört haben oder je darüber hören werden, unterscheiden? Sie können das sehen, Sie können das testen – an sich selbst – und einen deutlichen Unterschied zwischen dem einen und dem anderen bemerken, vorausgesetzt Sie sind in der Lage, den Kontrast zu spüren.

Okay, zum Beispiel beim Kampfkunsttraining, beim Aikido, wo man mit der Vorstellung des unbeugbaren Arms operiert oder von der Konzentration auf einen bestimmten Punkt spricht – wie z.B. ein paar Inches unterhalb des Nabels und ein paar ins Innere des Unterleibs – und davon, daß man das Gewicht nach unten verlagern muß und nicht steif sein darf, aber auch nicht entspannt, sondern die Aufmerksamkeit gerichtet hat…

Also, ich weiß nicht, ob's ein paar Inches hier und ein paar da sind. Es geht um die gesamte Organisation Ihres Körpers, das können Sie bei allem, was Sie tun, sehen. Chi bekommen Sie dadurch, daß Sie das Becken und die unteren Bauchmuskeln, die starken Muskeln im Körper, als eine Einheit benutzen, von der jeder Druck und Zug mit konzentrierter Kraft seinen Ausgang nimmt. Der Rest des Körpers und die Arme brauchen nicht kräftig zu sein. Es handelt sich nicht um einen Muskel, nicht um einen Punkt. Es hat nichts mit diesem Punkt zu tun, denn wenn es ein Punkt wäre… Schauen Sie, wenn Sie Ihren Körper auf diese Weise bewegen, ist der Punkt weg (macht, um das zu demonstrieren, eine Bewegung, bei der der Schwerpunkt sich vorübergehend außerhalb des Körpers befindet) … Ein Punkt … ein paar Inches dorthin, ein paar hierhin … wenn Sie dorthin gehen, werden Sie feststellen, daß da buchstäblich nur Scheiße ist (Gelächter). Dieser Punkt ist voller Scheiße – und das ist der Punkt des Chi.

Werden Sie uns diese Organisation beibringen?

Wozu wollen Sie die gebrauchen? Sie wollen nicht kämpfen. Das nicht. Was wollen Sie?

Wird sie nur beim Kampf verwendet, oder handelt es sich dabei um eine Gesamtorganisation, die einem bei jeder Handlung dienlich sein kann?

Oh, natürlich dient sie mir. Für mich ist ein Tänzer ohne diese Organisation kein Tänzer. Deshalb sind die meisten Tänzer nur halbgare Tänzer.

Warum gehen wir dann aber ohne sie durchs Leben?

Sie würden es überhaupt nicht merken, und niemand würde die dazu erforderliche Arbeit tun, um sie sich anzueignen, denn dann müßte er die Art, wie er tanzt, ändern.

Trotzdem können Leute wie wir das lernen?

Ich unterrichte Sie darin, ob Sie es wollen oder nicht. Die Verbesserung Ihrer Bewegung, damit Sie Ihren Kopf frei bewegen können, so daß das Becken die nötige Kraft aufbringen kann, das ist Ki. Was hat Kano gemacht? … Das ist alles! Er steht da, und Sie können ihn nicht von der Stelle bekommen. Wenn er Sie aber vom Platz bewegen will, gehen Sie dorthin, wo er Sie gerade hinhaben will. Bei der geheimnisvollen Entwicklung des Chi handelt es sich also um den effizienten Gebrauch des Rüstzeugs, welches jeder besitzt. Zum Verständnis dieser Frage braucht man ein enormes Wissen. Und wie gewöhnlich ist es leichter zu unterrichten, ohne Wissen zu vermitteln, indem man einfach sagt: „Sehen Sie, so wird's gemacht, machen Sie es mir nach!" – Sehen Sie, ich stehe hier und bin nicht von der Stelle zu kriegen. Sie können mich nicht bewegen. Drücken Sie mal! Sie können mich nicht wegschieben. Wenn ich dagegen Druck anwende, bewegen Sie sich.

Hin und wieder wird man aufgefordert, Chi zum Boden und dann wieder nach oben zu leiten, runter und hoch. Das ist eine wunderbare Technik. In gewisser Hinsicht ist es interessant, daß man so unterrichtet wird, denn wenn der Motorkortex für die Organisation des Körpers zuständig ist, bedeutet das auch, daß jemand, der aufgefordert wird, seine Energie nach unten zu leiten, dabei auch veranlaßt wird, seinen Körper anders zu organisieren, und damit wird es schwieriger, sein Gewicht vom Fleck zu bewegen. Wenn Sie dagegen sagen, Sie senden ihre Energie … Wie senden Sie Energie hierhin und dorthin? Zeigen Sie mir mal an einem konkreten Beispiel, wie Sie Energie irgendwohin leiten können. In unserer Arbeit können wir etwas mit und auch ohne Bewußtheit tun, auf rein mechanische Weise. Wir können unsere Aufmerksamkeit aber auch darauf richten, wie wir irgendeine Bewegung ausführen. Für mich ist der Begriff des Ki oder Chi daher ein riesiges Hindernis beim Lernen, und ich sehe gelegentlich Leute im Unterricht, beim Aikido, Kungfu oder sonst was, und es ist nichts als Krampf. Sie können es nie kapieren. Sie kapieren es nie, weil die Vorstellung des Ki oder Chi absurd ist. Wie können Sie es jemals begreifen, wenn es sich dabei um einen Punkt in Ihrem Bauch handelt? Was würden Sie mit so einem Punkt anfangen? Was können Sie damit machen? Was würde sich für

Sie dadurch ändern? Das hört sich nach einer rätselhaften Art von Superkraft an, die Sie von irgendwoher aus dem Punkt in Ihrem Bauch beziehen. Und wenn man genauer hinschaut, liegt an diesem Punkt der Zwölffingerdarm und der ist buchstäblich voller Scheiße.

Ihr Lehrer und Kano sind mit dieser Vorstellung im Rahmen einer Kultur ausgebildet worden, die es ihnen erlaubte, in all dem nichts sonderlich Geheimnisvolles zu sehen.

Oh, gewiß! Und als Kano schon eine Schule hatte, in der die meisten Schüler jeden in Japan schlagen konnten, brachte er einen vierzehnjährigen Jungen in den Dojo, und keiner dieser großen Experten konnte ihn werfen, denn dieser Junge hatte von Natur aus was sie Tai-sabaki nennen, was so etwas wie Hüftschwung bedeutet. Niemand konnte ihn aus dem Gleichgewicht bringen, er entglitt einem immer, egal was man mit ihm machte – wie eine Katze. Balance! Er kam immer wieder auf die Füße, egal was man mit ihm machte. Die meisten Leute bekamen ihn überhaupt nicht zu fassen. Wenn man ihn zu sich hinzog, ging er mit, doch was immer man mit ihm anstellte, sein Becken war nicht dazu zu bringen, den sicheren Kontakt zu den Füßen aufzugeben. Alle ärgerten sich darüber und sagten: „Judo taugt nichts." Er sagte: „Sie taugen nichts. Dieser Kerl bleibt hier, bis Sie lernen, es so wie er zu machen oder im Kampf mit so etwas fertig zu werden. Erst dann wird Ihr Saika-tanden besser als seins sein. Er ist ein größerer Könner als jeder von Ihnen, deshalb müssen Sie lernen."

Würden Sie, wenn Sie heute eine Judoschule gründeten, mit Ihrer Arbeit anfangen, mit Bewußtheit durch Bewegung?

Ich kann Ihnen versichern, daß ich Judo genau auf eben diese Weise unterrichtet habe. Die Schüler, die bei mir gelernt haben, gehören mit ihrer vierzigjährigen Erfahrung heute zu den besten Judomännern der Welt, das heißt, sie sind alte Leute. Es ist genau wie in Japan: Je älter sie werden, desto besser werden sie. Das beweist, daß sie richtiges Judo gelernt haben, denn Mifuni hat bei einem öffentlichen Wettkampf im Alter von 74 gegen zwanzig Meister gekämpft.

Darf ich Sie eins fragen: Ich möchte mehr oder weniger genau wissen, was Judo zu Ihrer gegenwärtigen Arbeit beigetragen hat.

Eine ganze Menge, eine ganze Menge.

In „Body and Matur Behavior"[....] haben Sie von der Beckenstellung beim Stehen und Gehen gesprochen, und wo dabei der Kopf des Betreffenden ist und wie das kompensiert wird und wieviel Angst er bei solcher Kompensation verspürt ...

Ja, ja. Zunächst einmal: Das ist alles bei Kano zu finden. Ich bin sicher, daß meine Ansichten denen von Kano und der japanischen Denkweise entsprechen – so weit das im europäischen Sprachmodus überhaupt möglich ist. Beide, Kano und Koizumi, haben all dem, wie ich es formuliert habe, immer zugestimmt. Je mehr wir miteinander redeten, desto mehr gelangen uns andere, für die westliche Welt vernünftigere Ausdrucksformen.

Wenn man sich Koizumis Buch anschaut, sieht man, daß er ein unglaublich intelligenter Mensch ist...

Oh, er ist phantastisch. In Japan ist er mit dem achten Dan ausgezeichnet worden, obgleich er 50 Jahre nicht mehr in Japan gelebt hat. Er ist ein äußerst gelehrter und sehr kluger Mann, dazu auch ein sehr leistungsfähiger Mann. Koizumi konnte mit 80 Jahren noch das „Fünf Winde" Kata-Ding machen, das ich Ihnen beigebracht habe (eine einzigartige Methode, zum Sitzen zu kommen, oder vielmehr vom Liegen zum Stehen zu kommen, wobei der Körper die ganze Zeit über gerade zu bleiben scheint). Und im Alter von 80 war er nationaler Trainer in Großbritannien und nur einen Abend pro Woche zu Hause. Den Rest der Zeit reiste er überall herum, traf Leute, unterrichtete, gab Vorführungen, hielt Ausbildungen ab und schulte die höherrangigen Gürtel. Das ist selbst für einen jungen Mann sehr anstrengend. Koizumi hat ein kleines Buch über Judo herausgebracht, haben Sie das gesehen?

Ich habe ein Exemplar.

Jaaa...Sie sehen da, wie er Legget (einen legendären britischen Judomann) wirft und mit ihm Würfe demonstriert. Haben Sie sein kleines Buch mit Übungen gesehen? Ich habe es, es ist wunderbar. Sie können darin einige Dinge sehen, die wir machen, wie z.B. das Kreuzen und Auseinanderspreizen der Beine. Gelegentlich konnte man diesen alten Mann die Beine öffnen sehen ... einfach fabelhaft. Keiner von Ihnen hier, keiner der Aikido-Experten kann sich so schön bewegen wie er oder mit solch weichen Bewegungen zum Stehen kommen. Man kann sehen, daß das eine schöne Bewegung und er halb nackt ist, nur mit Shorts bekleidet, damit alle Einzelheiten der Bewegung deutlich werden. Es ist unglaublich, denn auf den Bildern ist er 78 Jahre alt. Die Anmut der Bewegung! Eine Grazie der Bewegung, die nur wenige Tänzer erreichen konnten. Und das so ohne Kleidung zu photographieren, damit man die Bewegung sehen kann, das ist so fabelhaft, der ganze Körper wie eine einzige Linie. Das ist hübsch anzusehen. Damit meine ich: Selbst wenn Sie nicht wissen, was Judo ist, werden Sie sagen: „Sieh mal, was für ein schöner Mann, was für eine schöne Bewegung."

Was war Kanos Beitrag zum Judo?

Er ist der Begründer.

Welche Beziehung hat es zum älteren Jiu-Jitsu?

Er nahm all die Dinge aus der Gesamtheit des Jiu-Jitsu heraus... Er hatte damals die Idee ... Die Entstehung des Judo ist eine höchst interessante Geschichte für sich. Sie wissen, daß die Amerikaner mit ihrer Flotte nach Japan kamen und mit kräftig gebauten Seeleuten und Marinetruppe in Japan landeten, wo die Leute klein und zierlich waren; sie waren nicht alle Samurais. Und die amerikanischen Typen machten mit ihrem Gewicht, ihrer Kraft und ihrem Körperbau einen enormen Eindruck auf die Japaner, so daß sie sich nutzlos vorkamen. Da die Japaner von der Welt abgeschnitten waren, lebten sie in ihren eigenen Augen im Land der aufgehenden Sonne – als Götter. Sie haben auch heute noch die aufgehende Sonne auf ihrer Flagge. Und plötzlich tauchten da ein paar große weiße Idioten auf, die stärkere und bessere Kämpfer waren und alles Mögliche mit ihnen machen konnten. Sie waren entmutigt, die ganze Nation, und sie versuchten, die Amerikaner durch Schlauheit zu überlisten, alles Erdenkliche zu machen, um zu siegen. Wenn sie jemanden aus dem Weg räumen wollten, taten sie das. Nicht durch einen Kraftakt, sondern durch Strategie und um dabei Erfolge zu erzielen, war absolut alles erlaubt. Denn was kann man gegen einen Elefanten tun, der einen angreift? Was würden Sie tun? Würden Sie es für unanständig halten, ihm in die Eier zu treten? Ganz bestimmt nicht! Sie treten ihm also in die Eier, und damit hat es sich. Sie sind auf sich stolz, das gemacht zu haben, denn wenn Sie das nicht getan hätten, wären Sie nicht mehr am Leben. Wissen Sie, wie es zur Entstehung von Karate kam? Es geht auf MacArthur zurück. MacArthur hat Karate erschaffen.

Sie meinen, er ist für seine Verbreitung im Westen verantwortlich?

Für seine Verbreitung in Japan. Sie müssen nämlich wissen, daß Judo an die 5 Millionen aktive Mitglieder in Japan hatte. Wenn man die Judoleute dazuzählt, die irgendwann damit aufgehört hatten, waren es insgesamt etwa 10 Millionen Leute, die mit Judo zu tun hatten. Deshalb meinte MacArthur, daß sie, solange sie sich in Klubs trafen, eine Art Gruppe darstellten, die keiner je unterdrücken könnte. 10 Millionen ausgebildete Leute, die sehr gut kämpfen konnten... So wurde also den Japanern im Waffenstillstandsabkommen verboten, in Japan Judo zu betreiben. General MacArthur verbot Judo in Japan. Es war wie mit der Kommunistischen Partei, man darf zu so etwas nicht zusammenkommen. Für Leute, die ihr Leben lang an Training gewöhnt waren, war das schrecklich. Es war, wie wenn man einem Trinker die Flasche wegnimmt. Jemand, der gewohnt ist, drei- bis viermal in der Woche zu üben, und der sein Leben lang oder 10, 15, 20 Jahre Judo betrieben hat und das dann plötzlich nicht mehr darf, muß irgend etwas machen. Also fingen sie mit Karate an. Sie sagten: „Gut, wir werden kein Judo machen und weder das Judo-gi noch die Judo Matte benutzen, statt dessen üben wir *Atemi* (Schlagen), *Atemi-waza*, nur den Teil, wo geschlagen wird, und das wird uns im Nahkampf mit den Amerikanern helfen." Und sie begannen, aus diesem Atemi eine Kunst zu machen und allmählich fing ganz Japan – alle Judoleute zusammen – wieder mit dem Training an, diesmal in dieser neuen Sache, die nicht verboten war. Alle übten das jetzt anstelle von Judo, und so kam es, daß viele, viele Leute sich dafür engagierten. Das Können einiger Judoleute gelangte in die Karatetechnik, und sie machten daraus eine spektakuläre Kampfkunst, bei der sie wieder richtig kämpfen konnten – nach demselben Prinzip wie im Judo –, nur durften sie sich diesmal nicht offen dazu bekennen. Es konnte nicht Judo genannt werden. Sie machten es also auf andere Weise, damit es legal war und sie nichts Illegales taten. Für Judotraining hätten sie ins Gefängnis kommen können. In ein paar Jahren amerikanischer Besatzung wurde Karate auf diese Weise allmählich in jedem Klub praktiziert. Wo früher jeder Klub ein Judoklub gewesen war, wurde jetzt ein Karateklub daraus. So wurde es zu dem, was es heute ist.

Sie meinten neulich bei einem Gespräch, daß niemand es publizieren würde, wenn Sie Sich über Ki äußerten, daß die Leute davon nichts wissen wollten. Stimmt's…das haben Sie doch gesagt?

Hmmmm. Mein Gefühl ist, daß ich trotzdem gerne darüber reden möchte und…

Nicht, daß ich nicht darüber sprechen mag, doch für mich fängt alles mit der Organisation des Körpers an. Für mich ist Ki weder ein Objekt noch ein Geist noch irgendwas sonst, sondern vielmehr die Art und Weise, wie sich ein Körper funktionsmäßig organisiert, und zwar die Art und Weise, auf die er optimal funktioniert. Das bedeutet, daß ein Körper mit seinem Gewicht, mit den Muskeln, die er hat, mit dem Gehirn, das er hat, die größtmögliche Menge Arbeit leisten kann und zwar mit einer ganz bestimmten körperlichen Organisation. Und diese ganz bestimmte Organisation erweist sich als zentral für das, worüber wir hier sprechen. Dabei geht es um ein komplexes Verständnis davon, wie ein menschlicher Körper gebaut ist, wie er funktioniert, daß er einen Kopf hat, der nicht an der Bewegung beteiligt sein darf, sondern bei jedweder Bewegung in der Lage sein muß, sich frei in jede Richtung zu bewegen, und daß der Zustand des unteren Bauchs so ist, daß er all die Dinge, die er zu tun hat, tun kann, ohne dabei die Freiheit des Kopfes zu beeinträchtigen. Der restliche Körper und die Arme sollen nicht dazu benutzt werden, Kraft zu erzeugen. Und das stimmt wirklich. Wenn Sie das einmal kapiert haben, können Sie Judowürfe machen – auch die schwierigsten. Sie können selbst den schwersten Menschen werfen, wenn Sie das mitbekommen haben. Für Leute, die sich für die geheimnisvollen Seiten von Ki und Chi begeistern, ist das aber ein totaler Abstieg in die Banalität, und sie haben kein Interesse. Sie wollen sich so etwas nicht anhören. Sie wollen es anders haben.

Es hört sich so an, als ob F.M. Alexanders Vorstellung vom „Gebrauch" nützlicher sein könnte als die von Ki.

Oh nein, das stimmt nicht, denn sein „Gebrauch" ist ein begrenzter „Gebrauch". Mit seinem Gebrauch können Sie niemanden auf die Matte werfen, nicht einmal sich selbst, damit können Sie nicht rollen, soweit zum „Gebrauch". Bewegung, Mobilität kann man sehen, und die Art und Weise, wie ich Chi präsentiere, wurde von Koizumi gutgeheißen. Von einem Mann, dessen Bewegungen bis ins Alter von 80 Jahren meisterhaft und gekonnt waren, der in der Lage war, jeden zu werfen, auch wenn er fünfmal so viel wog wie er selbst. Ihm gefiel der Gedanke, daß Chi nichts Mysteriöses ist.

Das verstehe ich und vielen Leuten wird es ebenfalls gefallen, das zu hören.

Ja … und das auch lernen zu können. Es ist nicht so, daß man es entweder hat oder nicht.

Was läßt sich im Zusammenhang mit den Kampfkünsten über das Gleichgewicht sagen?

Oh ja. Das Gleichgewicht in den Kampfkünsten ist eine seltsame Angelegenheit. Ich kann Ihnen versichern, meine Mutter ist eine zierliche, kleine Frau, und im Alter von 84 hat sie mich mit all meinem Gewicht zu einem Hüftwurf auf die Hüfte gehoben. Das sah ganz und gar wie ein fauler Trick aus, denn so was ist einfach unglaublich, denn meine Mutter ist irgendwie … wahrscheinlich hat sie diese Art Grips von mir geerbt (Gelächter). Als sie sah, wie im Judo geworfen und gehoben wurde, sagte sie: „Das kann ich auch", und in etwa zehn Minuten hatte sie es gelernt. Alle schauten zu, denn es sah wirklich so aus, als ob sie unter einem Gewicht wie dem meinen zusammenbrechen würde. Sie hob meine Beine mit größter Leichtigkeit ganz in die Luft, ohne daß dabei ihr Atem irgendwie schwerer ging. Ich habe auch ein Bild, auf dem meine Schwester mich hochhebt und so dort oben festhält. Wie hat sie mich dorthin bekommen? Ich habe das Bild. Das Foto ist in Frankreich veröffentlicht und danach in ungefähr 20 verschiedenen Zeitungen abgebildet worden, weil es gestellt aussah … ein junges Mädchen, ein kleines Mädchen hebt einen schweren, starken Mann und stemmt ihn so in die Luft, wie es nur Gewichtheber können – der normale Gewichtheber könnte das allerdings nicht. Wie bringt man das fertig? Sie sagen, es wird mit Ki oder Chi gemacht. Ich gebe Ihnen, was Sie wollen: Kaufen Sie sich etwas Chi oder Ki, und dann machen Sie's mal! Holen Sie Sich etwas Ki oder Chi, von wem Sie wollen, und machen Sie's. Der Trick ist folgender: Die Leute, die's können, sagen sie haben Chi. Das ist die Art von … für mich ist es dasselbe, als wenn ich behaupten würde, meine Mutter hätte das von mir geerbt. Das bedeutet, das Pferd vom Schwanz her aufzuzäumen.

Das Gleichgewicht in den Kampfkünsten ist also ganz besonderer, ganz seltsamer Art. Sie sollten in der Lage sein, Ihr Gleichgewicht, Ihre Balance schneller als der Gegner wiederzufinden und jedesmal zu bemerken, wann er die Balance zu verlieren droht, um das sofort auszunutzen. Wie aber gewinnen Sie ihr Gleichgewicht schneller zurück als er? Er ist ein Mensch, und Sie sind ein Mensch, und wenn Sie aus dem Gleichgewicht geraten, müssen Sie es schneller wiedergewinnen als er, sonst haben Sie ihn nicht in Ihrer Gewalt und können ihm bestimmt nicht ans Leder. Auch hier ist die allgemeine Übereinstimmung die: Man macht das, weil man das kann, wenn man Chi hat. Ich aber sage: „Lecken Sie sich selbst am Arsch", und Sie können das ruhig notieren, Sie sind entweder dazu fähig oder nicht. Wenn Sie es schaffen, können Sie sagen, Sie besitzen Chi. Um das aber zu erwerben, müssen Sie lernen, sich so zu organisieren, daß Sie Ihr Gleichgewicht schneller wiederfinden als der Gegner. Und wie machen Sie das?

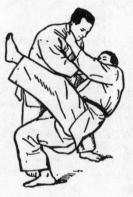

Schauen Sie Sich an, wie ein achter Dan mit normalen Zeitgenossen oder mit einem zweiten oder dritten Dan arbeitet. Sehen Sie, was passiert? Der Kerl macht sie kaputt, und wie macht er das? Man kann das nicht einmal sehen. Wieso nicht? Der rangniedrigere Dan greift an, und nichts passiert. Der Angreifer mag noch so dynamisch und stark sein, und nichts passiert. Warum? Weil der achte Dan als erster seine Balance wiedergewinnt, und im Augenblick des Angriffs seinen Körper total unter Kontrolle hat. Er verlagert und gewinnt seine Balance so schnell zurück, daß er sich die kleinste Bewegung des anderen zunutze machen kann. Die Reaktionszeit ist für alle Menschen fast gleich. Die Reaktionszeit des Nervensystems ist von einer Person zur anderen bis auf geringe Unterschiede ähnlich, ausgenommen der Betreffende ist von Geburt aus behindert. Was gemacht werden kann, zur Wiedergewinnung des Gleichgewichts, zur Reorganisation, ist daher nur die Art und Weise, wie der Teil Ihrer selbst, der sieht, hört und fühlt, mit der Art und Weise, wie Sie Ihr Bekken und die Beine bewegen, in Verbindung gebracht wird. Koordination erfordert, daß keine Energie vergeudet wird, Arbeit nie umsonst ist, kein Druck zwischen Kopf, Wirbelsäule und Becken verlorengeht. Auch hier sehen Sie wieder, daß es dabei um die Organisation zwischen Knochengerüst und Kopf geht, und die Beziehung zwischen ihnen derartig organisiert sein muß, daß Sie sich schnell bewegen können. Und wenn Ihre Organisation die überlegenere ist, dann spielt die Reaktionszeit keine Rolle. Die neurologische Reaktionszeit ist für Sie und ihn die gleiche, Sie organisieren sich jedoch schneller, daher können Sie schneller als er das Gleichgewicht wiedergewinnen, und deshalb schlagen Sie ihn. Und das ist es, was wirklich beim Judo vermittelt und praktiziert wird.

Wenn Sie 16 Runden im Wettkampf durchhalten können, bedeutet das, daß Sie und Ihr Gegner fast gleichrangig sind. Und wenn der andere dann zufällig müde wird, landen Sie ein paar Schläge und gewinnen. Ich wette, daß, wenn ich Ihnen einen zehnjährigen Jungen gegenüberstelle, Sie ihn in knapp 30 Sekunden schlagen, ganz gleich, ob Sie Aikido oder Judo oder sonst irgend etwas können oder nicht, weil Sie ihn einfach hochheben und auf den Boden schmettern und ihm dabei das Genick brechen. Wenn Sie kräftemäßig in solchem Maße überlegen sind, ist das keine Frage von Ki, sondern es bedeutet, daß Sie einfach überlegen sind. Ein Hund kann relativ leicht eine Katze töten. Wenn es ihm gelingt, sie beim Genick zu pakken, genügt ein Wurf, und er hat ihr das Genick gebrochen. Dagegen hat man noch nie beobachtet, wie eine Katze einem Hund den Garaus macht. Eine Katze schafft das nicht. Eine Katze kann ihm die Augen auskratzen, und das tut sie auch. Wenn man das Gewicht außer acht läßt, dann ist die Organisation das einzige, was zählt. Wenn der Körper so organisiert ist, daß Sie sich schneller und besser bewegen können als Ihr Gegner, brauchen Sie überhaupt nicht mit ihm zu konkurrieren.

Kano hat gezeigt, daß es wenigstens 10 unterschiedliche Qualifikationsklassen gibt, denn ein Mifuni würde niemals von einem fünften Dan geschlagen werden; das ist undenkbar. Ein Mifuni würde einen fünften Dan nehmen und ihn einfach durch die Gegend schleudern, aber messen würde er sich nicht mit ihm. Der andere würde fragen: „Wie haben Sie das gemacht?", und er würde ihn 10 Minuten lang immer wieder auf die Matte legen, und der Kerl würde nie mitkriegen, was ihm geschieht. Koizumi konnte 50 Leute auf diese Weise werfen, einen nach dem anderen, und sie standen anschließend auf und fragten, wie er das gemacht hätte. Seine Antwort war dann: „Sehen Sie, so hab ich es gemacht", und dabei legte er sie wieder auf die Matte.

Sie sehen also, für mich ist Ki wie alles andere, was ich tue, etwas Konkretes, was gelehrt und gelernt werden kann und allen Menschen gleichermaßen zugänglich ist, vorausgesetzt, der Betreffende ist bereit zu lernen und normal, d.h. ist nicht ernsthaft behindert. Aber selbst mit Behinderungen kann man das lernen.

(An Charles Alston gewandt) Als ich Sie geworfen habe, konnten Sie spüren, daß ich dabei keine große Kraft angewendet habe, sondern irgendwie ihr Skelett und die Art, wie Sie stehen, ausgenutzt habe. Um das zu vermitteln, demonstriert man zunächst einmal, wie es ist, wenn man zuviel anwendet, dann zuwenig und dann irgendeinen Mittelweg. Ich konnte das spüren; Sie können es spüren. Das ist es, was ich unter Ki verstehe und jedem beibringen kann. Wenn das aber in eingeschränktem Rahmen unterrichtet wird, funktioniert das nur innerhalb dieser Situation. Diese Art begrenzten Lernens auf andere Sachen zu übertragen, ist mühsam und langwierig.

Sie wollen also damit sagen, daß die mystische Vorstellung von Ki, die die Leute mit sich herumtragen, überflüssig ist und daß man sie nicht braucht.

Ich halte Organisation für notwendig, sonst schafft man es nicht. Das ist aber kein Ding, das … Sehen Sie, wenn Ki eine spirituelle Größe wäre, so wie die parapsychologischen Leute vielleicht denken, dann nehmen Sie doch einmal an, daß ich jede Menge Ki habe und Ihnen etwas davon abgeben möchte. Ich übertrage irgendwie etwas von dieser Kraft auf Sie, und Sie sind dann in der Lage, alles mögliche zu machen. Verstehen Sie? Das ist die Idee. Meiner Meinung nach ist das kompletter Unsinn. Leute wie Kano aber haben Mifunis, Nagoakas und Yokohamas und alle möglichen außergewöhnlichen Zeitgenossen unterrichtet, die wie Halbgötter verehrt wurden. Das kann ich verstehen und das kann ich Ihnen beibringen – nicht so gut, wie Kano das konnte, aber auch nicht halb so schlecht, denn er ist tot, und ich bin lebendig. (Gelächter)

Diese Organisationsweisen sind also hierarchisch abgestuft, und zu Kanos Zeiten repräsentierte der schwarze Gürtel jeweils verschiedene Organisationsstufen (psycho-neuro-muskulär).

Oh ja, ich besitze den Film, von dem ich Ihnen erzählte, in dem wir alles, vom ersten bis zum siebten Dan, haben. Man kann da sehen, daß der Unterschied so groß ist, daß es jedesmal, wenn ein Ranghöherer gegen einen Rangniedrigeren antritt, unglaublich aussieht. Der höherrangige Mann, der unschlagbar und so schnell im Vergleich zu einem tieferen Rang wirkt, ist auf einmal der Unterlegene, wenn er gegen jemanden angeht, der eine Stufe höher ist als er. Dieser höhere Rang wirft ihn nach Herzenslust – alle drei Sekunden. Was immer der höhere Rang macht, der andere fällt. Und jedesmal wenn er fällt, hält der höhere Rang ihn fest, wendet einen Fesselgriff an und drückt ihm die Luft ab und kann mit ihm alles, was er will, anstellen – wie mit einem Baby. Dieser Kerl ist, sagen wir mal, ein vierter Dan, und dann kommt der fünfte daher – und was macht der aus ihm? Wieder geradeso als ob er nichts wäre, wirft den, der eben noch unschlagbar wirkte, an die zwanzig-, dreißigmal innerhalb von einer Minute. Er steht auf und schon liegt er wieder auf dem Boden. Und es ist wirklich etwas Außerordentliches, wenn der letzte Dan, der siebte, das mit dem sechsten macht, denn all die anderen strengen sich mehr oder weniger dabei an, aber bei diesen beiden macht der siebte Dan alles aus der Bewegung heraus. Er hält zum Wurf nie ein, er hält nicht an, wie sie es heute machen, die dummen Esel, die sich gegenseitig hin und her schieben. Es gibt kein Anhalten. Er bewegt sich, wechselt die Stellung, und in der Bewegung geschieht der Wurf. Er hält nie ein, um den Wurf zu machen. Das sieht wie die Vollkommenheit in Person aus – geradezu göttlich! Und der andere Typ hat keine Chance. Was könnte der andere auch tun? Wenn er stehenbleibt, wird er geworfen, also bewegt er sich. Sie bewegen sich also in alle Richtungen, und jede Bewegung ist ein Wurf. Sie sind einfach in jeder Ecke der Tatami-Matte. Alle anderen legen den Gegner in die Mitte auf die Matte, dieser siebte Dan dagegen wirft ihn in eine und dann in die andere Ecke, in die Mitte, und die Bewegung hört nie auf. Sie machen in einer Minute 40 Würfe – mit einer Schnelligkeit, daß man nicht weiß, woher sie kommen; hinterher konnte man das dann in Zeitlupe erkennen.

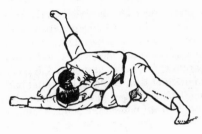

Die Frage, wie man in der neuromuskulären Organisation eines Menschen Veränderungen bewirken kann und was das bedeutet, ist ein schwieriges Problem. Man kann das Gehirn nicht untersuchen, man weiß nicht, was da drinnen vor sich geht. Man kann lediglich das äußere Handeln beurteilen. Im Judo, Karate oder Aikido ist das Problem simpel. Das Problem ist ganz einfach, ob man einen guten oder schlechten Lehrer hat. Ein guter Lehrer wird Sie vorbereiten. Er wird Ihnen für den Qualifikationstest zum Erhalt des ersten schwarzen Gürtels z.B. drei Gegner geben. Der Lehrer gibt dem Schüler dabei die Gelegenheit, einen orangenen, einen blauen und einen grünen Gürtel zu schlagen, und wenn er das gut macht und nicht drei Stunden damit herummurkst … Wenn er dagegen alle drei niedrigeren Gürtel innerhalb von drei Minuten schlägt und damit beweist, daß er diesen Leuten an Können überlegen ist, wird der Lehrer einen braunen Gürtel auswählen – nicht einen der besten, aber einen braunen Gürtel, und den Schüler sein Geschick an ihm ausprobieren lassen. Und wenn er diesen braunen Gürtel auch in kurzer Zeit besiegen kann, wird er ihn ohne Zögern befördern. Das Unglaubliche dabei ist, daß, wenn der so Beförderte zum erstenmal seinen schwarzen Gürtel anlegt, er jeden, mit dem er früher kämpfen mußte, in einem Viertel der Zeit schlagen kann – und zwar regelmäßig. Die Tatsache, daß ihm öffentlich bestätigt worden ist, daß er es geschafft hat, gibt ihm die nötige Selbstsicherheit dazu. Er ist in seinen eigenen Augen gewachsen und hat jetzt mehr Abstand, den Gegner einzuschätzen und zu entscheiden, ob er ihn schlagen kann oder nicht. Er braucht nicht mehr mit denen, gegen die er früher nur mit Mühe ankam, zu kämpfen; er schlägt sie. Er muß ihnen rangmäßig also tatsächlich überlegen sein. Wenn ein Lehrer gut ist, verhilft er dem Betreffenden zu einem Grad von Können und Selbstsicherheit, daß er, wenn er auf die Probe gestellt wird, gute Erfolgschancen hat. Der schlechte Lehrer wird ihn in einem richtigen Wettkampf auf die Probe stellen und wenn er dabei von einem blauen oder grünen Gürtel geschlagen wird, braucht er ein oder zwei Jahre länger, bevor er im Wettkampf gegen dieselben rangniedrigeren Gürtel gewinnen kann. Denn jetzt ist er sich seiner Bewegungen nicht mehr sicher. Er ist daher steif, ihm fehlt es an Bewegungsfreiheit, seine Bewegungen werden viel langsamer, viel ungleichmäßiger, kommen zu spät und zögernd. „Soll ich's machen oder nicht? Ist das der richtige Moment? Ich will nicht auf dem Boden landen."… Wie Sie es in den letzten Runden bei Frazier gesehen haben. Er verlor, obgleich er unendlich viel besser als sein Gegner war. Er verlor nur deshalb, weil er in vorangegangenen Wettkämpfen geschlagen worden war, weil der Gedanke an den Sieg aus ihm herausgeprügelt worden ist.

Die Idee, siegen zu können, ist keine so einfache Angelegenheit. Man merkt, daß die Bewegungen des Betreffenden ungelenk werden, daß er Chancen verpaßt, einfach weil er nicht unbefangen genug ist, seinen Gegner anzusehen. Um jemanden durch Können zu schlagen, muß man erkennen, wann das möglich ist und wann nicht. Können bedeutet nicht, mit dem Kopf durch die Wand zu wollen. Ein guter Lehrer wird deshalb folgendes tun: Nachdem er den Mann erfolgreich getestet hat, wird er ihm in den folgenden Tagen ein paar wichtige Dinge beibringen, denn der Betreffende ist dazu nun aufnahmefähig. Der Lehrer vermittelt dem Schüler nun einiges, damit er garantiert nie wieder von einem ihm unterlegenen Mann geschlagen wird. Und wie kann er das garantieren? Er greift sich einen starken Mann und sagt diesem Kerl, er solle mit dem neuen schwarzen Gürtel etwas herumspielen und ihm beibringen, wie man sich befreit. Das bedeutet, dieser starke Typ hält Sie fest, und Sie lernen, wie Sie sich befreien können. Der Starke hält den Burschen daher nicht wirklich mit seiner ganzen Kraft nieder, und auf diese Weise lernt er das mit jemanden, vor dem er wirklich Angst hat. Er wird mit ihm vertraut und findet heraus, wie er sich befreien kann, denn er kann jetzt Dinge sehen, die er vorher nicht sehen konnte, und beim nächsten Mal sagt er dann: „Halten Sie mich richtig fest!" und wird sich trotzdem befreien. Danach unterrichtet ihn der Lehrer weiter. Es ist ein solcher Genuß, vielen von denen zuzuschauen, die gerade die Prüfung bestanden haben. Eine oder zwei Wochen später schlagen sie Leute, von denen sie vorher immer geschlagen wurden. Die Gleichrangigen, die den Betreffenden vorher besiegt haben, schaffen das nun nicht mehr. Das ist echtes Lernen – von etwas Neuem. Er verbessert sein Können so weit, daß der Lehrer ihn in einem Jahr oder neun Monaten erneut auf die Probe stellen kann und dabei die Gegner so auswählt, daß sein Können aller Wahrscheinlichkeit nach ausreicht, sie zu schlagen. Und den anderen, die er besiegt, schadet das nichts, denn es wird sowieso erwartet, daß sie von einem höheren Rang geschlagen werden. Ihnen schadet es also nichts, ihm dagegen tut es unheimlich gut.

Sie sehen also, Kano war ein sehr gelehrter, kluger Mann, der das Ganze auf eine Weise organisierte, daß der echte Judomann gegen jeden im Kodokan kämpfen kann, der seinen Rang verdient hat. Er ist ein Meister seines Ranges und braucht sich mit Leuten niedrigerer Ränge nicht zu messen, er schlägt sie einfach. Er kann sie unterrichten und läßt sich zu diesem Zweck von ihnen werfen, denn er weiß, er hat nichts zu verlieren, seine Ehre steht nicht auf dem Spiel.

Wenn Ihre Frage also eine spezifische Frage zu Judo, Aikido und Ähnlichem ist, haben Sie hiermit eine vollständige Antwort. Wenn Sie allerdings den allgemeinen

Aspekt verstehen wollen, sagen wir z.B. in bezug auf Mathematik, dann hängt es wiederum vom Lehrer ab. Wenn der Lehrer klug ist und Sie im Unterricht, sagen wir, Matrizen durchgenommen haben, wird er Ihnen eine auf Ihre bisherige Leistung und Ihren Lernstil zugeschnittene Aufgabe stellen, die Sie höchstwahrscheinlich lösen werden. Die Lösung erfordert, daß Sie ruhig und gelassen sind und sich auf Ihre Denkfertigkeit verlassen. Wenn er Ihnen dagegen eine über Ihren Horizont hinausgehende Aufgabe stellt, werden Sie versagen und im Jahr darauf vielleicht zu den Schlechtesten in der Klasse gehören, und noch ein Jahr später geben Sie dann ganz auf. Sie werden behaupten, Sie seien kein Mathematiker. Wenn Sie einen Lehrer haben, der will, daß Sie lernen, dann lernen Sie auch und entwickeln sich immer weiter. Wenn Sie einen Lehrer haben, der Ihnen beweisen will, was für ein guter Lehrer er ist, ruiniert er die meisten Leute. Nur ein oder zwei haben vielleicht trotz des schlechten Unterrichts Erfolg, der Rest der Klasse wird jedoch schlechte Mathematiker abgeben. Sie werden überhaupt keine Mathematiker sein. So kann man das mit allem machen. Wenn Sie daher im neurologischen Sinne von Niveau-Ebenen innerhalb des Systems selbst sprechen, dann wissen Sie, daß diese existieren, weil sie von Jackson beschrieben worden sind. Die Wirbelsäule kann alles oder nichts, da gibt es keine Abstufungen. Deshalb brauchen Sie die anderen Zentren, um die Ungleichmäßigkeiten auszugleichen. Die Ebenen bilden eine Hierarchie. Und wenn eine davon erreicht worden ist, wird das System nie dort verharren, denn sobald dies Niveau gut funktioniert, können Sie noch bessere Rangstufen erreichen, ein noch reicheres …

Kann man, wenn man eine bestimmte Ebene erreicht hat, das Gelernte jemals wieder verlieren?

Oh ja, das kann immer wieder verloren gehen. Wenn Sie den Kerl, der einen Dan gewonnen hat, noch am selben Tag gegen Leute mit rangniedrigeren Gürteln antreten lassen, die kräftiger, besser und schwerer sind als er, und wenn er von ihnen geschlagen und viermal hintereinander besiegt wird, verläßt er den Klub, hört mit dem Training auf und ist überzeugt, daß er eine Niete ist. Jedes Trauma, jede über Ihre Fähigkeiten hinausgehende Aufgabe, die Sie sich selbst stellen oder jemand anders Ihnen auferlegt, wird Sie kaputtmachen.

Die neuromuskulären Ebenen sind also in allem zu finden. Die Hierarchien sind entwicklungsmäßig genauso deutlich zu konstatieren wie bei einem guten Lehrer in Judo oder Kendo oder Aikido oder … Mathematik und Physik.

Interview von Dennis Leri (und Charles Alston, Mia Segal, Robert Volberg, Frank Wildman, Anna Johnson und Jerry Karzan) mit Moshé Feldenkrais (San Francisco Training 1977)

(Übersetzung: Ilana Nevill, Abbildungen aus „Higher Judo" und „ABC du Judo" von Moshé Feldenkrais).

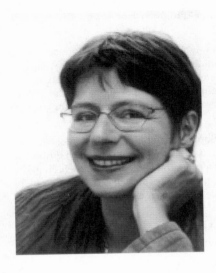

Eva Bleicher-Flohrschütz, geb. 1953 in München, Studium der Psychologie an der Ludwig-Maximilians-Universität, Diplom 1979. Ausbildung zum Feldenkraispractitioner bei Dr. Moshé Feldenkrais und seinen Assistenten (1980 – 83) in Amherst, USA und in Tel Aviv, Israel.
Seither Arbeit mit der Feldenkrais Methode in freier Praxis und in verschiedenen Institutionen, Lehrveranstaltungen für Psychologen (Psychosomatik, Verhaltenstherapie) und für Sporttherapeuten (Psychiatrie und Suchtbereich), Fortbildungsveranstaltungen für Feldenkraislehrer/Innen.
Eva Bleicher-Flohrschütz lebt mit ihren beiden Kindern in München.

2.9 Ausbildung bei Moshé Feldenkrais – Ein Abenteuer

Eva Bleicher-Flohrschütz

Ein Erfahrungsbericht

Sich während des Unterrichts Notizen zu machen, in Schule und Studium jahrelang trainiert, war bei Dr. Moshe Feldenkrais nicht erlaubt. Es sollte anders gelernt werden: durch Tun, durch eigene Erfahrung. Wollten wir wenigstens nach dem Unterricht etwas schriftlich festhalten, dann sollten wir es so tun, als ob wir einem guten Freund berichten würden, was wir heute erfahren und gelernt hatten.

Beim Vergleich solcher persönlicher Notizen, ergab sich ein verblüffendes Phänomen. Eine Kommilitonin schrieb z.B. folgendes: „RSL (rechte Seitenlage), Beine angewinkelt, 1. Den linken Arm Richtung Zimmerdecke strecken, 2. Rotation des Arms …"

In meinem Heft erschien dies als: „Arm heben und drehen". Dann jedoch weiter: „schöne paradoxe Intervention…" sowie eine Geschichte, die Moshé erzählt hatte.

Waren wir wirklich im selben Kurs? Was wurde dort unterrichtet? Bewußtheit. Durch Bewegung.

Meine Mitstudentin, eine Physiotherapeutin, wußte die Bewegungssequenzen einzuordnen und zu formulieren. Mir als Psychologin war eher „alles andere" faßbar. Schließlich fand ich den gemeinsamen Nenner: Learn to learn, das Lernen zu lernen. Nicht akademisches Lernen, sondern ein Lernen, wie das kleiner Kinder, die als Autodidakten entlang des eigenen Interesses die Welt zu be – *greifen*, zu er – *fassen* lernen: mit der ganzen Person.

Mit der Zeit beherrschte auch ich es, die Bewegungssequenzen zu protokollieren, [1] doch immer beschäftigte mich die Frage nach dem Prozeß: was für Lernbedingungen schuf Moshé Feldenkrais, indem er fortlaufend sprach? Eingeflochten in die Bewegungsinstruktionen sprach er über alle möglichen Themen, erzählte Geschichten und gab blumig ausgeschmückte Darstellungen seiner Vorgehensweise in der Einzelarbeit, der Funktionalen Integration.

Ich möchte hier den verbalen Aspekt von Feldenkrais' Arbeit näher beleuchten. Was erzählte Moshé und wie verbanden sich diese Reden und Geschichten mit dem Lernen durch Bewegung?

Zunächst ein paar Beispiele:

Die Bedeutung der Schwerkraft

Schwerkraft ist eine Lernbedingung, die für uns so selbstverständlich ist, daß wir sie kaum mehr bewußt wahrnehmen, und die dennoch unser ganzes Dasein prägt. Unser Skelett ist als Antwort auf die Anziehungskraft der Erde zu verstehen. Es ist diejenige Struktur, die es uns erlaubt, uns aufzurichten. Aufgabe des Skeletts ist es, Gewicht zu tragen. Wird diese Funktion nicht ausreichend benützt, z.B. bei langer Bettlägerigkeit, so werden die Knochen geschwächt, es kommt leichter zu Frakturen.

Die Muskulatur dagegen dient primär der Bewegung im Raum. Wird sie zu sehr für Haltefunktionen gebraucht, ist eine differenzierte Wahrnehmung kleiner Veränderungen kaum mehr möglich.

Moshé illustrierte das folgendermaßen: trägt man einen sehr leichten Gegenstand, etwa eine Streichholzschachtel, so kann man vielleicht den Gewichtsunterschied spüren, wenn sich eine Fliege darauf setzt. Trägt man hingegen ein Klavier, ist dieser Unterschied nicht mehr wahrnehmbar.

Ein Mensch, der gewohnheitsmäßig z.B. eine sehr gebeugte Haltung hat, leistet ständig starke Muskelarbeit, ohne sich dessen bewußt zu sein. Er wird sich schwer tun, eine kleine Verbesserung, eine Erleichterung zu spüren. Aus diesem Grunde arbeitet man in der Feldenkrais-Methode sehr viel in liegenden Positionen. Die gewohnte

Ausrichtung zur Schwerkraft wird für den Lernprozeß so weit wie möglich aufgehoben.

Von Antilopen und Löwen

Warum, fragte Moshé, laufen in einer Herde Antilopen, die von Löwen gejagt werden, 50% in die eine und 50% in die andere Richtung? Was ist der evolutionäre Sinn zufälliger Entscheidungen? Die Wahrscheinlichkeit wird größer, daß nicht alle Antilopen von Löwen gefressen werden, das Überleben der Art ist gesichert.

Auch wir verhalten uns geradeso, wenn wir z.B. aufgefordert werden, uns umzusehen. Wir drehen uns spontan zu einer Seite um, ohne zu überlegen, ja ohne uns darüber bewußt zu sein, daß wir damit eine Entscheidung (links oder rechts) treffen.

Wirklich menschliches Verhalten

Durch die Art, in der Moshé seine Bewegungsinstruktionen gab, Fragen stellte und Geschichten einflocht, brachte er uns bei, unsere individuellen Bewegungsgewohnheiten wahr – zunehmen, anstatt sie als „richtig" oder „falsch" zu taxieren und zu korrigieren. Denn, so erklärte er: „nur wenn du weißt, *was* du tust, kannst du tun, was du willst." Wenn man sich dessen nicht bewußt ist, was man tut, wie man sich bewegt/verhält, wird man es wie zwanghaft stets auf die gleiche Weise wieder tun, man hat keine Freiheit zu wählen. Doch erst durch die Freiheit der Wahl wird Verhalten wirklich menschlich.

Das heißt nicht, daß wir bei jeder Handlung erst überlegen müssen, wie wir sie ausführen wollen (z.B. mit welchem Fuß ich die erste Stufe der Treppe gehen möchte), sondern daß wir uns dessen bewußt sind, daß jede Handlung, ja sogar das Nichtstun, eine Entscheidung voraussetzt.

Solche philosophischen Überlegungen begleiteten unsere Bewegungsexperimente. Eine Geschichte dazu:

Begegnung im Zug

Moshé saß im Zug, ihm gegenüber las ein junger Mann aus dem Jemen ein Buch. Doch hielt er das Buch verkehrt herum. Moshé, von Neugier getrieben, fragte ihn, ob er denn lesen könne. „Das sehen Sie doch!", war die Antwort. „Aber", fragte Moshé nach, „Sie halten ihr Buch verkehrt herum!". Darauf der junge Mann: „Müssen Sie das Buch in einer bestimmten Richtung halten? Ich habe gehört, daß es viele Leute gibt, die studiert haben und klug sind, die aber nur lesen können, wenn sie das Buch in einer Richtung halten."

Der junge Mann hatte unter sehr ärmlichen Bedingungen Lesen gelernt. Der Lehrer hatte von jedem Buch nur ein Exemplar, das lag vor ihm, und die Schüler saßen im Kreis darum herum, immer wieder an verschiedenen Plätzen. So lernten sie lesen, von jeder Richtung aus. Wir, denen die Bücher immer in derselben Richtung vorgelegt wurden, sind demgegenüber eingeschränkt in der Fähigkeit, unser Gehirn zu benützen.

Manchmal erzählte Moshé aber auch einfach Witze. Ich höre noch heute, in der Erinnerung, wie er mit uns darüber lachte. Bei der Ausführung schwieriger und ungewohnter Bewegungen, besteht die Tendenz, den Atem anzuhalten und dabei die Muskulatur wie in einer Streßsituation zu versteifen. Wenn man dabei lacht, muß man ausatmen, heiter bleiben. Lernen ist dann möglich, wenn der ganze Mensch dabei jederzeit bereit ist, zu lächeln (frei nach Moshé Feldenkrais). So waren Witze für Moshé eine der möglichen Interventionen, um das Lernen zu erleichtern.

Moshés Ziel bei der Verwendung verbaler Techniken war nicht primär die Vermittlung bestimmter Lerninhalte, sondern vielmehr einen Anstoß zu eigenem Forschen und Nachdenken zu geben. Nicht die Antworten, sondern die Fragen standen im Vordergrund.

Nach den Beispielen [2] nun zurück zu der Ausgangsfrage nach dem Prozeß und den Lernbedingungen, die Moshé herstellte durch das, was und wie er es erzählte während der Bewußtheit durch Bewegungs-Lektionen. Antworten auf diese Fragen zu finden war und ist ein langer und spannender Weg.

Über einen Vortrag zu den Liedern der Chassidim, stieß ich auf Martin Buber. Er hat eine große Fülle chassidischer Geschichten gesammelt und kommentiert. So erfuhr ich über eine Tradition, die in Moshés Familie wohl alltäglich war: Lebenserfahrungen weiter zu geben durch Geschichten. Geschichten, deren Maßstab nicht darin liegt, ob sie sich tatsächlich so zugetragen haben, Geschichten, die nicht selten verwirrend sind und plötzlich zu einem unerwarteten Schluß kommen. Es sind Geschichten, die im Zuhörer einen Prozeß auslösen und ihn oftmals mit einem Lächeln zurücklassen, ebenso wie die Lektionen von Moshé Feldenkrais (sowohl was die Bewegungserfahrungen angeht, als auch die verbale Begleitung derselben).

Feldenkrais arbeitete, genau wie er sagte, mit der ganzen Person, d.h. parallel, gleichzeitig auf verschiedenen Ebenen:

sensing – Spüren, Sinneswahrnehmung und Kinästhetik

feeling – Empfindungen, Gefühl

thinking – Denken

acting – Tun, Handeln, hier: Bewegung

Durch diese Erkundungen entlang meines Interesses wurde meine Wahrnehmung geschärft. Ich entdeckte viele Elemente aus den verschiedensten Wissensgebieten und Methoden, die Moshé als sinnliche Erfahrungen und paralleles Zuhören in seine Lernmethode integriert hatte. Verbindungen, Vernetzungen wurden sichtbar, z.B. auch zur Psychotherapie, obwohl Moshé die meisten der dort angesiedelten Methoden und deren Vertreter gern verteufelte (z.B. Das Beste, was Freud geleistet habe, sei es, daß er die Leute habe auf der Couch *liegen* lassen….) Der einzige, den er unbestritten gelten ließ, war Milton Erickson, der eine sehr effektive Richtung der Hypnotherapie entwickelt hatte. Ich beschäftigte mich also mit Milton Erickson und wurde fündig: es gab Überschneidungen, ich erkannte Elemente von Miltons Arbeit bei Moshés Art zu unterrichten. Angetan hatten es Moshé vor allem die von Erickson genial verwendeten paradoxen Interventionen, stimmten sie doch mit seiner Erfahrung und Praxis überein: Wenn man z.B. einem Kind Wege zeigen will, seine spastisch verkrümmte Hand öffnen zu lernen, so ist es hilfreich, diese zunächst *noch mehr* zu schließen. *Mit* dem gehen, was da ist. Die Hand umfassen, die Arbeit der überfleißigen Beugemuskulatur übernehmen, sie zu entlasten, kann dazu führen, daß die Hand im Anschluß die Gegenbewegung tun, sich vielleicht zum erstenmal von selbst öffnen kann. So kann das Kind lernen, Kontrolle über seine Muskulatur, seine Hand zu bekommen.

Wunderschön ist der Satz, den Moshé Feldenkrais einer alten Dame nach einer Stunde in Funktionaler Integration mit auf den Weg gab. Sie war mit starren, verkrampften Gliedern gekommen, voll Angst vor einem erneuten Sturz. Moshé hatte in der Lektion daran gearbeitet, ihr Gleichgewicht, ihre Koordination beim Gehen und den Bewegungsfluß zu verbessern. Dabei hatte die Klientin unnötige Verspannungen aufgeben können, und am Ende der Stunde hatte Moshé mit ihr Walzer getanzt. Der Ehemann, der den Prozeß nicht miterlebt hatte und sie nach der Stunde abholte, wollte sie in gewohnter Weise stützen. Da sagte Moshé zu der alten Dame: „Achten Sie darauf, daß der Arm *ihres Mannes* locker bleibt."

Hätte er ihr geraten, ihren Arm nicht wieder zu verspannen, so wäre die Chance eines bleibenden Erfolges geringer gewesen, zu groß die Versuchung, in das gewohnte Muster zurückzufallen: sich mit verkrampftem Arm an den Ehemann zu klammern mit der Idee, einer Stütze zu bedürfen. Jetzt aber war ihre Konzentration aus ihrem Arm hinaus in den des Mannes gelenkt, und sie hatte eine Aufgabe zu erfüllen, für die es zudem nötig war, den eigenen Arm locker zu behalten, ohne bewußte Aufmerksamkeit darauf. Und gerade das war das Ziel.

Dies ist ein Beispiel dafür, wie es Moshé gelang, den Transfer, die Übertragung des Gelernten, in den Alltag zu erleichtern. Dieses Vorgehen entspricht dem, was bei Milton Erickson als posthypnotischer Auftrag bezeichnet wird: etwas, das über die Stunde hinaus weiterwirkt. Moshé integrierte also Elemente aus anderen, schon bestehenden Systemen in seine Arbeitsweise.

Irgendwann stellte ich mir die Frage, ob diese Methode einfach ein Zusammenge-würfel verschiedenster Impulse, Einsichten oder Methoden sei, verbunden vielleicht durch eine zugrunde gelegte Theorie. Doch so einfach ist es nicht zu erklären.

Zum Beispiel: Moshé erzählte keine chassidischen Geschichten, er verwendete viel-mehr diese Art der Vermittlung als didaktische Methode. Seine Reden und Ge-schichten handelten von ganz anderen Dingen. Durch sie konnten wir erkennen, wie er z.B. wissenschaftliche Erkenntnisse nutzbar machte für einen ganzheitlichen Lernprozeß. Oder sie halfen uns, aus unseren eingefahrenen Denkmustern heraus-zutreten, und wirkten, indem sie an eigene Erfahrungen anknüpften.

Das Besondere von Feldenkrais' Methode besteht darin, das Abstrakte, eine Idee zu übersetzen in Konkretes, und dieses so zu vermitteln, daß der jeweilige Schüler oder „Gesprächspartner" es auf seinem eigenen Erfahrungshintergrund verstehen kann, mit seinen Worten, in seiner Sprache.

So fragte uns Moshé, ob wir uns vorstellen könnten, wie man die Idee von Stabilität und Instabilität „übersetzen" kann. z.B. einem Skifahrer: „Stell Dich an einen Hang, die Ski nach unten und versuche, stehen zu bleiben ...". In Verbindung mit der „Ge-schichte" zu diesem Thema unterrichtete Feldenkrais eine Lektion, in der Stabilität/ Instabilität am eigenen Leib erfahren werden konnten. Ausgehend vom Vierfüßler-stand, d.h. auf den Knien, die Unterarme auf dem Boden, sollten wir z.B. einen Arm nach vorne strecken oder ein Knie weiter nach außen bewegen. So wurden die ver-bal vermittelten Überlegungen erlebbar gemacht. In diesem Sinne verwendete er auch die vorgestellten Techniken.

Feldenkrais hat m. E. keine neue Theorie entwickelt, obwohl seiner Arbeit ein brei-tes theoretisches Wissen zugrunde liegt. Er arbeitete vielmehr – wie es eine Kollegin kürzlich in einem Gespräch formulierte – an der Nahtstelle, wo wissenschaftliche Er-kenntnisse in die Praxis umgesetzt werden.

Das beinhaltet zwei Aspekte. Zum einen: Was bedeutet eine bestimmte Erkenntnis, ein Ergebnis z.B. aus der Gehirnforschung für das Lernen, für die Lösung eines kon-kreten Problems oder einer Fragestellung im Alltag? Welche Handlungen lassen sich daraus ableiten? Und umgekehrt: welche Schlüsse über die Funktionsweise des Ge-hirns, seine Vernetzungsstrukturen und Prozesse, können aus der Arbeit mit der Me-thode gezogen werden? Viele der auf diese Weise von Feldenkrais gebildeten Hypo-thesen konnten später durch neue Forschungsmethoden und -ergebnisse belegt werden.

Und zum anderen: Welchen Stellenwert hat Feldenkrais' Arbeit vor dem Hinter-grund der wissenschaftlichen Entwicklung in den letzten Jahrzehnten? Nachdem wir es immer besser beherrschen, die Welt in Teilaspekte zu zerlegen, diese zu analysie-ren, zu beobachten und statistisch zu erfassen, wendet sich der Blick auch in der Wissenschaft wieder dem Ganzen zu: Holistische Prinzipien (das Ganze ist mehr als die Summe seiner Einzelteile), systemische Betrachtungen, Kybernetik erster und zweiter Ordnung (der Beobachter ist Teil des Systems), Zirkularität, Chaostheorie, Konstruktivismus … sind die neuen Begrifflichkeiten. In der Arbeit von Moshé Feldenkrais ist dieser Prozeß des Wiederzusammenbringens pragmatisch vollzogen. Damit entsteht eine völlig neue Qualität des Unterrichtens.

Die Methode *selbst* ist ein Forschungsprozeß, eine lebendige Interaktion, ein gemeinsames Erkunden, Suchen, Neue-Wege-Finden und Lernen. Ein Lernen durch Erfahrung, aktives, individuelles Lernen in Verbindung mit zielgerichtetem Handeln. Bewußtheit durch Bewegung. Nach dem selben Prinzip entwickelte Feldenkrais auch seine Trainings und jedes war anders, immer neu, wie auch jede Feldenkrais-Stunde ein Unikat ist.

Meine Ausbildung in Amherst, USA, Moshés drittes und letztes Training, liegt nun viele Jahre zurück (1980 – 83). Meine Faszination an diesem Lernen hat nie aufgehört. Immer wieder entdecke ich neue Themen und Fragen, andere Facetten, weitere Verständnisebenen. Es ist ein lebendiger Lernprozeß. Die fortschreitende Erkenntnis ist einem Spiralprozeß gleich.

Ich denke, die „Magie" der Feldenkrais-Methode für den Schüler ebenso wie für den Lehrer oder Ausbilder besteht darin, daß dieses Lernen nie endet.

Fußnoten

[1] In der Literatur zur Feldenkrais-Methode findet man mittlerweile zahlreiche Veröffentlichungen von gut aufgebauten Lektionen mit nachvollziehbar dargestellten Bewegungssequenzen.

[2] Dazu möchte ich anmerken, ich habe die Geschichten und Reden nach meiner Erinnerung und unter Zuhilfenahme meiner persönlichen Notizen dargestellt. Es sind keine Zitate, sondern meine Aneignungen, meine Interpretationen

Bibliographie

Buber, Martin: Die Erzählungen der Chassidim, Manesse-Bibliothek der Weltliteratur, Zürich, 87

Zeig, J.K. (Hrsg.): Meine Stimme begleitet Sie überall hin, Ein Lehrseminar mit Milton H. Erickson, Klett-Cotta, Stuttgart, 86

Eva Bleicher – Flohrschütz, Dipl. Psych., lizensierte Feldenkraislehrerin, München

Waltraut Brix wohnt in Hamburg wo sie auch arbeitet. Sie ist als Ergotherapeutin im Sozialpädatrischem Zentrum zusammen mit Frau Dr. I. Flemig tätig. Sie arbeitet seit 1961 mit Kindern. Über viele Jahre hinweg hat sie in Italien, England, Schweden und Dänemark Erfahrungen gesammelt. Die Feldenkrais-Ausbildung hat sie 1987 in München abgeschlossen.

3.1 Drei Schlüssel zur Entwicklung eines gesunden Familiensystems

Roger Russell im Gespräch mit Waltraut Brix

Einleitung

Strahlend blauer Himmel! Für einen Februarmorgen ist das Wetter in Hamburg ganz außergewöhnlich. Ich bin gestern spät abends mit dem ICE aus Heidelberg angekommen und schon früh wieder auf, um rechtzeitig bei Frau Waltraut Brix zu Gast zu sein. Sie hat mich eingeladen, ihr im Sozialpädiatrischen Zentrum bei der Arbeit mit Säuglingen zuzuschauen. Neugierigen Kollegen und Kolleginnen erlaubt sie es sonst fast nie zu beobachten, wie sie mit diesen Kindern ihre Magie vollbringt. Ich kenne Waltraut seit 1984, d.h. seit den ersten Feldenkrais-Ausbildungen in Deutschland. In der Zwischenzeit ist Waltraut für ihre Feldenkrais-Arbeit mit Kleinkindern bekannt geworden und auch dafür, daß sie diese als vertraulich betrachtet und gegen öffentliches Interesse abschirmt. Nur sehr wenige haben das Glück, ihr bei der Arbeit zuschauen zu dürfen, und heute soll ich herausfinden warum.

An diesem Morgen wird sie mit zwei Kindern arbeiten und sich mit mir über Säuglinge und deren Entwicklungsprozeß unterhalten, über ihr eigenes Leben und die Erkenntnisse, welche sie der Feldenkrais-Methode verdankt. Während Waltraut mir ihre Geschichte erzählt, geht sie im Raum auf und ab. Ihr Gang ist ungleichmäßig.

Sie war mit zwei deformierten Füßen auf die Welt gekommen und hatte die damals beste und modernste medizinische Behandlung erhalten. Nach zwölf über mehrere Jahre verteilte Operationen war es Waltraut schließlich gelungen, ihren Eltern klarzumachen, wie verzweifelt sie war, und sie dazu zu bewegen, keine weiteren operativen Eingriffe und nächtlichen Gipsschalen mehr zuzulassen.

Das Kind Waltraut war eine Vorzeige-Patientin gewesen, da die bei ihr angewandte chirurgische Methode neu war. Jeder Krankenhausbesuch gestaltete sich als eine Art Theatervorführung, bei der Chefarzt, Ober- und Assistenzärzte, Schwestern und andere Leute das Publikum darstellten. Nur Waltrauts Mutter, einer klugen und gebildeten Frau, erklärten die Ärzte nicht, was sie mit dem Mädchen vorhatten und warum. Waltraut wurde ausgezogen, herumgezeigt, angestupst, betastet und bei Visiten als Fall diskutiert. Als junges Mädchen wurde sie nie nach ihrer Meinung gefragt oder als Individuum respektiert. Alle lernten etwas dabei – auch Waltraut: Sie würde niemals in ihrem Leben zulassen, daß ein Kind ohne seine Einwilligung der unpersönlichen Neugier Fremder ausgeliefert werden würde.

Patrick: Aufmerksamkeit auf Gegenseitigkeit

Als Waltraut gerade ans Ende ihrer Geschichte gelangt, kommt der kleine Patrick in der Praxis an. Sofort zeigt sich, mit welchem Respekt Waltraut auf dieses Kind eingeht. Sie verschwindet um die Ecke, wo Patricks Mutter ihm die Windeln wechselt. Begeistert und herzlich begrüßt Waltraut den Kleinen. Ich höre zu, wie sie mit ihm flirtet und mit seiner Mutter spricht. Dann taucht das Trio auf, und für die nächsten 40 Minuten ist die Atmosphäre im Raum so natürlich und entspannt, daß ich das Gefühl habe, bei dieser Familie zu Hause zu sein. Während Patrick zwischen uns spielt, erhält er mit solch selbstverständlicher Ungezwungenheit abwechselnd von Waltraut und seiner Mutter Zuwendung, daß auch ich keine Befangenheit mehr verspüre.

Während Waltraut ihre Aufmerksamkeit zwischen Patrick und seiner Mutter hin und her wandern läßt und sich zwischendurch auch immer wieder einmal mit einer Erklärung oder einer Beobachtung an mich wendet, scheinen Mutter und Kind sich pudelwohl zu fühlen. Aus dem, was gewöhnlich eine medizinische Behandlung wäre, ist wie durch Zauberei ein Besuch unter Freunden geworden. Ein Besuch, zu dem Spiel und neue Entdeckungen gehören, die zur Entfaltung eines ausgeglicheneren Familiensystems beitragen.

Die Integration eines Neugeborenen in die Familie stellt eine Art Entwicklungstanz von bewundernswerter Anmut dar. Die Ankunft eines Kindes setzt bei den Eltern und besonders bei der Mutter einen Prozeß in Gang, welcher von der Natur so choreographiert wird, daß das Kind den nötigen Schutz, Sicherheit und Liebe erhält.

Die meisten Eltern bemerken überhaupt nicht, wie sensibel sie auf das Verhalten ihres Kindes eingehen, um diesen Tanz mit zu gestalten.

Seit Beginn dieses Jahrhunderts haben Psychologen, Therapeuten und Wissenschaftler den Entwicklungsprozeß von Säuglingen und Kindern sorgfältig beobachtet. Neugierig geworden durch die Tatsache, daß kleine Kinder bei Intelligenztests systematisch falsche Antworten geben, begann der Schweizer Jean Piaget, der als Urvater der Entwicklungspsychologie gilt, die kognitive Entwicklung seiner eigenen drei Kinder zu verfolgen. Seine Bücher dazu machten ihn weltberühmt und begründeten ein neues Forschungsgebiet. Die Psychotherapeutin Margaret Mahler (1975) richtete in New York ein Labor ein, in dem Mütter und ihre Babys bei ihrer alltäglichen Interaktion beobachtet werden. Mahler versuchte, die Dynamik der emotionalen Bindung zwischen Mutter und Kind nachzuvollziehen. Daniel Stern (1992), ebenfalls Psychotherapeut und Professor für Psychologie in Genf, faßte solche Forschungsresultate zusammen und revidierte einige in Bezug auf den Prozeß, der dem Kind die Entwicklung der Empfindung für das eigene Selbst ermöglicht. Jede neue Generation klinischer und akademischer Forscher hat neues Wissen hinzugefügt und neue Theorien erstellt, um den Entwicklungsprozeß des Kindes verständlich und, wenn dabei Probleme auftauchen, der Intervention zugänglich zu machen.

All diese Untersuchungen zeigten, daß Mutter und Kind eine komplexe Beziehung aufbauen, in der sie gegenseitige Aufmerksamkeit und gemeinsame Aktivitäten aufeinander abstimmen lernen. Der rhythmische Wechsel und die Intensität ihrer verbalen und nonverbalen Kommunikation helfen dem Kind, seine Handlungen zu koordinieren und seine Welt als sinnvoll erleben zu lernen. Mit seiner zunehmenden Geschicklichkeit und Selbständigkeit verändert sich die Beziehung zwischen Mutter und Kind ständig. Diese Beziehung stellt den Nährboden für alle zu seiner Entwicklung gehörenden Prozesse dar und bildet die Grundlage für seine Teilnahme im Familiensystem, in dem das Kind aufwachsen wird. Wenn das Kind normale Fortschritte macht, verlaufen diese Interaktionen wie selbstverständlich und erregen im Familienalltag und sozialen Umfeld keinerlei Aufmerksamkeit.

Im Falle von Patrick und seiner Familie sind die Kommunikations- und Interaktionsprozesse jedoch gestört, bei seiner Entwicklung sind Probleme aufgetaucht. Waltraut hat auf geradezu künstlerische Weise einen Weg gefunden, das Familiensystem auf eine bessere Entwicklungsbahn zurückzubringen. Sie nimmt mit liebenswürdiger Einfühlung am Leben der Familie teil – nicht als Expertin von außen, sondern eher wie eine Verwandte, die von Zeit zu Zeit auf Besuch kommt. Sie wendet sich dem Kind mit großer Wärme zu, zollt der Mutter Respekt und gibt gelegentlich ein paar Erziehungsvorschläge, die auf ihre eigene Erfahrung mit Kindern zurückgehen. Sie tut eigentlich nichts anderes als das, was Frauen in Familien- und Stammesverbänden seit Urzeiten gemacht haben. Ihre Kenntnisse zum Thema Familiendynamik ermöglichen es ihr, dem Rhythmus und der Intensität der Interaktion zwischen Patrick und seiner Mutter eine Sensibilität entgegenzubringen, die zu keinerlei Störungen oder Widerstand Anlaß gibt. Sie lädt die beiden ganz unauffällig immer wieder ein, auf ihre Impulse zu neuen Fortschritten einzugehen, indem sie ihnen hilft, Tempo und Schrittfolge des gemeinsamen Entwicklungstanzes aufeinander abzustimmen.

Patrick und seine Mutter werden nun wieder mehr in ihr Potential für eine normale Entwicklung vertrauen. Um neue Entdeckungen über ihre Entwicklungsfähigkeiten bereichert werden die beiden nach Hause zurückkehren. Sie werden zunehmend sicherer und neugieriger werden, wenn diese Entdeckungen in den nun vor ihnen liegenden Wochen und Monaten weiter nachklingen und zu neuem Wachstum beitragen.

Die Sicherheit des Bodens zum Kind bringen

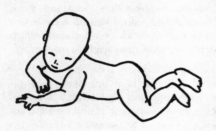

Abb. 1

Beim Zuschauen fallen mir viele Bewegungen auf, die mir aus der Entwicklungsforschung und auch aus der Feldenkrais-Methode wohlbekannt sind. Der 8 Monate alte Patrick liegt auf dem Bauch und spielt. Wenn er sich dabei umdreht, um über die Schulter zu schauen, sinkt sein Kopf plötzlich herab. Das ist für dieses Alter ungewöhnlich. Normalerweise sollte es Patrick leichtfallen, seinen Kopf oben zu behalten, auch wenn er über seine Schulter blickt.

Waltraut hilft Patrick beim Spiel, über seinen Arm zu rollen. Patricks Mutter berichtet, daß sein Arm beim Rollen von der Rücken- in die Bauchlage unter seinem Brustkorb steckenbleibe. Sie fügt hinzu, daß ihr Sohn auch nur unsicher und wackelig vom Bauch wieder auf den Rücken rollen könne. Am Ende der Stunde ist das anders geworden. Patrick lernt, den Arm unter seinem Körper hervorzuziehen, wenn er vom Rücken auf den Bauch rollt. Während Waltraut ihn zu dieser Entdeckung anleitet, erzählt sie mir etwas über sogenannte vestabuläre Kinder (Kinder mit Gleichgewichtsstörungen), und wie sie ihnen mittels ihrer Hände die Sicherheit des Boden zu diesen Kindern bringt, um ihnen so zu Gleichgewicht und eigener Sicherheit zu verhelfen. Sie hält Patricks Kopf und Rücken und sorgt dafür, daß ihre Hände ihnen Sicherheit beim Rollen verschaffen. Indem sie auf diese Weise Patricks Skelett unterstützt, ermöglicht sie dem Kind, bei dieser Bewegung die Sicherheit des Bodens zu erleben. Patrick probiert dies im gemeinsamen Spiel weiter aus und stellt fest, daß er, wenn er sich dabei auch zur Seite neigt, weich vom Bauch auf den Rücken rollen kann.

Später während einer kleinen Pause, gleitet Patrick auf den Schoß seiner Mutter, der Waltraut nun hilft, beim Sitzen ein besseres Gefühl für Gleichgewicht und Bequemlichkeit zu entwickeln. Waltraut benutzt dabei die gleiche Strategie wie bei Patrick, d.h. ihre Hände zeigen der Mutter, wie sie eine bequemere Haltung einnehmen kann. Waltraut erklärt ihr, daß ihr Kind, sobald sie selbst wirklich bequem sitze, die Entspannung ihrer Muskulatur spüren und sofort mit einer entsprechenden Entspannung seiner eigenen Muskeln darauf antworten werde. Auch sein sonst oft etwas mühsam gehender Atem werde sich auf diese Weise beruhigen.

Zwei Themen aus der in der Feldenkrais-Methode angewandten Technik der Funktionalen Integration werden hier deutlich. Beim ersten geht es darum, wie das Gehirn den Kontakt des Skeletts mit dem Boden für das Gleichgewicht ausnutzt, und beim zweiten, wie einem anderen Menschen dieses Gleichgewichtsgefühl durch Wohlwollen ausdrückende Berührungen vermittelt werden kann. Normalerweise unterrichten wir diese Techniken in unseren Ausbildungsgruppen. In diesem Fall jedoch lernt Patricks Mutter, sie im Rahmen gemeinsamer Aktivitäten des Alltags anzuwenden, welche der Entwicklung Patricks dienlich sind. Wenn sie in den kommenden Wochen Patrick hochhebt oder herumträgt, wird sie sich an dies Gefühl von entspanntem Gleichgewicht erinnern. Angeschlossen an den magischen Kreis aufmerksamer gegenseitiger Wahrnehmung zwischen Mutter und Kind, wird Patrick automatisch darauf reagieren und so selbst ein sicheres, dynamisches Gleichgewicht entwickeln lernen.

Weder Mutter noch Kind müssen die Begriffe von Gleichgewicht und nonverbaler Kommunikation, auf denen Waltrauts Arbeit gründet, verstehen. Die Fähigkeit zu spüren, was Gleichgewicht praktisch bedeutet, ist in einem archaischen Gehirnsystem angelegt, welches wir mit allen auf festem Land lebenden Tieren gemeinsam haben. In diesem Urhirn sind mehr als 400 Millionen Jahre evolutionärer Erfahrung verankert, welche jedem Tier erlaubt, sein Skelett vom Boden zu erheben, um sich zu bewegen und sein Überleben sichern zu können. Patricks Gehirn ist intelligent genug, das ebenfalls zu lernen, wenn es nur die Gelegenheit dazu erhält. Es geht hier vor allem darum, Patrick und seiner Mutter zu helfen, sich im täglichen Umgang miteinander sicher zu fühlen und Neugierde zu entwickeln.

Nach 45 Minuten wird der nächste Termin verabredet und nach einem Kuß und Winke-Winke für Waltraut verschwindet Patrick mit seiner Mutter um die Ecke. Sie werden sich an diese Stunde als natürlichen Abschnitt ihrer gemeinsamen Entwicklung erinnern. Die Interaktion war charakterisiert durch Vertrauen in das Entwicklungspotential des Kindes und in die Fähigkeit seiner Mutter, „eine ausreichend gute Mutter zu sein". Diese von Winnicott, einem englischen Spezialisten auf dem Gebiet der kindlichen Entwicklung, stammenden Worte beschreiben die erfolgreiche Mutter als Behüterin der Welt ihres Kindes.

Einige Wochen später hört Waltraut von Patricks Mutter, daß ihr Sohn jetzt im Zimmer herumrollt. Er hat entdeckt, wie er sicher über den Boden rollen und dabei immer wieder sein Gleichgewicht herstellen kann. Wenn sie ins Wohnzimmer kommt, ist er manchmal gerade unter dem Tisch oder Sofa verschwunden und kichert nur, wenn sie bei dem sich nun entwickelnden aufregenden Versteckspiel seinen Namen ruft.

Die Suche einer Therapeutin

Da das nächste Kind erst in einer Stunde kommt, setzen wir unsere Unterhaltung fort. Warum Waltraut nur ungern Besucher bei der Arbeit mit ihren kleinen Freunden hat, erklärt sich aus ihrer Kindheitserfahrung und ihrer Überzeugung, daß Beobachter das Kind oft nur verunsichern. Waltraut meint, daß sie für Mediziner, mit denen sie zusammenarbeitete, wohl oft eine unbequeme Kollegin war. Sie sieht ihre Hauptverantwortung jedoch darin, an erster Stelle die Sicherheit und Integrität des Kindes zu schützen, selbst wenn es dabei zu Konflikten mit Ärzten und Therapeuten kommt, die vielleicht auf einige der medizinischen Verfahren vertrauen, an die sie sich nur zu gut erinnern kann. Die Waltrauts gesamtes Berufsleben prägende Suche nach Wissen und effektiven Methoden geht auf ihre eigenen Kindheitserlebnisse zurück. Sie war davon überzeugt, daß es eine Alternative zu der Behandlung geben müsse, die sie als Kind erlebt hat.

1961 wurde sie in Hamburg in der ersten deutschen Schule für körperbehinderte Kinder als Ergotherapeutin eingestellt. Sie verbrachte mehrere Jahre in England, Italien, Dänemark und Schweden, um 1969 mit frischen Erfahrungen und neuem Können nach Hamburg zurückzukehren. Doch für ihre Arbeitsweise war die Zeit noch nicht reif. Bei der Rückkehr an ihre alte Stelle fand sie noch wenig Verständnis für die Art, wie sie und ein paar andere Therapeutinnen mit Kindern arbeiteten. „Solange wir der Schule und den Ärzten gute Ergebnisse einbrachten, wurden unsere Methoden zwar akzeptiert, doch gleichzeitig ignoriert. Wir mußten hinter geschlossenen Türen arbeiten." Inzwischen hat sich das geändert, was zum Teil Dr. Inge Flehmig zu verdanken ist. Waltraut traf sie 1972 und arbeitet seitdem in von Dr. Flehmig geleiteten Hamburger Instituten – zunächst vier Jahre im Werner-Otto-Institut und anschließend im Sozialpädiatrischen Zentrum.

1979 erlebte Waltraut in einer Bewußtheit durch Bewegung-Gruppe ihre erste Feldenkrais-Lektion und einen merklichen Rückgang ihrer Schwierigkeiten, die seit ihren frühen Operationen für sie zum Alltag gehörten. „Ich spürte, daß meine Brustwirbelsäule bequem auf dem Boden liegen konnte und es mir möglich war, meine Hüften mit gewisser Anmut zu bewegen!" Von da an nahm sie, wo es nur ging, an Workshops teil und auch an der Großveranstaltung, bei der Moshé Feldenkrais 1981 in Freiburg unterrichtete. Ich war damals auch dabei und erinnere mich daran, wie 300 Leute zwei Wochen lang in einer großen Sporthalle Moshés lebhaften Vorträgen zuhörten und seinen Anweisungen folgend auf dem Boden herumkrochen und -rollten oder mit korkenzieherartigen Bewegungen zum Stehen kamen.

Waltraut wollte nun die Gruppenmethode, d.h. „Bewußtheit durch Bewegung" in ihre Arbeit mit Familien integrieren. Sie ging davon aus, daß Eltern zu einem tieferen und realistischeren Verständnis der Erfahrung ihres Kindes gelangen würden, wenn sie selbst die mit der eigenen Entwicklung verbundenen Empfindungen wie Neugier und Spaß erleben könnten. Das ist, wie sich bestätigt hat, tatsächlich der Fall, und Waltraut findet immer eine Möglichkeit, die Familie daran teilnehmen zu lassen, wenn das Kind auf dem Boden rollen, krabbeln, sitzen, stehen und laufen lernt.

Sie selbst sagt dazu:

„Die Eltern spielen eine Schlüsselrolle bei der Entwicklung ihres Kindes. Zuerst genieren sie sich etwas, sich auf dem Boden, in Augenhöhe des Kindes, niederzulassen. „Kullern am Boden" ist nicht gerade normal für europäische Eltern, doch wenn sie erst einmal mitmachen, gefällt es ihnen äußerst gut. Großmütter sind mit besonderer Begeisterung dabei und ein Vater, ein Riese von 1,90 Meter, kann in diesem Raum zwar kaum herumrollen, ohne irgendwo anzuecken, aber es geht trotzdem. Bei dieser Erfahrung lernen die Eltern, das „Turnen" ihrer Kinder mit anderen Augen zu sehen, und das ändert alles: Die Eltern werden unabhängiger von der Meinung der Spezialisten, verlangen nach Informationen, sind lernbereit und lassen sich konsequent auf die Teilnahme am Entwicklungsprozeß ihres Kindes ein. Das ist ein großer Unterschied zur Hilflosigkeit und Isolierung, mit der meine Mutter fertig werden mußte."

Wirklich „geschnackelt" hat es für Waltraut, als sie in der Feldenkrais-Ausbildung einen Videofilm sah, in dem Moshé Feldenkrais mit einem behinderten Kind arbeitet:

„Er tat etwas, was für mich ein richtiger Schock war. Das Kind zeigte ein typisch spastisches Bewegungsmuster. Während meiner gesamten therapeutischen Ausbildung war mir eingeschärft worden, daß man ein solches Muster unbedingt vermeiden oder das Kind daran hindern muß, wenn es so etwas macht. Dieser alte Mann aber verstärkte das Muster noch! Das war wirklich überraschend. Noch erstaunlicher aber war die Wirkung. Ich sah wie das Kind vor meinen Augen weicher und nachgiebiger wurde und etwas ganz Neues zu lernen begann! Moshé versuchte nicht, das Problem zu korrigieren, wie er es nach meiner Ausbildung hätte tun sollen. Vielmehr akzeptierte er das kleine Mädchen so, wie es war, und irgendwie veränderte diese Einstellung alles! Dann sah es so aus, als ob er mit dem Kind spielte und dabei alle möglichen Bewegungsvariationen ausprobierte, die ich als Elemente des normalen Bewegungsrepertoires in der kindlichen Entwicklung wiedererkannte. Das war ein Aha-Erlebnis und leitete eine lange Periode des Nachdenkens und Experimentierens ein. Allmählich gelang es mir, diese Einstellung und Methode in meine Arbeit mit Kindern zu integrieren. Ich lernte erkennen, welchen Reichtum an Möglichkeiten Feldenkrais in seiner Arbeit mit Kindern erschlossen hatte, und dieser Reichtum an Ideen, Impulsen und Techniken setzte meiner 1961 begonnenen Suche ein Ende."

Während unseres Gesprächs überlegte ich mir, wo ich im September 1961 wohl gewesen sein mochte, als die Suche der jungen Ergotherapeutin in Hamburg begann – eine Suche nach Mitteln und Wegen, um anderen Kindern zu helfen, wenigstens teilweise dem Schmerz und der Scham zu entgehen, welche sie selbst als Kind durchgemacht hatte. Ich spielte zu dieser Zeit wahrscheinlich mit ein paar guten Freunden in einem Park amerikanischen Fußball und hatte noch keine Ahnung von behinderten Kindern, Bewegungsentwicklung oder Feldenkrais. Ich hätte mir damals nicht einmal träumen lassen, daß ich mich eines Tages mit etwas beschäftigen würde, das auch nur annähernd mit den Dingen zu tun hatte, von denen wir jetzt sprachen! Seit den Tagen, als ich noch Düsenjäger fliegen oder zur Feuerwehr wollte, hatte Waltraut mit Kindern gearbeitet und konnte im Februar 1998 bereits auf 37 Jahre Erfahrung zurückblicken.

Ich bat sie, mir mehr über den Reichtum an Impulsen und Techniken zu sagen, welche sie in der Feldenkrais-Methode gefunden hatte.

„Wir haben bei unserem Gespräch schon drei Schlüsselfaktoren berührt. Erstens die *Einstellung:* Die bedingungslose Anerkennung des Kindes bedeutet eine Revolution in der Arbeit mit behinderten Kindern. Die meisten auf diesem Gebiet angewendeten Methoden beruhen auf normativen Ideen aus der Medizin. Wenn die Entwicklung des Kindes nicht normal verläuft, schreiben die Methoden der Bewegungstherapie vor, pathologische Bahnen zu hemmen und korrekte Bewegungsmuster zu bahnen. Schon an diesem Punkt zeigt sich ein Unterschied zu Moshés Vorgehensweise. Er respektierte die Fähigkeiten des Kindes und das ihm im Augenblick zur Verfügung stehende Potential. Ihm war klar, daß das pathologische Muster wirklich das beste war, was das Kind zu diesem Zeitpunkt machen konnte. In dem Videofilm versuchte er nicht, das Kind an irgendeiner Handlung zu hindern. Ihm ging es darum, der Kleinen auf irgendeine Weise zu ermöglichen, ein Gefühl für den eigenen Körper und für Bewegung zu entfalten. Er begab sich auf ihre Ebene, erlebte die Welt aus ihrer Sicht und fand dabei ein Niveau der sensorischen Aufmerksamkeit, auf dem er ihr begegnen konnte. Innerhalb des sich so zwischen ihnen aufspannenden kinästhetischen Dialogs lud er sie dann immer wieder ein, ihm bei der Erforschung aller ihr zugänglichen Bewegungen zu folgen.

Abwechslung war der zweite Schlüssel. Statt die bei der Bewegungskorrektur vorgeschriebene Vorgehensweise anzuwenden, untersuchte er alle möglichen Bewegungsvariationen. Er machte die Kleine mit neuen Möglichkeiten bekannt und war ihr gegenüber absolut aufrichtig und offen, d.h. er ließ sie die von ihr vorgezogenen Variationen auswählen und selbst entscheiden, welche für sie besser als die ihr gewohnheitsmäßig vertrauten Bewegungen waren. Er bestand nicht darauf, daß sie es so machte, wie er es wollte, sondern unterstützte das Kind bei der Entdeckung seiner Fähigkeiten, erfolgreiche Bewegungen auszuführen.

Schließlich begann er mit einer Reihe von Lektionen, bei denen er das Kind durch die gesamte Spanne der Entwicklung geleitete. Bei dieser *Exploration* ging es ihm nicht nur um Vielfalt innerhalb eines bestimmten Bewegungsmusters, sondern auch um alle möglichen Muster. Das war etwas, was ich bereits in „Bewußtheit durch Bewegung"-Lektionen während der Ausbildung erlebt hatte, in denen wir uns mit dem ganzen Spektrum der Bewegungsentwicklung vertraut gemacht hatten. Mit diesen drei Schlüsseln öffnete er die Tür der Gewohnheit und ebnete dem Kind und seiner Familie den Weg zur Entdeckung und Erfüllung seines vollen Entwicklungspotentials!"

Waltraut hatte schnell die Bedeutung einiger wichtiger pädagogischer Strategien der Feldenkrais-Methode erkannt. Sie zeichnen sich aus durch Offenheit, Anerkennung der Art und Weise, wie der Lernende sich bewegt und in der Welt zu Hause ist, sowie durch Erforschung der vielfältigen Möglichkeiten menschlicher Entwicklung. Diese charakteristischen Aspekte sind daher in allen von den Autoren des vorliegenden Buches präsentierten Ansätzen zu finden. Waltraut hat diese Strategien in ihrer Arbeit mit sogar erst ein paar Wochen alten Kleinkindern angewandt.

Paula: Neue Handlungsmuster

Bei den letzten Worten über ihre Aha-Erlebnisse hören wir eine Stimme auf dem Flur und Waltraut spitzt die Ohren: Die nächste Familie ist im Anmarsch, und als Paula auf dem Arm ihrer Mutter hereinkommt, ruft Waltraut mit lebhafter, warmer Stimme ihren Namen. Wieder macht sich im Raum eine von Gelassenheit und Neugier getragene Stimmung bemerkbar, die hier Begegnung und Spiel kennzeichnet?

Sobald sie auf den Boden gelegt worden ist, erhebt sich die vierzehn Monate alte Paula auf Hände und Knie und beginnt, auf der Suche nach einem Spielzeug im Zimmer herumzukrabbeln. Kaum vorstellbar, daß dies lebhafte, aufgeweckte Mädchen, als es vor acht Monaten zum ersten Mal zu Waltraut kam, kein Interesse an ihrer Umwelt zeigte und sich kaum regte! Sie hat ihre Altersgenossinnen entwicklungsmäßig zwar noch nicht ganz eingeholt, doch Waltraut ist überzeugt, daß die Kleine und ihre Familie jetzt auf dem sicheren Weg in eine gesunde Zukunft sind.

Mir fällt auf, daß Paula beim Übergang vom Sitzen zum Vierfüßler- und Kniestand ihre Knie weit auseinanderspreizt und zittert, wenn sie sich zum Kniestand aufrichtet. Dasselbe geschieht, wenn sie sich anschließend wieder hinsetzt. Geht das auf ihre besonderen Schwierigkeiten zurück oder ist das ein Zeichen, daß sie noch dabei ist, einige der Variationen zu erproben, die sie in nächster Zukunft ganz beherrschen wird? Mir scheint das Letztere der Fall zu sein.

Die Atmosphäre dieser Lernsituation hier ist gekennzeichnet durch Waltrauts volle Anerkennung der Art, wie das Kind sich bewegt. Diese Einstellung hat nichts mit Laissez-Faire zu tun, sondern verfolgt ein Ziel: Dem Bewegungsrepertoire des Kindes mangelt es noch an Vielfalt, doch soll es diese Vielfalt durch Exploration selbst entdecken, statt sie von außen aufgezwungen zu bekommen. Die Selbstverständlichkeit, mit der Waltraut das Kind so nimmt, wie es ist, gibt ihm Sicherheit und eröffnet den Weg zur Kooperation in der Erforschung von Paulas Entwicklungspotential.

In den ersten Monaten nach der Geburt ihres Kindes hilft die Mutter, unter vielem anderen, ihrem Baby, sein Erregungsniveau steuern zu lernen. Daniel Stern (1992) und andere Forscher haben gezeigt, daß das Kind in einem fortlaufend stattfindenden nonverbalen Dialog mit seiner Mutter allmählich lernt, das Auf und Ab seiner Erregungszustände zu modulieren, indem es in seinem Verhalten widerspiegelt, wie die Mutter das für sich selbst macht. Der Säugling hat ein ausgeprägtes Gespür für den Gemütszustand der Mutter und achtet, während er von ihr herumgetragen und gefüttert wird, auf den Rhythmus ihrer Bewegungen, den Ton ihrer Stimme und die Art, wie er von ihr berührt wird. Stern hat gezeigt, daß sich der Säugling dabei in einen zum Lernen erforderlichen Zustand aufmerksamer Wachheit versetzt. Das Kind lernt von Anfang an, seine Aufmerksamkeit herumschweifen zu lassen und auch immer wieder zu fokussieren. Bei der Stunde mit Paula konnte ich beobachten, wie offen das Kleinkind für die Impulse Waltrauts war. Dadurch, daß sie Paula uneingeschränkt akzeptierte, konnte Waltraut auf dieser elementaren, nonverbalen Ebene leicht Zugang zu der Kleinen finden.

Während Waltraut das Netz ihrer zuversichtlichen Aufmerksamkeit über Mutter und Kind wirft, gerät Paula in ihren Bann. Waltraut spricht mit der Kleinen oder berührt sie, dann redet sie wieder mit der Mutter, läßt sich jedoch – was Rhythmus und Intensität ihrer Interaktion mit dem Kind angeht – immer von Paulas Reaktionen leiten. Langsam entfaltet sich das gemeinsame Spiel. Die Begrüßung geht ins Spielen über, bei dem Paula viel von dem macht, was sie schon von zu Hause kennt: sie krabbelt durchs Zimmer, rollt einen Ball, experimentiert mit der Tonskala ihrer Stimme, zerreißt ein Stück Papier. Das sieht alles ganz einfach aus. Als Waltraut mir später einen Einblick in ihre Gedanken und Interventionen während all dieser Aktivitäten gibt, wird mir klar, daß jede von ihnen zwar von der Kleinen selbst initiiert wurde, jedoch im Sinne des dieser Stunde als Leitfaden dienenden Verständnisses von Entwicklung in einen komplexen Lernprozeß integriert worden ist.

Niemals wird der Versuch unternommen, das Kind dazu zu bringen, irgend etwas sein zu lassen oder etwas zu versuchen, wozu es noch nicht fähig ist. Paula wird vielmehr auf subtile Weise dazu ermutigt, das, was sie gerade tut, fortzuführen – nur vielleicht ein bißchen langsamer oder etwas mehr in diese oder jene Richtung orientiert. Waltraut sagt mir später, daß ihre Hände in dem Bewegungsdialog mit Paula der Kleinen immer wieder die Frage stellen, ob es ihr möglich sei, sich in diese oder jene Richtung zu bewegen. Paula reagiert dann mit der Änderung ihres Gleichgewichts und Muskeltonus oder der Qualität ihrer Bewegungen. Wenn sie auf diese Weise gemeinsam eine Stellung oder Bewegung entdecken, die Paula leicht fällt, ermutigt Waltraut sie dazu, so weiterzumachen. Egal wie unerwartet oder ungewöhnlich das ist, die beiden wiederholen die entsprechende Bewegung mit verstärkter Aufmerksamkeit und kontrollierterem Rhythmus. Um Paula ihren eigenen Körper noch stärker spüren zu lassen, findet Waltraut einen Weg, die Bewegung etwas zu verstärken. Später wird Paula diese neue Erfahrung in ihr Spiel und die soziale Interaktion mit ihrer Familie integrieren. Dadurch, daß Waltraut nichts weiter tut, als dem Kind ein Bewegungsmuster durch Verstärkung klarzumachen, bleibt Waltrauts Aufmerksamkeit neutral und interessiert, statt durch Besorgnis angesichts der hier vielleicht zu beobachtenden Pathologie eingeengt zu werden. Damit wird das Problem durchaus nicht ignoriert. Es wird vielmehr mit einer Einstellung bewältigt, die durch Neugier und uneingeschränkte Anerkennung der Individualität des Kindes gekennzeichnet ist.

Paula ist jetzt aufnahmebereit für Variationen, die ihrem Nervensystem den Anstoß zur Suche neuer, funktionsmäßig adäquaterer Bewegungsmuster geben. Sie ist gut auf den nächsten Schritt vorbereitet, fühlt sich wach und sicher, ist neugierig und aufmerksam und bestimmt selbst das rhythmische Hin und Her des gemeinsamen Spiels. Durch die von Waltraut ab und zu eingeführten Verstärkungen kommt es zu Abwandlungen der Aktivitäten und Rhythmen und damit zu einem angemessenen Umfang an Neuem, welches die Weiterentwicklung fördern wird. Wie geht das vor sich?

In den letzten 20 Jahren haben Forschung und theoretische Überlegungen zu einem neuen Verständnis der Bewegungsentwicklung von Kleinkindern beigetragen. Daraus geht hervor, daß das Kind beim Spielen und der Erforschung seiner Umgebung und des eigenen Körpers eine große Vielfalt von Bewegungsvariationen erlebt. Einige dieser Variationen stören sein normales Koordinationsmuster so nachdrücklich, daß sich das gesamte Bewegungsmuster verändert. Wenn sich das neue Muster als nützlich erweist, wird es vom Kind in sein Handlungsrepertoire integriert, welches dadurch reicher und komplexer wird. Ohne diese Variationen käme es nicht zu solchen Veränderungen.

Bewegungsentwicklung kann quasi als Evolution von Bewegungsmustern verstanden werden, als ein Prozeß der Variation und Selektion. Neue Bewegungsmuster entstehen genau wie in der von Darwin beschriebenen Evolution neuer Arten, wenn neue Bewegungsvariationen auftauchen und dazu auserwählt werden, in einem neuen Muster zu überleben. Sobald ihr neue Varianten zur Auswahl zur Verfügung stehen, wird Paula einigen den Vorrang geben, denn ihr Gehirn ist in der Lage, deren praktischen Wert sofort zu beurteilen. Aus dieser bei der Erschaffung neuer Bewegungs-muster stattfindenden Zusammenarbeit von Gehirn und Körper ergeben sich für Paula zwei Kriterien zur Bewertung neuer, im Spiel auftauchender Bewegungsmöglichkeiten. Das erste Kriterium ist, daß die neue Bewegung funktional, d.h. bei ihren Aktivitäten in Spiel und Erforschung ihrer Welt, von Nutzen ist. Das zweite Kriterium ist, daß ihr die Bewegung leichter fällt, weil sie weniger Muskelkraft erfordert.

An der Art, wie Paula auf allen Vieren zu krabbeln gewohnt ist, zeigt sich, wie ihr Gehirn ihren Körper koordiniert, damit sie sich beim Spielen im Raum bewegen kann. Solange ihre Krabbelgewohnheiten festgelegt und unflexibel sind, wird sie nicht zu all den Explorationen kommen, welche zu neuen, kreativen Variationen führen. Aber nur dadurch kann das Gewohnheitsmuster in ein neues Muster verwandelt werden, so daß der Prozeß der Bewegungsevolution weitergehen kann. Die Bewegungsimpulse und Verstärkungen, die Paula im Spiel mit Waltraut erlebt, werden ihr ganz ungewohnte Möglichkeiten, ihr Gleichgewicht zu koordinieren, zugänglich machen. Dabei erhält ihr Gehirn neue sensorische Informationen über die Art, wie sie sich nun bewegt.

Mit jeder Variation bekommt Paula ein besseres Gespür dafür, wie sie ihr Skelett bei der Fortbewegung benutzt, um ihr Gleichgewicht zu sichern. Beim Krabbeln z.B. bewegt Paula ihre Knie nicht auf optimale Weise unter ihren Hüften. Sie strengt sich dabei mehr an, als eigentlich nötig ist. Das gleiche gilt für die Art, wie sie bei der Aufrichtung in den Kniestand ihre Hüftgelenke über den Knien streckt. Diese unnötige Anstrengung bedeutet eine Störung der Aktivitäten, die ihr Spaß machen. Wenn sie Gelegenheit dazu erhält, wird sie sich ein anderes Krabbelmuster aussuchen, das den Selektionskriterien der minimalen Muskelanstrengung und der Nützlichkeit beim Spielen entspricht. Resultat dieses Prozesses ist also ein neues Bewegungsmuster, welches Paula leichter fällt und mehr nützt; und auf diese Weise kommt ihre Entwicklung wieder in Gang.

In einer Feldenkrais-Lektion werden Bewegungsvariationen auf strategisch strukturierte Weise eingeführt. Daraus ergibt sich die Exploration vieler uns verfügbarer Variationen von Verhaltensmustern, wodurch der Prozeß der Bewegungsentwicklung in Gang gehalten wird. In Paulas Fall gehörte eine Anzahl miteinander verwandter Aktivitäten dazu, bei denen es vor allem darum ging, wie Paula vom Sitzen zum Vierfüßler- und Kniestand und von da aus wieder zum Sitzen kommt. Nachdem Mutter und Kind den Raum verlassen haben, erläutert mir Waltraut ihre Strategie.

„Babies haben einen langen Weg vor sich um den aufrechten Gang zu beherrschen. Sie kommen zur Welt mit angeborenen Mustern der Bewegung. Ein wichtiges Beispiel, das in dieser Stunde zum Tragen kam, ist der tonische labyrinthe Reflex (TLR). Bei diesem Reflex, wenn das Kind auf dem Bauch liegt, krümmt es sich zusammen, in der Rückenlage hingegen streckt es sich. Um die Entwicklung fortzuführen, muß das Kind dieses ursprüngliche Reflexmuster unterbrechen. Das Kind ist damit erfolgreich, wenn es lernt, in der Bauchlage den Kopf zu heben um herumzuschauen, und in der Rückenlage z.B. den Zehen in den Mund zu nehmen. In beiden Bewegungen lernt es die Bewegungen des TLR zu unterbinden. In anderen Tätigkeiten lernt das Kind, sich um die Körperachse zu drehen oder sich seitwärts zu neigen. Alle diese neuen Entwicklungen helfen dem Kind die Reaktionen zur Schwerkraft neu zu ordnen, um den Gleichgewichtssinn für neue Bewegungen im Raum auf komplexere und differenziertere Weise einzusetzen.

Die Feldenkrais-Lektionen, die ich erlebt habe bei der Ausbildung, verblüfften mich insofern, wie sehr sie die entwicklungsmäßigen Bewegungen des Kindes spiegelten. Wir fingen an mit der Beugung gegen die Schwerkraft in der Rückenlage, dem Heben des Kopfes, um zu schauen, in der Bauchlage, dem Rollen am Boden und vieles andere, was mich sehr daran erinnerte, wie Säuglinge lernen, mit der Schwerkraft und dem Gleichgewicht umzugehen. Nachher konnte ich diese Erlebnisse in meiner Arbeit mit den Kindern nutzen, um den natürlichen Entwicklungsprozeß wieder zu mobilisieren. Ein Beispiel ist diese Stunde mit Paula. Sie ist jetzt dabei, eine neue Kombination der Beuge- und Streckbewegungen für das Gleichgewicht im Vierfüßlerstand zu koordinieren.

Bevor ein Baby in den Vierfüßlerstand kommen kann, verbringt es die meiste Zeit auf dem Bauch, hebt den Kopf und streckt beim Herumschauen den Rücken. Es greift nach Spielzeug und lernt dabei sein Gleichgewicht zu bewahren, indem es alle Streckmuskeln der Wirbelsäule, der Hüften und Beine in einem einzigen Streckmuster mobilisiert. Dies Muster ist auf dem Weg zur Aufrichtung und Orientierung von großer Bedeutung. In einer späteren Entwicklungsphase wird die Koordination aller Streckmuskeln dann in kleinere Einheiten aufgelöst, so daß es zur Kooperation bestimmter Muskelgruppen kommt, die das Sitzen, Krabbeln oder Laufen ermöglichen. Diese Auflösung bekannter Muster nennt man Differenzierung.

Damit es zur Differenzierung der Hüften, Beine und Füße von der in früher Kindheitsentwicklung so wichtigen Synergie der Strecker kommt, muß das Kind alle nur möglichen Bewegungen zwischen Sitzen und Vierfüßlerstand beherrschen. Es meistert diese Aufgabe, indem es zunächst lernt, von der Bauchlage in den Vierfüßlerstand zu gelangen. Dadurch verändert sich die Synergie der Strecker zu einem Muster, bei dem sich die Wirbelsäule streckt, während sich Hüften, Knie und Füße beugen. Aus dieser Haltung kommt das Kind zum Sitzen und dann wieder auf alle Viere. Diese Bewegungen lösen die ursprüngliche Synergie der Streckmuskeln schließlich ganz auf. Das Becken macht nun relativ zum Oberschenkel eine großzügige Kreisbewegung. Das bedeutet, daß das Hüftgelenk jetzt in der Lage ist, alle ihm möglichen Differenzierungen auszuführen. Bei diesen Bewegungen von Becken und Oberschenkel werden auch Knie und Fuß vom Oberschenkel differenziert. Das gibt dem Kind Kontrolle über die Bewegungen des Fußes, welche es in naher Zukunft bei der Aufrichtung und beim Gehenlernen brauchen wird."

Normalerweise entdecken Kleinkinder die gesamte Skala der in dieser Stellung für die Entwicklung relevanten Bewegungen zu Hause beim Spielen. Waltraut sagt mir, daß Paula noch daran arbeitet und bestätigt damit meine Beobachtung zu Anfang der Stunde. Während ich beobachte, wird Paula durch alle die Variationen geleitet, die sie in ihrem Spiel braucht, um die oben beschriebenen Differenzierungen zu erkunden. Die Neugierde, die Paula mit Waltraut teilt, wird dabei ihr Gehirn vorbereiten, die ungewohnten Bewegungskombinationen in neuen Mustern zu verankern.

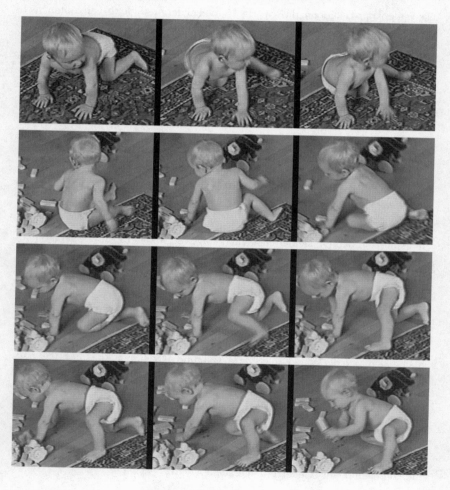

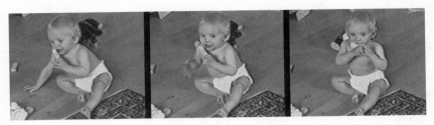

Abb. 2:   Diese Bilder stammen aus dem Videofilm von einem Kind, das genau die Bewegungen macht, die Paula mit Waltrauts Hilfe lernte. Während des gesamten Bewegungszyklus vom Vierfüßlerstand zum Sitzen und wieder zum Vierfüßlerstand verändern die Beine ständig ihre Beziehung zum Becken. Die anfangs gebeugten Füße beginnen sich im Verlauf der Bewegung zu strecken, und der Unterschenkel dreht sich ums Kniegelenk. Währenddessen bleibt der Kopf meist relativ zur Schwerkraft aufrecht im Raum.

Ich möchte noch auf ein paar andere Aspekte in Paulas Lern-Spiel-Stunde bei Waltraut eingehen. Zwischen den beiden entspann sich gelegentlich auch ein verbaler, aus allen möglichen Lauten und dem Hin und Her eines Sing-Sangs bestehender Dialog, bei dem Paula Gelegenheit zum Zuhören und Experimentieren mit allen ihr bereits bekannten Tönen erhielt. Sie entwickelte dabei sensorisches, motorisches und kognitives Unterscheidungsvermögen, welches ihr in naher Zukunft den Zugang zu fließendem Deutsch eröffnen wird. Sie lernte auch etwas über die Orientierung im Raum, weil sie Zuhören, Gucken und Herumkrabbeln ins verbale Spiel integrierte. In einer anderen kleinen Pause spielte Paula mit einem Stück Papier und einem Taschentuch. Waltraut erklärte mir später, daß das Spiel mit flexiblem, beim Ergreifen nachgiebigem Material Paula hilft, mit Stoff umgehen zu lernen, was ihr später beim Anziehenlernen nützlich sein wird.

Als Paula einem durchs Zimmer rollenden Ball hinterher krabbelt, macht sie vor dem Tisch, unter dem er verschwunden ist, Halt. Sie kann den Ball, der nun an der Wand liegt, sehen, zögert jedoch, ihm unter den Tisch zu folgen. Sie scheint nicht zu wissen, wie sie mit dem Kopf unter die Tischplatte tauchen und so nach dem Ball greifen kann. Später erfahre ich von Waltraut, daß Paula noch dabei ist, sich beim Herumkrabbeln im Raum orientieren zu lernen. Einige Wochen später höre ich, daß Paula nun viel Zeit mit der Erforschung ihrer Umgebung verbringt und untersucht, wo sie überall hinkriechen kann und dabei mit der Hand unter, über oder auch durch Stühle, Kästen und andere Objekte hindurchgreift. Sie erforscht nun sorgfältig und systematisch, wie sie die Orientierung für Spiel und Bewegung nutzen kann.

Wenn ich auf diese Sitzung zurückblicke, ist mir klar, daß Paula von Waltraut beim ganz normalen Spielen, wie sie es von zu Hause gewöhnt ist, begleitet und geleitet wurde. Der Brennpunkt von Paulas Aufmerksamkeit änderte sich von Augenblick zu Augenblick, und sie wandte sich immer wieder anderen Dingen zu. Die dabei von Waltraut an sie herangetragenen neuen Erfahrungen, sind so auf Paula abgestimmt, daß sie einen natürlichen Teil der alltäglichen Aktivitäten des Kindes darstellen. Paula kann sie daher sofort akzeptieren und verwenden. Waltrauts Aufgabe besteht darin, in Zielsetzung und Methodik flexibel genug zu sein, um sich Paulas Interessen anzupassen, ihr gelegentlich auch einmal eine den Erfordernissen des Lernprozesses gemäße Einschränkung zuzumuten und ihr dadurch die Gelegenheit zu neuen Entdeckungen zu geben. Dazu bedarf es sowohl fundierter Kenntnisse des normalen kindlichen Entwicklungsprozesses als auch des Vertrauens in Paulas Lernfähigkeit. Das Vermögen, geschickt den Interessen des Kindes zu folgen, erlaubt es Waltraut, auch die Ablenkungen zu einem Teil der Lernstunde werden zu lassen, statt sie als Störungen zu empfinden.

Funktionale Integration

Die Stunden mit Patrick und Paula sind beispielhaft für Funktionale Integration und werden der Definition von Funktion und von Integration gleichermaßen gerecht. Es handelt sich hier nicht um Bewegungsbehandlung, sondern um ein feingewirktes Gewebe kognitiven und emotionalen Lernens, zu dem es im Rahmen sensomotorischer Kompetenzerweiterung kommt. Wenn sie zur Gesamtentwicklung des Kindes beitragen sollen, müssen die von ihm entdeckten Bewegungsmöglichkeiten in der Dynamik des Familienlebens als sinnvolle Tätigkeiten erlebt werden. Dazu gehört auch der subtil koordinierte, rhythmische Tanz gegenseitiger Aufmerksamkeit in Spiel und Kommunikation mit der Mutter. Bewegungsmuster, die sich nutzbringend in der Interaktion mit der sozialen Umwelt anwenden lassen – das ist Funktion.

Die Mutter wird mit großem Respekt angeleitet, wie sie dem Entwicklungspotential und den Fähigkeiten ihres Kindes vertrauen und diese aktiv unterstützen kann. Dadurch, daß ihr immer wieder die Kompetenz ihres Kindes demonstriert wird, gewinnt die Mutter Vertrauen in seine Intelligenz und ist schließlich sogar stolz darauf. Waltraut erklärt mir, daß es für sie eine der größten Herausforderungen ist, der Mutter zu helfen, sich auf das Potential ihres Kindes zu verlassen. Das ist nicht immer leicht. Viele Mütter haben angesichts der Behinderung ihres Kindes Schuldgefühle. Das ist verständlich, stellt jedoch eine Störung der entspannten, von Zuversicht getragenen Familienatmosphäre dar, in der die Bewegungsexperimente des Kindes die Anerkennung erhalten, die es zu seiner Entfaltung braucht. Die neuen, mit Waltrauts Hilfe entdeckten Bewegungsmöglichkeiten erhalten im Kontext der Familie einen Sinn, wenn das Kind seine Aktivitäten bei der Interaktion mit anderen Familienmitgliedern gebrauchen kann. Das Gelernte wird dann in den Familienalltag integriert und dient so nicht nur der Entwicklung des Kindes, sondern auch dem Funktionieren des gesamten Familiensystems.

Zur Integration des Gelernten kommt es dank Waltrauts Können und Respekt, mit der sie sich in ihrem Verhalten auf Kind und Familie einstellt. Ihre Begeisterung und ihre liebevolle Zuwendung zum Kind sind offensichtlich. Ein tiefgehendes Verständnis für die Art und Weise, wie sich Kinder und Familien entfalten, erlaubt es ihr, die Position jedes einzelnen Familienmitgliedes in Bezug auf diese Entwicklung zu erkennen. Waltraut kann sich in Verhalten und Rhythmus jedem von ihnen auf ganz natürliche Weise anpassen. Eine von ihr angebotene Abwandlung des Gewohnten wird daher von Mutter und Kind intuitiv als wertvolle Erweiterung der verfügbaren Möglichkeiten erkannt und sofort übernommen. So wird eine neue Erfahrung Teil des Familienlebens – das ist Integration.

Die Zone proximaler Entwicklung

Bei dem Lernprozeß, der in einer Feldenkrais-Stunde in Gang kommt, handelt es sich um einen natürlichen Entwicklungsprozeß. Wenn wir nochmals einen Blick auf das Feld der Entwicklungspsychologie werfen, stellen wir fest, daß viele Beobachter beschrieben haben, wie das Kind sich mit seinem Handeln an dem des Erwachsenen orientiert. Von besonderer Bedeutung ist hier Vygotsky, ein russischer Pionier der Entwicklungspsychologie, den es vor allem interessierte, wie das soziale Umfeld die Entwicklung des Kindes in mehr oder weniger enge Bahnen lenkt und ihm eine bestimmte Richtung gibt. Er führte zur Beschreibung der Art und Weise, wie Erwachsene die Entfaltung des Kindes beeinflussen, den Begriff der Zone proximaler Entwicklung ein. Hier ein Zitat von Hazen und Lockman (1989, S.10), die seine Gedanken sehr klar zusammenfassen:

„Vygotsky gebrauchte den Begriff der Zone proximaler Entwicklung, um die Rolle des sozialen Kontextes bei der kognitiven Entwicklung zu beschreiben. Sie wird von ihm definiert als die Diskrepanz zwischen dem tatsächlichen Entwicklungsniveau (des Kindes), welches an seinem selbständigen Problemlöseverhalten abzulesen ist, und dem Niveau seiner potentiellen Entwicklung, wie es sich in seinem Problemlöseverhalten unter Anleitung eines Erwachsenen oder bei der Zusammenarbeit mit Gleichaltrigen manifestiert (Vygotsky, 1978, S.85). Der Schritt von einer Ebene kognitiver Kompetenz zur nächsthöheren findet in der Zone proximaler Entwicklung dadurch statt, daß sich Kinder bemühen, Kohärenz zwischen ihren eigenen und den Handlungen der Erwachsenen herzustellen und aufrechtzuerhalten. Doch ihr augenblickliches Fähigkeitsniveau und das, was das Kind mit Unterstützung machen kann, wird zunächst immer vom Erwachsenen oder einem erfahreneren Mitglied der Kultur bestimmt. Der Erwachsene und das Kind erreichen gemeinsam ein Ziel, und dann hilft der Erwachsene dem Kind, dies Ziel zu erreichen, indem er es bei Planung, Erinnerung (an die dazu nötigen Schritte) und Steuerung seiner Aufmerksamkeit unterstützt. Im wesentlichen ist es so, daß der Erwachsene mehrere Variationsquellen solange für das Kind kontrolliert, bis das Kind nach und nach dazu fähig wird, diese Quellen selbständig zu kontrollieren." (Für dieses Buch aus dem Englischen übersetzt).

Diese Beschreibung aus *Action in Social Context: Perspectives of Early Development* (1989) (dt. Handlung im sozialen Kontext: Perspektiven der Frühentwicklung) trifft auf viele der Entwicklungs- und pädagogischen Prozesse zu, um die es bei den Unterrichtsstrategien der Feldenkrais-Methode geht. Ein entscheidender Unterschied besteht jedoch darin, daß Feldenkrais-Lektionen nicht nur der kognitiven Entwicklung, sondern der Funktionsschulung dienen, wobei Denken, Fühlen, sensorisches Empfinden und Bewegung gleichermaßen eine Rolle spielen. Waltraut benutzte in den Stunden, denen ich beiwohnte, ihre Erfahrung, um die Entdeckungen des Kindes in einer sozusagen vieldimensionalen Zone proximaler Entwicklung zu steuern. Sie behielt dabei für das Kind mehrere Variationsquellen solange unter Kontrolle, bis das Kind die Variationen in neuen Handlungsmustern als sinnvoll erleben konnte. Sie lenkte die Aufmerksamkeit des Kindes und führte Bewegungsveränderungen ein, welche sicher und neu waren, die Neugier und Experimentierfreude des Kindes anregten und den Kriterien entsprachen, mit denen sein Gehirn deren Effektivität beurteilt. Sie sorgte für die Integration dieser Variationen in den Familienalltag, indem sie der Mutter half, auf ihre natürlichen mütterlichen Fähigkeiten zu vertrauen, und sicherte dem Kind damit Geborgenheit in seiner emotionalen Welt.

Nicht zuletzt erkennt Waltraut auch die Bedeutung der Bewegungsentwicklung für die kognitive und sprachliche Entwicklung des Kindes an. Mit dieser Art Unterstützung und einfühlsamer Steuerung muß es geradezu zur Entfaltung des Kindes kommen.

Schlußbemerkung

Ich sprach mit Waltraut anschließend noch einige Stunden über diese beiden Lernstunden. In den Händen einer erfahrenen Lehrerin nimmt der Reichtum an Ideen, Impulsen und Techniken, welche die Feldenkrais-Methode Kindern und ihren Familien zu bieten hat, konkrete und ganz persönliche Formen an. Ich bat Waltraut, ihre Erfahrung auf diesem Gebiet mit ein paar Worten zusammenzufassen, und sie erzählte mir daraufhin von einem achtjährigen Jungen. Bei der Arbeit mit ihm verfolgte sie ein Ziel: „Ihm Mut zu machen, sich selbst zu vertrauen und mit seinem eigenen Körper, seinen Bewegungen und seiner Aufmerksamkeit zu experimentieren. Die Essenz davon ist Eigenständigkeit und Selbstverantwortlichkeit."

Das Ergebnis, erklärt sie mir stolz, ist, daß nur sehr wenige der Kinder, mit denen sie in den letzten 37 Jahren gearbeitet hat, die Art von Operationen durchmachen mußten, welche sie selbst als Kind erlebt hat. Auf der lebenslangen Suche nach effektiven Mitteln der Entwicklungsförderung ist es ihr gelungen, das zu verwirklichen, wozu sie sich von Anfang an verpflichtet hatte: Kleinen Kindern das Leben leichter zu machen, als es ihr eigenes gewesen war.

Bibliographie

Flavell, John H.(1963), *The Developmental Psychology of Jean Piaget*, Princeton NJ: Van No-strand

Hazen N.L., and Lockman, J.J., (1989), *Action in Social Context*, New York, Plenum Press

Mahler, M., (1975), *The Psychological Birth of the Human Infant*, London, Karnac Books

Piaget, Jean/Inhelder, B., (1986), *Die Psychologie des Kindes*, Stuttgart, Klett-Cotta

Stern, D., (1992), *Die Lebenserfahrung des Säuglings*, Stuttgart, Klett-Cotta.(Übersetzung: Ilana Nevill)

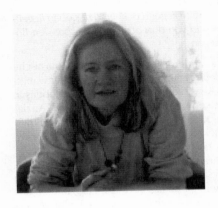

Petra Camilla Koch, 1957 geboren, lebt in Hamburg. Ihr ursprünglicher Beruf war Physiotherapeutin/Krankengymnastin. 1980 begann sie bei Moshé Feldenkrais ihre Ausbildung zur Feldenkrais-Lehrerin, die sie 1983 in Tel-Aviv abschloß. Seit 1986 betreibt sie eine Praxis in der sie sich unter anderem mit Kindern und deren Lebenssituation in der heutigen Zeit beschäftigt. In der Zwischenzeit ist sie selbst zur Trainerin in der Feldenkrais-Methode geworden.

3.2 Kinder und die Feldenkrais-Methode

Petra Koch

Feldenkrais mit Kindern, geht das?

Wenn man die Feldenkrais-Arbeit nur wenig kennt, könnte man annehmen, daß sie nichts für Kinder ist. Scheint doch gerade das Wesen der Feldenkrais-Methode in bewußten, nachzuprüfenden und deshalb langsamen Bewegungen zu liegen! Auch in der Anfangsphase von Feldenkrais-Ausbildungen wird häufig die Frage gestellt: Wie kann man denn diese Bewegungserfahrungen auf die Arbeit mit Kindern übertragen? So lange still sein zu müssen und den Worten des Feldenkrais-Lehrers zu folgen, so anspruchsvolles Fühlen und Spüren, so fein gegliederte Bewegungen ist das nicht eine Überforderung für Kinder? Aufgrund meiner Arbeit mit Kindern kann ich diese Frage mit Nein beantworten, denn gerade die Feldenkrais-Methode kommt der natürlichen Entwicklung eines Kindes, sich langsam mit der Welt vertraut zu machen, sehr entgegen.

Wie wendet man die Feldenkrais-Methode bei Kindern an?

Moshé Feldenkrais hat als erster Physiker die Gesetze der Physik auf den menschlichen Körper übertragen.

Beispiel: Ich schlage einem Kind vor, auf einer Seite liegend die Hand des oben liegen-den Armes vor sich auf den Boden zu legen und von dort aus langsam über den Bo-den streichend um den Kopf herum zu bewegen.

Wenn es dies ohne Anstrengung und ohne andere Absicht (z.B. als gymnastische Übung o.ä.) tut, wird es bald auf den Rücken rollen. Die Schwerkraft führt zwangs-läufig dazu. Von dem Moment an, wo das Kind die Schwerelosigkeit des Lebens in der Gebärmutter verläßt und auf die Welt kommt, fühlt es die unbedingte Anzie-hungskraft der Erde. Anfangs liegt es flach, niedergedrückt durch die Schwerkraft. Langsam beginnt es, sich aufzurichten. Dabei hat es die freie Wahl und kann lernen, daß seine Absicht, sein Wille, letztlich den Ausschlag geben, was und wie es etwas ausführt. Gerade bei Kindern ist die Feldenkrais-Methode sinnvoll, weil sie dem Rei-fungsprozeß des kindlichen Nervensystems strukturell entspricht und damit Teil der Kinderwelt ist. Der eigene Körper ist in diesem Sinne das allererste Feld, in dem das Erproben des eigenen Willens, die ersten beabsichtigten Handlungen, realisiert wer-den.

Der von Feldenkrais beschriebene Kreislauf **Intention – Aktion – Reaktion** wird hier erstmalig wirksam, und so bildet die sensomotorische Bewegung die Grundlage für die Entwicklung auf emotionalem, kognitivem und sozialem Gebiet. Dabei liegt in der Feldenkrais-Methode der Schwerpunkt auf dem Prozeß des Lernens durch Be-wegung, und das Erreichen einer neuen Fertigkeit ist ein Nebenprodukt.

Kindesentwicklung bedeutet in diesem Zusammenhang: Besitz zu ergreifen vom ei-genen Körper durch das Spiel mit den Bewegungsmöglichkeiten, die immer wieder neu ausprobiert und unterschieden werden von der vorangegangenen und dann in neuem Kontext erprobt und wiederholt werden. Dieser Prozeß gestaltet die Art und Weise, wie wir in der Welt stehen und handelnd mit ihr interagieren. Entsprechend ist die Feldenkrais-Arbeit aufgebaut: Durch das Erspüren immer wieder neuer Be-wegungsaspekte erschließt sich allmählich die gesamte Funktion.

Beispiel: Wenn ein Säugling seine Füße mit den Händen nicht erreichen kann, können die Bewegungsangebote variiert werden: Die Füße zu den Händen bringen oder den Kopf zu den Knien oder die Knie zum Kopf, oder die Schultern dem Becken anzunä-hern oder das Becken den Schultern.

Die sensomotorische Bewegungsentwicklung eines jeden Kindes ist einzigartig, von Kind zu Kind unterschiedlich. Wann und wie ein Kind z.B. sich drehen, laufen oder sprechen lernt und schließlich weiß, was eine Woche ist (zeitliche und räumliche Orientierung), ist niemals gleich. Kindliches Lernen geschieht ohne Absicht und Plan, auf der Basis von Versuch und Irrtum, in spielerischer Art und Weise, erfor-schend – ohne das Ziel schon zu kennen – und mit Freude über jeden neuen Lern-schritt. Unerwartet, scheinbar plötzlich fügen sich die Bewegungen in eine neu er-lernte Fertigkeit. Der Schwerpunkt liegt auf dem Wie, nicht auf dem Was.

Wie ein eher zufälliges Geschehen findet diese Entwicklung in einer zeitlosen, spielerischen Atmosphäre statt. Diese Grundstimmung entsteht auch bei der Arbeit mit der Feldenkrais-Methode, sowohl bei Erwachsenen aber insbesondere auch bei Kindern. Das Beste, was wir einem Kind in dieser Zeit geben können, ist Zeit, es gewähren zu lassen. (E. Pickler 1988)

Für welche Kinder eignet sich die Feldenkrais-Methode?

Grundsätzlich ist die Arbeit mit der Feldenkrais-Methode für Kinder jeden Lebensalters geeignet.

1. **Säuglinge und Kleinkinder** erforschen sich selbst und die Welt mit wachem Interesse. (Moshé Feldenkrais hatte sich einen solchen kompromißlosen Forschergeist bis zu seinem Tod erhalten.) Schon in sehr frühen Entwicklungsstufen (Embryonalentwicklung) sind grundlegende Bewegungsabläufe für den späteren aufrechten Stand und Gang angelegt. So entspricht z.B. das Strampeln im Säuglingsalter dem späteren Gehen, oder im Liegen das Drehen von der Rücken- in die Seit- und weiter in die Bauchlage dem späteren Umdrehen im Stehen usw. Wenn diese frühen Bewegungen von Mißerfolg begleitet sind, ein Kind z.B. die Hände nicht zusammenbringen kann oder beim Laufenlernen oft hinfällt, aus verschiedenen Gründen unsicher ist und immer wieder nicht gelingen will, was es beabsichtigt, färbt dies möglicherweise seine Aktivitäten in vielen anderen Bereichen. Wenn ein Kind nicht in der Lage ist, die eigenen Wünsche, Bedürfnisse und Absichten in entsprechende Bewegungen, Handlungen oder Worte umzusetzen, hat dies weitreichende Konsequenzen für seine Fähigkeit, sich entsprechend seinen Anlagen zu entfalten und zu kommunizieren.
   Beispiel: Wenn ein Kind nicht im Kreuzgang, sondern im symmetrischen Paßgang gekrabbelt ist, wird es später möglicherweise Schwierigkeiten haben, rechts und links zu unterscheiden. Beim Schreiben in der Schule kann das zur Folge haben, daß das Kind p und q verwechselt. Wenn ein Kind, vielleicht wegen der Nachbarn, zu Hause nicht hüpfen durfte, konnte es sich folglich schlecht einen Begriff von oben und unten machen. So wird es möglich, daß es später b und p verwechselt.

2. **Kinder im Spielalter.** In dieser Entwicklungsphase stehen die ungestörte und selbstgelenkte Erkundung der eigenen Möglichkeiten und des Umfeldes im Vordergrund. Um das freie Spiel nicht einzuengen, sollte die Kindertherapeutin ein großes Repertoire an „Bewußtheit durch Bewegung"-Lektionen haben und in der Lage sein, den Bewegungsdrang der Kinder gemäß den grundlegenden Prinzipien dieser Methode zu strukturieren. Ab einem Alter von ca. acht Jahren haben Kinder die Fähigkeit zur Selbstbeobachtung gelernt und sind reif genug,

um die Logik und den inneren Aufbau einer „Bewußtheit durch Bewegung"-Lektion zu verstehen und ihr zu folgen.

3. **Schulkinder,** von denen heutzutage viele an schulischer Überlastung leiden. Sie haben das Gefühl, „zu wenig Zeit" zu haben und reagieren mit Müdigkeit und Niedergeschlagenheit, die lähmend auf ihre Eigeninitiative wirkt. Eine zündende Idee oder ein lustiger Einfall haben unter solchen Bedingungen kaum eine Chance. Der Fernseher liegt vielen Kindern näher, als Bewegungsspiele an der frischen Luft.

Die psychische Wirklichkeit eines Schulkindes kann mit der Zeit bestimmt sein von Versagensängsten: „Das kann ich nicht, ich bin ja doch dumm." Oder: „Ich bin sowieso unsportlich", oder auch „ich bin immer zu grob oder zu ungeschickt."

Für alle Kinder, und nicht nur solche mit z.B. Verhaltensauffälligkeiten, Wahrnehmungsstörungen, einer Behinderung, mit Unfallschäden, mit von Geburt an oder emotionalen bzw. milieubedingten Belastungen kann die Feldenkrais-Methode wertvoll sein, sie wird mitunter auch an Schulen und Kindergärten angewendet.

Beispiel: Eine Grundschullehrerin, die Feldenkrais-Pädagogin ist und diese Methode auch in einer Klasse anwendet, stellt fest, daß die Kinder in dieser Klasse einander mit mehr Respekt und größerer Offenheit begegnen. Sie besuchen sich öfter gegenseitig zu Hause und laden sich z.B. gegenseitig zu Geburtstagen ein.

Beispiel für eine Feldenkrais-Stunde mit einem 10jährigen Jungen

Die Bewegungsaufgabe lautet:

Setze Dich auf die Erde, die Beine nach vorne ausgestreckt. Lege Deine Hände außen neben den Knien auf den Boden. Die Hände sollen von nun an immer am selben Platz bleiben.

1. Finde Möglichkeiten, auf welche verschiedenen Arten Du Deine Beine in den Zwischenräumen zwischen Deinem rechten und Deinem linken Arm und Deinem Rumpf durchschieben kannst (Zeit zum Ausprobieren lassen).
2. Nun finde den Weg, wie Du beide Beine in den Zwischenraum zwischen rechtem Arm und Rumpf bringen kannst, dann vergleiche: welche Bewegung gelingt Dir leichter, wenn Du beide Beine zwischen **rechten** Arm und Rumpf oder in den Zwischenraum zwischen **linken** Arm und Rumpf bringst.
(Zur Erinnerung: Die Hände sollen am Platz bleiben, wenn das zu schwierig ist, können die Arme verlängert werden, indem nur noch die Fingerspitzen den Boden berühren.)

3. Dann lege Dich auf den Bauch, den Kopf zu der Seite gedreht, auf der Du vorher bequemer im Seitsitz sitzen konntest. Lege die Hände in die Nähe des Kopfes. Organisiere Dich so, daß die Hände an denselben Stellen liegen, auf denen sie waren, als Du gesessen hast. Nun beginne, das Becken nach rechts und dann nach links zu rollen. Nach welcher Seite fällt es Dir leichter?

4. Wenn Du nach rechts schaust, beginne das Becken nach links zu rollen, so daß Du das rechte Bein seitlich über dem Boden anbeugen kannst. Laß Dir Zeit und finde heraus, wie die Bewegung für Dich am leichtesten geht (wenn Du nach links schaust, mache die entsprechende Bewegung und das Folgende auf der entgegengesetzten Körperseite)

5. Nun beuge erst das rechte Bein an, und dann lasse das linke Bein dem rechten in dieselbe Richtung folgen. Kann das untere Bein das obere sogar überholen?

6. Wenn beide Beine zur Seite angebeugt sind und das untere das obere überholt hat, dann drücke Dich mit beiden Händen zum Sitzen hoch, die Hände sind immer noch an derselben Stelle.

7. Findest Du den Weg, beide Beine wieder zwischen rechtem Arm und dem Rumpf durchzustrecken? Kommt Dir die Stellung bekannt vor? Nun sitzt Du wieder genauso wie am Anfang der Stunde!

8. Kannst Du den Rückweg finden?
Der Rückweg geht so: Bringe beide Beine zwischen rechten Arm und Rumpf und laß die Bewegung weiterlaufen, bis Du wieder auf dem Bauch liegst. Mache die Bewegung ein paarmal; wenn sie gut geht, kannst Du sie auch schneller machen. Dann mache dieselbe Bewegungsfolge auf der anderen Seite.

9. Prüfe nun in Bauchlage: zu welcher Seite rollt das Becken jetzt leichter?

10. Danach kann ein ganzer Kreis daraus werden: Beuge die Beine zu einer Seite, strecke sie nach hinten aus, so daß Du auf dem Bauch liegst. Beuge sie zur anderen Seite an und strecke die Beine wieder nach vorne aus. Mache die Kreisbewegung allmählich immer schneller, wenn Du merkst, daß Du durcheinanderkommst, reduziere die Geschwindigkeit.
Lernen braucht Aufmerksamkeit und Zeit. Wenn Du die Bewegung ein paarmal langsamer gemacht hast, probiere aus, wie schnell Du die Kreisbewegung machen kannst.

Wie stehst Du jetzt? Bist Du größer oder kleiner als vorher?

Sind Sie neugierig geworden? Probieren Sie diese Bewegungsfolge doch selbst einmal aus!

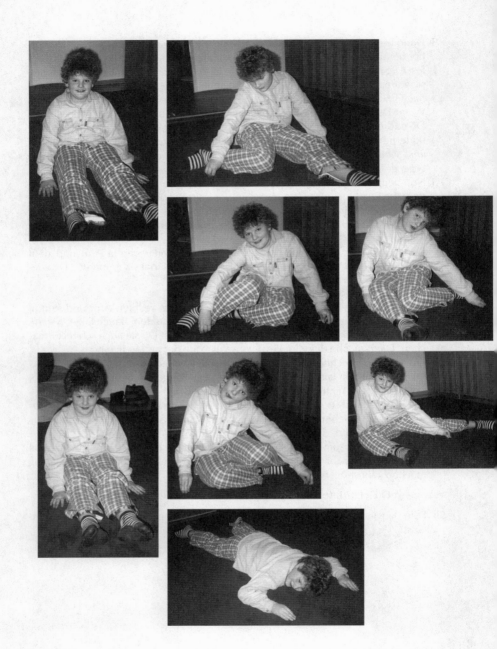

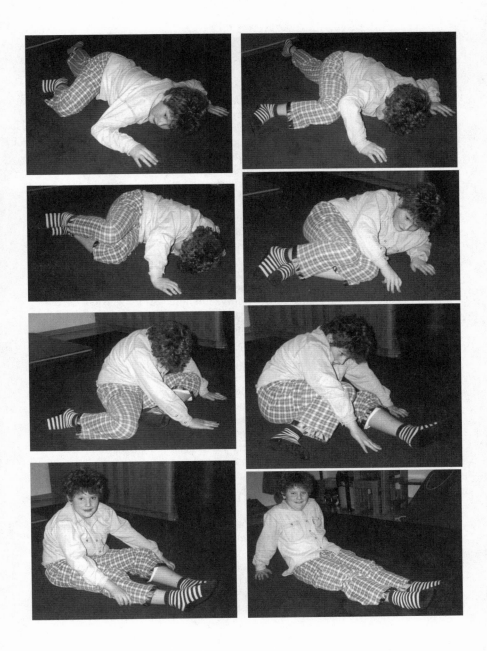

Wie unterscheidet sich die Feldenkrais-Arbeit mit Kindern von der mit Erwachsenen?

Kinder lernen zuerst, den Körper im Schwerefeld der Erde in Bewegung zu setzen und sich aufzurichten. Welche Freude z.B. beim ersten Schritt oder später beim ersten selbständigen Rollschuhlaufen oder Fahrrad fahren! Neue motorische Fähigkeiten zu erlangen, sich selbst, auch in gefährlichen Situationen (z.B. beim Klettern) beherrschen zu lernen, erfüllt sie mit Freude und läßt ihr Selbstbewußtsein wachsen. Im Vergleich zu Erwachsenen findet bei Kindern ein ständiger Veränderungsprozeß allein durch das Wachstum statt. Dies bedeutet für die Feldenkrais-Arbeit mit Kindern, daß sie neue Lernschritte selbstverständlicher und mit größerer Leichtigkeit integrieren.

Sie agieren unmittelbarer und reagieren schneller als Erwachsene. Sie bewegen sich schneller und haben oft einen leichteren Zugang zu ihren Empfindungen. Für die Feldenkrais-Arbeit mit Kindern bedeutet das, daß es meist in größerem Tempo vor sich geht und deutlicher Grenzen gesetzt werden müssen. Manchmal ist erstaunlich, wie selbstverständlich Kinder Aussagen machen über das, was sie fühlen. Die Zeit, in der sich ihr Gehirn aufgrund der sensomotorischen Entwicklung am schnellsten entfaltet, ist eben noch nicht lange vorbei. Bei Wahrnehmungsstörungen jedoch, die mit fast allen Entwicklungsstörungen einhergehen, dauert die Verarbeitung des mit den Sinnen Erfaßten länger. Die Einzelarbeit muß sich demnach der speziellen Situation eines jeden Kindes anpassen und dessen Lerngeschwindigkeit respektieren.

Kinder kommunizieren mehr über Bewegung und zeigen gern Bewegungen, die sie gerade erst erlernt haben, wie z.B. den Purzelbaum oder, bei Älteren, Bewegungsabläufe aus dem Fußball oder Judo. Diese oder ähnliche Bewegungen in der Feldenkrais-Arbeit zu verbessern macht Sinn für Kinder, und die Umsetzung des Gelernten in ihren Alltag gelingt leichter. Später, wenn sie einige Grunderfahrungen an ihnen bekannten Bewegungen gemacht haben, sind sie auch bereit, sich auf neue Bewegungsfolgen einzulassen, an deren Ende unerwartet vielleicht ein ganz neues Kunststückchen steht, wie z.B. die Brücke oder das Seilhüpfen.

Über die Arbeit mit wahrnehmungsgestörten Kindern

Die Voraussetzung für die Feldenkrais-Arbeit mit wahrnehmungsgestörten Kindern ist, herauszufinden was sie gerne tun und vielleicht schon gut können. Es geht nicht darum, mit den Kindern etwas zu üben, was sie nicht können (z.B. leserlich und schön zu schreiben). Die primäre Absicht in der Arbeit mit wahrnehmungsgestörten Kinder ist auch nicht, ihnen neue Fähigkeiten beizubringen, sondern Bedingungen zu schaffen, in denen sie sich wohl fühlen und in ihrer Kompetenz respektiert werden. Bedingungen, die ihnen ermöglichen, sich in sich selbst heimischer zu fühlen und ihre schon vorhandenen Fähigkeiten und Möglichkeiten besser nutzen zu lernen, um so eine positive Dimension ihres Selbstbildes zu erschließen.

Beispiel: Moshé Feldenkrais wurde von einem Kollegen gefragt, ob er seinem Sohn bei den Mathematik-Aufgaben behilflich sein könnte. Er habe große Schwierigkeiten beim Rechnen. Er sagte zu und fragte den Jungen als erstes, was er denn gut könne. Der Junge antwortete, daß er Fußball sehr gut und gerne spiele. Feldenkrais war selbst ein guter Fußballspieler. So verbrachten die beiden die ersten Nachhilfestunden auf dem Fußballplatz.

Dieses Beispiel stammt aus den Anfangszeiten der Methode und zeigt in deutlicher Form die damals sehr unkonventionelle Vorgehensweise von Moshé Feldenkrais.

Kaum ein wahrnehmungsgestörtes Kind sieht sich selbst als Problemfall. Es will sich frei und ungehindert von negativem Urteil entfalten können. Auch die Feldenkrais-Methode hat den Ansatz, das Kind seinem Wesen und seinen Interessen gemäß zu fördern.

Schwierigkeiten mit dem Rechnen oder Lese-Rechtschreibschwächen, auch Verhaltensauffälligkeiten, sind typische Anzeichen für Wahrnehmungsstörungen. In der Vorschulzeit wurden diese Schwierigkeiten meist noch unter „das wächst sich aus" eingeordnet. Wahrnehmungsgestörte Kinder fallen eigentlich meist erst in der Schule, also im Vergleich mit einer größeren Zahl von Kindern, auf. Sie können sich schlecht konzentrieren, zappeln herum und sind leicht ablenkbar. Die Schwierigkeit, ihre Aufmerksamkeit zu lenken und Wahrgenommenes zu verarbeiten, können Lernschwächen zur Folge haben, manchmal mit erheblichen schulischen Konsequenzen, ohne daß die Kinder „dumm" sind!

Im Falle des hyperkinetischen Kindes bewegen sich zu viele Dinge gleichzeitig, ohne daß die Sinneseindrücke geordnet und selektiert werden können. Kinder bewegen sich ja sogar relativ zu sich selbst, dadurch daß sie wachsen! Das Nervensystem, bestehend aus einer immens großen Anzahl von Einheiten, sucht zu verarbeiten und Ordnung zu schaffen. Kontinuität, Wiederholung und eine Reduktion der Eindrücke in der Arbeit mit einem solchen Kind ermöglicht es ihm, die Ordnung und Orientierung zu entwickeln, die es selbst noch nicht hat. Um einem bestimmten Vorgang oder einem Objekt **Aufmerksamkeit** zu schenken, ist es notwendig, gleichzeitig anderen Vorgängen Aufmerksamkeit zu entziehen (selektive Wahrnehmung).

In der Lage zu sein, etwas, das man wahrnehmen will, in den Fokus zu holen und anderes in den Hintergrund der Aufmerksamkeit zu verschieben, ist eine große integrative Leistung. Wenn ich einen neuen Buchstaben lernen möchte, muß ich z.B. in der Lage sein, das Vogelgezwitscher draußen in den Wahrnehmungshintergrund zu schieben. Oder: Beim Fahrrad fahren ist es besser, sich nicht von einem tollen Motorrad ablenken zu lassen, das in die entgegengesetzte Richtung fährt. Kindern mit diesen Schwierigkeiten fällt es schwer, ihre Aufmerksamkeit, bzw. Wahrnehmungs-fähigkeit der Situation entsprechend auszurichten.

Das Integrieren der Erfahrungen mit der Feldenkrais-Arbeit stabilisiert den neuro-physiologischen Reifegrad und schafft damit die Basis für die nächsten Entwicklungs-schritte. Die kreativen und ungewohnten Bewegungskonstruktionen (Bewußtheit durch Bewegung), die Moshé Feldenkrais im Laufe seines Lebens entwickelt hat, er-weitern mit der Zeit wieder dieses eingeengte, in manchen Bereichen schon festge-legte Selbstbild, das das Kind von sich hat.

Der Verlauf der Arbeit

Die Arbeit mit wahrnehmungsgestörten Kindern kann man in verschiedene Phasen einteilen:

1. Phase
   a) gegenseitiges persönliches Kennenlernen von mir, dem Kind und den Eltern.
   b) Entwickelt das Kind Interesse an der Arbeit? Macht sie ihm Spaß?
   c) Angstabbau.
   d) Das Kind lernt Möglichkeiten kennen, wie man mit der Feldenkrais-Methode arbeiten kann.
Diese Phase dauert durchschnittlich bis zu fünfzehn Stunden.

2. Phase
   a) Das Kind hat keine Scheu mehr. Es kommt gern.
   b) Es gewinnt Selbstvertrauen.
   c) Es entwickelt ein Verständnis für die Vorgehensweise. Es beginnt, selbst ab und zu mögliche, nächste Schritte einer Lektion vorzuschlagen.
   d) Es beginnt, sich im Alltag zu beobachten und bringt selbst Themen in die Stunden, an denen es gerne arbeiten möchte.
   e) Es gewinnt an Sicherheit und Kompetenz im Umgang mit sich selbst. In einer Krisensituation, z.B. schlechte Note, Schulwechsel, Trennung der Eltern, gewinnt es schneller den seelisch-körperlichen Boden unter den Füßen zurück.

Diese Phase erstreckt sich je nach Kind über einen Zeitraum von eineinhalb bis drei Jahren (bei einer Stunde wöchentlich, Ferien und Krankheitszeiten ausgenommen). Wenn das Kind aktiv und reifer im Dialog geworden ist, wenn es besser mit seiner Unsicherheit umgehen kann, neugierig geworden ist und gerne Fragen stellt, dar-über hinaus die Eltern und die Schule von Verbesserungen berichten, schlage ich ein Ende der gemeinsamen Arbeit vor. Sehr häufig wollen die Kinder dann noch nicht aufhören.

3. Phase
   a) bewußte, selbstgewählte weitere Erfahrung und dadurch
   b) Sicherung und Vertiefung der entwickelten Fähigkeiten
   c) Einbettung in das Selbstbild

Roman

Roman ist ein gutes Beispiel dafür, welche Schwierigkeiten ein Kind mit Wahrnehmungsstörungen hat und welches Lernangebot die Feldenkrais-Methode hier machen kann.

Erster Eindruck

Als ich die Tür meines Arbeitszimmers von innen öffne, steht Roman schon erwar-
tungsvoll direkt davor. Für seine neun Jahre ist er ein wenig zu klein, nicht dick, aber
untersetzt, mit kurzem Hals und tapsigem Gang. Offensichtlich ein Kind mit niedri-
gem Muskeltonus. Er schaut mir offen ins Gesicht mit klaren, interessierten Augen,
aus denen ein kleiner Schalk blitzt. Wir betreten den Arbeitsraum, er läßt sich auf
den Fußboden plumpsen und beginnt, halb liegend, halb sitzend mit etwas zu spielen.

Vorgeschichte

Als Säugling hat er sich sehr langsam entwickelt. Erst mit elf Monaten hat er sich gedreht. Ab dann verlief seine Entwicklung relativ schnell, so daß die Phase des Krab-
belns sehr kurz war und die Fortbewegung im Kreuzgang nicht stattfand.

Roman hatte bereits einige Feldenkrais-Einzelstunden hinter sich. Bevor er mit der
Feldenkrais-Arbeit begann, hatte er drei Jahre lang an einer Psychomotorik- Gruppe
teilgenommen, der er aber entwachsen war.

Warum kam Roman zu mir?

Das Hauptanliegen seiner Mutter und seines Klassenlehrers sind seine schlechte
Konzentrationsfähigkeit und seine unleserliche Schrift. Da er in Druckschrift
schreibt, braucht er sehr viel Zeit und ist viel zu langsam für den Klassendurch-
schnitt. Er läßt sich in der Schule sehr leicht von lauten und aggressiven Kindern ablenken.

Es ist für Roman unmöglich, sich über einen längeren Zeitraum zu konzentrieren.
Als er z.B. einmal am Ende der Stunde mein Arbeitszimmer verlassen wollte, begann
er, sich einen Schuh anzuziehen, vergaß aber sofort, was er tat, und lief halbangezo-

gen mit nur einem Schuh auf eine Tür zu, weil irgend etwas dort seine Aufmerksamkeit erregte. Es dauerte lange, bis er seine Konzentration wieder so beisammen hatte, daß er schließlich mit beiden Schuhen und seinem Anorak die Praxis durch die richtige Tür verließ.

In der Schule

Roman fiel es unendlich schwer, über eine gewisse Zeit ruhig sitzen zu bleiben. Jeder Laut, jede Bewegung lenkten ihn ab. Er war nicht in der Lage, Wahrgenommenes zu selektieren. Wenn ein Vogel am Himmel flog, wanderte sein Blick dorthin, wenn ein Stift herunterfiel, war seine Aufmerksamkeit schon wieder unterwegs. Seine Schrift war schwer zu entziffern.

Als wir mit unserer Arbeit begannen, saß er noch als Puffer zwischen zwei lauten und aggressiven Kindern, um sie auseinanderzuhalten. Dieses Umfeld war in keiner Weise unterstützend für ihn, und das Ergebnis waren völlig unzureichende Leistungen in der Schule. Nachdem Romans Schwierigkeiten offensichtlich wurden, setzte der Lehrer ihn an einen anderen Platz, und für bestimmte Aktivitäten darf er jetzt sogar die Klasse verlassen. Wird z.B. ein Diktat geschrieben, dürfen einige Kinder das in einem anderen Raum in ruhiger Atmosphäre machen, unter solchen Umständen sind seine Leistungen wesentlich besser.

Zu Hause

Obwohl jedes Familienmitglied Romans Schwierigkeiten kennt und respektiert, hat er das Gefühl, zu Hause sei immer „Partytime". Deshalb macht er lieber in der Wohnung seiner Großmutter Hausaufgaben, denn dort ist es ruhiger. Roman kann sich selbst noch nicht allein anziehen. Er verwechselt, was oben und unten, hinten und vorn bei Pullover und Hose ist, und es fällt ihm schwer, sich beim Anziehen der einzelnen Kleidungsstücke auf die Reihenfolge zu konzentrieren.

Zusammenfassende Beobachtungen

Zusätzlich zum schwachen Tonus und der Tendenz zu Hyperaktivität hat es Roman nicht leicht mit feinmotorischen Aktivitäten (siehe Schreiben), mit dem Gleichgewicht (z.B. in Rückenlage mit zum Bauch angezogenen Knien und gehobenem Kopf kann er das Gleichgewicht nicht halten und fällt zur Seite), mit der Orientierung im Raum (beim Purzelbaum kann er die geplante Rollrichtung nicht einhalten), und er verwechselt links und rechts. Hüpfen fällt ihm schwer, Seilspringen kann er noch gar nicht. Von seiner Haltung her fallen der kurze Nacken und die noch nicht entwickelten Fußgewölbe auf. Beim Schreiben sind die Finger durchgedrückt.

Zwei Feldenkrais-Stunden mit Roman

Ich möchte hier zwei Stunden mit Roman beschreiben und benenne sie jeweils nach dem Spielzeug, das er in der jeweiligen Stunde gewählt hat, und das sonst für die aufgezeichneten Übungsabläufe keinerlei Bedeutung hat.

Als erstes treffen wir eine Vereinbarung

Um stabile Lernbedingungen zu schaffen und den Fluß seiner Aufmerksamkeit zu lenken, haben wir bereits sehr früh eine Vereinbarung getroffen: Roman entscheidet sich zu Beginn jeder Stunde für ein bestimmtes Spielzeug, mit dem er am Anfang und am Ende der jeweiligen Stunde spielt. Meine Aufgabe ist, ihn blitzschnell daran zu erinnern, falls er die Abmachung vergessen sollte und sich diesem oder einem anderen Spielzeug zuwendet. Erst nach einer Weile stellt sich heraus, daß dies noch einen anderen positiven Nebeneffekte hat: Roman kann sich an den Inhalt vieler Stunden erinnern, weil er sich an das Spielzeugs erinnert, mit dem er gespielt hat. Und er plant jeweils schon, mit welchem Spielzeug er in der nächsten Stunde spielen will. Dies unterstützt eine Kontinuität der Stunden und erlaubt ihm eine zeitliche Orientierung.

Die Puppenhaus-Stunde

Inhalt dieser Stunde ist eine Feldenkrais-Lektion, die die Klärung und Unterscheidung zwischen der rechten und der linken Seite zum Inhalt hat. Wenn ein Kind in der dritten Schulklasse rechts und links am eigenen Körper noch verwechselt, wird es in einer abstrakteren Form, wie z.B. beim Schreiben, zu Rechtschreibfehlern und Flüchtigkeitsfehlern kommen. Voraussetzung für fehlerfreies Schreiben ist ein sicher verankertes Gefühl für die eigene Mitte, Orientierung im eigenen Körper und im Raum. Roman war sich seiner Unsicherheit in bezug auf die Unterscheidung seiner rechten und linken Seite bewußt. Er war einverstanden, dies zum Thema der Stunde zu machen.

Roman liegt in Rückenlage auf dem Boden. Ich bitte ihn, von der Ferse ausgehend bis hin zum Kopf und wieder zurück bis zu den Fingerspitzen, jeden einzelnen Körperteil an den Boden zu drücken.

Es stellt sich heraus, daß er viele Körperteile mit Namen benennen kann. Bei den Worten Ferse, Wade oder Kreuz hat er jedoch nur eine vage Vorstellung. Dies mag an einem Wissensdefizit liegen, kann aber auch darauf hinweisen, daß diese Körperteile schlecht in seinem Körperbild repräsentiert sind. Um dies zu klären, benenne ich jeden einzelnen Körperteil auf seiner rechten Seite und lege meine Hand darauf.

Wir identifizieren also jeden genannten Körperteil, und Roman drückt ihn an den Boden. Bei einem der nächsten Male benennt er selbst den jeweiligen Körperteil, um ihn dann an den Boden zu drücken. Dann läßt er das Herunterdrücken und das Loslassen von der Ferse zum Kopf und wieder herunter zu den Fingerspitzen wie eine Welle durch den Körper laufen, ohne Körperteile zu benennen.

Bevor wir mit der linken Seite beginnen, lenke ich seine Aufmerksamkeit darauf, ob sich seine rechte Körperhälfte im Vergleich zur linken anders anfühlt.

Das Bewußtmachen von Unterschieden zwischen den beiden Körperhälften ist ein wesentliches Merkmal der Feldenkrais-Methode und Teil fast jeder Lektion. Zudem ist das Vermögen, Unterschiede zwischen der einen und der anderen Seite wahrzunehmen (Auge, Ohr, Schreibhand, Spiel- und Standbein) und zu verarbeiten, eine wesentliche Grundbedingung für den Reifungsprozeß des Gehirns und Grundlage für das Orientierungsvermögen. Wenn im Kind eine Sicherheit gewachsen ist, was oben und unten, was vorne und hinten, was rechts und links ist, kann z.B. die Entscheidung fallen, welches seine Schreibhand wird.

Romans Reaktion auf den Unterschied, den er fühlt, ist: „Ich erinnere mich, wir haben das schon einmal gemacht. Du möchtest wissen, ob mein rechtes Bein immer noch länger ist als das linke." In einer früheren Lektion war er zu diesem Schluß gekommen. Nachdem wir dieselbe Sequenz auf der anderen Seite gemacht haben und er wieder beide Seiten miteinander vergleicht, stellt er erstaunt fest: „Es hängt wohl von den Bewegungen ab, die ich mache, welches Bein länger ist." Denn nun erscheint ihm sein linkes Bein länger.

Diese Erkenntnis ist wichtig, weil sie ihm deutlich macht, daß es auf sein Erleben, auf sein Urteil ankommt und nicht darauf, von mir ausgetestet zu werden. Der leise Verdacht, daß es nicht um ihn geht, sondern um eine für ihn nicht zu durchschauende Norm, hatte sich in seinem Verhalten gespiegelt. Von diesem kann er sich nun langsam befreien und sein Fühlen und Empfinden in einen für ihn selbst sinnvollen Kontext einordnen.

Nachdem er diese Sequenz auch auf der linken Seite gemacht hat, schlage ich ihm vor, z.B. den rechten Ellbogen und die linke Ferse, die rechte Schulter und die linke Hand, die rechte Beckenhälfte und die linke Wade gleichzeitig herunterzudrücken. Dabei geht es um das Überkreuzen der Mittellinie auf verschiedenen Wegen und in unterschiedlichem Tempo. Ich biete ihm unterschiedliche Variationen an. Dieses Spiel macht ihm Spaß, und er möchte es immer schneller fortsetzen.

Zuletzt schlage ich vor, beide Handflächen, den Kopf und beide Fersen in den Boden zu drücken und so das Becken zu heben. Dies scheint ihm anfangs völlig unmöglich. Doch langsam hebt sich sein Becken, und nach mehreren Versuchen gelingt es ihm sogar, das Becken nach rechts und links schwingen zu lassen. Nachdem er diese Bewegung verstanden hat, gelingt sie immer besser. Begeistert macht er immer wieder aufs Neue diesen Bogen. Sein Bild für diese Bewegung ist: Ein elastischer Bogen, der in allen Dimensionen schwingen kann.

Diese letzte Ausführung des Bogens hat zwei Implikationen: Erstens prägt sich diese Bewegung positiv ein, hebt so sein Selbstbewußtsein im Sinne von „Ich kann", weil sie für ihn unerwartet ist, anfangs unmöglich scheint und er sie schließlich erfolgreich und spielerisch ausführen kann. Zweitens übt Roman, Spannung sinnvoll einzusetzen. Anfangs scheint ihm diese Bewegung unmöglich zu sein. Das unkoordinierte Zusammenspiel der Beuger und Strecker hindert ihn, diesen Spannungsbogen aufzubauen. Schließlich kann er die Bewegung, für ihn unerwartet, leicht und spielerisch ausführen. Später erzählte er mir stolz, daß er nach dieser Stunde so oft wie noch nie in seinem Leben auf der Stelle hüpfen konnte.

Die Piraten-Stunde

Ich frage Roman, wie die vergangene Woche verlaufen ist und woran er gerne arbeiten möchte. Diese Frage stelle ich häufig am Anfang einer Stunde. Mit der Zeit lernen die Kinder, sich selbst zu beobachten. Aus der Fähigkeit zur Selbstbeobachtung ergeben sich Fragen bezüglich ihres eigenen Entwicklungsprozesses. Je nach Alter können sie dann zunehmend Ziele formulieren.

Er selbst hatte inzwischen eine Ahnung von seinen Schwierigkeiten: körperlich leicht aus dem Gleichgewicht zu kommen und gleichzeitig geistig sehr ablenkbar zu sein. Er wollte an seiner Balance arbeiten.

Ich bitte ihn, sich auf den Rücken zu legen mit aufgestellten Beinen, das Becken anzuheben (Position 1) und zu beobachten, wie weit er es vom Boden weg bewegen kann. Nach mehreren Malen und einer nachfolgenden Pause schlage ich ihm vor, das Becken wieder zu heben, diesmal aber das rechte Fußgelenk auf das linke Knie zu legen (Position 2). Wegen der physikalisch weniger stabilen Situation fällt es Roman sehr schwer, die Balance zu halten. Das Becken schwingt hin und her, und er landet schließlich wieder auf dem Boden. Ich stabilisiere das Knie des stehenden Beines ein wenig mit meiner Hand. Mit dieser Hilfe ist er nun in der Lage, das andere Knie auf und ab zu bewegen und so den Grad der Rotation des Beckens und der Wirbelsäule zu verändern. Nach einigen Versuchen ist es ihm möglich, das Becken ohne Hilfe vom Boden zu heben. Nachdem wir dieselbe Bewegungsfolge auf der anderen Seite gemacht haben, können wir in eine noch unsicherere Position wechseln: nun liegt Roman nicht mehr, sondern er sitzt, stützt sich hinten mit den Händen ab und hebt von hier aus das Becken so hoch, wie er kann (Position 3). Dann legt er auch hier erst das eine, später das andere Fußgelenk auf das stehende Knie (Position 4) und läßt es mal zur Zimmerdecke, mal Richtung Fußboden zeigen. Danach ist es zu seiner Freude möglich, in Position 1 das Becken viel höher zu heben, und in Position 2 kann er spontan das Gleichgewicht wesentlich besser halten.

Am Ende der Stunde bitte ich ihn, aus Position 3 (auch hier kann er nun das Becken höher als am Anfang heben) von hoch oben das Becken herunterschwingen zu lassen, so daß es zwischen den beiden Armen durchschwingt und erst dahinter auf dem Boden aufkommt. Wenn das Becken hin und her schwingt, bewegt es sich zwischen den Armen wie eine Schaukel.

Der Fokus in dieser Stunde lag auf der Balance. Weil jede neue Position weniger stabil war als die vorangegangene, mußte Roman Wege finden, sich zu reorganisieren und jeweils eine neue skelettäre und muskuläre Organisation finden, um die Bewegung machen zu können. Der schrittweise Abbau der Unterstützung durch den Boden wirkte stimulierend auf sein Nervensystem und regte ihn an, in jeder neuen Position strategisch neue Lösungen zu finden. Daß er in Position 2 so viel sicherer wurde, zeigt, daß er das Lernangebot dieser Sequenz angenommen und integriert hat.

Abschließender Bericht über Roman

Nachdem wir über einen Zeitraum von zwei Jahren zusammen gearbeitet haben, ist die Konzentrationsfähigkeit von Roman sehr viel besser geworden. Er weiß inzwischen selbst sehr gut um seine Schwierigkeiten und ist sich auch im klaren darüber, welche Lernbedingungen er braucht, um seine Fähigkeiten besser einsetzen zu können: insbesondere ein ruhiges Umfeld, in dem er seine Aufmerksamkeit besser kontrollieren und steuern lernt.

Er läßt sich in der Schule nicht mehr so leicht ablenken. Zu Hause liebt er es inzwischen, die Zeitung zu studieren. Sein Informationsgrad zeigt, daß er das Gelesene auch verarbeitet. Er zieht sich nun schon lange selbst an und kann die Reihenfolge von Tätigkeiten wesentlich besser einhalten. Seine Schrift ist nur unwesentlich besser geworden, aber seine schulischen Leistungen sind gut und nicht mehr von einen Abfall bedroht. Roman ist sehr umsichtig geworden, er denkt für andere mit und hat eine gute zeitliche Orientierung. Er springt gerne mit dem Seil und kippt beim Purzelbaum nicht mehr zu einer Seite.

Inzwischen ist Roman in der letzten Phase unserer Zusammenarbeit, er kommt sehr gerne und unterrichtet sogar mit Vergnügen andere Kinder in Bewegungsübungen, die ihm aus den Feldenkrais-Stunden gut in Erinnerung sind.

Pädagogische Aspekte der Feldenkrais-Methode

Die Feldenkrais-Methode ist eine Lernmethode, die auf dem hirnorganischen Vorgang des Lernens basiert. Dieser folgt einer bestimmten Reihenfolge, einer Ordnung: z.B. wächst bei einer Pflanze erst der Stengel, dann folgt die Blüte. Analog dazu muß der Mensch in der Lage sein zu sitzen und aufzustehen, erst dann kann er laufen lernen.

In der Arbeit mit Kindern wird dieser pädagogische Aspekt der Methode sichtbarer als in der Arbeit mit Erwachsenen, weil sich Nervensystem und Persönlichkeit noch vorrangig in der Entwicklung befinden.

Voraussetzungen, die diesen Prozeß mit Kindern erleichtern:

1. die Lernbereitschaft oder Motivation des Kindes; oft ist sie verschüttet und muß erst in den Stunden geweckt werden;
2. die Kooperation mit den Eltern und deren Verständnis für ihr Kind und die Methode;
3. die Zusammenarbeit mit Kinderarzt oder -zentrum; Untersuchungs- oder Testergebnisse erlauben einen klareren Blick für die optimale Unterstützung des Kindes;
4. daß das Kind gerne gerade zu diesem Feldenkrais-Lehrer kommt und daß auch der Lehrer Freude und Interesse hat, gerade mit diesem Kind zu arbeiten.

Die Kinder lernen nicht im autoritären Sinne „Gehorchen um des Gehorchens willen", dürfen in einer Feldenkrais-Stunde aber auch nicht im antiautoritären Sinne tun und lassen, was sie wollen. Der Aufbau einer Feldenkrais-Stunde beinhaltet oft eine Bedingung, die die Bewegungs- (Handlungs-, Verhaltens-) möglichkeiten eingrenzt (z.B. enthält die erste oben beschriebene Stunde die Einschränkung, die Hände sollen während der ganzen Zeit am selben Platz bleiben). Diese Bedingung muß respektiert werden und ermöglicht damit, daß die Kinder ihre Freiheit dazu nutzen, sich um diese Eingrenzung herum zu organisieren. Sie erkunden und erfinden Wege, um diese Aufgabe, vom Lehrer in Worten formuliert, in Bewegung umzusetzen. Diese Bedingung erlaubt ihnen zu experimentieren, zu überlegen und eigenständige Lösungen zu finden. Sie lernen, sich selbst und ihre Reaktionen auf Begrenzungen hin zu erkennen und zu handhaben. Sie lernen: nur wenn sie die Spielregeln der jeweiligen Lektion einhalten, fügt sich die Bewegungsfolge, ihr Handeln, sinnvoll und erfolgreich zu einem neu erlernten Bewegungsschritt. Dieser Aufbau als roter Faden einer „Bewußtheit durch Bewegung"-Lektion bestimmt die Einzigartigkeit jeder Stunde und hilft, die jeweilige Erfahrung zu erinnern.

Die Kinder erleben, daß Lernen bestimmter Voraussetzungen bedarf und trotzdem Spaß machen kann. Sie werden aufmerksamer und konzentrierter. Die wiederkehrende Fragestellung: „Wie fällt es Dir leichter, was ist Dir angenehmer?" schafft die

Grundlage für Unterscheidungsfähigkeit und kreatives Handeln. Zu hoffen ist, daß sich die Stunden allmählich zu einem Erfahrungsteppich für Nervensystem und Persönlichkeit verknüpfen mit dem wiederkehrenden Tenor: Ich kann, ich bin fähig, ich bin kompetent.

Negative psychische Inhalte und Denkmuster werden erst in Frage gestellt und haben dann gute Chancen, durch positive ersetzt zu werden. Die Kinder entwickeln mit der Zeit die Fähigkeit, sich selbst zu spüren, ihre Wünsche und Vorstellungen wahrzunehmen, in Worte zu fassen und von denjenigen anderer Menschen zu unterscheiden. Sie lernen, sich selbst und andere Menschen zu respektieren, und werden dialogfähig. Die Entdeckung von Bewegungsqualität und neuen Bewegungsmöglichkeiten, spielerisch und lösungsorientiert, erlaubt ihnen, das eigene Verhaltensspektrum zu verfeinern und geistige Fähigkeiten besser auszuschöpfen. All dies sind Grundlagen, eine Ich-Struktur zu entwickeln, die im späteren Berufsleben hilft, erfolgreich zu sein, und in zukünftigen Beziehungen, glücklich zu werden.

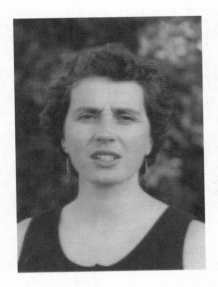

Dr. Sue Wright graduierte 1994 als Feldenkrais-Practitionerin in Lewes, England. Sie ist eine anerkannte Tanz- und Bewegungstherapeutin und arbeitet derzeit als integrative Psychotherapeutin mit Erwachsenen mit Lernschwierigkeiten. Mit Kindern, die physische Behinderungen und emotionale Verhaltensstörungen haben, verwendet sie Spiele, Bewegung, Kunst und Diskussionen um ihre Selbstwahrnehmung und zwischenmenschliche Fähigkeiten zu entwickkeln. Sue gibt Trainingskurse für Lehrer und andere Berufsgruppen, die sich mit der emotionellen Erfahrung von Behinderung, dem Körperbild, der Entwicklung und dem Gebrauch von Bewegung und Berührung auseinandersetzen.

3.3 Feldenkrais in der Sonderschule

Sue Wright

Einleitung

Bewegung und Berührung sind in der kindlichen Entwicklung des Ichgefühls und des Körperschemas sowie beim Erlernen von Denken und Sprache von fundamentaler Bedeutung. Bei Moshé Feldenkrais sind „... unser Gehirn und unser Körper eins; sie sind durch Wahrnehmung der Körperbewegungen zusammengewachsen ... der Körper ist zur Trainierung des Gehirns notwendig" [1] und „Bei Tieren wird Lernen durch die Spezies weitergegeben; die meisten ihrer Bewegungsmuster sind als instinktives Verhalten in ihrem Nervensystem vorprogrammiert. Das kleine Menschenkind dagegen benötigt eine lange Lehrzeit. Wir erwerben unsere motorischen Fertigkeiten in einem organischen Prozeß von Exploration und Experiment." [2]

Die Fähigkeit, Unterschiede wahrzunehmen, ist für den Lernprozeß ebenso ausschlaggebend. Indem es sich bewegt und bewegt wird, lernt das Kind zwischen „Ich" und „Nicht-Ich" zu unterscheiden. Es lernt, immer feinere Unterscheidungen zu machen und dabei zunächst ganze Körperregionen und dann spezifische Körperteile zu definieren. Seine anfänglich globalen, undifferenzierten Bewegungen (z.B. das Rollen als Ganzes) gewinnen an Differenzierung und Organisation (z.B. die Fähigkeit, die Glieder gegenläufig zu bewegen oder ein Objekt zielsicher zu greifen).

Die Beziehung des Kindes zu seiner Umwelt ist für diese Entwicklungen von großer Bedeutung. Bei der Untersuchung seiner Umgebung lernt es, die zu einer Bewegung gehörenden Elemente – Fluß, Raum, Gewicht und Zeit – allmählich zu meistern. [3] Es lernt, seinen Körper im Raum zu koordinieren und mit der Schwerkraft zurechtzukommen. Es erwirbt ein kognitives Verständnis von Raum und Zeit, welches für das Lernen von Schreiben und Lesen wichtig ist. Das Kind lernt dabei auch Aufmerksamkeit, was für alles weitere Lernen von entscheidender Bedeutung ist, denn wir ändern und entwickeln unsere Fähigkeiten dadurch, daß wir unsere Aufmerksamkeit auf uns selbst richten und auf das, was wir tun.

Bei der Feldenkrais-Methode geht es vor allem um die Art des Lernens. Ausgehend von der Prämisse, daß wir durch Belehrung weniger lernen als durch Entwicklung unserer Aufmerksamkeit für das „Wie" unseres Tuns, fördert und benutzt die Methode die kindliche Fähigkeit, beim Lernen mit Leib und Seele bei der Sache zu sein. Sowohl Gruppen- als auch Einzelverfahren lassen sich auf Kinder anwenden. Die Feldenkrais-Lehrerin muß beim Unterrichten von Kindern flexibel sein, um ihr Interesse und ihre Aufmerksamkeit zu gewinnen, und den Lerninhalt in einer ihrem Alter und ihren Möglichkeiten entsprechenden Form präsentieren. Die Lehrerin bemüht sich, eine Atmosphäre zu schaffen, in der die Kinder selbständig lernen, ihre Fähigkeit zu Selbstwahrnehmung und -bewußtheit entwickeln und ihre Sinne schulen zu können. Sie lenkt die Aufmerksamkeit der Kinder durch sorgfältig ausgewählte verbale und visuelle Hinweise auf das, was sie tun, oder auf Aspekte ihres Selbstbildes, das noch unvollständig zu sein scheint. Sie läßt sie Bewegungsmuster erforschen, welche Orientierung im Raum, Gleichgewicht und Koordination entwickeln helfen und Elemente zur Meisterung komplexerer motorischer Fertigkeiten darstellen wie z.B. Rollen, Kriechen, Drehen, Stehen, Gehen, Hüpfen und Springen.

Da die stufenweise Entfaltung dieser Funktionen bei jedem Menschen den evolutionären Fortschritt im Tierreich rekapituliert, ist es eine bei Kindern beliebte Strategie, sie erforschen zu lassen, wie sich Tiere bewegen. Als Leitfaden wird dabei die Logik der Entwicklung benutzt – vom Rollen zum Rutschen auf dem Bauch, zum Kriechen auf allen Vieren bis schließlich zur aufrechten Haltung und dem Gehen auf zwei Beinen. Es geht dabei nicht um korrekte Durchführung, sondern darum, daß die

Kinder durch Versuch und Irrtum Körperbeherrschung erlangen. Als Grundlage dient, was sie bereits wissen und können.

Bei Sonderschulkindern kann die organische Form des Lernens beeinträchtigt sein oder sich entwicklungsmäßig verzögert haben; folglich haben sie oft ein eingeschränktes Körperbewußtsein, und es fehlt ihnen an Orientierung. Vielleicht fallen ihnen auch das Aufmerksamsein und die Verarbeitung von Sinneseindrücken schwer, und sie wissen nicht immer, was sie machen. Im Falle einer körperlichen Behinderung ist ihre Fähigkeit, die Umwelt zu erforschen, reduziert. Einfühlsame Maßnahmen, bei denen Bewegung und Berührung zur Förderung ihrer kinästhetischen und propriozeptiven Sinne dienen, können alle Aspekte ihrer Entwicklung signifikant beeinflussen.

Das Forschungsprojekt

Die Arbeit, mit der in Deutschland nachgewiesen werden konnte, wie vielversprechend der Einsatz der Feldenkrais-Methode in der Sonderschule sein kann [4], inspirierte mich, an einer englischen Schule eine Pilotstudie durchzuführen. Ich stellte mir dabei die Aufgabe zu untersuchen, wie weit sich Bewegung und Berührung bei Kindern mit schweren Lernstörungen und körperlichen Behinderungen als Lernmittel benutzen lassen. Die dabei verwendeten Strategien entstammten der Feldenkrais-Methode und der Tanztherapie (Dance Movement Therapy, DMT) [5].

Die Schule betreut Kinder mit schweren Lernstörungen und Körperbehinderungen im Alter von 3 bis 19 Jahren. Im ersten Schulabschnitt arbeitete ich mit einer Gruppe von sieben Kindern aus Kindergarten und Aufnahmeklasse (Gruppe A). Ich gab insgesamt zehn, einmal wöchentlich stattfindende Gruppenstunden von jeweils 40 Minuten Dauer, und zwei Kinder dieser Gruppe erhielten jede Woche zusätzlich eine Einzellektion in „Funktionaler Integration" (FI) von mir. Sieben Mitglieder des Kollegiums halfen den Kindern, und jede Stunde wurde auf Video festgehalten. Gutachterbesuche, periodische Besprechungen mit der Lehrerin und zwei Präsentationen für Lehrer und Eltern gehörten ebenfalls zum Projekt. Während des folgenden Schulabschnitts leitete ich zwei Gruppen, von denen eine aus zehn sieben- bis achtjährigen (Gruppe B), die andere aus sieben acht- bis neunjährigen (Gruppe C) Kindern bestand. Vor Beginn waren die Kinder während einer Turnstunde beobachtet worden. Um ihr Körperschema beurteilen zu können, wurde ihnen außerdem die Aufgabe gestellt, sich selbst zu zeichnen (Draw-a-Person-Test bzw. DAP). Am Ende des Projekts wurde die Zeichenaufgabe zum Vergleich noch einmal wiederholt. In diesem Artikel beschränke ich mich auf die Kindergartenklasse (Gruppe A) und die Sieben- bis Achtjährigen (Gruppe B). [6]

Profile: Gruppe A

Die Drei- bis Fünfjährigen in der Kindergartenklasse waren unterschiedlich begabt. Das Kind, S., das jede Woche zusätzlich auch eine Einzelstunde erhielt, litt an spastischer Lähmung, konnte nicht sitzen, hatte jedoch kürzlich das Rollen von der Rücken- zur Bauchlage meistern gelernt. Das andere Kind P., mit dem ich zusätzlich in einer Einzelstunde arbeitete, war als autistisch eingestuft worden, hatte ein sehr begrenztes Vokabular und war überaktiv. Dieser Junge rannte und sprang die meiste Zeit im Raum herum und bewegte dabei seine Arme auf und ab. Zwischen diesen beiden sehr gegensätzlichen Charakteren gab es drei Mädchen und zwei Jungen, die sich alle bewegen und auf einem Niveau von ein bis drei Worten verständigen konnten. Eins der Kinder hatte das Down-Syndrom, zwei andere hatten erst vor kurzem laufen gelernt und hatten noch den für Kleinkinder typischen Gang.

Profile: Gruppe B

Auch in dieser Gruppe waren die verschiedensten Bedürfnisse und Fähigkeiten vertreten. Alle Kinder konnten sich frei bewegen, obgleich ein paar von ihnen leichte Behinderungen und eine eingeschränkte Feinmotorik hatten. Ein Junge konnte nicht sprechen, während andere nur über den elementarsten sprachlichen Ausdruck verfügten. Die Kinder waren äußerst aktiv und brauchten eine klare Struktur, um sich konzentrieren zu können. Die Notwendigkeit klarer Grenzen wurde durch Verhaltensstörungen noch verstärkt. Wie breit der Fächer der Begabungen in dieser Klasse war, zeigte sich im DAP-Test: einige Kinder machten nur ein paar unzusammenhängende Striche; über die Hälfte der Klasse jedoch zeichnete symbolische Figuren. Bei der anfänglichen Bewertung zeigten die Kinder eine Reihe körperlicher Fertigkeiten. Ihnen machten alle Aktivitäten Spaß, an denen der ganze Körper beteiligt war, sowie alles, was sich auf dem Boden abspielte wie z.B. Rollen, Krabbeln und Kriechen. Die meisten hatten gute Koordination und gutes Gleichgewicht. Sie bewiesen Initiative bei einem Problemlösungsspiel, welches Fortbewegung ohne Benutzung der Füße und die Fähigkeit, alleine zu arbeiten, verlangte. Im großen und ganzen hatte ich den Eindruck von viel Energie, Lärm, fröhlichem Eifer und sehr flexibler Ausnutzung des Raums. Spätere Sitzungen zeigten, daß die Kinder ein aufnahmefähiges Gedächtnis hatten. Diejenigen mit fortgeschrittener Sprachentwicklung besaßen eine gute Kenntnis einfacher räumlicher Begriffe und ein relativ gutes Körperbewußtsein. Ihnen fiel es daher nicht schwer, verbale Hinweise zu verstehen (vorausgesetzt diese wurden bei komplexeren Aktivitäten durch entsprechende Demonstrationen verstärkt), doch oft beeinträchtigten Mangel an Konzentration und Hyperaktivität ihre Aufmerksamkeit für die Feinheiten.

Zielsetzung

Mir ging es darum, auf einem den Kindern angemessenen Niveau einige der Lernstrategien und -prinzipien der Feldenkrais-Methode zu untersuchen. Beispielsweise setzt man beim Lernen durch Kontraste bei den bereits vorhandenen individuellen Fähigkeiten und Bewegungsmustern an und stellt zur Entwicklung des Selbstbildes funktionale Beziehungen zwischen verschiedenen Körperteilen her. Ich integrierte dabei auch Techniken aus der Tanzbewegungstherapie, welche Aspekte der Mutter-Kind-Beziehung rekapitulieren. Zum Beispiel spiegelte ich die Bewegungen einzelner Kinder sowohl in meinem verbalen Verhalten (Bezeichnung motorischer Aktionen) als auch in meinem Körperverhalten (emphatische Spiegelung) wider. Außerdem ermutigte ich sie, die Bewegungen der anderen auszuprobieren, um auf diese Weise ihr Gefühl für das eigene Tun zu fördern und sich der Unterschiede zwischen sich selbst und anderen bewußter zu werden. Die Aufmerksamkeit wurde nicht nur auf *was bewegt sich* (Körperteile und wie sie zusammenhängen) gelenkt, sondern auch auf *wie bewegen wir uns* (wieviel Anstrengung dabei nötig ist), *wo bewegen wir uns* (unsere Einstellung zum Raum), und *mit wem bewegen wir uns* (Aufbau von Beziehungen). [7]

Hauptziele waren:

1. Körperbewußtsein zu entwickeln. Das Körperschema ist ein wesentlicher Faktor bei der Entstehung des Sinns für das eigene Selbst und der Fähigkeit, motorisch vorauszuplanen sowie bei der Entwicklung von Sprache und Denken.
2. Die in den Bereich der Aufmerksamkeit gehörigen Fertigkeiten zu verbessern. Die Aufmerksamkeit für den eigenen Körper und seine Empfindungen ist ein Vorläufer der Wahrnehmung und Aufmerksamkeit für andere.
3. Das Bewußtsein für Grenzen zu entwickeln (räumliche, zeitliche sowie zwischen „Ich" und „Nicht-Ich".)

Themen

Ich entschied mich, mit vier Themen zu arbeiten:

1. Der Fußboden als Lehrer
2. Erkennen von Zusammenhängen (Beziehungen zwischen Körperteilen)
3. Körper und Raum (unsere Beziehung zur Umwelt)
4. Wie bewegen wir uns? (Bewegung als Ausdruck)

1. Beim ersten Thema ging es darum, mit verschiedenen Körperteilen vertraut zu werden. Das geschah über das Spüren, welche Körperpartien Bodenkontakt hatten und welche sich vom Boden wegbewegten. Zu den Aktivitäten gehörten Spiele wie Sich-hin-und-her-Schaukeln, Drehen, Rutschen, bei denen primär

proximale Partien (die Körpermitte) beteiligt waren, und solche, bei denen distale (die Peripherie) aktiv waren, z.B. wenn die Kinder mit Händen und Füßen auf die Matte schlugen. Das Lernen wurde durch kinästhetisches, propriozeptives, auditives und visuelles Feedback verstärkt.

Aus diesen Aktivitäten gingen u.a. folgende Begriffe und Fertigkeiten hervor:

– Beherrschung des eigenen Gewichts (die Fertigkeit, etwas mit Kraft, aber auch mit Leichtigkeit zu machen)
– räumliche Begriffe wie hoch, runter etc.
– zunehmende Differenzierung und Integration (z.B. „Heb den ganzen Arm, nur die Hand" etc.)
– der Reihe nach etwas tun, Nachahmung, Eigeninitiative und Auswahl

2. Auf die Identifikation von Körperteilen erfolgte beim zweiten Thema die Herstellung von Beziehungen zwischen ihnen während einer Handlung. Die Aktivitäten konzentrierten sich auf Fragen wie:

– Was können wir mit unseren Händen und Füßen berühren?
– Was können wir mit unseren Händen heben? Z.B. den Ellbogen halten, ihn hochheben (Anregung zur Streckung) oder den Fuß festhalten und hochheben (Anregung zur Beugung);
– zwei „zusammenklebende" Teile bewegen, z.B. den Kopf mit den Händen obendrauf; Ziel dabei war es, Bewußtheit für das eigene Selbst mittels Bewegung zu fördern statt durch eine mehr oberflächlich wirkende Stimulierung. Die Unterscheidung von „Ich" und „Nicht-Ich" hängt vom Erkennen dreier Invarianten ab: Der Bewegungsabsicht – dem Willen; dem Muskel-Feedback während und nach der Handlung sowie der visuellen Wahrnehmung der Bewegung. [8]

Dieses Thema regte kognitive Experimente an, in denen es um Ursache und Wirkung ging: wenn sich X auf diese Weise bewegt, was passiert dann mit Y? In der Gruppe A hatte die Arbeit auch eine interpersonale Dimension. Die Kinder fingen bald damit an, die eigene Erfahrung zu verallgemeinern und einander oder ihre Helfer zu berühren. Angemessener Körperkontakt dieser Art war sowohl in seiner aktiven als auch in der passiven Variante hilfreich und baute die Scheu vor Berührung ab.

3. Das dritte Thema brachte uns mit dem Raum in Verbindung und führte zur Erforschung der Umwelt und zur Interaktion mit anderen. Bei Raumerfahrung geht es um Beziehungen; integraler Teil jeder Stunde war die Bestimmung des persönlichen Bereichs und des Bereichs der Gruppe (definiert durch im Kreis angeordnete Einzelmatten) sowie die Arbeit innerhalb dieser Grenzen. Ziel war es, Sicherheit in der Nähe anderer (sich in die Mitte begeben) und bei der Erforschung des allen zur Verfügung stehenden Raumes zu entwickeln. Unsere Spiele ermutigten zu vielschichtigem Experimentieren und zur Orientierung in der Dreidimensionalität, wobei wir uns an der entwicklungsmäßigen Logik

orientierten, d.h. von der horizontalen über die vertikale und schließlich zur sagittalen (parallel zu Mittelachse liegende) Ebene kamen.

4. Die expressiven Aspekte der Bewegung wurden durch Dynamik, Rhythmik und Ausdrucksweise erlebt. Die Vorlieben jedes einzelnen wurden besonders hervorgehoben, um den Kindern das eigene Tun und die Unterschiede im Vergleich zum Tun anderer bewußter werden zu lassen. Rhythmus schuf ein Gefühl von Gruppenidentität, Struktur und Grenzen und stellte ein wirksames Mittel zur Förderung der Aufmerksamkeit dar.

Arbeitsstrategien

Jede Stunde hatte einen festen Rahmen. Die kleineren Kinder stellten bei einem Hallo-Ritual fest, wer anwesend war und ein Abschiedslied markierte den Übergang zum normalen Unterricht. Die Individualität jedes einzelnen wurde durch ein Schaukelspiel bestätigt und verstärkt. Dabei wurde das auf dem Schoß eines Erwachsenen sitzende Kind zu dem Lied „Mein Name ist..." vor- und zurückgeschaukelt. Die Gruppe der älteren Kinder hatte zu Anfang und Ende Gelegenheit, ein paar Minuten lang Dampf abzulassen und konnte sich dabei wie ein Tier ihrer Wahl bewegen. Alle wußten, daß sie, sobald die Musik aufhörte, zu ihrer Matte zurückkehren mußten. Ein anderes, in beiden Gruppen eingeführtes Ritual bestand darin, daß jedes Kind der Reihe nach Gelegenheit erhielt, der Gruppe eine Bewegung zum Nachahmen vorzumachen. In der Regel folgten dem Begrüßungszeremoniell ein paar einfache Aufwärmübungen, die zum Hauptthema überleiteten. Hier benutzte ich eine Mischform, d.h. leitete die Kinder zur Arbeit an, wobei ich auf Ideen aus „Bewußtheit durch Bewegung"-Stunden (ATM) zurückgriff, ermutigte sie aber auch zu eigenen Vorschlägen, die ich dann strukturierte.

In Gruppe A spielten wir mit den elementarsten Bausteinen, um einfache Vorstellungen zu entwickeln: Von dem, was sich bewegt, was wir anfassen können und wohin wir uns bewegen. Das waren alles ganz grundlegende Dinge, bevor irgendwelche komplexeren Funktionen ins Auge genommen werden konnten. Besondere Beachtung wurde der folgegerechten Beherrschung von Fluß, Raum, Gewicht und Zeit geschenkt; die Betonung lag dabei auf der Erforschung von eingeschränktem und freiem Fluß (Anspannung und Entspannung, beim Eintreten des vorher antizipierten) auf einem dem Entwicklungsstand der Gruppe angemessenen Niveau. Trotz vieler Ablenkungen und Schwankungen in der Aufmerksamkeit konnten wir im Verlauf der zehn Wochen auf unterschiedliche Weise mit einer Reihe von Ideen arbeiten. Bei einem Spiel in Bauchlage z.B. ließen wir unsere Hände vor- und zurückgleiten, während sich der Kopf hob und senkte. Wir identifizierten unsere Hände, indem wir mit ihnen auf den Boden schlugen, und unsere Knie, indem wir die Beine anwinkelten und streckten; dann benutzten wir beide zum Krabbeln auf allen Vieren. Wir hoben Arme und Beine einzeln und getrennt und versuchten dann, unsere Füße zu greifen und hochzuheben. Wir rieben unsere Zehen; dann machten wir mit einem Partner ein Spiel, bei dem wir den Impuls der gegeneinander gestemmten Füße zum Rückwärtsrutschen benutzten. Wir erforschten auch zunehmend die Vertikale, wobei es einigen Kindern großen Spaß machte, einfach draufloszurennen, während anderen geholfen wurde, an Spaß und allgemeiner Aufregung teilzunehmen. Z.B. konnte der Junge mit spastischer Lähmung das alles in dynamischer Form miterleben, als sein Helfer ihm über Berührung den Rhythmus des Laufens vermittelte. Bei den älteren Kindern war es möglich, mit komplexeren Bewegungsmustern zu beginnen und Sequenzen gemäß einer klaren Logik aufzubauen – sowohl innerhalb jeder Stunde selbst als auch über den gesamten Zeitraum hinweg. Vorgabe bei den Übungen war, sich wie Tiere zu bewegen. Damit wurde an die Arbeit der Kinder in anderen Fächern angeknüpft. [9] Die ausgewählten Tiere vermittelten den Kindern Bewegungserfahrungen mit unterschiedlicher Orientierung und unterschiedlichen Anforderungen an Gleichgewicht und Integration der Körperteile. Außerdem repräsentierten sie verschiedene Evolutionsstadien. Wir lernten, uns z.B. wie ein Alligator zu bewegen (auf dem Bauch zu kriechen), wie ein Frosch (abwechselnd Hände und Füße zu heben) und wie ein Bär (beim Gehen das Gleichgewicht abwechselnd von rechts nach links zu verlagern). Am Beispiel der Katze wurde die Idee der kreuzdiagonalen Bewegung weiterentwickelt. Beugung und Streckung sowie das Rollen aus der Rückenlage zum Sitzen wurden ebenfalls geübt. Der Affe führte uns darüber hinaus zum Rollen auf den Bauch und wieder zurück, wobei wir einen Fuß festhielten.

Um auf die Erforschung dieser evolutionären Bewegungsmuster vorbereitet zu sein, mußten die Kinder Körperteile benennen können und räumliches Bewußtsein besitzen; diese Grundlagen sind bei Sonderschulkindern nicht immer klar. Sie mußten links und rechts unterscheiden können und in der Lage sein, ihre Glieder kreuzdiagonal zu bewegen. Die Aktivitäten erforderten außerdem die Beherrschung von Gewicht, Gleichgewicht und Timing. Einige dieser Fertigkeiten wurden in Aufwärm-Spielen entwickelt. Mir ging es immer um Förderung von Neugier und bewußtem Erleben statt um korrekte Leistung. Auf aktiver Teilnahme wurde nicht bestanden, weil ich davon ausging, daß die Kinder, selbst wenn sie nicht aktiv mitmachten, vieles ihrem eigenen Lerntempo gemäß aufnehmen und verarbeiten würden. Typisch dafür war P. Obgleich er selten für mehr als ein paar Minuten mit im Kreis saß, sah und hörte er zu und überraschte mich später in seiner Einzelstunde mit einigen Bewegungen, die seine Altersgenossen in der Gruppenstunde gemacht hatten. Wiederholung war ein wesentlicher Bestandteil des Lernprozesses. Ich legte die Betonung bei der Wiederholung einer Bewegung jeweils auf einen anderen Körperteil, auf den räumlichen Kontext oder die Art der Anstrengung. Genau wie bei einer ATM-Stunde blieb um so mehr vom Erlernten hängen, je mehr Möglichkeiten der Wahl, des Erkennens und Fühlens angeboten wurden.

Eine Stunde als Beispiel

Die sechste Stunde mit der Gruppe B ist ein gutes Beispiel für die zuvor genannten Arbeitsstrategien. In den vorausgehenden Sitzungen war mir bewußt geworden, wie schwierig es war, die Aufmerksamkeit aller Beteiligten zu gewinnen; außerdem fiel mir die zunehmende Tendenz der Kinder auf, meine Aufmerksamkeit durch Körperkontakt zu erheischen. Wenn es den Kindern nicht gelang, individuelle Aufmerksamkeit zu bekommen, machten sie Schwierigkeiten, so daß einige Aktivitäten zu einem allgemeinen Gerangel zu werden drohten. Ich entschloß mich daher, eine sichere Basis zu schaffen, d.h. statt auf Matten zu arbeiten, mit Stühlen anzufangen und schlug vor, dort, wo wir den Boden brauchten, diesen der Reihe nach zu benutzen. Dabei gab es nicht nur weniger Gehampel, die Kinder konnten auch die für sie so wichtige Erfahrung der Bestätigung durch andere machen. Neben der Entwicklung solch strukturierter Strategien, dank derer ein Mitschüler und sein Tun von den anderen bemerkt werden konnte, ging es mir in dieser Stunde um Lateralität.

1. Wie immer fingen wir mit freier Wahl an, wobei die meisten Kinder sich entschieden, auf dem Bauch oder Rücken herumzurutschen; dann folgte das Spiel „Der Reihe nach im Kreis herum". Ich spiegelte die Bewegung, die jedes Kind vormachte, wider und versuchte, diese anschließend weiterzuentwickeln. M. entschloß sich z.B., seinen Kopf auf den Knien zu verstecken (er nannte das „Schildkröte"). Ich imitierte das und führte dann das Gegenteil ein, indem ich die Gruppe dazu ermunterte, sich ganz klein zu machen und anschließend ganz groß zu werden. Ein anderes Kind berührte zögernd seinen Fuß. Ich führte das weiter aus, indem ich den Fuß hochhob und diese Bewegung mit unserer vorangegangenen Arbeit in Verbindung brachte.

2. S. beschrieb Affen im Zoo. Zum Aufwärmen benutzte ich darauf zur allgemeinen Freude ein Lied über einen Affen, den es juckte und der sich am Fußgelenk kratzte, an den Zehen, am Ohr, an der Nase usw. [10] Noch auf den Stühlen sitzend „kratzten" und nannten wir schnell hintereinander Körperteile auf der rechten, dann auf der linken Seite, wobei wir die dominierende Hand benutzten. Das wurde dann mit der anderen Hand und schließlich mit beiden Händen wiederholt. Wir experimentierten mit unterschiedlicher Dynamik, mit verschiedenen Rhythmen und Stilen, und die Kinder nannten der Reihe nach je einen neuen, zu kratzenden Teil.

3. Darauf folgte eine kurze Lektion in „Bewußtheit durch Bewegung", die dazu diente, den Kindern zu helfen, auf Händen und Füßen stehend das Gleichgewicht zu bewahren und sich dann auf homolaterale Weise fortzubewegen (d.h. Fuß und Hand simultan links und anschließend rechts zu bewegen). Statt gleich auf Händen und Füßen zu balancieren, spielten wir zunächst im Sitzen damit, unsere Hände in Richtung Knie und dann weiter zu den Füßen gleiten zu lassen und dabei aufzupassen, was der Kopf macht. Ich stellte Fragen wie: „Geht er

runter? Können wir ihn oben behalten?"[11] (Die Kinder meinten, daß der Löwe es so macht!) Wir ließen erst eine Hand, dann die andere an einem Bein heruntergleiten. Wir hoben abwechselnd das rechte und das linke Knie, wobei wir jeweils mit den Händen in der Kniekehle nachhalfen, und versuchten es erst mit der Nase, dann dem Kinn und dem Ohr zu berühren. Nachdem wir in weiteren Bewegungen den Rücken dazu gebracht hatten, sich etwas leichter zu runden, legten wir die Handflächen auf den Boden, hoben unseren Hintern, und siehe da: wir wurden zu Bären.

Es war nicht leicht, den Kindern die homolaterale Fortbewegungsweise verständlich zu machen – ihre Bären waren von Anfang an hochentwickelt und bewegten sich im kreuzdiagonalen Stil vorwärts (d.h. linke Hand/rechter Fuß, gefolgt von rechte Hand/linker Fuß). Wir setzten uns also wieder hin und spielten „Wackelbären"; dabei schaukelten wir uns hin und her, hoben beide Füße vom Boden, dann beide Hände, und dann Hand und Fuß auf derselben Seite. Als die Kinder sich anschließend der Reihe nach auf diese Weise fortbewegten, zeigte sich, welch große Anforderung an Konzentration und Gleichgewichtsvermögen das für sie bedeutete – doch das Hinfallen machte ihnen Spaß. Schließlich bat ich sie, auf allen vieren stehen zu bleiben und die Gliedmaßen der Reihe nach zu heben. Zu diesem Zeitpunkt waren alle auf dem Boden versammelt, schubsten sich gegenseitig und fielen übereinander, so daß die Notwendigkeit fester Grenzen offenkundig wurde. Die Stunde endete mit frei gewählten Bewegungen und die Kinder rutschten zur „Schuhbank", als die Musik aufhörte.

Ergebnisse

Es war eindrucksvoll zu beobachten, mit welcher Begeisterung die Kinder bei der Sache waren und wieviel dabei geleistet wurde, auch wenn wir jedes Thema nur antippen konnten. Die individuellen Bedürfnisse waren in jeder Klasse sehr verschieden, und es war nicht möglich, besonders auf sie einzugehen. Trotzdem schienen die Stunden jedem etwas zu geben und jedes Kind trug auf seine Weise etwas Positives bei. Obgleich der Mangel an Homogenität Nachteile hatte, war es interessant zu beobachten, wie die weniger begabten Kinder zurechtkamen und von ihren Mitschülern unterstützt wurden. Diese Beobachtung machte ich in allen drei Klassen, mit denen ich arbeitete. Kinder, die zunächst Außenseiter zu sein schienen oder besondere Hilfe benötigten, um mitmachen zu können, ließen sich von der allgemeinen Atmosphäre der Stunden gefangennehmen, waren aufmerksam und begannen die Aktivitäten zu antizipieren. Einen Platz im Kreis zu haben und wie alle anderen Gelegenheit zum Vormachen zu erhalten, ohne sich dabei zum Mitmachen gezwungen zu fühlen, war wichtig für die Entwicklung ihres Selbstvertrauens. Gleichzeitig wurde den begabteren Kinder dabei geholfen, die Bemühungen der weniger begabten zu bemerken und zu respektieren.

Gruppe A: Bei der Evaluation dieser Gruppe richtete ich mein Augenmerk auf die Art und Weise, wie die Kinder hereinkamen und auf Veränderungen in ihren Bewegungen beim „Im Kreis herum-Spiel". In der dritten Woche wußten die Kinder offensichtlich bereits, wann es Zeit für unsere Stunde war, und kamen von sich aus in den Raum, in dem die Matten lagen. In der darauffolgenden Woche lief ein Mädchen den Flur entlang und rief meinen Namen, andere begrüßten mich spontan und fingen an, ihre Schuhe auszuziehen. Von da an nahm die Selbsthilfe zu Anfang und Ende jeder Stunde zu. Ein sehr schüchterner Junge z.B. machte seine Anwesenheit dadurch bemerkbar, daß er während des Abschiedszeremoniells allen Erwachsenen die Schuhe holte. Die Interaktion zwischen den Kindern nahm ebenfalls zu, und zu Anfang der neunten Stunde ging derselbe Junge herum und umarmte die Mädchen. Das wachsende Selbstvertrauen der Kinder kam im Schaukelspiel zum Ausdruck. Waren sie zu Anfang sehr vorsichtig gewesen, so hatten sie um die 6. Woche angefangen, Schaukelbewegungen ohne Hilfe auszuführen und alleine um Beherrschung von Gewicht und Schwerkraft zu ringen, wobei ihnen dieses Spiel ganz offensichtlich Spaß bereitete. Mir wurde gesagt, daß der autistische Junge mit dem Spiel spontan zu Hause angefangen habe, und ein Mädchen setzte sich, sobald die Kinder in die Halle gekommen waren, hinter einen Jungen und versuchte, ihn hin und her zu schaukeln. Die Stunde der 6. Woche war auch deshalb von besonderer Bedeutung, weil drei der Helfer an diesem Tage nicht dabei waren. Mit der dadurch gegebenen größeren Freiheit stellten die Kinder ihre wachsende Initiative unter Beweis; es gab mehr Interaktion untereinander, und es herrschte mehr Wagemut und Selbstbehauptung.

Das „Im Kreis herum-Spiel" trug dadurch, daß jedes Kind bemerkt und von den anderen imitiert wurde, entscheidend zur Entwicklung von Selbstgefühl, Selbstwahrnehmung und Wahrnehmung anderer bei. Zunächst trauten sich die Kinder nicht so recht, und ich mußte oft unwillkürliche Gesten aufgreifen und in deutlicher Form vormachen. Mit größerer Vertrautheit jedoch nahm bei den meisten Kindern auch die Selbstbehauptung zu und im allgemeinen war ihr Beitrag etwas Individuelles statt rein mechanische Nachahmung von jemand anderem. Im Verlauf des Schulabschnitts war ein viel breiteres Spektrum an Bewegungen und Ausdrucksqualitäten zu beobachten sowie die Tendenz zu Bewegungen des ganzen Körpers anstelle bloßer Gesten. Dazu gehörten ein durch Expansion vom Rumpf her gekennzeichnetes Nachaußenfließen und eine viel einfallsreichere Benutzung des Raums. Während die Kinder in den ersten Stunden den für die Gruppe bestimmten Platz vorzogen und die meiste Zeit auf ihrer eigenen Matte blieben, gab es, ab der neunten Woche, Momente, in denen sie überall zu sein schienen. Dies ging Hand in Hand mit zunehmender Interaktion zwischen ihnen. Sie kamen zusammen und trennten sich wieder, krochen und rutschten aufeinander zu, formten Paare und kleine Gruppen, krabbelten zu meiner Matte, und manchmal liefen sie auch im Raum herum. Es war dabei interessant, den Wechsel der Rollen zu beobachten. P., der hyperaktive Junge, nahm zunehmend mehr Notiz von dem, was in der Gruppe gemacht wurde, indem er ein Lied nachsang oder (später) eine Handlung ausprobierte. Gelegentlich setzte er sich für kurze Zeit spontan in den Kreis; andere Kinder reagierten auf diese soziale Geste, indem sie gelegentlich mit ihm in seinem Bereich herumrannten. Beim Rennen kamen wir in die Vertikale, doch im allgemeinen hatte die Gruppe eine ausgeprägte Vorliebe für die Arbeit auf dem Boden. Hier schienen alle in ihrem Element zu sein und eine sichere Basis zu haben, um ohne Hilfe verschiedene Bewegungsmuster zu erforschen.

Gruppe B: Trotz ihrer Begeisterung machte den Kindern ihr Konzentrationsmangel zu schaffen. Sie neigten dazu, sofort stürmisch auf die Dinge loszugehen und waren nicht daran gewöhnt, sich selbst oder den Details einer Handlung angemessene Aufmerksamkeit zu schenken. Klare räumliche und zeitliche Grenzen halfen, ihre Aufmerksamkeit zu fesseln und zu entwickeln. Beobachtung und Nachahmung anderer spielten eine wichtige Rolle bei der Entfaltung von Selbstvertrauen sowie der Fähigkeiten, von sich aus etwas zu initiieren und anderen mehr Beachtung zu schenken. In bezug auf körperliche Fertigkeiten ging es um Funktionen, welche Beugung, Streckung und Drehung sowie die Beherrschung von Gewicht und Balance verlangten, um auf unterschiedliche Weise zu rollen oder sich so vorwärts zu bewegen, daß der Körper auf verschiedenen Partien balancierte. Einige Aufgaben erforderten eine logische Abfolge von Bewegungen und klare Übergänge von einer Phase zur nächsten. Im kognitiven Bereich lag die Betonung auf dem aktiven Lernen, bei dem es um die beiden Körperseiten, um Richtungen im Raum und Polaritäten wie z.B. groß/klein oder schnell/langsam ging.

Während es nicht leicht war, die Resultate auf individueller Basis zu beurteilen, wurde bei einer Reihe von Kindern festgestellt, daß sie in bezug auf Fertigkeiten im Umgang mit anderen, Körperbeherrschung, Aufmerksamkeit, Selbstvertrauen und Körperbewußtheit profitiert hatten. Bei einigen schien die Disziplin, abwarten zu müssen, bis sie an der Reihe waren und während dessen anderen Beachtung zu schenken, für die Entwicklung interpersonaler Fertigkeiten wichtig zu sein, ebenso wie die Erfahrung, selbst Beachtung und Anerkennung zu bekommen. Andere hatten eindeutig Angst, im Rampenlicht zu stehen, begannen jedoch allmählich, mehr Initiative zu entwickeln. Ein paar Jungen mit Verhaltensstörungen fielen Zusammenarbeit und Interaktion leichter und ihre Aufmerksamkeit nahm signifikant zu.

Mich interessierten besonders Entwicklungen im Rahmen der Tests, bei denen es darum ging, einen Menschen zu zeichnen. Diese Tests wurden nicht auf streng wissenschaftliche Weise durchgeführt, denn erstens waren die Samples sehr klein und zweitens waren nicht alle Kinder bei Vor- und Nachtest anwesend. Ich vermute, daß sowohl die Laune jedes einzelnen Kindes (ob sie gern oder ungern mitmachten) als auch die äußeren Umstände seine Zeichnung beeinflußten. Natürlich spielte auch die generelle Entwicklung der Kinder während der Projektdauer eine Rolle. Leider gab es keine Kontrollgruppe, um diesen Aspekt genauer zu überprüfen.

Einige Kinder begriffen, daß es darum ging, sich selbst zu zeichnen, brachten eine erkennbare Person zustande und konnten über ihr Bild sprechen. Andere waren noch im Kritzelstadium. In einer Reihe von Zeichnungen waren zunehmende Differenzierung und Sicherheit festzustellen, das traf jedoch nicht auf alle zu. Zum Beispiel war es interessant zu sehen, daß das zweite Bild bei mehreren Kindern mehr Körpermerkmale aufwies. Einige nutzten den Platz auf dem Blatt mehr aus oder brachten das Bewußtsein für ihren Kontext dadurch zum Ausdruck, daß sie die Figur mit ein paar Dingen umgaben. Gelegentlich zeigte sich im zweiten Bild ein Gefühl von Bewegung, welches beim ersten fehlte. Obgleich aus den Ergebnissen der DAP-Tests keine Schlüsse zu ziehen sind, fand ich es interessant, die Zeichnungen des Vor- und Nachtests im Lichte meiner eigenen Beobachtungen jedes Kindes zu betrachten und dabei auch die Lehrerkommentare über Fortschritte einzelner zu berücksichtigen. Um zu zeigen, welche Einzelheiten bei der Beurteilung von Veränderungen über einen bestimmten Zeitraum relevant sein könnten, habe ich zwei Beispiele ausgewählt (siehe Illustrationen 1A/1B, Sally und 2A/2B, Carl).

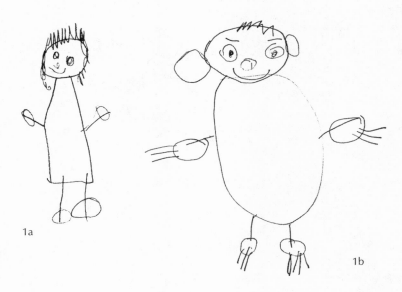

1a

1b

Abb. 1

1. Sallys Figur wurde beim zweiten Versuch größer und komplexer. Sally gehörte in bezug auf körperliche und verbale Fähigkeiten zu den begabteren Kindern in der Gruppe und ihre Bilder waren die anspruchsvollsten. Auf beiden Bildern hatte sie Kopf, Rumpf und Gliedmaßen deutlich von einander getrennt und Hände und Füße gezeichnet. Im zweiten Bild tauchten zusätzliche Einzelheiten wie Finger, Augenbrauen und Ohren auf. Die Proportionen waren ungewöhnlich – konnte es sein, daß die Hände eine größere Rolle als die Arme spielten, weil Sally sich ihrer in funktionaler Hinsicht mehr bewußt war als ihrer Arme? Während das erste Bild noch ziemlich steif war, herrscht im zweiten ein Gefühl von Bewegung und Vitalität. Es war auch größer, nahm mehr Raum auf dem Blatt ein und schien von mehr Sicherheit zu zeugen. Es unterstrich die Sicherheit, welche Sally während des Projektes tatsächlich erwarb.

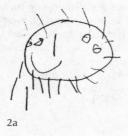

2a

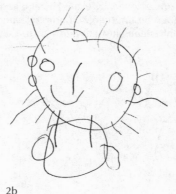

2b

Abb. 2

252

2. Carl war körperlich zu vielem fähig. Er konnte Hinweise verstehen, sich jedoch nur schwer verständlich machen, da Englisch nicht seine Muttersprache war. Er schien schüchtern zu sein, gewann jedoch während des Projektes an Selbstvertrauen. Wenn das bei der Betrachtung seiner Bilder berücksichtigt wird, ist es interessant zu sehen, was sie über sein Selbstgefühl aussagen. Carls erste Figur bestand praktisch nur aus einem Kopf; in der linken Ecke des Blattes gab es außerdem so etwas wie zwei stockartige Beine. Die Zeichnung wirkte recht primitiv, und man könnte meinen, die Erfahrungen seiner Welt seien für dies Kind primär sinnlicher Art. Es sah so aus, als ob ihm Mund, Nase, Augen und Ohren (die er durch weitere Kreise auf beiden Seiten des Gesichts angedeutet zu haben schien) wichtiger als Bewegung wären. Außerdem war das Bewußtsein für die räumliche Beziehung zwischen den Körperteilen (seine Selbstorientierung) eingeschränkt.

Im zweiten Bild gab es signifikante Veränderungen. Mit Rumpf, Armen und vielleicht auch Beinen, selbst wenn diese an der falschen Stelle saßen, sah die Figur einem menschlichen Körper ähnlicher. Die Merkmale des Gesichts dominierten immer noch, waren jedoch akkurater. Wichtig war auch, daß die zweite Figur Raum einnahm, statt oben auf dem Blatt in eine winzige Ecke gedrängt zu sein. Ich denke, das mag mit seinem wachsenden Selbstvertrauen zusammenhängen. Man geht davon aus, daß die Anzahl der Einzelheiten in dem Bild, welches ein Kind von sich malt, d.h. wie viele Teile individuell dargestellt, wie weit die Körperabschnitte deutlich aufgeteilt sind und welche Dimensionen die Glieder haben, nicht nur auf seine kognitiven Fähigkeiten schließen lassen, sondern auch mit seiner emotionalen Entwicklung und seinem Bewußtsein, ein eigenes Selbst und einen Körper zu besitzen, d.h. seinem Körperschema und Selbstbild zusammenhängen. Ich bin der Meinung, daß ähnliche Tests in Zukunft von Feldenkrais-Lehrern benutzt werden könnten, die daran interessiert sind, festzustellen, wie weit sich Körperbewußtsein und Körperschema mit der Zeit verändern.

Schlußfolgerungen

Die Projektstunden boten den Kindern Gelegenheit, aktiv zu sein, ihr Tun zu erforschen, verschiedene Möglichkeiten auszuprobieren und dabei keine Mißerfolge zu erleben. Keiner war mehr oder weniger begabt als der andere, denn alle machten mit, egal ob es darum ging, die reflexiven Handbewegungen von S. nachzuahmen oder wie P. ziellos durch die Gegend zu rennen. Ein wesentlicher Aspekt des Projektes war, daß nicht der Erwerb bestimmter Fertigkeiten im Zentrum stand, wie es beim nationalen Curriculum für Leibeserziehung der Fall ist, sondern Problemlösungen, die Weiterentwicklung der persönlichen Einfälle eines jeden Kindes und die Betonung der vielen unterschiedlichen Wege, die sie bei der Ausführung einer Handlung wählten. Der Erwerb von präzise definierten Fertigkeiten als Unterrichtsziel eignet sich nicht unbedingt für alle Kinder, denn dabei werden Normen und bestimmte Handlungsweisen vorgegeben, welche die weniger Begabten vielleicht entmutigen. Organisches Lernen dagegen ermächtigt die Kinder zum Selbsttun und dient der Förderung eines viel breiteren Fächers von Fertigkeiten. Obgleich ein paar Kinder mehr als andere profitierten, meinten die Lehrer, das Projekt habe ganz allgemein das Körperbewußtsein verbessert (insbesondere in bezug auf die unsichtbaren Körperteile, wie ein Lehrer sie nannte, wie z.B. Knie und Ellbogen); die Fähigkeit zu Nachahmung, Interaktion und Warten, bis man an die Reihe kommt, gefördert; Aufmerksamkeit und Selbstsicherheit verbessert; einigen Kindern geholfen, sich ohne Protest berühren zu lassen und solchen Körperkontakt von sich aus zu erwidern; und zu einer bewußteren Hinwendung zu Mitschülern und mehr Interesse für deren Beiträge geführt.

Für mich ergibt sich die Frage, ob die Lerngeschwindigkeit in der ersten Gruppe (Kindergarten und Aufnahmeklasse) damit zusammenhängt, daß organisches Lernen für diese Altersstufe ganz natürlich ist. In diesem Alter probieren Kinder noch alles aus, üben motorische Fertigkeiten ein und lernen im Spiel die Unterschiede zwischen „Ich" und „Nicht-Ich" kennen – ohne jede Konditionierung durch Vorstellungen, wie etwas richtig gemacht wird oder was als nächstes geleistet werden muß. Es kann sein, daß ich mit dieser Gruppe und der Unterstützung durch die Lehrer besonderes Glück hatte. Es könnte aber auch sein, daß sich diese Altersstufe besonders gut für diese Art Arbeit eignet.

Für mich stellte das Projekt einen ersten Schritt dar. Ich hoffe, andere Rahmenbedingungen und Altersgruppen zu finden, um zu überprüfen, was ich gelernt habe und meiner Überzeugung, daß die Feldenkrais-Methode im Kontext der Sonderschulerziehung viel zu bieten hat, mehr Nachdruck zu verleihen. Während der kumulative Effekt von Lernstörungen und Problemen im Aufbau von Beziehungen mit der Zeit zu sekundären Behinderungen führen kann, bin ich davon überzeugt, daß frühe Intervention, die sich des natürlichen Lernstils kleiner Kinder bedient, diese Tendenz reduzieren, vielleicht sogar rückgängig machen kann. Außerdem glaube ich, daß das Gefühl, etwas meistern zu können und die damit verbundene Selbstbestätigung, die dieser Ansatz bewirken kann, von entscheidender Bedeutung sind, wenn es darum geht, die negativen Bilder der Behinderung durch positive zu ersetzen.

Dem Schulleiter, dem Kollegium und den Schülern der Heritage House School in Chesham, Buckinghamshire danke ich für ihre begeisterte Teilnahme an dem Projekt und der Eltern-Lehrer-Vereinigung für die finanzielle Unterstützung.

Quellennachweis

[1] Moshé Feldenkrais anläßlich eines öffentlichen Vortrags in London, 1974

[2] Moshé Feldenkrais, „Man and the World", in: Somatics,1979, S. 43-46

[3] Diese entwicklungsmäßig nacheinander erscheinenden vier Eigenschaften sind in der Bewegungsanalyse Labans als „effort qualities" bekannt. Laban Movement Analysis (LMA) ist ein System der Bewegungsbeobachtung, welches Bewegungsform und -prozeß beschreibt und in Beziehung zu Laune und Emotion setzt. Jede Handlung läßt sich im Sinne des Vorherrschens von Fluß, Raum, Gewicht und Zeit und ihrer relativen Gewichtung auf einem Kontinuum von „gebunden" zu „freiem Fluß" beschreiben; zielgerichtetes Tun oder Offenheit und Flexibilität; Kraft oder Leichtigkeit; plötzliches oder Muße beanspruchendes Tun. Als Einführung siehe: Rudolf Laban, „The Mastery of Movement", London (MacDonald and Evans), 1960 und Marion North, „Personality Assessment Through Movement", London (MacDonald and Evans), 1972.

[4] Chava Shelhav, „Movement as a Model of Learning", in: The Feldenkrais Journal, 1995, H. 10, S. 21-33

[5] Zur Einführung in die Tanzbewegungstherapie siehe: Helen Payne (Hg.), „Dance Movement Therapie: Theory and Practice", London (Routledge), 1995 und Diane Duggan, „Goals and Methods in Dance Therapy with Severly Multiply-Handicapped Children" in: American Journal of Dance Therapy, 1978, H. 2, S. 31-34.

[6] Das Programm für die Gruppe C glich dem für Gruppe B, doch waren Dynamik und emotionale Bedürfnisse in dieser Gruppe ganz anders.

[7] Diese vierfache Betonung gründet sich wiederum auf die Arbeit von Laban.

[8] Daniel Stern, „Diary of a Baby", London (Fontana), 1991, S. 54 und „The Interpersonal World of the Infant", New York (Basic Books), 1985, S. 76-89.

[9] Das gab mir auch Gelegenheit, die Kassetten „How do the Animals Move" und „Monkey Moves" von Stephen Rosenholtz zu benutzen, beide bei Rosewood Publications Inc. veröffentlicht. Sie geben Anregungen, ohne normativ zu sein, und können daher auf sehr flexible Weise benutzt werden.

[10] Aus der oben erwähnten Kassette „Monkey Moves".

[11] Um Aufmerksamkeit und Neugier der Kinder zu entwickeln, stellte ich in jeder Stunde wiederholt die Frage, was die verschiedenen Teile des Körpers in dem betreffenden Moment tun.

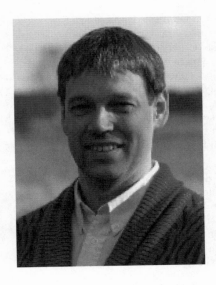

Leonhard Thomas, verheiratet und Vater von zwei Kindern ist Dipl. Ing. (Chemie FH) und Diplom-Musiklehrer für Cello. Er absolvierte seine Ausbildung zum Feldenkrais-Lehrer bei Chava Shelav (Diplom 1988). Er unterrichtet Cello privat und an Musikschulen („Funktionales Cellospiel"). Die Feldenkrais-Methode unterrichtet er an der Musikschule in eigener Feldenkrais-Praxis und an verschiedenen Institutionen.

3.4 Die Feldenkrais-Methode in der Musikschule und speziell im Streichunterricht

Leonhard Thomas

„Aber der Lehrer muß den Mut haben, sich zu blamieren. Er muß sich nicht als der Unfehlbare zeigen, der alles weiß und nie irrt, sondern als der Unermüdliche, der immer sucht und vielleicht manchmal findet. Warum Halbgott sein wollen? Warum nicht lieber Vollmensch?" (Arnold Schönberg)

Biografische Notizen

Der Unfall

Ich war dabei, meinen Traum zu erfüllen: Mein Chemiestudium hatte ich abgeschlossen. Nun wollte ich mein leidenschaftlich betriebenes Hobby, das Cellospielen, mit meinem Interesse an Menschen verbinden und zum Beruf machen. Kaum hatte ich das Musikstudium zum Diplom-Musiklehrer für Cello begonnen, als mir beim Skifahren ein Unfall passierte: Kapselriß der rechten Schulter und Bänderdehnung. Mein Arm wurde ruhiggestellt. Zwei Wochen später bei der Nachuntersuchung sagte mir der Orthopäde, daß nun wieder alles in Ordnung sei. Ich war überaus erleichtert und spielte sofort wieder Cello, merkte aber bald, daß ich meine Schulter nur eingeschränkt bewegen konnte. Was ich vorher selbstverständlich und ohne viel darüber nachzudenken spielen konnte, wurde nun immer schwieriger und war nur noch mit großem Kraftaufwand zu erreichen. Trotzdem übte ich weiter und hoffte, der Zustand werde sich von selbst verbessern, so wie auch ein Schnupfen kommt und wieder geht.

In meiner Not besuchte ich inzwischen den dritten Orthopäden. Jetzt hieß die Diagnose: „Rotatorenmanschettenverletzung" und Krankengymnastik wurde mir verschrieben – wenigstens hatte ich jetzt eine Bezeichnung für meinen sich immer noch verschlimmernden Zustand. Mittlerweile waren fünf Minuten Cellospiel zur Qual geworden. Heute weiß ich, was ich damals höchstens ahnte: Meine Beschwerden in der Hand, im Nacken, der Schwindel, meine veränderte Art zu gehen – dies alles waren Folgen des Unfalls und vor allem Folgen meiner Art und Weise, auf den Unfall zu reagieren.

Heute kann ich offen darüber schreiben. Damals war ich beschämt und verzweifelt, aus der Bahn geworfen. Etwas in mir gab jedoch nicht auf. In zwei Urlaubssemestern schloß ich die Theoriefächer des Musikstudiums ab und kümmerte mich gleichzeitig um meine Schulter: Krankengymnastik (von fünf verschiedenen Verfahren weiß ich noch), Akupunktur, Chiropraktik, Autogenes Training – ich war allmählich im wahrsten Sinne des Wortes bewandert. Ich merkte jedoch, daß mir die Angebote der Schulmedizin nicht weiterhalfen. Daher besorgte ich mir Literatur über alternative Verfahren, besuchte Kurse und bekam Einzelstunden in der Alexander-Technik, in Yoga, Eutonie und Dispokinese.

In einer Buchhandlung fand ich ein Buch von Moshé Feldenkrais: „Bewußtheit durch Bewegung". Ein Jahr lang beschäftigte ich mich autodidaktisch mit den in diesem Buch beschriebenen Lektionen. Schließlich meldete ich mich zu einem ersten Wochenendseminar an. Ich erinnere mich noch lebhaft: seltsam ruhig, verwirrt und überrascht ging ich nach Abschluß des Kurses nach Hause und schlief in der folgenden Nacht ausnehmend gut. Am nächsten Morgen spürte ich, daß ich mich leichter bewegen konnte. Ich setzte mich ans Cello. Irgend etwas war anders. Ich konnte es nicht in Worte fassen. Mein sonst so störrischer Arm gehorchte mir willig und wie automatisch. Froh und erleichtert spielte ich drauflos. Zu übermütig, wie sich herausstellte. Die bekannten Beschwerden stellten sich wieder ein, die Leichtigkeit der Bewegung verlor sich.

Immerhin – der kleine Lichtblick machte mir Mut und zeigte mir die Richtung, in der es weitergehen konnte. Ich besuchte weitere Feldenkrais-Seminare und nahm Einzelstunden in „Funktionaler Integration". Schließlich begann ich eine Ausbildung zum Feldenkrais-Lehrer.

Dies waren die ersten Schritte auf einem langen Weg, der für mich sehr bereichernd war, mir aber immer wieder viel Geduld und Beharrlichkeit abverlangte.

Der Körper als Einheit

Schon in dem erwähnten ersten Wochenendkurs ahnte ich, daß es noch um mehr gehen könnte als um meine schmerzende Schulter und meine sonstigen Beschwerden.

In diesem Kurs war mit kleinen, leichten Bewegungen des Beckens experimentiert worden. In vielen Variationen hatte jeder Teilnehmer die Beziehung zwischen den Beckenbewegungen, den Beinen und der Wirbelsäule untersucht. Ich fragte mich damals, wie diese Beckenbewegungen meiner Schulter nutzen sollten. Meine Schultern und Arme bewegte ich ja gar nicht, so schien es mir wenigstens. Heute weiß ich, wie beim Rollen des Beckens die Schultern auf ungewohnte und kaum wahrnehmbare Weise mitbewegt werden.

Für die positive Wirkung war ein grundlegendes Prinzip der Feldenkrais-Arbeit verantwortlich, das der relativ zugeordneten Bewegung. Um dieses Prinzip verstehen zu können, muß man wissen, daß eine mit schmerzhaften Erfahrungen verknüpfte Bewegung jedesmal die Erwartung des Schmerzes aktiviert. Der Schmerz wird ein integraler Bestandteil der Bewegung und damit zur Gewohnheit. Kompensierende Bewegungen mindern zwar den erwarteten Schmerz, schränken jedoch die Beweglichkeit weiter ein. In solchen Fällen werden in der Feldenkrais-Methode Bewegungen gesucht, die den gewohnheitsmäßigen Schmerz umgehen. Dies geschieht zum Beispiel dadurch, daß die problematische Bewegung auf ungewohnte Weise, von anderen Körperteilen aus, ausgeführt wird.

In meinem Fall war die problematische, für das Cellospielen jedoch unerläßliche Bewegung die, Schulter und Arm relativ zum Rumpf zu bewegen. Sehr hilfreich war es nun für mich, Schulter und Arme ruhen zu lassen und den Rumpf relativ dazu zu bewegen.

Nach und nach beschäftigte ich mich mit allen grundlegenden Bewegungsfunktionen, wie z.B. Beugen und Strecken, Drehung um die eigene Achse im Liegen, Sitzen und Stehen, und vieles mehr. Die Sensibilität für meine Bewegungen wuchs. Wichtige funktionelle Zusammenhänge vor allem zwischen den Bewegungen des Beckens und der Beine, zwischen denen der Füße und anderen Körperteilen, zum Beispiel Ferse und Schulter, zwischen Augen und Kiefer, Kopf und der ganzen Wirbelsäule, wurden klarer. Ich wurde zunehmend sensibler für alle meine Bewegungen, im Alltag und beim Cellospielen.

Diese erhöhte Sensibilität war jedoch nicht nur positiv und angenehm, sondern ich entdeckte auch bisher unbekannte Eigenschaften an mir, die sich störend bemerkbar machten und mit denen ich nun umzugehen lernen mußte.

Zwei Beispiele zeigen dies besonders deutlich:

Immer dann, wenn meine gesamte Haltung sich durch die Feldenkrais-Arbeit verbessert hatte und der Atem anfing, ruhiger zu fließen, „ruckelte es": Die Schulter machte unwillkürliche, ruckartige Bewegungen, die mit einem krachenden, knirschenden Geräusch verbunden waren. Beunruhigt darüber besuchte ich wieder verschiedene Orthopäden und Neurologen. Niemand konnte mir eine Erklärung für dieses Phänomen geben, das mich erheblich beeinträchtigte. Ich sorgte mich um meine berufliche Zukunft und zweifelte an der Feldenkrais-Methode, die mich zunächst so weit gebracht hatte, mir aber an diesem Punkt anscheinend nicht weiterhelfen konnte.

Durch die Beschäftigung mit der Feldenkrais-Arbeit wurde ich an ein Ereignis erinnert, das ich völlig vergessen hatte: Mit 14 Jahren war ich beim Spielen die Kellertreppe hinabgestürzt und auf die Wirbelsäule gefallen. Jetzt ging mir auf, wie sich der Rücken durch diesen Unfall verändert hatte und wie wenig ich ihn in meine Bewegungen miteinbezog. Dies wurde mir erst jetzt bewußt, da mein Rücken zu neuem Leben erwachte und auf einmal eine wichtige Rolle dabei zu spielen begann, die bleibenden strukturellen Veränderungen in der Schulter auszugleichen. Mit der Zeit begriff ich: Nicht nur die Beweglichkeit der Schulter mußte sich verbessern, sondern ich mußte alle anderen Körperteile sinnvoll gebrauchen lernen, um die Funktionen von Schulter und Arm zu optimieren.

Mein Wissensdurst war geweckt, mein Ehrgeiz angestachelt. Neben den Lektionen, die wir im Feldenkrais-Training durchnahmen, besorgte ich mir Kassetten und alle nur erreichbaren schriftlichen Aufzeichnungen mit Feldenkrais-Lektionen und experimentierte weiter. Ich richtete meinen Alltag darauf ein, daß ich täglich mindestens eine, manchmal mehrere Stunden mit der Feldenkrais-Arbeit verbrachte. Meine Frau sagte oft neckend: „Jetzt liegt er schon wieder auf dem Boden und strampelt mit den Beinen". Aber genau das war es, was mich in einem unendlich lang dauernden Prozeß voranbrachte.

Allmählich wurde die Reichweite und Beweglichkeit meines Arms und der Schulter immer größer. Für andere Menschen selbstverständlich und unwesentlich, bedeutete dies für mich ein großes Glück. Es war mir möglich, wieder so viel Cello zu spielen, daß ich das Studium erfolgreich abschließen und meinen Beruf als Cellolehrer ausüben konnte.

Das Ich als Einheit

Von den körperlichen Aspekten auszugehen ist zweckmäßig, aber es ist nicht alles. Ich war zunächst in der Dichotomie Körper/Geist gefangen. Ich wollte meinen Körper „repariert" haben, wieder normal „funktionieren", sonst aber bei meinen Gewohnheiten bleiben. Allmählich wurde mir klar, daß es bei diesem Prozeß um eine Änderung des ganzen Ichs gehen mußte.

Jedesmal, wenn ich durch ganzheitliche Bewegungen eine ausbalancierte Haltung gefunden hatte, änderte sich auch meine gefühlsmäßige Verfassung. Anfangs erlebte ich viele verschiedene Gefühle in raschem Wechsel. Dies war oft verwirrend. Später stellte sich immer regelmäßiger ein Gefühl der Ruhe und Heiterkeit ein. Eine begleitende Psychotherapie unterstützte mich bei meinem Wachstumsprozeß und half mir dabei, mich von anderen Seiten zu betrachten und die neu gewonnenen Freiheiten zu nutzen. Ich war mutig und offen für neue Erfahrungen. Meine Familie und Freunde bemerkten an mir die positive Änderung; häufig wurde ich darauf angesprochen, daß ich anders sei als früher.

In der ersten Zeit verschwand die seelische und körperliche Balance nach den Feldenkrais-Lektionen in kürzester Zeit, ohne daß mir das Wie und Warum bewußt war. Ich merkte immerhin, daß es passierte und fragte mich: Welche meiner Gewohnheiten bringt mich immer wieder aus dem Gleichgewicht, läßt mich immer wieder stolpern?

Diese grundsätzliche Frage begleitet mich seitdem. Sie zu beantworten bedarf jener „analogen" Vorgehensweise, die ich durch meine Arbeit mit der Feldenkrais-Methode hinlänglich erfahren habe: bewußtes Beobachten und spielerisches Experimentieren.

Ganz allgemein gilt: Um das Stolpern zu vermeiden, sind viele kleine Schritte der Bewußtheit notwendig. Je sensibler Unterschiede in Bewegungen und ebenso im Denken und Fühlen wahrgenommen werden, desto besser sind die Chancen, daß sich störende Gewohnheiten oder fixe Ideen ändern. Je mehr Wahlmöglichkeiten zu handeln, desto „passendere" Lösungen können gefunden werden. Der Körper ist dabei ein Seismograph für die seelische Verfassung, für die Stimmigkeit eines Gefühls, einer Handlung oder einer Situation. Die Feldenkrais-Methode wird bei diesem Prozeß der zunehmenden Bewußtheit zum Katalysator. Sie geht von Bewegung aus, ihr Ziel ist jedoch eine Zunahme von Bewußtheit, um im Leben besser zurechtzukommen – daher der Begriff „Bewußtheit durch Bewegung".

Die Feldenkrais-Methode an der Musikschule

Die Feldenkrais-Methode als eigenständiges Unterrichtsfach

Ich arbeite an zwei Musikschulen. An der einen Musikschule kann ich die Räumlichkeiten benutzen, um Kurse in „Bewußtheit durch Bewegung" zu geben. Die Kurse werden entweder über die örtliche Volkshochschule oder privat ausgeschrieben und organisiert. An der anderen Musikschule unterrichte ich neben dem Fach Cello die Feldenkrais-Methode als eigenständiges Unterrichtsfach im Fächerkanon der Musikschule. Beide von Moshé Feldenkrais entwickelte Unterrichtsformen, „Bewußtheit durch Bewegung" und „Funktionale Integration", biete ich an.

Der Unterricht in der Feldenkrais-Methode wendet sich an Schüler und Lehrkräfte der Musikschule, aber auch an die örtliche Bevölkerung.

Die meisten Schüler kommen zum Feldenkrais-Unterricht nicht aus „musikalischen Gründen", sondern wegen psychosomatischer oder orthopädischer Symptome. Manche kommen einfach, um beweglicher zu werden oder ihr Lernen zu verbessern, das sind allerdings die wenigsten.

Es suchen mich natürlich auch professionelle Musiker oder Schüler der Musikschule auf, weil sie sich beim Musizieren einseitig belasten und deshalb unter Beschwerden leiden oder sogar dadurch spielunfähig geworden sind. Um auf deren spezielle Situation eingehen zu können, gebe ich ihnen normalerweise zunächst Einzelunterricht in „Funktionaler Integration". Sobald ihre Beschwerden nachlassen, können sie an den allgemeinen Gruppenstunden „Bewußtheit durch Bewegung" teilnehmen, um selbständig und bewußt mit ihrem Körper umgehen zu lernen. Sie gewinnen nicht nur ihre Spielfähigkeit zurück, sondern stellen sie auch auf eine breitere Basis und verfeinern sie. Ihre musikalische Ausdrucksfähigkeit wird dadurch klarer und vielfältiger.

Beispielsweise unterrichtete ich eine 17jährige Geigenschülerin, deren Spielniveau bereits relativ hoch war. Sie hatte ihren rechten Arm zweimal gebrochen und konnte nun den Geigenbogen nur unter Schmerzen bewegen. Indem ich ihr viele verschiedene Aufgaben stellte, sich zu bewegen, zeigte ich ihr, wie die Bewegungen ihres Arms mit einem flexiblen Gebrauch ihres Rückens und ihrer Beine zusammenhängen. Ihr Arm konnte auf diese Weise die längst gewohnten Spannungen loslassen und war wieder frei für seine eigentliche Aufgabe, die Bewegungen beim Geigenspiel. Heute studiert diese Schülerin Geige an einer Musikhochschule.

Oder die professionelle Flötistin, die beim Spielen Beschwerden in den Handgelenken hatte und die nach 12 Lektionen in „Funktionaler Integration" wieder ohne schmerzhafte Einschränkungen spielen kann. Als ich sie vor kurzem traf, fragte ich sie, was ihr denn in den Einzellektionen am meisten geholfen habe. Sie antwortete, bereits die erste Stunde sei ein durchschlagender Erfolg gewesen. Thema der Stunde war, die Flöte in verschiedenen Variationen bewußt gegen den Zug der Schwerkraft zu halten. Dabei hatte sie entdeckt, daß ihre Handgelenke leichter und beweglicher wurden, wenn sie beim Spielen nicht nur die Finger, sondern auch andere Körperteile, vor allem die Arme und Schultern, wahrnahm. Ganz unbeabsichtigt war dies sicher eine der einfachsten und zugleich elegantesten Lektionen, die ich je gegeben habe.

Die Feldenkrais-Methode im Cellounterricht

Die Feldenkrais-Methode beeinflußte mich wesentlich in meiner Suche nach einem eigenen Unterrichtsstil. Da ich ihre hohe Wirksamkeit an mir selbst erfahren und an anderen beobachtet hatte, versuchte ich zunächst, alle im Cellounterricht auftauchenden Bewegungsprobleme mit „purer" Feldenkrais-Arbeit zu lösen. Die zugrundeliegende Idee war, daß ein Schüler, der seine Haltung und Bewegung verbesserte, auch die technischen Anforderungen des Cellospielens besser meistern würde. Die Arbeit mit den Schülern belehrte mich eines besseren. Zwar kamen alle gerne zu meinem extravaganten Unterricht, die speziellen Fähigkeiten, die zum Musikmachen und zum Cellospielen notwendig sind, blieben jedoch, wie mir zunehmend bewußter wurde, allzusehr auf der Strecke. Ich merkte, daß viele Schüler mit dem Notentext nicht selbständig umgehen konnten und Schwierigkeiten hatten, sich ein inneres Bild der Musik zu erarbeiten. Grundlegende Fähigkeiten wie Stricharten oder Grifftechniken wurden von ihnen eher durch Zufall als auf systematische Weise gelernt.

In meinem Studium war die künstlerische Ausbildung am Instrument eindeutig im Vordergrund gestanden, Cellomethodik und -didaktik waren nicht gelehrt worden. Um Cello zu unterrichten, mußte ich also mein Augenmerk nicht nur einseitig auf einige wenige Aspekte, darunter den mir so wichtig erscheinenden der Bewegung, richten. Ich mußte systematisch alle Aspekte des Cellospielens berücksichtigen. Folglich setzte ich mich im Selbststudium und in Kursen mit verschiedenen Lehrern und deren Methoden auseinander, die ich kurz skizzieren will.

<u>Heinrich Jacoby</u>: Die Aufgabe des Lehrers ist es, zweckmäßige Fragen zu stellen: Was will die Musik, was will das Instrument von mir? Genauso wie in der Feldenkrais-Methode soll der Schüler durch eigenes Entdecken und nicht durch äußere Korrektur lernen. Vorschnelle moralische Urteile, der Schüler sei unbegabt, faul, nicht ehrgeizig genug, erübrigen sich dadurch.

<u>Ulrich Voss</u>: Die ganze Welt der Musik, technisch wie musikalisch, ist schon im kleinsten Stück vorhanden und wird in elementarer Form bereits im Anfangsunterricht durchgenommen. Bei Kindern geschieht dies am einfachsten und natürlichsten, entsprechend dem Erwerb der Muttersprache, durch Imitation des Lehrers:

Der Lehrer spielt vor, der Schüler spielt nach. In einzigartiger Weise hat Ulrich Voss gezeigt, wie man alle technischen und musikalischen Lerninhalte des Cellospielens im Vor- und Nachspielen vermitteln kann. Dabei kann der Lehrer das Können des Schülers und seine individuellen Eigenschaften optimal berücksichtigen.

Reinhard Flatischler: Rhythmus als Ursprung der Musik wird mit dem ganzen Körper, mit Händen, Füßen und der Stimme, einverleibt.

Sheila Nelson: Von ihr stammt die meines Erachtens beste Methodik für die ganz Kleinen (4 – 6 Jahre), eine Mischung aus Instrumentalunterricht und Früherziehung, in einer Kombination von Einzel- und Gruppenunterricht. Benutzt wird einerseits die relative Solmisation, das sind Singübungen, mit deren Hilfe das innere Gehör geschult wird und andererseits die Rhythmussprache nach Kodaly, einem ungarischen Komponisten und Musikpädagogen. Die von ihm komponierten elementaren Anfängerstücke (Tonumfang: 4 Töne) begeistern die Schüler.

Paul Roland: Die komplexen Bewegungsabläufe beim Streichinstrumentspiel werden auf „basic movements" zurückgeführt. Die Roland-Methode ist vor allem für die etwas älteren Schüler ab etwa 9 Jahren geeignet.

Gerhard Mantel: In seinen Büchern und Artikeln findet man eine umfassende und detaillierte Darstellung des Cellospielens und -übens. Anregungen für das Lernen der Spielbewegung sind auf eine wissenschaftliche Basis gestellt und von dem Ballast traditioneller mechanistischer Vorstellungen befreit.

Allen o.g. Lehrern ist gemeinsam, daß sie versuchen, grundlegende Prinzipien des Musizierens oder des Cellospielens zu erkennen. Analog zur Feldenkrais-Methode führen sie komplexe Muster auf einfache zurück und erfassen sie systematisch. Sie benutzen die positiven Eigenschaften ihrer Schüler: Neugier, Lernbereitschaft und Wandelbarkeit. Dadurch lassen sie ihren Schülern ohne moralisierende Attribute Freiheit zur Entwicklung einer individuellen Musikalität. Sie haben gezeigt, daß mehr Schüler als bisher angenommen, fähig sind, die Grundlagen des Cellospielens bis hin zu einfachen Barocksonaten, Standard für eine fundierte Grundlagenausbildung, zu erlernen.

Kritisch anzumerken ist, daß sie im Wesentlichen nur die zum Instrumentalspiel notwendigen, hochdifferenzierten Bewegungen betrachten. Sie vernachlässigen die aus der Evolution hervorgegangenen natürlichen Bewegungsmuster, die dem Menschen zu eigen sind. Der Vorteil der Feldenkrais-Methode besteht darin, diese natürlichen Bewegungsmuster zu benutzen und auf ihnen aufbauend die differenzierten Bewegungen des Instrumentalspiels zu entwickeln. Dies bietet eine breite Grundlage und vielseitiges Handwerkszeug dafür, jeden Schüler, vom „unbegabten" Anfänger bis zum professionellen Musiker, effektiv zu unterrichten.

Geschult durch die Feldenkrais-Methode habe ich von den oben aufgeführten Lehrern wertvolle Anregungen erhalten, praktisches Handwerkszeug übernommen und meinen persönlichen Unterrichtsstil weiterentwickelt. Auf der Basis der Feldenkrais-Methode, die ein „allgemeines Lernprogramm" darstellt, haben sie mich angeregt, ein eigenes, „spezielles Lernprogramm" für den Cellounterricht zu entwickeln.[*][1] Wie dieses spezielle Lernprogramm aussieht, ist weiter unten anhand der flexiblen Bogenhaltung dargestellt.

Ich möchte betonen, daß ich im Cellounterricht nicht die originäre Form der Feldenkrais-Methode in ihrer ganzen Anwendungsbreite unterrichte. Zum einen kommen die Schüler tatsächlich wegen des Instrumentalunterrichts zu mir. Zum anderen reicht die Zeit in der wöchentlichen Unterrichtsstunde von meist nur 30 Minuten Dauer kaum aus, Musik zu unterrichten, geschweige denn noch zusätzliche Feldenkrais-Lektionen einzubauen. Aufgrund meiner eigenen Erfahrung mit Schülern, die ich über einen längeren Zeitraum hinweg regelmäßig in der Feldenkrais-Methode unterrichtet habe, bin ich davon überzeugt, daß es von großem Nutzen ist, wenn Schüler parallel zu ihrer Ausbildung an den allgemeinbildenden Schulen und an der Musikschule regelmäßig Feldenkrais-Unterricht erhalten. Sie werden dadurch nachhaltig sensibler und verbessern ihr Sozial- und Lernverhalten deutlich. [2]

Die flexible Bogenhaltung

Der Bogenstrich beim Spiel eines Streichinstruments ist eine der komplexesten Tätigkeiten, die der Mensch in unserem Kulturkreis erlernen kann. Gidon Kremer, international bekannter Geiger und eine der interessantesten Musikerpersönlichkeiten unserer Zeit, schreibt in seinem Buch „Obertöne" im Kapitel „Handwerk":

„Es gibt vieles, was über die Begabung hinaus für die Kunst wichtig ist. Ich möchte die Handarbeit erwähnen, etwas, das leicht übersehen oder aber mystifiziert wird. Auf den ersten Blick mag dieser Aspekt unbedeutend erscheinen, in kreativen Berufen ist er dennoch entscheidend. Gerade unauffällige Abläufe können außergewöhnliche Bedeutung bekommen. Das Publikum übersieht das sehr häufig... Bei Streichern sind es die Feinheit der Bogenführung, das variable Vibrato, geschickte Fingersätze, unmerkliche Übergänge, die Geläufigkeit: Die Krönung eines endlosen Lernprozesses. Kinderhände in all ihrer wunderbaren Unschuld können es noch nicht. Nur diejenigen, die Herr ihres Handwerks werden, haben die Chance, Musik zum Schwingen zu bringen... Nur dann, durch die Verzauberung des Gewöhnlichen zum Kunstwerk, eröffnet sich den Zuhörern eine andere Welt – die der Phantasie." (G. Kremer, Obertöne, 1997. S. 250 ff.)

Ich stelle nun am Beispiel der flexiblen Bogenhaltung dar, wie die Feldenkrais-Methode im Cellounterricht angewendet werden kann. Eines der wichtigsten Prinzipien, die Moshé Feldenkrais theoretisch dargelegt und praktisch umgesetzt hat, ist, daß der Schüler nicht lernt, indem er vom Lehrer korrigiert wird, sondern indem er selber ausprobiert. Demnach ist es sinnlos, dem Schüler anfangs die „richtige" Bogenhaltung und Bogenbewegung beibringen zu wollen, ihm zu sagen, wo welcher Finger hinzusetzen ist, wann er beim Streichen das Handgelenk beugen oder strecken soll, wann der Arm zu strecken ist, usw., dies alles in der Hoffnung, daß der Schüler es irgendwann weiß und dann anwendet.

In meinem Unterricht, bei dem das eigene Suchen und die eigene Erfahrung im Vordergrund stehen, gehe ich grundsätzlich in drei Schritten vor:

1. Der Schüler lernt zunächst die Musikstücke auswendig, die er danach mit dem Cello spielen will. Er erfindet sie selbst oder singt sie nach. Anders ausgedrückt: Er entwickelt ein inneres Bild der Musik.
2. Er überträgt dies innere Bild auf das Cellospiel und macht sich mit Hilfe des Lehrers bewußt, was und wie er dies tut.
3. Durch Fragen und Hinweise des Lehrers probiert der Schüler neue Möglichkeiten aus, das heißt, er macht Fortschritte.

Die Bogenhaltung im Anfangsunterricht

Der Schüler lernt zuerst einen kleinen Rhythmus sprechen oder singen, zupft ihn auf dem Cello nach und spielt ihn dann mit dem Bogen. Meistens nehmen die Kinder dafür den Bogen in die Faust oder benutzen ihn wie ein Messer (s. Bild 1, 2, 3). Es geht aber auch umgekehrt, wie ich neulich bei einem Vierjährigen beobachten konnte: Er hielt beim Essen spontan seinen Löffel wie ein Streicher den Bogen (s. Bild 4).

Daß die Kinder den Cellobogen wie ein Messer behandeln, ist weder falsch noch richtig. Sie handeln nach dem, was sie bisher als inneres Bewegungsbild entwickelt haben, nach ihrer Gewohnheit. Neurologisch ausgedrückt: Ihr Gehirn entdeckt in der neuen Aufgabe Ähnlichkeiten mit der bekannten Situation „Messer benutzen" und ruft das entsprechende neuronale Bewegungsmuster ab.

Ein Feldenkrais-Lehrer macht sich zunächst eine spontane Haltung und Bewegung, noch allgemeiner, eine Handlung bewußt, ohne sie gleich einordnen oder einem äußeren Ideal anpassen zu wollen. So auch hier: Ich korrigiere den Schüler nicht unmittelbar. Auch wenn die Töne entsetzlich klingen, werde ich das Spiel des Schülers nicht bewerten. Daß es nicht „schön" klingt, hängt nicht damit zusammen, daß der Schüler die falsche Bogenhaltung hat, sondern daß er unnötige Spannungen in der Hand, im Arm, in der Schulter, letztendlich im ganzen Körper hat, die ihn daran hindern, mit seiner selbst gewählten Bogenhaltung ein befriedigendes Ergebnis zu erreichen. Genauso wie beim Lernen mit der Feldenkrais-Methode ist das Wie der Ausführung entscheidender als die Haltung. Das Ergebnis veranlaßt dazu, sich mit der Qualität der Selbstorganisation zu beschäftigen. Jeder meiner fortgeschrittenen

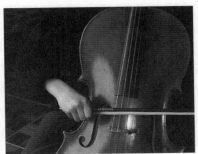

Abb. 1

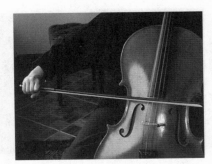

Abb. 2

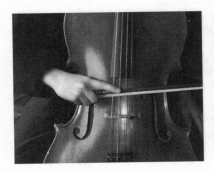

Abb. 3

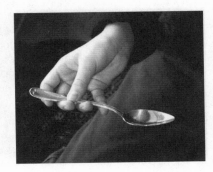

Abb. 4

Schüler kann mit der Faust- oder mit der Messerhaltung wohlklingende Cellotöne hervorbringen.

Selbst weltbekannte Cellisten benutzen solche elementaren Bewegungsmuster. Mstislav Rostropovitch nimmt den Bogen wie ein Messer, wenn er einen kraftvollen Ton am Frosch spielen will. Stephan Goerner, Cellist im Carmina Quartett, wechselt während des Spiels die Haltung und spielt lange Passagen, die viel Kraft erfordern, indem er den Bogen in der Faust hält.

Ich versuche also, dem Schüler auf verschiedene Weise zu helfen, sich zunächst seine Art der Bogenhaltung bewußt zu machen, um sie dann zu verändern bzw. zu verbessern.

Dazu verwende ich folgende Fragen und Anweisungen:

- Spüre, ob es für Dich jetzt angenehm ist, wie Du den Bogen hältst. Kannst Du ihn noch angenehmer halten?
- Nimm den Bogen einmal noch fester in die Hand und spiele – wie klingt es dann?
- An welcher Stelle hältst Du den Bogen? Versuche einmal, den Bogen weiter in der Mitte zu fassen.
- Mache kürzere/längere Striche.
- Mache die Hin- und Herbewegung in der Luft und tue so, als ob Du schon ein „Supercellist" wärst. Singe dabei das, was Du in der Luft spielst.
- Wie laut spielst Du jetzt? Spiele einmal lauter, einmal leiser.
- Spiele das gleiche auf einer anderen Saite des Cellos.

Manchmal bitte ich den Schüler, den Bogen wegzulegen und trotzdem seinen Arm wie beim Spielen im Raum zu bewegen. Ich berühre ihn zum Beispiel an seinem Ellenbogen und an seinem Handgelenk, während er das Handgelenk gebeugt hängen läßt. Die Berührung ist unaufdringlich und leicht. Sie vermittelt dem Schüler nonverbal, daß ich ihm freundlich gesonnen bin. Ruhig und aufmerksam gehen wir gemeinsam den verschiedenen Bewegungsmöglichkeiten des Arms nach. Wenn der Schüler jetzt wieder zum Instrument greift, wird er meist leichter und schöner spielen als zuvor.

Eltern, die dem Unterricht beiwohnen, verhalten sich zunächst meist abwartend und etwas skeptisch, da sie merken, daß es kein „normaler" Unterricht ist, den ihr Kind erhält. Für die Kinder, vor allem wenn sie bewertetes Lernen im Kontext von Schule noch nicht kennen, ist dieses entdeckende Lernen nichts Ungewöhnliches. Auch die Eltern lassen sich meist von meiner Vorgehensweise überzeugen, weil sie merken, daß ihr Kind spielerisch und bei guter Laune die ersten Schritte beim Cellospielen macht.

Um den Schüler darauf vorzubereiten, den Bogen auf eine verfeinerte Art zu halten, spiele ich in den nächsten Stunden ein kleines rhythmisches Motiv einmal an der unteren, einmal an der oberen Bogenhälfte vor. Nimmt der Schüler den Bogen wie ein Messer in die Hand, wird er natürlich entdecken, daß es unmöglich ist, bequem an die obere Hälfte des Bogens zu kommen. Der Schüler merkt selbst, daß seine Bogenhaltung „irgendwie anders" und besser an die Aufgabe angepaßt sein sollte. Eine solche Haltung wird er jetzt selber finden wollen. Ich kann ihm jede Stunde eine andere Haltung zum Ausprobieren vorschlagen, oder er findet selbst neue Variationen:

- Fausthaltung an verschiedenen Stellen des Bogens (ein Taschentuch schützt die Hände vor der Berührung mit Kolophonium).
- Messerhaltung an verschiedenen Stellen des Bogens.

- Daumen greift mit erstem Glied unter den Frosch (s. Bild 5), die anderen Finger liegen auf der Bogenstange.
- Bogen umgekehrt, nämlich an der oberen Hälfte halten.

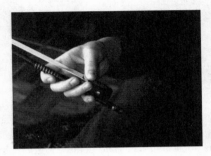

Abb. 5

Dieses dauernde Umlernen soll dem Schüler zeigen, daß das Streichen mit dem Bogen ein Prozeß ist, der nie endet und immer wieder Aufmerksamkeit erfordert.

Die Bedeutung des Daumens für eine flexible Bogenhaltung

Eine wichtige Frage im Alltag eines Musikers ist, wie er den Daumen beim Instrumentalspiel gebraucht. Der Daumen ist der beweglichste aller Finger und dient dadurch bei allen feinmotorischen Bewegungen der Hand als „Gegenspieler" der anderen Finger. Viele Erwachsene, aber auch Kinder, haben die Bewegungsfreiheiten des Daumens nicht voll entwickelt oder im Laufe der Zeit vergessen. Im Alltag wird dies meist nicht als Einschränkung wahrgenommen. Beim Cellospielen wirkt sie sich jedoch sehr deutlich auf Schnelligkeit und Geschicklichkeit bei der Bogenführung aus.

Wie differenziert der Schüler seinen Daumen benutzt, kann man gut beobachten, wenn man ihm beim Schreiben oder Malen zusieht. Von den vielen Möglichkeiten, die es gibt, kommen zwei am häufigsten vor: (s. Bild 6 und 7)

Der Leser kann beide Möglichkeiten ausprobieren. Die jeweils ungewohnte wird sich fremd, wenn nicht sogar falsch anfühlen. Die Stifthaltung, bei der die Daumenspitze (Bild 7) gebraucht wird, ist objektiv vielseitiger und eleganter: Vor allem den Stift nach rechts und links zu bewegen, fällt viel leichter.

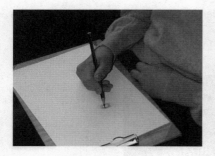 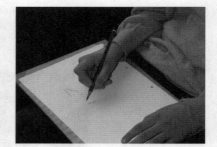

Abb. 6   Abb. 7

Dies stimmt auch mit den grundlegenden Bedingungen überein, die Moshé Feldenkrais für gute Haltung aufgestellt hat: „Die richtige Körperhaltung ist diejenige, bei
der

1. eine Bewegung in jeder Richtung mit der gleichen Mühelosigkeit eingeleitet
    werden kann,
2. jede Bewegung ohne vorbereitende Anpassung eingeleitet werden kann,
3. die Bewegungen mit einem Minimum an Kraftaufwand ablaufen, d.h. mit einem
    Höchstmaß an Effizienz."

(M. Feldenkrais : Der Weg zum reifen Selbst, 1994, S. 128)

Ich beobachte also, wie der Schüler einen Stift beim Schreiben benutzt und kann
abschätzen, was ich von ihm erwarten kann, wenn er den Bogen gebrauchen lernt.
Ich kann davon ausgehen, daß er zunächst seine gewohnten Muster beibehält, weil
sie mit seiner ganzen Person, seinem Körperselbst, verknüpft sind.

Ich werde deshalb einen Schüler, egal, wie er den Daumen hält, nicht von außen
korrigieren. Ich werde Übungen erfinden, die von seiner Art, den Daumen zu gebrauchen, ausgehen und ihm von da aus größere Spielräume vermitteln.

Die Pflückbewegung – eine exemplarische Lektion in „Bewußtheit durch Bewegung"

Im Folgenden stelle ich eine typische Feldenkrais-Lektion vor, die die Feinmotorik
der Hände verbessert. Um meine jüngeren Schüler mit dieser Übung wirksam anzusprechen und ihre Aufmerksamkeit wachzuhalten, arbeite ich mit der Vorstellung,
daß Früchte von einem Strauch gepflückt werden. Der Leser ist eingeladen, die
Übungen wie ein Kind auszuführen und für sich zu lernen.

1. Alle Übungen sollen zunächst mit der dominanten Körperseite durchgeführt werden – Rechtshänder führen sie mit der rechten, Linkshänder mit der linken Hand aus.

   Streicheln Sie mit dem Daumen jeweils die Fingerspitze des Zeigefingers, dann die des Mittelfingers, des Ringfingers und des kleinen Fingers. Vergleichen Sie dabei, wie leicht oder schwer Ihnen diese Bewegungen fallen. Den meisten wird es leichter fallen, Daumen und Zeigefinger zusammenzubringen als Daumen und kleinen Finger.

2. Stellen Sie sich vor, Sie stehen vor einem Strauch, der kleine Früchte trägt. Pflücken Sie die Früchte. Da die Früchte sehr zart sind, dürfen Sie nur wenig Druck ausüben, damit sie nicht beschädigt werden.

2.1 Pflücken Sie einige Früchte und bringen Sie sie zum Mund, um sie zu kosten. Beobachten Sie, wie Sie dabei Ihre Finger gebrauchen. Bringen Sie dabei alle Fingerkuppen in Richtung des Daumens und fassen Sie die Frucht gleichzeitig mit allen Fingerspitzen.

2.2 Stellen Sie sich vor, daß es eine unbekannte Frucht ist, deren Oberfläche Sie mit jedem Finger interessiert und die sie zuerst aufmerksam tastend begreifen wollen.

2.3 Spüren Sie, wie der Abstand zwischen den Fingern beim Zugreifen kleiner und beim Öffnen der Hand größer wird.

3. Stellen Sie sich vor, ein Korb steht in unmittelbarer Reichweite vor Ihnen auf einem Hocker und zwar so, daß Sie ihn erreichen können, ohne daß sie sich weit bücken müssen.

3.1 Legen Sie ein paar Früchte in den Korb und beobachten Sie, wie Sie sich bücken, wenn der Korb direkt vor Ihnen, rechts, links oder weiter entfernt steht. Welche Körperteile haben Sie sich als erste bewußt gemacht?

   Machen Sie die Bewegung öfter und nehmen Sie jedesmal einen anderen Körperteil wahr.

   Machen Sie immer wieder eine Pause, in der Sie Ihren Arm hängen lassen.

3.2 Machen Sie die Augen zu und spüren Sie vorsichtig tastend, wo eine Frucht hängt und wie groß sie ist und wo sie hängt. Machen Sie die Bewegungen so langsam und fließend, daß Sie keine Frucht beschädigen.

3.3 Nehmen Sie die Frucht abwechselnd zwischen Daumen und Zeigefinger, Daumen und Mittelfinger, Ringfinger und Kleinfinger und rollen Sie sie zwischen den Fingerspitzen hin und her.

3.4 Machen Sie die „Pflückbewegung" der Finger, ohne den Arm zu heben, also mit hängendem Arm, und lassen Sie die Hand immer wieder passiv hängen.

3.5   Nehmen Sie jetzt noch ein paar Früchte aus dem Korb und bringen Sie sie zum Mund. Spüren Sie, wie leicht Ihnen die Bewegung fällt.

4.   Setzen Sie sich hin, lehnen Sie sich zurück und legen Sie beide Hände auf die Oberschenkel. Vergleichen Sie beide Körperseiten miteinander. Vielleicht können Sie merken, daß die Körperhälfte, mit der Sie „gepflückt" haben, sich klarer und größer anfühlt. Wie liegen die Hände auf? Welche Hand liegt breiter oder flacher auf? Vergleichen Sie beide Schultern. Welche fühlt sich größer an? Vielleicht merken Sie, daß eine Schulter tiefer hängt als die andere.

5.   Machen Sie nach einer kurzen Pause oder zu einem späteren Zeitpunkt die gleiche Lektion mit der anderen Hand. Welche Unterschiede bemerken Sie, wenn Sie beide Seiten miteinander vergleichen?
       Wenn Sie die Bewegung dieser Lektion leicht und ohne Anstrengung gemacht haben, werden Sie einige Änderungen feststellen können. Kinder reagieren auf diese „Spiele" sehr positiv und machen gerne mit. Diese Lektion dauert etwa 15 Minuten. Je nach Alter und Konzentrationsfähigkeit des Schülers reichen einzelne, in ein paar Minuten durchgeführte Elemente der Lektion aus, um die zu erlernende Funktion zu verbessern. Jede Bewegung der Hand und der Finger wird danach sensibler und leichter ausgeführt. Darüber hinaus werden die Schüler ruhiger und aufmerksamer.

Der Daumen erforscht die Hand

Die nächsten Übungen erweitern die vorangegangene Lektion. Sie dienen dazu, den Daumens beweglicher zu machen und bereiten den Schüler auf eine flexible Bogenhaltung vor. Diese Übungen sind sowohl für Anfänger, als auch für weit Fortgeschrittene von Wert. Auch professionelle Musiker, die ich in der klassischen Feldenkrais-Methode unterrichte, lernen mit den hier beschriebenen, elementaren Bewegungen.

Beim Greifen und Bewegen des Bogens wird einerseits die Daumenspitze benutzt, andererseits die ersten und zweiten Glieder der anderen Finger. Dies ist im Alltag sehr ungewöhnlich. Wie fremd sich dieses Bewegungsmuster anfühlt, kann man spüren, wenn man zum Beispiel ein Blatt Papier zwischen Daumen und den zweiten Gliedern der anderen Finger hält.

Um dieses spezielle Greifen leichter und selbstverständlicher werden zu lassen, sind folgende Bewegungen nützlich:

1.   Schließen Sie ein paar Mal die Hand zur Faust und öffnen Sie sie wieder. Bewegen Sie dabei die Finger leicht.

2. Haben Sie den Daumen beim Schließen der Faust mit den anderen Fingern umschlossen oder lag er neben dem Zeigefinger? Versuchen Sie mehrmals beide Möglichkeiten, indem Sie darauf achten, wie leicht es geht.

3. Bewegen Sie jetzt die Daumenspitze von der Spitze des Zeigefingers zum zweiten und dritten Fingerglied und wieder zurück.

4. Machen Sie dieselbe Bewegung an der Außenseite, dann an der Innenseite des Zeigefingers. Gehen Sie nur so weit, wie Ihnen die Bewegung leichtfällt und Sie keine Anstrengung spüren.

5. Bewegen Sie den Daumen in dieser Art über alle anderen Finger. Versuchen Sie, die Finger ruhig zu lassen und lediglich den Daumen zu bewegen.

6. Analog können die anderen Finger jeweils den Daumen und die Handinnenfläche erforschen.

Differenzierung: Der gerade Daumen

Bei den eben beschriebenen Übungen wird das Endglied des Daumens mehr oder weniger gebeugt. Beim Bogenstreichen ist es jedoch auch notwendig, das Endglied des Daumens bei gleichzeitiger Beugung seines zweiten Gliedes auf leichte und selbstverständliche Weise strecken zu können.

Folgende Übung dient dazu, dies zu lernen:

1. Zeigen Sie mit dem Zeigefinger auf einen Gegenstand im Raum.

2. Zeigen Sie jetzt mit dem kleinen Finger, dem Ring-, dem Mittelfinger und dem Daumen.

3. Wechseln Sie ein paar Mal vom Daumen zum Kleinfinger. Sie werden bemerken, wie sich mit der Hand der ganze Arm dreht. Wann zeigt der Ellenbogen eher nach unten, wann eher nach außen?

4. Drücken Sie mit der Daumenspitze leicht gegen das zweite Glied des Zeigefingers. Der Daumen wird sich dabei im Endgelenk strecken, er wird gerade.

Daß der Daumen bei den Streichbewegungen des Bogens immer gebeugt sein soll, ist ein noch immer weitverbreitetes Dogma unter den Streicherlehrern, das eine lange Tradition in der klassischen Ausbildung hat. Das Tabu, den Daumen zu strecken, ist ein Beispiel, wie mit traditionellen Lehrmeinungen, vor allem mit den Fragen von Haltung und Bewegung, unangemessen umgegangen wird. Will man solche Fragen mit einem klaren „richtig" oder „falsch" beantwortet haben, ist man schon in einer Sackgasse, ein organischer Lernprozeß ist nicht mehr möglich. Das Verbot des gestreckten bzw. geraden Daumens spiegelt sich zum Beispiel in unnatürlichen und gehemmten Bewegungen der anderen Finger und einem unharmonischen Gesamt-bild der Armbewegungen wider.

Wesentlich ist, daß jede Haltungsanweisung, die nur befolgt und nicht durch Nach-Spüren in das gesamte individuelle Bewegungsbild integriert werden kann, die musikalische Ausdrucksmöglichkeit einschränkt.

Das Spiel mit der Schwerkraft

Hält man zum Beispiel ein Buch in der Hand, um darin lesen zu können, haben die Finger undifferenzierte Funktionen zu erfüllen, um der Schwerkraft entgegenzuwirken. Hält man einen Bogen in der Hand, um Musik zu machen, erfordert dies eine ungleich höhere Differenziertheit der Fingerbewegungen. Man muß den Bogen nicht nur gegen die Schwerkraft halten können, sondern darüber hinaus noch Druck und Zug auf den Bogens ausüben. Die folgenden Übungen helfen, die unterschiedlichen Aufgaben der Finger Schritt für Schritt wahrzunehmen. So wird die für die Bogenbewegung notwendige Sensibilität der Finger entwickelt. Der Leser ist wieder eingeladen, die Übungen mitzumachen. Benötigt wird ein Holzstock von ungefähr 1 cm Durchmesser und 70 cm Länge, auch zum Beispiel ein Ast oder ein Kochlöffel können hierzu dienen.

1.   Setzen Sie sich auf einen Stuhl oder stellen Sie sich hin.

1.1   Lassen Sie den rechten Arm an der Seite hängen und heben Sie den Unter-arm bis er ungefähr im rechten Winkel zum Oberarm steht. Machen Sie diese Bewegung ein paar Mal und lassen Sie dazwischen den Arm immer wieder ganz hängen.

1.2   Halten Sie den Unterarm in der Beugestellung und lassen Sie dabei die Hand hängen. Drehen Sie den Unterarm so, daß der Handrücken einmal in Richtung Boden, einmal nach vorne und in Richtung Zimmerdecke zeigt. Lassen Sie dabei die Finger passiv. Die Hand wird sich von selbst einmal ein wenig öffnen, einmal ein wenig zur Faust schließen (s. Bild 8 und 9).

2.   Halten Sie den rechten Unterarm in der Ausgangsposition gebeugt, die Handinnenfläche zeigt nach oben zur Zimmerdecke. Legen Sie mit der anderen Hand den Holzstock in die rechte Hand. (s. Bild 10)

2.1   Die Mitte des Stocks, sein Schwerpunkt, liegt in der Mitte der Hand, etwa zwischen Mittel- und Ringfinger. Sie werden bemerken, daß Sie in dieser Situation den Daumen nicht brauchen, um den Stock zu halten. Lassen Sie den Daumen ein paar Mal über den Holzstock gleiten.

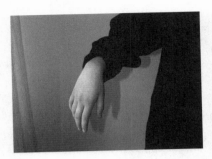
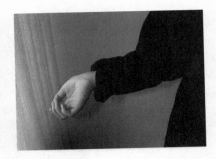

Abb. 8   Abb. 9

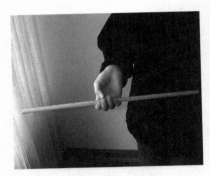

Abb. 10

2.2   Schieben Sie jetzt mit der linken Hand den Stock nach rechts. Die rechte Hand
        hält den Stock an seinem linken Ende. Sie können spüren, daß der Stock, um
        ihn weiterhin waagerecht halten zu können, von Daumen und Zeigefinger ge-
        gen den Zug der Schwerkraft gehalten wird. Der Zeigefinger drückt in Richtung
        Zimmerdecke, der Daumen in Richtung Boden (s. Bild 11).
        Will man Bewegungen und Funktionen verfeinern, so ist es entscheidend,
        daß man lernt, alle unnötigen oder sogar kontraproduktiven Spannungen
        und Bewegungen wegzulassen. Moshé Feldenkrais nannte diese störenden
        Bewegungen „parasitäre Bewegungen". Wenn Sie wie vorhin den Stock mit
        Daumen und Zeigefinger halten, können Sie vielleicht einige parasitäre Be-
        wegungen erkennen. Alle Schüler – aber auch professionelle Spieler – akti-
        vieren zum Beispiel gleichzeitig die anderen Finger, die dadurch nicht mehr
        frei beweglich sind und eine leichte Bogenführung verhindern. Andere ver-
        spannen sich in den Schultern oder halten den Atem an. Das Einfachste, was

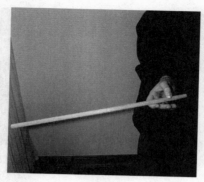

Abb. 11

man in dieser Situation tun kann, ist, die parasitären Bewegungen und Spannungen bewußt wahrzunehmen. Oft hören sie dadurch schon auf, sich einzumischen.

2.3 Schieben Sie mit der linken Hand den Stock von der Ausgangsstellung (Mitte des Stocks) an sein rechtes Ende. Die rechte Hand hält den Stock an seinem rechten Ende. Dieses Mal wird der Stock durch den Druck von Daumen und Klein- bzw. Ringfinger gehalten (s. Bild 12).

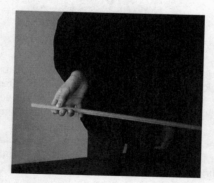

Abb. 12

2.4 Schieben Sie den in der rechten Hand liegenden Stock abwechselnd von einem Ende zum anderen. Finden Sie für Ihren Daumen einen Platz, der zu beiden Haltepositionen paßt.

Beim Cellospielen findet dieser Wechsel in Bruchteilen von Sekunden statt. Dies kann der Schüler hier quasi in Zeitlupe ausprobieren und nach und nach das innere Bild der jeweiligen Funktion entwickeln und verbessern.

3. Legen Sie die Mitte des Stocks in die rechte Hand und lassen Sie den rechten Arm seitlich herunter hängen. Der Stock befindet sich jetzt parallel zum Boden. Dies ist die Ausgangsstellung für die folgenden Bewegungen.

3.1 Wie schon in 2.1 brauchen Sie den Daumen nicht zum Halten des Stocks. Bewegen Sie den Daumen ein paar Mal leicht über die Stange.

3.2 Berühren Sie mit Ihrem Daumen den Stock ungefähr gegenüber Ihrem Mittelfinger. Wenn Sie nun Ihren Daumen leicht gegen den Stock drücken, werden die anderen Finger einen entsprechenden Gegendruck ausüben. Drücken Sie einmal mit gebeugtem, einmal mit im Endglied geraden Daumen gegen den Stock und vergleichen Sie beide Möglichkeiten.

3.3

3.3.1 Ziehen Sie mit Ihrer linken Hand den Stock nach vorne. Wie halten Sie ihn jetzt gegen die Schwerkraft? Welche Finger sind dabei aktiviert?

3.3.2 Halten Sie den Stock wie in 3.3.1 an einem Ende und legen Sie ihn mit dem anderen Ende auf einen Stuhl (s. Bild 13). Spüren Sie wieder, wie der Stock ohne Hilfe des Daumens gehalten werden kann. Heben Sie ein paar Mal den Stock, so wie es in Bild 14 dargestellt ist. Machen Sie dieselbe Bewegung, diesmal aber nur den allerersten Anfang davon, d.h. Sie nehmen nur einen kleinen Teil des Bogengewichts vom Stuhl weg. Nach außen hin ist keine Bewegung des Stocks sichtbar. Sie können jedoch spüren, wie in dieser winzigen Bewegung schon das ganze Bild der Bewegung enthalten ist und sich der Daumen schon auszurichten beginnt.

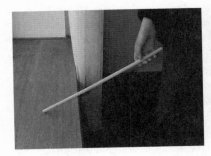 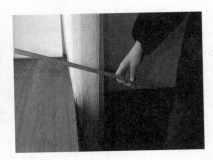

Abb. 13   Abb. 14

3.4.   Schieben Sie den Stock nach hinten und bemerken Sie, wie Sie mit dem Klein- und Ringfinger den Stock nach oben und mit dem Daumen nach unten drücken.

3.4.1   Legen Sie den Stock wieder auf einen Stuhl und machen Sie die entsprechenden Bewegungen. Merken Sie, wie sich nicht nur die Finger, sondern auch das Handgelenk, die Schulter und der ganze Körper, zum Beispiel durch eine kleine Gewichtsverlagerung, auf die Aufgabe einstellen.

4.   Halten Sie jetzt den Stock entsprechend dem Bild 15 über Ihren Schultern. Wenn das längere Ende nach vorne und das kürzere nach hinten zeigt, werden vor allem der Daumen und der Zeigefinger den Stock gegen die Schwerkraft halten. Versuchen Sie auch die beiden anderen Stellungen, in denen der Stock einmal in der Mitte und einmal an seinem anderen Ende gehalten wird.

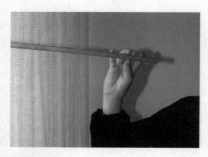

Abb. 15

5.   Nehmen Sie den Stock in seiner Mitte und halten Sie ihn vor Ihrem Körper. Der Handrücken ist diesmal zur Zimmerdecke gerichtet. Genauso wie beim Cellospielen der Bogen, zeigt der Stock mit dem einen Ende nach rechts, dem anderen nach links.

5.1   Drehen Sie den Stock so, daß sich ein Ende von Ihnen weg, das andere auf Sie zu bewegt. Machen Sie einige Bewegungen und spüren Sie, ob und wie Sie dabei Ihre Finger, das Handgelenk, den Ellenbogen, die Schulter, den Rumpf oder auch die Beine benutzen.

Die meisten Menschen bewegen für diese Aufgabe alle genannten Körperteile, vor allem dann, wenn die Bewegung des Stocks groß sein soll. Wie und wieviel sich die einzelnen Körperteile bewegen, ist natürlich individuell sehr verschieden. Um die

278

Qualität einer Funktion zu verbessern, ist es notwendig, daß alle beteiligten Körperteile im selben Maß helfen. Eine Einschränkung der Beweglichkeit ist vor allem dadurch bemerkbar, daß sich einige Körperteile auffallend viel, andere sehr wenig bewegen oder sogar in die entgegengesetzte Richtung an der Gesamtbewegung teilnehmen. Um die Bewegung leichter und eleganter werden zu lassen, wird sie, wie im Folgenden beschrieben, in verschiedenen Variationen ausgeführt.

5.2   Bewegen Sie den Stock nur mit den Fingern von sich weg und auf sich zu, während Handgelenk und Arm unbeweglich bleiben. Um die Armbewegung auszuschalten, ist es nützlich, den Unterarm so auf einen Tisch zu legen, daß Handgelenk und Hand über den Tisch hinausragen und frei beweglich sind.

5.3   Machen Sie dieselbe Bewegung jetzt durch eine seitliche Bewegung des Handgelenks (Abduktion und Adduktion). Damit Sie auf natürliche Weise verhindern, daß sich Ihre Finger mit bewegen und damit die Bewegung Ihres Handgelenks deutlicher wahrnehmbar wird, umfassen Sie am besten den Stock mit der Faust (s. Bild 16).

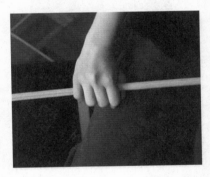

Abb. 16

5.4   Die seitliche Bewegung des Handgelenks kann durch eine zusätzliche Beugung bzw. Streckung des Handgelenks deutlich vergrößert werden. Halten Sie den Stock hierzu wieder in der Faust.

5.5   Halten Sie den Stock wieder in der Faust. Machen Sie die Bewegung des Stocks nach vorne und hinten nur mit Hilfe des Ellenbogens. Finger und Handgelenk bleiben unbewegt. Der Ellbogen wird sich dabei vom Körper weg und wieder zu ihm hin bewegen.

5.6 Stellen Sie sich hin, die Füße etwa schulterweit auseinander. Fassen Sie den Stock mit beiden Händen und lassen Sie die Ellenbogen unbeweglich. Dadurch wird die Beweglichkeit in den Handgelenken und Schultern stark eingeschränkt. Wenn Sie jetzt den Stock wie gehabt nach vorne und hinten bewegen, führen auf spontane Weise die proximalen Körperteile Rumpf, Becken und Beine die Bewegung aus (s. Bild 17). [3]

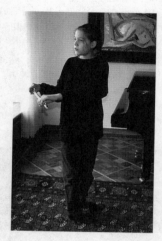

Abb. 17

Im Gruppenunterricht, der gemeinsam für Geigen- und Celloschüler erteilt wird, werden auf diese Weise die Stricharten durchgenommen. Wenn die Schüler diese Übungen mit ihrem Bogen durchgeführt haben und anschließend die so gelernten Striche ausprobieren, fällt auf, wie sie beim Spielen den ganzen Körper einsetzen. Die Beteiligung der großen Rumpfmuskeln dient nicht dem Selbstzweck. Freiheit und Beweglichkeit der Peripherie ist nur dann möglich, wenn der Rumpf nicht starr gehalten wird, sondern sich, wenn auch auf fast unmerkliche Weise, den Bewegungen der Peripherie anpaßt. Dadurch brauchen sich Schultern, Arme und Finger weniger anstrengen. Die Schüler sind besser koordiniert, benutzen ihr Instrument zweckmäßiger und spielen leichter. Dies betonen auch andere Lehrer: Gerhard Mantel schreibt in seinem Buch „Cello üben" im Kapitel „Teilbewegungen und Ganzheit":

„Hier löst sich der vermeintliche Widerspruch zwischen Ganzheit und isolierter Bewegung auf, der in so vielen Diskussionen über Lockerheit eine Rolle spielt: die Fähigkeit der isolierten Funktion eines Gelenks ist die Voraussetzung für ihren nahtlosen Einbau in eine ganzheitliche Bewegung". Weiter unten: „Dies gilt auch für die Haltemuskulatur des Kopfes. Da eine Verspannung sowohl des Kiefers als auch der Zunge und der Augen wiederum auf die benachbarte Halsmuskulatur ausstrahlt, ist es durchaus sinnvoll, auch so ,entlegene' Körperpartien in die Aufmerksamkeit auf gelöste Bewegung einzubeziehen." (G. Mantel, Cello üben, 1987, S. 86 ff). – Eine Einladung zur Bewußtheit durch Bewegung.

5.7 Zum Abschluß können Sie den Stock so weit drehen, wie es Ihnen leicht möglich ist. Wenn Sie den ganzen Körper von den Füßen bis zu den Fingern gebrauchen, kann die Spitze des Stocks einen Kreis von zweimal 360 Grad beschreiben (s. Bild 18).

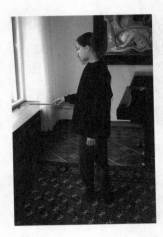

Abb. 18

6. Halten Sie wieder den Stock in seiner Mitte vor Ihren Körper, den Handrücken zur Zimmerdecke gerichtet. Bewegen Sie die beiden Enden des Stocks nach unten bzw. oben. Fangen Sie mit kleinen Bewegungen an und lassen Sie sie immer größer werden. Wie weit können Sie den Stock auf leichte und selbstverständliche Weise drehen?

Um das Körperbild zu erweitern und Einschränkungen aufzuheben, kann mit folgenden Variationen gespielt werden:

6.1 Bewegen Sie den Stock zunächst nur mit Hilfe der Finger nach oben und unten. Spüren Sie, wie sich der Stock um den Daumen herum bewegt und sich die Finger der Bewegung anpassen. Indem man den Stock abwechselnd einmal mit dem Fingernagel und einmal mit der Fingerbeere des Daumens hält, kann man ihn um ungefähr 180° drehen (s. Bild 19 und 20).

Oder halten Sie den Stock vor sich, lassen ihn jetzt aber unbewegt und bewegen Sie statt dessen den Ellenbogen (s. Bild 21 und 22), einmal zum Körper und einmal von ihm weg.

Viele Musiker gebrauchen ein dem Bild 22 entsprechendes Bewegungsmuster. M. Rostropovitch spielt zum Beispiel einen bis ins äußerste Pianissimo ausklingenden Ton (morendo) in dieser Weise.

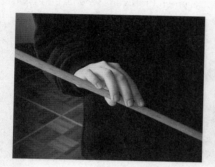

Abb. 19

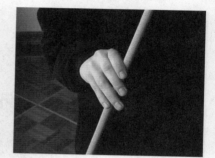

Abb. 20

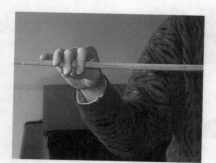

Abb. 21

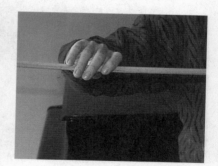

Abb. 22

6.2   Um die Aufmerksamkeit auf die Funktion des Unterarms zu lenken, fassen Sie den Stock wieder mit der Faust und berühren mit Ihrem Ellenbogen und Oberarm leicht Ihre Körperseite.

Bewegen Sie den Stock nach oben und nach unten jeweils nur durch eine Drehung des Unterarms um seine eigene Achse (s. Bild 23).

6.3 Sie können den Stock entsprechend Bild 23 und 24 auch drehen durch eine Armbewegung mit gleichzeitiger Unterarmdrehung.

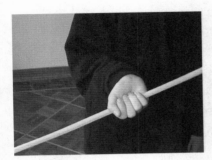 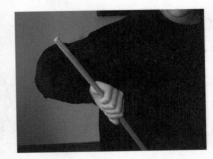

Abb. 23   Abb. 24

6.4 Wiederholen Sie die Bewegung von 6.1 und achten Sie darauf, ob und wie Sie den Rumpf einsetzen.

Schüler sind oft einseitig und mit angestrengter Konzentration mit dem Notentext beschäftigt, mit den speziellen Bewegungen der Finger und Arme und mit dem Ziel, sauber und rhythmisch zu spielen. Sie blenden dabei die proximalen Körperteile aus und halten sie mehr oder weniger starr. Alle professionellen Musiker, die wegen Beschwerden zu mir kommen, verbessern sich vor allem dadurch, daß sie die Bewegungen des Rumpfes, des Beckens und der Beine bewußt bei ihrem Instrumentalspiel einsetzen lernen. Manche tun dies zum ersten Mal in ihrem Leben.

6.5 Um dies bei der hier durchgenommenen Bewegung zu lernen, fassen Sie den Bogen mit beiden Händen (Faust) und drehen ihn nach oben und unten. Hier kommt wieder dasselbe Feldenkraisische Prinzip wie in 5.6 zur Anwendung: die Bewegungen von Fingern und Armen sind nur eingeschränkt möglich. Statt dessen wirken Beine, Becken, Rumpf und Kopf zusammen und machen eine Drehung des Stocks möglich. Dies wird durch eine Seitneigung des Körpers, d.h. eine seitliche Beugung der ganzen Wirbelsäule, erreicht (s. Bild 25). Wesentlich bei dieser Funktion ist es, daß sich Brustkorb und Becken aneinander annähern, wobei sich gleichzeitig einerseits der Brustkorb nach unten und andererseits das Becken nach oben bewegt. Hierzu muß das Köpergewicht auf das andere Bein verlagert und das Bein

derselben Seite zusammen mit der entsprechenden Beckenhälfte angeho-
ben werden. Man beachte die Ferse, die sich dabei leicht vom Boden ab-
hebt.

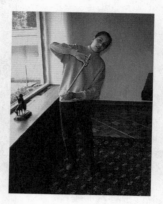

Abb. 25

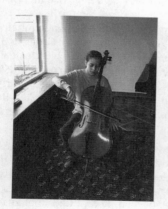

Abb. 26

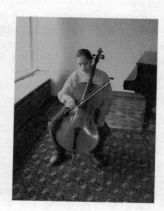

Abb. 27

Diese Funktion wird beim Streichen eingesetzt, wenn man beim Spielen den
Bogen durch ein Heben und Senken der Spitze von der Saite weg bewegt. In
Bild 26 und 27 sieht man, wie die Schülerin nicht nur die Finger und den
Arm benutzt, sondern vor allem ihren Rumpf seitlich verkürzt bzw. verlän-

gert. In Bild 27 sieht man, wie die Schülerin die rechte Beckenhälfte anhebt, um die rechte Seite zu verkürzen. Den Rumpf so deutlich zu bewegen, ist natürlich nur angemessen, wenn man zum Beispiel einen Ton mit vollem Schwung spielen und deutlich hervorheben will. Normalerweise bewegt man den Rumpf nur so wenig mit, daß dies nur bei genauer Beobachtung wahrnehmbar ist.

Schlußbemerkungen

Ich habe einfache Übungen geschildert, wie ich sie täglich im Unterricht mit meinen Schülern anwende. Aus organisatorischen Gründen – der Fotograf wohnt 400 km entfernt von Heidelberg – konnte kein Schüler meiner Celloklasse „Modell" für die Aufnahmen sein. Die elfjährige Agnes, die seit zwei Jahren Cello spielt, kannte ich vor den Fototerminen nicht. In den zwei jeweils dreistündigen Treffen nahmen wir etwa 25 verschiedene Aufgaben durch, die für sie neu und unbekannt waren. Sie begriff die Anweisungen schnell und konnte sie spontan umsetzen. Auf den Fotos sehen ihre Bewegungen natürlich und professionell aus.

Diese Stock-Übungen waren erfolgreich bei Kindern, die zu sogenannten „Schnupperstunden" in die Musikschule kamen, um das Cellospiel auszuprobieren. Kinder, die noch nie vorher Kontakt mit einem Streichinstrument oder mit der Feldenkrais-Methode hatten, führten die Übungen mit Spaß und Konzentration leicht aus.

Die Übungen benutzen das wichtigste methodische Handwerkszeug der Feldenkrais-Methode, nämlich Bewegungsabläufe, (hier: des Bogens), um sie in einzelne wesentliche Elemente („essential variables") aufzuteilen und sie anschließend in eine ganzheitliche Bewegung zu integrieren. Die Sensibilität wird durch den bewußten Umgang mit der Schwerkraft erhöht. Das Gehirn erhält dadurch genaue Informationen. Es wählt die wirkungsvollsten funktionalen Möglichkeiten aus und erreicht durch Integration ein höheres Funktionsniveau. Eine verbesserte Ausführung der Handlung, in unserem Beispiel der Haltung und Bewegung des Bogens, resultiert.

An dieser Stelle herzlichen Dank an Agnes Kaiser, die für die Photos zwei Nachmittage lang Modell stand, an Ernst-Otto Thomas, der mit Gerd für das Wesentliche fotografierte und an meine Frau, die mir mit viel Zeit und Energie bei diesem Projekt half.

Fußnoten

[1]   Den Zusammenhang zwischen „allgemeinem" und „speziellem Lernprogramm" hat Peter Jacoby, Detmold, in seinem Artikel „Unterricht als Weg zur Autonomie – die Feldenkrais-Methode im Instrumental- und Gesangsunterricht" (erschienen in der „Festschrift Hans-Peter Schmitz zum 75. Geburtstag" Bärenreiterverlag) deutlich gemacht

[2]   Siehe auch das Forschungsprojekt „Bewegung als Lernmodell", das Dr. Chava Shelhav im Rahmen einer Dissertation an der Universität Heidelberg durchgeführt hat. An einer Schule wurde die Feldenkrais-Methode als eigenständiges Fach unterrichtet

[3]   Dieses Drehen um die eigene Körperachse ist eine Funktion, die in vielen klassischen Feldenkraislektionen durchgenommen wird. Als Beispiel sei hier die 10. Lektion in dem Buch „Bewußtheit durch Bewegung" genannt. (M. Feldenkrais, Bewußtheit durch Bewegung, 1978, S. 200 ff.)

Bibliographie

Biesenbinder, Volker: Von der unerträglichen Leichtigkeit des Instrumentalspiels, 1992

Flatischler, Reinhard: Der Weg zum Rhythmus, 1990

Gidon Kremer: Obertöne, 1997

Jacoby, Heinrich: Jenseits von begabt und unbegabt, 1980

Mantel, Gerhard: Cellotechnik, 1972

Mantel, Gerhard: Cello üben, 1987

Mantel, Gerhard: „Spielschäden durch Unterricht" in Wagner, Christoph: Medizinische Probleme bei Instrumentalisten – Ursachen und Prävention, 1995
Roland, Paul: The Teaching of Action in String Playing, 1986

Nachwort

Karl-Heinz Steffan, Musikschulleiter und Lehrer für Violine

Die Feldenkrais-Methode im Licht moderner Musikpädagogik

In seiner Kritik an einer „intellektualistisch-mechanistisch und wesentlich auf Reproduktion eingestellten Art des Musikunterrichts" plädiert der Reformpädagoge Heinrich Jakoby (1921 !) für „die Entwicklung der musikalischen Ausdrucks- und Aufnahmefähigkeit" und gebraucht den Begriff Erziehung „im Sinne einer Einwirkung, die, von der Überzeugung vom Schöpferischen im Menschen ausgehend, sich auf die Schaffung von Erfahrungs-Gelegenheiten beschränkt und Selbsttätigkeit als oberstes Gesetz fordert." [1]

Man könnte davon ausgehen, daß sich diese Ideen selbstverständlich bis in unsere Zeit durchgesetzt hätten. Doch gerade in der Instrumentalpädagogik hat sich in weitesten Bereichen eine „intellektualistisch-mechanistische" Auffassung behauptet, die sich in ihren Ausprägungen in engen, fixierten Methoden präsentiert und lieber an der „Begabung" der Schüler und Studenten zweifelt als an sich selbst.

Ivan Galamian, einer der ganz großen Violinpädagogen unseres Jahrhunderts, kritisiert (1962) ausdrücklich „das heute übliche Beharren auf starren Regeln, da Regeln eigentlich zum Vorteil der Schüler gemacht werden sollten, und nicht umgekehrt die Schüler zur Verherrlichung der Regeln mißbraucht werden". [2] Das was man formulieren kann ist „… vielmehr eine Anzahl allgemeiner Grundsätze, die weit genug gefaßt sind, um für alle Fälle gültig zu sein, jedoch elastisch genug, um für jeden besonderen Fall angewandt zu werden." [2]

Der große Pianist Claudio Arrau erinnert sich an seinen Klavierunterricht: „Ich habe als Kind sehr locker gespielt und mein Lehrer war weise genug mir keine feste Methode aufzuzwingen. Er hat mich einfach so spielen lassen, wie ein Tier sich bewegt." [3]

Durch Selbstbeobachtung hat er sein Spiel aus dem unbewußten in das bewußte Stadium begleitet und „… eine Art Klavier zu spielen entwickelt, die ich auch lehre. Dabei ist dann der ganze Körper beteiligt …

Manchmal sind talentierte junge Leute zu mir gekommen, die blockiert waren, und die gar nicht aus sich herausgingen. Allein durch die Lockerung dadurch, daß sie die Musik durch den ganzen Körper schwingen ließen, wurden dann unerwartete schöpferische Kräfte in ihnen geweckt. Ich glaube also fest daran, daß das eine vom anderen abhängt." [3]

Soweit die Forderungen und Erfahrungen großer Solisten und Pädagogen, die entschieden für den Prozeß der Selbsttätigkeit im Lernen eintreten und dem Lehrer die Rolle eines unterstützenden Begleiters zuweisen, dessen Aufgabe es ist, „Erfahrungs-Gelegenheiten" (Jakoby) zu schaffen, einen Rahmen vorzugeben, wo Raum bleibt für eigene Entdeckungen und eigene Lösungen des Schülers, und genau das sind die Prinzipien, die wir auch in der Feldenkrais-Methode finden.

Das Anforderungsprofil, das einen so gestalteten Unterrichtsstil beschreibt, ist sowohl auf eine Feldenkrais-Stunde als auch eine Instrumentalunterrichtsstunde anwendbar.

Es seien hier nur einige Aspekte genannt:

1. Reduzierung auf Essentials
   Teilaspekte einer Bewegung, einer Funktion werden in verschiedenen Varianten ausführlich durchgenommen. Die von Moshé Feldenkrais entwickelten Bewegungsübungen machen auf wirksame Weise praktisch erlebbar, daß der Mensch

als Ganzes, als ein System betrachtet werden muß. Wenn z.B. in einer Feldenkrais-Stunde die Funktionen der Füße systematisch bewußt gemacht werden, verbessert sich nicht nur die Beweglichkeit der Füße, sondern auch die des ganzen Menschen. Das Stehen fällt leichter und die Schultern werden nicht mehr unnötig angespannt, wodurch wiederum die Bewegungen des Armes und der Finger freier werden und das Musik machen erleichtern.

Wenn man im Instrumentalunterricht mit verschiedenen Möglichkeiten von Daumen- und Fingerbewegungen der Bogenhand arbeitet, verändert sich die gesamte Bogenhaltung bis hinauf zu Schulter, Nacken und Brustkorb.

2. Anknüpfung bei vorhandenen Fähigkeiten
   Unterrichtsinhalte müssen so aufbereitet sein, daß sie beim Schüler auf Entsprechungen treffen, die durch das Neue erweitert werden (den Schüler da abholen, wo er steht). Ist das Neue zu fremd, wird der Schüler verunsichert und entwickelt Widerstände.

3. Entspannte Aufmerksamkeit
   Geduldiges Ausprobieren, Beobachten und Reflektieren erfordern eine Wachheit, die keine Forcierung von außen verträgt.

4. Zeit und Geduld
   Die Arbeit an elementaren Grundlagen braucht Zeit. Scheinbar macht der Schüler über geraume Zeit kaum sichtbare Fortschritte und beschäftigt sich immer noch mit „einfachen" Übungen und Liedern.
   Ist aber die Basis der inneren Vorstellung (Tonhöhen, Rhythmus, grundlegende Spielbewegungen) gelegt, kann man später um so leichter aufbauen. Fehlt diese Basis, ist der Unterricht ein Abrichten auf spezialisierte Teilfertigkeiten, die immer wieder mit viel Aufwand an den Schüler herangetragen werden müssen. Außerdem lernt der Schüler nicht selbständig zu arbeiten und ist langfristig weniger erfolgreich.

An dieser Stelle sollte auch einem möglichen Mißverständnis begegnet werden. Ein Unterricht, der sich an den oben genannten Prinzipien orientiert, wendet sich nicht gegen Leistung. Es ist nur ein behutsameres und breiter angelegtes Herangehen.

Schnell vorzeigbare Ergebnisse sind meist Resultate forcierter Teilaspekte, erpreßte Leistung, die organisches Wachstum übergeht. Es ist eine Reduzierung auf schnelle Erfolge, Rezepte, Programme, auf eine vordergründige „How To Do" Mentalität. Das Wort leisten bedeutet ursprünglich „einer Spur nachgehen, nachspüren"; das gotische Wort „lais" heißt „ich weiß", „ich habe nachgespürt".

Da die Vorgehensweise der Feldenkrais-Methode sich mit den allgemeingültigen Prinzipien einer fortschrittlichen Pädagogik deckt und hervorragend geeignet ist unsere Wahrnehmung und Bewegung zu schulen, ist es folgerichtig, die Feldenkrais-Methode in das Unterrichtsprogramm einer Musikschule zu integrieren. An der Musik- und Singschule Waghäusel geschieht dies unter verschiedenen Gesichtspunkten:

1. Die Feldenkrais-Methode als Unterrichtsfach:
   a) Der Feldenkrais-Unterricht kann Hilfe sein bei Beschwerden, die durch einseitige Belastung beim Instrumentalspiel entstanden sind und in extremen Fällen zur Spielunfähigkeit führen. Sowohl Schüler/innen, als auch Lehrerkollegen/-innen konnte in Einzelstunden entscheidend weitergeholfen und der Horizont der Bewegungs- und Entwicklungsmöglichkeiten erweitert werden.
   b) Der Feldenkrais-Unterricht dient unabhängig von konkreten Beschwerden der Einstimmung und Flexibilisierung des Instrumentes Körper, um durchlässiger auf die Bewegungs-Anforderungen des Instrumentalspiels reagieren zu können und dadurch freier in den musikalischen Ausdrucksmöglichkeiten zu werden (siehe oben Zitat Claudio Arrau: „Allein durch die Lockerung, dadurch, daß sie die Musik durch den ganzen Körper schwingen ließen, wurden dann unerwartete schöpferische Kräfte in ihnen geweckt").
   c) Die Feldenkrais-Methode wird auch erfolgreich genutzt von Menschen, die nicht Musik machen. Sie ist zwar keine Therapie, hat aber ein so grundlegendes Verständnis von den Zusammenhängen und der Bedeutung von Bewegung, daß schon vielen Menschen aus dem Umfeld der Musikschule mit den unterschiedlichsten Problemen z.B. Skoliose, Bandscheibenvorfall, Atembeschwerden und psychosomatischen Symptomen geholfen werden konnte.

2. Die Feldenkrais-Methode erweitert die Instrumentalmethodik
Die Feldenkrais-Methode kann über die Übertragung der allgemeinen Prinzipien hinaus die Instrumentalmethodik durch spezielle Bewegungsübungen und Bewegungsprogramme erweitern.

Leonhard Thomas entwickelt an der Musik- und Singschule Waghäusel den Cellounterricht und den Streicherunterricht allgemein unter diesen Aspekten weiter. So überträgt er die Erkenntnisse seiner jahrelangen Feldenkrais-Erfahrungen auf die spezielle Situation des Instrumentalunterrichts mit Kindern. Eine wertvolle Investition, die abseits ausgetretener Pfade gekennzeichnet ist von konsequentem Erproben in der Praxis, Erweiterung, Verbesserung und von reflektierendem Weiterexperimentieren. Ergänzend zum Einzelunterricht wird mit einer Gruppe junger Streicherschüler (7 Violinen, 3 Celli) ein zweites Mal in der Woche gearbeitet, um vorbereitende Übungen für alle Stricharten und grundlegende Aspekte der Technik der linken Hand zu erproben und allgemeine musikalische Grundlagen wie Tonvorstellung, Rhythmus, Lesen ... aufzubauen. Dies ist im Grunde eine Anknüpfung an die Arbeitsweise und Inhalte, wie sie in der Musikalischen Früherziehung für 4 – 6jährige Kinder angelegt werden.

Die Feldenkrais-Methode ist demnach keine isolierte exotische Bewegungsmethode, sondern eine Lernmethode, deren Prinzipien sich mit einer Pädagogik decken, die sich an dem Entwicklungspotential des Menschen orientiert. Sie entspricht meines Erachtens nach heutigem Stand der Wissenschaft der Komplexität des Menschen am besten, sie wird in hohem Maße den Anforderungen gerecht, die unsere Musikkultur an Differenziertheit und Ausdrucksfähigkeit benötigt. Sie zeigt Horizonte auf, die erfahrene oder selbst auferlegte Beschränkungen und Grenzen überwinden hilft. Eine spannende und bereichernde Möglichkeit.

Quellennachweis

[1]   Heinrich Jakoby: „Grundlagen einer schöpferischen Musikerziehung" Rede, gehalten anläßlich der Kunsttagung des Bundes entschiedener Schulreformer in Berlin am 5. Mai 1921 – aus Heinrich Jakoby „Jenseits von musikalisch und unmusikalisch" Christians Verlag 1984 S. 10

[2]   Ivan Galamian: „Grundlagen und Methoden des Violinspiels" Edition Sven Eric Berg 1983 S. 11, 12

[3]   Claudio Arrau: „Musiker im Gespräch" Edition Peters 1980 S. 14, 15

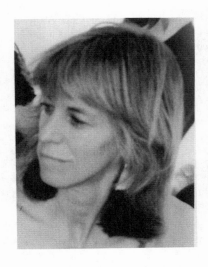

Garet Newell wuchs in der Nähe von New Haven, Connecticut, USA auf. Sie begann ihr Studium in Kunstgeschichte an der Northwestern University, Illinois und machte ihren Abschluß in „Tanz und Erziehung". Ihre Meisterarbeit in „Tanz" legte sie bei der New York University ab. 1983 beendete sie ihre Ausbildung zum Feldenkrais-Lehrer. Ihre Ausbildung war die letzte, die Moshé Feldenkrais geleitet hat. Seit 1984 lebt sie in Brighton und wurde dort 1996 eine der ersten in Europa ansässigen Trainerinnen der Feldenkrais-Methode.

4.1 Feldenkrais-Methode und der Tanz

Garet Newell

Es ging mir wie vielen anderen, die gerne mit der Feldenkrais-Methode arbeiten und von ihr profitieren: Ich entdeckte diese Methode durch meine Liebe zum Tanz. Wahrscheinlich fällt es allen, die sich für irgendeine Form von Tanz begeistern, nicht leicht, diese Faszination zu erklären. Da Tanz eine nonverbale Ausdrucksform ist, können Worte bestenfalls Teilaspekte dieser umfassenden Erfahrung widerspiegeln. Oft hört man Beschreibungen wie befreiend, fließend, schwebend, rhythmisch und ausdrucksvoll. Sie alle deuten auf die Hauptqualitäten der Tanzerfahrung hin. Diese Liebe zur Kunst der Bewegung ist kleinen Mädchen in ihren ersten Ballettstunden und Rentnerpaaren auf dem Tanzboden gemeinsam. Die Liebe zum Tanz gibt einem das Gefühl, wirklich lebendig zu sein, bereichert und in die Lage versetzt zu werden, den gegenwärtigen Augenblick bewußt zu erleben und mit einem tiefen, ursprünglichen menschlichen Bedürfnis zu verschmelzen. Das Spektrum möglicher Erfahrungen reicht von einem befriedigenden „Aerobischen Workout" bis zum Einswerden mit dem Universum. Diese Form menschlichen Ausdrucks zieht entsprechend viele Menschen an.

Meine Liebe zum Tanz wurde in typischen Kinderballettstunden geweckt. Als Teenager hatte ich andere Interessen und begann mit Akrobatik und Jazztanz in einem hervorragenden Tanzstudio. Damals lebte ich in der Nähe von New York und der Einfluß bedeutender Lehrer in der New Yorker Tanzwelt der sechziger Jahre war sowohl in der Unterrichtsqualität als auch im Unterrichtsstil deutlich spürbar. Später bot mir mein Tanzstudio an, als Assistentin in den Akrobatik-Klassen für Kinder mitzuarbeiten. Gleichzeitig nahm ich weiterhin während meiner gesamten Highschool-Zeit am Unterricht für Jazztanz teil.

Heute blicke ich dankbar auf diese Erfahrungen zurück. Denn sie waren die Grundlagen für die Entwicklung von guter Koordination, Gefühl für Rhythmus und Beweglichkeit, sie entwickelten meine Lernfähigkeit und versetzten mich in die Lage, mich den mit neuen Möglichkeiten verbundenen Herausforderungen zu stellen. Während meiner Teenagerjahre verhalf mir der Tanz zu einem guten Selbstbild und zu Ausdrucksmöglichkeiten für die vielen, oft widersprüchlichen Gefühle der Pubertät.

Meine Idee einer Tanzkarriere wurde in den auf akademische Hochleistung ausgerichteten Highschools, die ich besuchte, nicht ernst genommen. Wir wurden vielmehr auf besondere Leistungen in den akademischen Fächern, speziell in den Naturwissenschaften, getrimmt. Mir wurde nahegelegt, mich für einen Universitätsstudienplatz in Biologie zu bewerben, da mir dieses Fach leichtfiel.

Ich rebellierte gegen den Druck, ein naturwissenschaftliches Fach zu belegen, und studierte stattdessen Bildende Kunst mit Schwerpunkt Kunstgeschichte. Während meiner Studienzeit belegte ich „Choreographie"-Kurse, die vom sogenannten „Experimental College" meiner Universität angeboten wurden. Zu dieser Zeit wurde an amerikanischen Universitäten viel experimentiert. Kurse, die nicht in einen der traditionellen Fachbereiche „paßten" oder zu „radikal" waren, wurden in alternativen Sonderprogrammen angeboten. Der Choreographie-Kurs fand von überall her Zulauf – von Ingenieurs- zu Philosophiestudenten – und die Anzahl männlicher und weiblicher Teilnehmer hielt sich dabei die Waage. Keiner hatte wirklich Erfahrung mit existierenden Modern Dance Techniken. Die Choreographien, die wir schufen, und unsere Tanzvorführungen entstanden daher in einer Atmosphäre, die von Unschuld und Einfallsreichtum gekennzeichnet war. Einige hatten überhaupt keine Tanzerfahrung und waren, da sie keine vorgefertigten Ideen mitbrachten, oft die kreativsten unter uns.

Die Themen, die wir für unsere Selbstdarstellung im Tanz wählten, reichten vom Globalen – wir waren damals von den Unruhen des Vietnam-Krieges geprägt – bis zum intim Persönlichen. Der Tanz gab uns die Möglichkeit, uns von der „kopflastigen" akademischen Ausrichtung einer der führenden liberalen Bostoner Universität zu erholen. Unser Tanzlehrer unterschied sich radikal von den anderen Mitgliedern des Lehrkörpers und ermunterte uns, zu experimentieren und unseren eigenen Weg der Selbstverwirklichung zu finden. Wir waren voller Mut und Begeisterung und überzeugt davon, daß wir unserer inneren Gefühlswelt äußere Form verleihen könnten. Zusätzlich zu den anderen Studienanforderungen widmeten wir uns den Tanzaktivitäten mit solcher Hingabe, daß die Universität sich gezwungen sah, eine Abteilung für Tanz einzurichten, und zwei Jahre nach Abschluß meines Studiums wurde dem ersten Absolventen ein Diplom für Tanz verliehen.

Die Attraktion einer möglichen Tanzkarriere begann mit den Berufsaussichten, auf die wir an der Uni vorbereitet wurden, zu kollidieren. Mir persönlich machte dieser Konflikt so sehr zu schaffen, daß ich mich schließlich entschloß, das Angebot eines Auslandsstipendiums für ein Studienjahr im Fach Kunstgeschichte an der Universität München anzunehmen. Doch schon bald nach meiner Ankunft dort verbrachte ich mehr Zeit in der Hochschule für Tanz und in den Münchener Studios als im Vorlesungssaal. Das Jahr im Ausland gab mir Gelegenheit, mich endgültig dazu zu entscheiden, meinem „Herzen zu folgen" und ernsthaft an eine Tanzlaufbahn zu denken. Ich verlängerte meinen Aufenthalt, um an der jährlich stattfindenden Kölner Sommerakademie für Tanz teilzunehmen. Dort traf ich einen New Yorker Lehrer der Graham Technik, der mich nicht nur inspirierte, sondern mir die nötige Ermutigung gab, die ich für meinen Entschluß brauchte.

Als ich im Herbst 1973 nach New York zog, traf ich dort viele meiner Tanzkollegen aus der Studienzeit wieder. Ich begann, am Unterricht des Martha Graham Studios teilzunehmen, oft mit Martha selbst als Lehrerin, und fand einen Halbtagsjob. Doch zu dieser Zeit hatte ich unglücklicherweise einen Unfall. Während ich den Boden eines Lofts fegte, in dem ich wohnen und arbeiten wollte, löste sich ein schwerer Balken und fiel auf mich herunter. Welch ernsthafte Verletzung meiner Hals- und Brustwirbelsäule ich mir dabei zugezogen hatte, war mir zunächst nicht bewußt. Doch nach ein paar Tagen wurde mir klar, daß ich meine Tanzlaufbahn verschieben oder sogar neu überdenken mußte. Die Behandlung durch einen Chiropraktiker brachte schnell Linderung, doch wußte ich nicht, welche Behandlungsmethoden meiner Genesung sonst noch nützlich sein konnten. Eines stand fest: Ich würde mein Interesse am Tanz weiter verfolgen. Ich entschied mich, einen Diplomkursus der Graduate School of Education an der New York University zu belegen. Da ich nicht in der Lage war, am Tanzunterricht teilzunehmen, machte ich zunächst die erforderlichen Seminare in Tanzgeschichte, Tanzkritik und Kinesiologie mit.

Ich hatte Glück, daß der Kinesiologiekursus an der Praxis orientiert war und von André Bernard, einem begnadeten Lehrer auf diesem Gebiet, gegeben wurde. Bernard war in seiner Ausbildung von Mabel Todds Methode geprägt worden, deren 1937 erschienenes Buch „The Thinking Body" einen einmaligen Beitrag darstellte und der Welt des Tanzes zu einem besseren Verständnis der mechanischen Aspekte effektiver Bewegungsabläufe verhalf. André Bernards Unterrichtsmethode betonte Lernen durch Entdecken und wir verbrachten viele interessante Stunden mit der angenehmen Aufgabe, uns innere strukturelle und funktionale Zusammenhänge vorzustellen und zu spüren, die in meinem früheren Tanzunterricht nie berücksichtigt worden waren. Wir lernten Anatomie, indem wir versuchten, unsere Knochen, Gelenke und Muskeln zu „erspüren".

Sowohl im Unterricht für modernen Tanz als auch im Ballettunterricht lernen die Schüler, indem sie ihren Lehrer oder die Lehrerin imitieren, d.h. der Unterrichtende tanzt eine bestimmte Sequenz vor und die Studenten wiederholen sie. Je nach Größe der Gruppe und nach Unterrichtsstil geht der Lehrer dann herum und „korrigiert" Einzelne. Lernen erfolgt also durch Befolgen eines Beispiels und nicht durch Entwicklung inneren Verstehens. In solch einer Situation kommt es immer wieder zu Mißerfolgen. Ich bin überzeugt, daß viele beim Einstudieren eines Tanzschrittes frustrierende Erfahrungen gemacht haben und sich schließlich hoffnungslos ungelenk vorkamen. Ich erinnere mich an Lehrer/innen, die sehr viel kleiner und zierlicher waren als ich und deren Rhythmus und Tempo ich bei bestimmten Schrittfolgen nicht übernehmen konnte, weil sie jeder größeren Person einfach unmöglich waren. Die meisten Lehrer wissen sich angesichts eines solchen Problems nur dadurch zu helfen, daß sie die betreffende Sequenz verlangsamen, in kleinere Abschnitte unterteilen und mehrmals wiederholen. Sie können zwar zeigen, wie eine Tanzsequenz aussehen soll, doch nur wirklich begabten Lehrern gelingt es, ihren Schülern das Gefühl zu vermitteln, wie sie sich anfühlt. Das sind echte Probleme des Tanzunterrichts, die jedoch auch in anderen Bereichen auftauchen, in denen bestimmte Handlungsmuster gelernt werden sollen, wie z.B. in der Leichtathletik, beim Sport, beim Singen und Spielen eines Musikinstrumentes sowie bei den östlichen Kampfkünsten.

Nach meiner Verletzung konnte ich es nicht mehr riskieren, durch „Versuch und Irrtum" zu lernen. Stattdessen wurde es notwendig, ein umfassenderes Selbstbild zu entwickeln und zunächst einmal ein klareres inneres Gespür für meine Struktur zu bekommen. Wenn ich je wieder tanzen wollte, mußte ich lernen, Balance und Bewegung so zu nutzen, daß die verletzten Teile meiner Wirbelsäule nicht so stark belastet wurden. Das bedeutete, daß ich die mechanisch größtmögliche Effizienz in der Nutzung der menschlichen Struktur herausfinden mußte. Keine meiner bisherigen Verletzungen war so schwerwiegend gewesen, daß sie eine dermaßen detaillierte Beobachtung und ein so tiefes Verständnis meines jeweiligen Tuns nötig gemacht hätte. Wenn man sich für diesen Prozeß interessiert oder durch irgendwelche äußeren Umstände gezwungen wird, sich damit zu beschäftigen, beginnen sich ganz neue Türen zu öffnen. So wurde ich von einem Lerngebiet angezogen, welches einen lebenslang fesseln kann.

Ich war dankbar für die Hilfe, die mir mehrere gute Lehrer während dieser schwierigen Jahre zukommen ließen. Ich studierte weiter mit André Bernard und nahm außerdem jede Woche Stunden bei einer Lehrerin der Alexander-Technik, die auch Tanzerfahrung hatte. Die Alexander-Technik basiert auf individueller Körperbewegungstechnik und hat unter anderem zum Ziel, den Schüler zu befähigen, seine Bewegungen so zu organisieren, daß sie ihm das Gefühl der Verlängerung seiner gesamten Wirbelsäule vermitteln, so daß der unbewußten Tendenz, sich auf irgendeine Weise kürzer zu machen und zusammenzuziehen, entgegengewirkt wird. Dank der Alexander-Technik ließen meine chronischen Schmerzen nach, und ich hatte die Hoffnung, eines Tages wieder tanzen zu können. Doch wenn ich dann den Versuch unternahm, wieder am Unterricht in Tanztechnik teilzunehmen, sah das jedesmal ganz anders aus. Dabei wurde mir zunehmend bewußter, daß weder die betreffenden Techniken noch die Lehrer all das zu berücksichtigen schienen, was ich zu dieser Zeit über mein inneres Gespür für effiziente Bewegung lernte. Viele der Techniken kamen mir jetzt wie abstrakte Ideen vor, denen sich der Tänzer anzupassen hat, statt daß es sich dabei um einer organischen Quelle entsprungene Bewegungen handelte. Eine Technik, mit der ich mich anfreunden konnte, stammte von José Limon. Limon hatte bei Doris Humphrey studiert, deren Technik auf dem menschlichen Atemrhythmus basiert. In ihren Bewegungssequenzen gab es Momente des Einatmens, die gewöhnlich mit einer Bewegung zusammenfielen, die nach oben ging, ausladend oder dem Strecken und Greifen verwandt war. Momente des Ausatmens dagegen fielen mit nach unten gerichteten Bewegungen zusammen, die dem Fallen oder Zusammenkrümmen verwandt waren. Obgleich mir das viel eher einleuchtete, schien mir trotzdem etwas dabei zu fehlen.

Die Alexander-Technik und die Methode von Mabel Todd eröffneten mir den Zugang zum Verständnis der profunden Intelligenz , die sich im aktiven Handeln des Menschen offenbart. Ich war zunehmend davon überzeugt, daß Selbstbeobachtung und die Beobachtung anderer einen Weg zu differenzierter Wahrnehmung und tieferem Verständnis des ganzen breiten Fächers menschlichen Verhaltens darstellen. Mir wurde auch immer klarer, daß Bewegungs- und Handlungsmuster auf sehr getreue Weise Gefühlszustände widerspiegeln. Damit ergab sich für mich eine Verbindung von intellektueller Arbeit und dem Studium der menschlichen Bewegung. Die akademisch-wissenschaftliche Ausrichtung meiner früheren Ausbildung und meine Liebe zu Tanz und Bewegung begannen, zueinander zu finden.

Gegen Ende meines Magisterstudiums in Tanz und Erziehung reifte in mir der Entschluß, mich um eine Stelle an einer Universität im Fachbereich Tanz zu bemühen. Ich wollte anderen die gleichen Möglichkeiten geben, die ich selbst als Studentin gehabt hatte; ich wollte sie inspirieren, sich forschend ihrer Tanzleidenschaft hinzugeben. Nach Beendigung meines Studiums zog ich nach San Francisco und begann, mich um einen der wenigen Lehrposten an einer der damals an amerikanischen Universitäten noch seltenen Abteilungen für Tanz zu bewerben. Mit fünfzehn Jahren hatte ich einen Sommer in Kalifornien verbracht, und seitdem fühlte ich mich dorthin gezogen. Noch während meines Magisterstudiums nahm ich an einem der Sommerkurse im Rahmen von Anna Halprins „San Francisco Dancers Workshop" teil. Annas „Bewegungsritual" genannte Arbeit integrierte Yoga und Tanz und ihre Ideen zu Tanz in Natur und menschlicher Umwelt kamen mir attraktiv vor. Ich hatte mir vorgenommen, diese Richtung weiterzuverfolgen. Die Erfahrungen meiner letzten Jahre in New York führten jedoch dazu, daß ich alle früheren Pläne verwarf und statt dessen eine Ausbildung als Lehrerin der Alexander-Technik anstrebte.

Die Wartezeit für die nächste Ausbildung betrug ein Jahr, und ich wollte diese Zeit zur Vorbereitung nutzen. Auf der Suche nach einem Kurs auf einem der Alexander-Technik verwandten Gebiet lernte ich einen Feldenkrais-Lehrer kennen. Moshé Feldenkrais' Buch „Bewußtheit durch Bewegung" hatte ich schon während meiner New Yorker Zeit gelesen, doch gab es damals noch keine Feldenkrais-Lehrer in New York. Nach ein paar Einzelstunden bei diesem Lehrer in San Francisco war mir klar, daß ich das, was er wußte, auch lernen wollte. Der Kontakt, den er durch die Art, wie er mich berührte, mit mir aufnahm, ging sehr tief und traf mich im Innersten, jenseits meiner Aufmerksamkeit gegenüber meinen Nackenschmerzen, die mir zu dieser Zeit immer noch zu schaffen machten. Der Grad von Bewußtheit, den diese Stunden in mir hervorriefen, zeigte mir, daß ich noch sehr viel über den richtigen Umgang mit mir selbst lernen konnte. Ich entschloß mich daher, statt der Alexander-Technik die Feldenkrais-Methode zu studieren.

Wie das Glück es so wollte, übernahm der Lehrer, von dem ich meine ersten Stunden erhalten hatte, die Organisation und Leitung des nächsten Ausbildungsprogramms, welches Moshé Feldenkrais ab Sommer 1980 geben sollte. Obgleich ich immer noch herzlich wenig über die Methode wußte, konnte ich die Gelegenheit, von dem Begründer einer so effektiven Methode unterrichtet zu werden, nicht an mir vorbeigehen lassen. Da Feldenkrais damals schon 79 Jahre alt war, war mir außerdem bewußt, daß dies vielleicht sein letzter Ausbildungskursus sein würde. Es erforderte großen Mut, mein Leben und meinen Wohnort zu ändern und meine Finanzen neu zu regeln, um den „großen Sprung" zu wagen. So landete ich auf dem Boden einer riesigen Turnhalle eines Colleges in der kleinen, akademisch jedoch höchst lebendigen Stadt Amherst, Massachusetts, wo ich für die nächsten drei Jahre jeden Sommer neun Wochen verbrachte.

Die Arbeit mit Moshé unterschied sich drastisch von allen meinen bisherigen Lernerfahrungen. Nach all den Jahren der Tanzausbildung war es eine Erleichterung, in einer Gruppe zu sein, wo es kein „richtig" und „falsch" gab. Moshé machte nie etwas vor. Er traute jedem von uns zu, daß wir unter seiner verbalen Anleitung unseren eigenen Lösungsweg finden würden. Er tolerierte alles, selbst die dümmsten Fragen. Während des Unterrichts in „Bewußtheit durch Bewegung" benutzte er immer wieder Anekdoten und Geschichten, um die seiner Lehre zugrundeliegenden profunden Prinzipien zu illustrieren. „Wenn ihr wißt, was ihr macht," pflegte er zu sagen, „könnt ihr machen, was euch beliebt." Es gelang ihm, das Lehrer-Schüler-Verhältnis total umzukehren, indem er uns ermutigte, unsere eigene innere Autorität zu finden, statt ihn fraglos als Autorität anzuerkennen. Er wußte, daß echtes Lernen nur dann stattfindet, wenn man sich nicht abmüht und anstrengt, um etwas zu leisten, sondern sich statt dessen auf den Lernprozeß selbst einläßt. Wenn man einmal das Lernen gelernt hat, so meinte er, läßt sich das auf alle zukünftigen Vorhaben übertragen.

Ich hatte enormen Respekt vor Moshés Intelligenz und Genialität, doch er gab mir nie Gelegenheit dazu, mich persönlich als inadäquat zu empfinden. Zum ersten Mal in meinem Erwachsenendasein fühlte ich mich voll akzeptiert, begann aber auch zu verstehen, daß die Auswirkungen jahrzehntelanger Minderwertigkeitsgefühle, die ich mit mir herumschleppte, letztlich auf meine Erziehung und meine akademische und tänzerische Ausbildung zurückgingen. Dabei ging mir auch auf, was mir in meiner Tanzausbildung so gefehlt hatte. Ich war sportlich und besaß gute Koordination und Anmut, doch war ich mir während meines Tanzunterrichts oft unbeholfen vorgekommen, weil ich mir dessen, was ich machte, einfach nicht recht bewußt war und weder Zeit und Unterstützung noch genügend Aufmerksamkeit erhalten hatte, die mir wirkliches Lernen ermöglicht hätten. Auf diese Weise hatte ich ein Selbstbild entwickelt, welches mir Unfähigkeit attestierte. Die Idee, man könne eine innere Autorität in sich selbst finden, war kaum erwähnt worden.

Diese Art des Lernens kann im Unterricht, wo es um Tanztechnik geht und die Schüler gezwungen werden, sich einem bestimmten Stil anzupassen, extreme Formen annehmen. Leistung steht dabei absolut im Vordergrund, während der Prozeß, der zu solcher Leistung führt, so wenig berücksichtigt wird, daß es nur wenige schaffen, zum Berufstänzer aufzusteigen. Diejenigen, die dabei Erfolg haben, haben meist in sehr jungen Jahren mit dem Tanzunterricht begonnen, sie sind rank und schlank (und oft nahe an dem, was als Anorexia diagnostiziert wird) und haben einen eisernen Willen. Unter den vielen verschiedenen Typen – groß und klein, dick und dünn, jung und alt -, die als Studenten zu Moshé Feldenkrais gekommen waren, fühlte ich mich viel wohler.

Die Konditionierung, die mich während meiner Tanzausbildung geprägt hatte, machte mir jedoch permanent zu schaffen, da sie einen wesentlichen Teil meines Selbstbildes ausmachte. Ich lernte von Moshé, daß das Selbstbild so tief in unserem Gehirn und Nervensystem verankert ist, daß wir unbewußt immer nach ihm handeln. So lernt man z.B. in der Ausbildung zum modernen Tanz oder im Ballett all die Bewegungen zu unterbinden, welche die Ästhetik oder der Stil der betreffenden Tanzrichtung als fremd und daher nicht zulässig erklären. Wenn ich z.B. mein Bein seitwärts hebe, muß ich mit meinem gesamten Rumpf und dem Standbein den Kräften entgegenwirken, die mich sonst dazu veranlassen würden, in die andere Richtung zu fallen. Dank seiner enormen Erfahrung in Judo und der Kenntnisse aus seinem Ingenieurs- und Physikstudium verstand Moshé die mechanischen Kräfte, welche auf jede Bewegung einwirken. Wenn er uns durch eine seiner ATM-Lektionen begleitete und uns dabei z.B. aufforderte, den Arm auf bestimmte Weise zu bewegen, sagte er oft: „Niemand hindert Sie daran, auch ihren Brustkorb zu bewegen."

Ich wußte sofort, daß er mich meinte, denn die eingefleischten Vorstellungen aus meiner früheren Ausbildung bereiteten mir wirklich Probleme. Ich war durch den Tanzunterricht daran gewöhnt, mich ganz auf isolierte Bewegungen zu konzentrieren, und es fiel mir schwer, mich von diesen Mustern zu lösen.

Als ich endlich begriff, worum es ging, wurden mein Rücken und Brustkorb viel weicher und beweglicher und paradoxerweise auch sehr viel kräftiger. So lernte ich eine neue Definition von Stärke und Kraft kennen. Bevor ich Moshé begegnete, glaubte ich, daß Kraft und Stärke von der Entwicklung der Muskeln abhängen und Resultat harter Arbeit und Disziplin sind. Nun begann ich zu verstehen, daß eine gute Organisation, Intelligenz und Kompetenz im Umgang mit sich selbst die wichtigste Quelle von Kraft und Stärke sind. Frühere Erfahrungen hatten mich gelehrt, daß man sich Fertigkeiten durch Wiederholung und Disziplin aneignet, nicht durch tieferes Verständnis und bewußtes Erkennen, „wie" man etwas macht. Ich konnte nun auch eher begreifen, was meiner Tanzausbildung gefehlt hatte und gewann dabei das Gefühl, endlich den Schlüssel zum erfolgreichen Lernen gefunden zu haben.

Anfang Juli 1981 kam eine Startänzerin des New York City Ballet nach Amherst, um bei Moshé Feldenkrais ein paar Einzelstunden zu nehmen. Moshé erzählte uns Studenten etwas von ihrer „Geschichte". Sie hatte jahrelang unter Schmerzen in einer Hüfte gelitten und bereits mehrere orthopädische Chirurgen aufgesucht, aber keiner konnte den Grund der Schmerzen finden. So kam es schließlich zu einer Operation, bei der ein, die Schmerzsignale weitergebender Nervenstrang durchtrennt wurde. Seit dieser Operation hatte sie mit immer mehr Problemen zu kämpfen. Wie Moshé uns erklärte, war der ursprüngliche Schmerz zwar verschwunden, doch ihr fehlte es nun an sensorischem Feedback. Bei Anstrengungen konnte sie oft nicht spüren, daß diese schließlich Schmerzen verursachen würden. So kam es auf derselben Seite zu neuen Schmerzen in der Hüftgegend. Sie war so weit, ihre Tanzkarriere an den Nagel zu hängen, als sie einen letzten verzweifelten Versuch machte und zu einer Reihe von FI-Lektionen nach Amherst kam.

Verletzungen oder chronische Schmerzen sind für Berufstänzer ein großes Problem. Für einen Künstler, der nur in einer Technik hoch trainiert ist, kann dies das Ende seiner Karriere bedeuten. Da ich mir zu Anfang meiner Tanzkarriere eine Verletzung zugezogen hatte, war es ein Glück, daß ich einen Weg einschlagen konnte, bei dem sich meine Liebe zu Tanz und Bewegung integrieren ließen.

Die einzige Möglichkeit, eine Verletzung und ihre Folgen wirklich zu überwinden, liegt in der Art von Prozeß, wie ich ihn erlebt habe – d.h. in einer gründlichen Überprüfung der eigenen Organisation. Viele Tänzer können oder wollen sich nicht auf einen solchen Prozeß einlassen. Für sie ist eine Operation die einzige Hoffnung. Ein operativer Eingriff kann manchmal Wunder bewirken und die Folgen einer Verletzung mehr oder weniger auf Dauer beheben. Doch sind oft große Risiken damit verbunden: Die Operation kann erfolglos sein oder die Situation sogar noch verschlimmern; es kann dabei auch zu einer Infektion kommen. Moshé war klar, daß im Fall dieser Tänzerin ein idiotischer Fehler begangen worden war, da es ihr nach dem Eingriff schlechter ging als vorher, denn dieser hatte nichts als Schaden angerichtet, d.h. zum Verlust der, für die Tänzerin so wichtigen sensorischen Information geführt.

Moshe benutzte diese Gelegenheit dazu, uns im Training anhand einer Reihe von ATM-Lektionen klar zu machen, welche Mißverständnisse mit dem Strecken eines Beines verbunden sein können. Häufig wird geglaubt, daß Leute, denen das Strecken eines Beines schwerfällt, „kurze Kniesehnen" haben. In vielen Gymnastik- und Sportstunden werden diese Muskeln auf der Rückseite des Oberschenkels dafür verantwortlich gemacht, wenn jemand seine Beine beim Sitzen auf dem Boden nicht ganz ausstrecken oder den Oberkörper nicht zu den Beinen herunterbringen kann. Moshé machte uns klar, daß die gesamte Organisation von Rücken und Brustkorb für das richtige Ausstrecken der Beine wesentlich ist. Er machte mit uns eine Lektion, an deren Ende alle ihren Fuß halten und ihr Bein voll über dem Kopf ausstrecken konnten, und demonstrierte damit, daß es möglich ist, dies in kurzer Zeit zu lernen, vorausgesetzt man organisiert sich entsprechend. „Einige Leute", sagte Moshé, „verbringen ihr Leben an der Stange (im Ballet) und machen dabei ihre Knie- und Hüftgelenke kaputt...für den Rest ihres Lebens."

Mir begann allmählich zu dämmern, daß klassische und moderne Tänzer, um „in Form" zu bleiben, täglich daran arbeiten müssen, Muskeln, Bänder und Sehnen, die in natürlichem Zustand viel kürzer sind, zu dehnen. Bei jeder Gelegenheit – wie z.B. einem zweiwöchentlichen Urlaub oder einer länger dauernden Genesung nach einer Verletzung – werden sie sofort wieder kürzer. Das bedeutet leider, daß jeder, der das Tanzen ernstnimmt, ununterbrochen an sich arbeiten muß, um sich Fähigkeiten zu erhalten, die der natürlichen Struktur und Organisation des Menschen nicht entsprechen. Dies zwang mich dazu, die Grundlagen des Tanztrainings selbst teilweise in Frage zu stellen.

In der Feldenkrais-Ausbildung traf ich andere Tänzer, die genau wie ich ihr Tanztraining hinterfragten. Unter ihnen war auch John Graham, ein älterer, erfahrenerer Tänzer, den ich bereits kurz vor der Ausbildung getroffen und bei dieser Gelegenheit festgestellt hatte, daß wir beide vieles gemeinsam hatten, z.B. die Arbeit bei Anna Halprin und André Bernard und Erfahrung mit dem Werk von Mabel Todd und der Alexander-Technik. Wir beschlossen, zusammen Kurse anzubieten, um die Kluft zu überbrücken, die sich unserer Meinung nach zwischen der Betonung sensorischer Bewußtheit in der Feldenkrais-Methode und dem sehr klar definierten Lehrer/Schülerverhältnis in der Tanztradition auftat. Wir nannten das „Gentle Dance" (Sanfter Tanz) und strukturierten unsere Kurse so, daß wir wenigstens fünfmal im Zeitraum von einem oder eineinhalb Jahren zusammenkamen. Wir begleiteten zwei Gruppen am Coloman Zentrum in Deutschland durch diesen Prozeß und eine Gruppe in London.

Die Kurse zogen sowohl ausgebildete und erfahrene Tänzer als auch Laien an, die den heimlichen Wunsch hegten, tanzen zu können. Als Lehrer gingen wir davon aus, daß jeder mit entsprechender Unterstützung und Ermutigung tanzen lernen kann. Alle Teilnehmer wurden tatsächlich zu Tänzern – im wahrsten Sinne des Wortes, d.h. fähig, den ihnen angemessenen Ausdruck in der Kunst der Bewegung zu finden. Täglicher ATM-Unterricht und Einzelstunden vermittelten jedem von ihnen eine breitere Skala von Wahlmöglichkeiten und erweiterten den Bereich ihrer bewußten Wahrnehmung. Der Feldenkrais-Unterricht führte auch zur gründlicheren Erforschung von Anatomie und Kinesiologie, bei der es um Struktur und Mechanik der menschlichen Bewegung geht. Auf dieser Basis entwickelten die Teilnehmer in dem Maße mehr Selbstsicherheit, in dem sie ein Gefühl für Kontrolle, Timing und Organisation des Kraftaufwandes bekamen. Ihnen wurde auch klar, daß dieser Prozeß ihr Selbstbild bereicherte und daß ein solcher Kontakt mit dem eigenen Selbst dessen freieren Ausdruck ermöglicht. Sie begriffen, daß dies Lernen nicht nur für den Tanz sondern auch für das tägliche Leben nützlich ist. Davon zeugten einige Kommentare, wie z.B. „Sie haben mir meine Knochen wiedergegeben", „ich habe mehr Vertrauen zu mir selbst", oder „ich habe Freude an der Bewegung empfunden, wie ich sie seit meiner Kindheit nicht mehr erlebt habe". John Graham und ich lernten dank dieser Kurse, daß die Feldenkrais-Methode für Tänzer und solche, die es werden wollen, eine wichtige Quelle für Kreativität und sensorisches und ästhetisches Empfinden ist.

Nach Beendigung der Feldenkrais-Ausbildung im Jahre 1983 eröffnete ich in London eine Praxis. Ich habe in meinen ATM-Klassen und Privatstunden oft Tänzer. Ich verstehe ihre besonderen Bedürfnisse und Probleme. 1986 kam während der Londoner Tournee einer bekannten New Yorker Gruppe für modernen Tanz ein Tänzer mit Schmerzen im oberen Bereich der Wirbelsäule zu mir. Eine Kollegin in Paris hatte ihn an mich weiterempfohlen. Er machte mir vor, wie er den Kopf zurücklegt, um zur Decke zu schauen – eine Bewegung, die ihm Schwierigkeiten bereitete. Ich bemerkte, daß er sich dabei fast ausschließlich auf den Hals, bzw. die Halswirbelsäule, verließ, während sein oberer Brustkorb und Rücken ziemlich steif blieben. Damit wurden die Halswirbel übermäßig strapaziert, was wahrscheinlich zu Schmerzen führte.

Nach bewährter FI-Strategie stellte ich keine „Diagnose" und teilte ihm nicht mit, was ich bemerkt hatte. Ich begleitete ihn in verschiedenen Positionen durch mehrere Bewegungen, bei denen ich ihm durch Berührung, d.h. auf nicht verbale Weise, klar zu machen versuchte, daß seine obere Wirbelsäule biegsam ist und an jeder Streckung bei Bewegungen seines Kopfes beteiligt sein kann. Es handelte sich dabei um eine tiefgründige Unterhaltung mit dem Nervensystem des Lernenden, die Moshé oft als „miteinander tanzen" beschrieb. Am Ende der Stunde bat ich den Mann, noch einmal die Bewegung zu machen, die er mir am Anfang gezeigt hatte. Er bog beim Rückwärtsneigen seines Kopfes jetzt seine gesamte obere Wirbelsäule nach hinten, wodurch die Arbeitsleistung gleichmäßiger auf einen größeren Abschnitt seiner Wirbelsäule verteilt wurde. Dabei bemerkte er: „Das fühlt sich so leicht an. Ich gebrauche jetzt meinen oberen Rücken und Brustkorb, wenn ich den Kopf nach hinten neige." Er selbst hatte also etwas entdeckt und gelernt. Die Entdeckung und das Lernen gehörten ihm, nicht mir. Es war ihm zwar von mir beigebracht aber nicht aufgezwungen worden.

Diese Art des Unterrichtens ist einer der wichtigsten Aspekte der Feldenkrais- Methode, und als mein Lehrer diente Moshé mir dabei als Vorbild. Er pflegte zu sagen: „Ich bin nicht wirklich ein Lehrer – ich gebe Ihnen nur Gelegenheiten zum Lernen." Das ist eine Strategie, die den Lernenden sehr wirksam zur Selb-ständigkeit ermächtigt. Die Spannung zwischen dem, der als Experte „Wissen besitzt" und dem, der als Anfänger „nichts weiß", löst sich auf, da es beiden um den gleichen Lernprozeß geht. Moshé sagte oft: „Ich lerne genauso viel von meinen Schülern wie diese von mir." Alle erfahreneren Lehrer seiner Methode stimmen dem zu: Diese Einstellung unterscheidet sich ganz wesentlich von den meisten anderen Erziehungsbemühungen.

Als ich in London zu unterrichten begann, wurde ich von einer Organisation für Tanz und Theater eingeladen, beim Internationalen Workshop Festival ATM-Klassen zu leiten. Einmal im Jahr werden dabei interessante Kurse in Techniken und Methoden angeboten, die Künstlern in England sonst vielleicht nicht leicht zugänglich sind. Bei dieser Gelegenheit werden Lehrer von überall auf der Welt nach London geholt, um an dem zweiwöchigen, aktionsgeladenen Programm teilzunehmen. Als wichtige Hilfe für Ausdruckskünstler gehörte die Feldenkrais- Methode von Anfang an dazu. Die Zusammenarbeit florierte, und ich gebe seit 1988 bei ihrem jährlichen Festival Kurse. Dank des Internationalen Workshop Festivals entwickelte sich eine engere Beziehung zwischen der Feldenkrais-Methode und den Tanzkünsten, und eine Reihe von Künstlern begann an der vierjährigen Ausbildung in der Feldenkrais-Methode teilzunehmen, die ich in England organisierte. Heute bieten mehrere Feldenkrais-Lehrer mit extensiver Theater- und Tanzerfahrung auf dem Internationalen Workshop Festival-Kurse an.

Jedes Jahr kamen mehrere hochgradig ausgebildete Tänzer zu den von mir bei diesem Festival angebotenen Kursen, und ich bat einige von ihnen, etwas darüber zu schreiben, wie die Feldenkrais-Methode ihren Tanz beeinflußt hat. Ich möchte hier eine Tänzerin zitieren, die in der Lage war, sehr anschaulich über ihre Erfahrung zu schreiben:

„Die Teilnahme an einem einwöchigen Workshop in der Feldenkrais-Methode hat meinen gesamten Zugang zur Bewegung entscheidend verändert. Ich fing an, eine natürliche Ausrichtung zu finden und dabei schlechte, d.h. unnötige Belastungen und Energieverluste verursachende Angewohnheiten abzulegen. Durch einen graduellen Prozeß, in dem Denken und minimale Bewegungen eine Rolle spielten, gewann ich an Gleichgewicht und Anmut. Vor dem Workshop hatte ich geglaubt, es würde Jahre dauern, bis man sich auf so fließende, kontrollierte und sich im eigenen Zentrum befindlichen Weise bewegen kann. Es zeigte sich dagegen eindeutig, daß ich in meinem Tanz innerhalb einer Woche des Umlernens ein Gefühl von Aufrichtigkeit, Klarheit und Ganzheit entwickelte. Ich fühlte, daß ich stark und auf alles vorbereitet war. Ich mochte mich selbst auch viel lieber."

Diese Erfahrung, sich müheloser und effektiver zu bewegen und dann zu einem allgemeineren Gefühl von Anmut und Kompetenz zu kommen, zeigt, welche Möglichkeiten ein/e Tänzer/in hat, wenn er/sie sich ihnen öffnet.

Eine andere Künstlerin schrieb:

„Ich habe eine leichtere, weniger anstrengende Art zu tanzen gefunden, die ein jahrelanges Studium der Tanztechnik mir wahrscheinlich nicht gezeigt hätte. Das, worum es bei dem Workshop geht, scheint eine Tiefe zu besitzen, die für mehr als bloße Bewegung ganz generell von Bedeutung ist und mit der Bewußtheit zu tun hat, wie wir als Künstler und Menschen lernen, uns und andere wahrzunehmen, zu uns selbst und anderen zu stehen. Es scheint mir, daß diese Arbeit uns Künstler mit der Unendlichkeit unserer eigenen Möglichkeiten bekannt macht und uns daran erinnert, daß unsere Kunst Themen aufgreifen kann, die den Kern der Erfahrung des Menschseins ausmachen. Im Großen und Ganzen hat dieser Workshop mir zu einem neuen Selbstgefühl verholfen: Zu Spontaneität, Freude, emotionaler Offenheit und Freiheit von Angst. All das entspricht ziemlich genau dem, wie ich im Leben gerne sein möchte."

Die besondere Sensibilität von Künstlern und Tänzern macht ihnen Gefühle und tiefe Empfindungen zugänglich, die sie dann ihrerseits ihrem Publikum nahebringen können. Wir wissen, daß Künstler unser Leben mit dem, was Leben ausmacht, bereichern und zwar in einer jeweils einmaligen Form, die dem künstlerischen Prozeß der von ihnen vertretenen Kunst entspricht.

Die Feldenkrais-Methode bietet dem Tänzer – egal ob Amateur oder Profi – Erfahrungsmöglichkeiten, die ihm nützen und ihn bereichern können. Er kann lernen, daß ihm bei der tänzerischen Gestaltung eine große Auswahl an Bewegungen zur Verfügung steht. Und damit kann er sich von dem permanenten Druck freimachen, immer das „Richtige" finden zu müssen. Tänzer können unter Anleitung in einem Prozeß der Selbstentdeckung bequemere und energiemäßig effizientere Bewegungsweisen entwickeln, die nicht nur ihrer Kunst, sondern ihnen auch im Alltag zugute kommen. Sie können lernen, daß zu großer Ehrgeiz gewöhnlich mit unnötigen Anstrengungen verbunden ist, bei denen sie nur Energie verschwenden und Verletzungen heraufbeschwören. Wenn sie lernen, auf innere Feedback-Signale zu hören, sind Tänzer in der Lage, rechtzeitig aufzuhören, bevor es zu Schmerzen und/oder einer Verletzung kommt. Sie finden heraus, daß ihnen eine Leistung leichter fällt, wenn sie ihre Aufmerksamkeit auf den Prozeß selbst richten, d.h. darauf, „wie" etwas gemacht werden kann. Echtes Lernen findet in einer Atmosphäre statt, in der der/die Tänzer/in Zeit zum Experimentieren hat und nicht unter Perfektionsdruck steht. Kenntnisse und Verständnis, die sich aus solcher Erfahrung ergeben können, erhöhen die Selbstsicherheit und das Selbstvertrauen des/der Tänzer/in. Die Methode ermutigt Tänzer, ihr Bewegungs-Repertoire und den Bereich ihrer bewußten Wahrnehmung zu erweitern und erlaubt ihnen auf diese Weise, kreativer und im Ausdruck ihrer selbst erfinderischer zu werden.

Der Anfang meines persönlichen, mit der Entdeckung von Tanz und Bewegung beginnenden Weges liegt nun schon Jahre zurück. Auf diesem Weg habe ich mich mit vielen verschiedenen Techniken und Ideen beschäftigt, bis ich schließlich auf die Feldenkrais-Methode stieß und dabei feststellte, daß vieles, was ich früher gelernt hatte, sich in ihr zu einem sinnvollen Ganzen zusammenfügte. Mich inspiriert es, diese innovative Methode mit Menschen teilen zu können, deren Leben im Tanz seine Erfüllung findet. Mit meiner Arbeit als Feldenkrais- Lehrerin kann ich weiterhin zur Entwicklung dieses Bereichs beitragen, indem ich Tänzern und Tänzerinnen Gelegenheiten zur Entdeckung eines erhöhten Gefühls von Bewußtheit in Leben und Tanz anbiete.

Übersetzung: Vera Heidingfeld/ Ilana Nevill

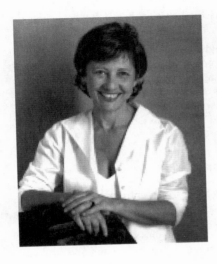

Mara della Pergola lebt in Mailand und hat dort auch ihre Praxis. Studium der Literatur, Geschichte, Pädagogik und Sozialarbeit in Italien. Sie unterrichtet in verschiedenen Ausbildungs- und Fortbildungsprogrammen in Europa. Sie hat ihre Feldenkrais-Ausbildung 1983 in den USA beendet. Sie war Mitbegründerin und Präsidentin der „Associazione Italiana Insegnanti del Metodo Feldenkrais" und leitete das „Instituto di Formazione Feldenkrais". Außerdem gibt sie seit mehreren Jahren Unterricht an der „Scuola-Teatro Stabile" in Turin.

4.2 Theater-Arbeit mit Schauspielern

Mara della Pergola

Unser Leben als Bühne

Wenn wir auf der Bühne unseres Lebens durch Worte oder Handlungen mit anderen kommunizieren wollen, haben wir manchmal das Gefühl, nicht wirklich verstanden zu werden, weil dem, was wir zu sagen haben, der nötige Nachdruck oder die Klarheit fehlen. Und so kommt es dann, daß wir uns für kommunikationsunfähig und beruflich inadäquat halten und ein negatives Selbstbild entwickeln.

Vielleicht klagen wir auch über Mangel an Klarheit in unseren Beziehungen zu Familie, Kollegen und Klienten, weil wir uns unserer gewohnten Reaktionsmuster nicht bewußt sind.

Es kommt uns dabei überhaupt nicht in den Sinn, daß es interessant sein könnte, es einmal mit einer Schauspielausbildung zu versuchen – wenigstens für eine gewisse

Zeit – um in vielfältigen Situationen mit verschiedenen Erfahrungsmöglichkeiten zu spielen und dabei in der Wahl unserer Verhaltensmöglichkeiten freier zu werden.

In diesem Beitrag beschreibe ich die Anwendung der Feldenkrais-Methode in einer Schauspielschule in der ich unterrichtet habe. An dieser Schule kommen für drei Jahre junge Menschen um die Schauspielkunst beruflich zu meistern. Sie haben bereits Erfahrung im Theater, und natürlich im Theater des Lebens. Für den Künstler, der sein Leben der Bühne widmet, sind Leben und Theater mehr oder weniger dasselbe. Das Theater andererseits bezieht seine Vitalität aus dem Leben und kann sich heilend auf das innere Befinden der Zuschauer auswirken.

Kommunikation auf der Bühne

Der Schauspieler ist während der Vorführung äußerst konzentriert, lebendig und bei der Sache, d.h. er ist aktionsbereit. Die sich aus dieser Konstellation ergebende Energie, eine wunderbare Kombination von Elementen, wirkt sich in zwei Richtungen aus: Sie prägt sowohl sein eigenes Erleben und seine innere Sammlung als auch sein äußeres Handeln. Diese Energie teilt sich nicht nur dem Publikum mit und wird von diesem verstärkt, sondern bezieht sich auch auf den, auf der Bühne anwesenden Kollegen. Diese komplexe Interaktion spielt sich in unendlich vielen Variationen ab. So kann zum Beispiel die innere Sammlung eines stillen, sich nicht bewegenden Schauspielers, die der Meditation gleichen mag – was durch Bewegungen und mimischen Ausdruck der anderen Schauspieler noch unterstrichen wird – einen unmittelbaren Kontakt zur Seele der Zuschauer herstellen.

Oder umgekehrt: Wenn einer der Schauspieler spricht und sich bewegt, stellt die Gruppe seiner Kollegen vielleicht ein Gegengewicht zu dessen betonter Wendung nach außen dar und übernimmt damit die Rolle eines Chors.

Der Schauspieler, seine auf der Bühne anwesenden Kollegen und das Publikum schaffen also gemeinsam vielfältige Kombinationen von Kommunikationsprozessen. Der Dialog fließt dabei weder gradlinig von einem zum anderen noch auf triangulärer Ebene zwischen den Beteiligten. Er bewegt sich vielmehr auf verschiedenen, sich überschneidenden Ebenen, welche eine magische, sich bewegende Spirale, eine dreidimensionale Gestalt darstellen. Diese Gestalt verschließt sich niemals der Entwicklung und kann sich – im Falle einer erfolgreichen Aufführung – zum Crescendo steigern oder zum Reinfall werden.

Auch eine Unterhaltung oder ein Vortrag kann bei Berücksichtigung der jeweiligen räumlichen Verhältnisse auf diese Weise zu einer Art Theateraufführung werden.

Der bewußte Schauspieler

Es liegt auf der Hand, daß es in der Schauspielausbildung äußerst wichtig ist, den Studenten Gelegenheit zu geben, diese Energie dadurch zu kultivieren, daß sie sich ihrer selbst und der Art und Weise, wie sie handeln und sprechen, bewußt werden. Dann können sie während des Spiels spüren, welche Prozesse dabei ablaufen und sind in der Lage, sich in ihrem Tun und Sprechen immer auf die jeweilige Situation einzustellen.

Bewußtheit, die besondere Aufmerksamkeit, die der Schauspieler auf seine eigene Seinsweise, seine Art sich zu bewegen und zu sprechen richtet, ist das wichtigste Werkzeug seiner Ausdruckskraft und verhilft ihm zur Freiheit von allem Unnötigen und Unkontrollierten, von allem was seinen persönlichen Stil und Ausdruck beeinträchtigen könnte.

Auf der Suche nach seinem persönlichen Stil muß der Schauspieler einen Prozeß durchlaufen, bei dem er sich erstens all dessen bewußt wird, was zu seiner persönlichen Haltung, Einstellung und zu seinem Wesen gehört, zweitens aber auch dessen, was in den Jahren der Arbeit an sich selbst oder in der Schauspielschule allmählich dazugekommen ist und ihn vielleicht zu unflexibel gemacht hat.

Dieser Prozeß benötigt Zeit. Er ist eine Art Reinigungsprozeß, bei dem alles, was in der Bewegung und im schauspielerischen Ausdruck überflüssig ist, eliminiert wird, z.B. die Tendenz, immer gleich Erfolg haben zu wollen oder übertrieben viel Muskelkraft anzuwenden. Vielleicht lernen wir dabei gar nichts dazu, finden statt dessen jedoch unsere eigene Mitte wieder – sowie ursprüngliche Empfindungen von Ganzheit, Freude und Freiheit. Wir können das als neutrale Zentriertheit beschreiben, einen Zustand, in dem wir ausgeglichen, flexibel und anpassungsfähig sind.

Aus diesem Zentrum heraus kann man sich leicht in jede Richtung bewegen und dank der eigenen Empfindungen neue und andere Beziehungen entwickeln: zu sich selbst, zu der Rolle, die man spielt, und zu den künstlichen Dimensionen von Zeit und Raum im Theater.

Die Künstlichkeit der Situation im Theater erfordert vom Schauspieler, daß er seine eigene Mitte, sein eigenes Wesen findet, um fähig zu werden, eine viel breitere Skala von Situationen und Ausdrucksformen – ja selbst die extremsten – ausloten zu können.

Der Theaterberuf zwingt einen geradezu, immer wieder zum eigenen primären Ich zurückzukehren – so als ob man nach intensivem Reisen, das einem ermöglicht, in ungewöhnlichen, manchmal sogar kaum vorstellbaren Bereichen neue Erfahrungen zu machen und diese auch mitzuteilen, in ein sicheres Heim zurückkehrt.

Das Theater und die Feldenkrais-Methode:
Ein paar Parallelen

Meiner Ansicht nach wäre es hier interessant, einen Vergleich zwischen dem Theater und der *Feldenkrais-Methode* anzustellen und zu analysieren, wie die Methode im Rahmen der Schauspielausbildung eingeführt werden kann.

Wir werden feststellen, daß eine Reihe von Grundaspekten des Theaters ihre Entsprechung in der Feldenkrais-Methode haben.

Auch dem Leser, der keinerlei Erfahrung mit der Feldenkrais-Methode hat, kann anhand einiger Beispiele das Verständnis erleichtert werden. Es hilft, wenn er dabei die Erinnerung an konkrete Theatererlebnisse zuhilfe nimmt.

1. Zunächst können wir noch einmal wiederholen: Das Theater ist für den Schauspieler die Hauptform des Ausdrucks (Sprache). Kommunikation ist für ihn primär Theaterspielen, d.h. die Kunst, viele unterschiedliche Charaktere zu verkörpern. Tag für Tag spricht der Schauspieler so, wie die von ihm gespielte Person es verlangt, und bringt deren Gefühle und Gedanken zum Ausdruck – manchmal mit sehr viel mehr Intensität als in seinem Privatleben. Dem Schauspieler muß es dabei gelingen, den richtigen Weg zu finden, um den Zuschauern zu ermöglichen, sich in sehr spezielle Situationen hineinzufühlen, hineinzudenken und sich mit ihnen zu identifizieren.
    In unserer Methode verhelfen die Gruppenstunden in Bewußtheit durch Bewegung, uns zu einer besseren Kommunikation mit uns selbst und anderen. Sie reinigen unsere Kommunikationskanäle sozusagen von unerwünschten Störfaktoren und zeigen uns, daß wir uns nur dann ein reicheres Spielrepertoire schaffen können, wenn wir uns unseres Verhaltens im Alltagsleben bewußter werden. Wir benutzen dabei Bewegung, um uns selbst zu spüren, unsere Gedanken zu klären und ein genaueres Bild von uns selbst zu gewinnen.
    Ziel dabei ist nicht nur, uns besser bewegen zu lernen, sondern uns so zu organisieren, daß die Realisierung unserer Absichten so weit wie möglich der Situation entspricht, in der wir uns gerade befinden.
2. Im Theater muß Kommunikation immer klar und deutlich sein. Jede überflüssige und unkontrollierte Bewegung, jedes nicht gut ausgesprochene Wort werden empfunden wie Lärm in einem Konzert: Die Mitteilung ist in diesem Fall unrein und konfus; sie stört die Konzentration und die Aufmerksamkeit der Zuschauer geht verloren. Auf der Bühne hat jede Geste Bedeutung und eine eigene Dynamik in der Kommunikation mit dem Publikum.
    Die Fähigkeit, den Körper mit jeweils angemessener Variationsbreite, Intensität und Rhythmik zu bewegen, hat Entsprechungen in unserer Arbeit: Beim Unterricht sind wir uns bewußt, wie wir Sprache benutzen. Wir müssen die Worte so wählen, daß wir nicht nur Anweisungen geben, sondern daß diese von allen

Schülern verstanden und körperlich nachempfunden werden können. Wir wissen, daß jeder genau die Hinweise aufnimmt, die er akzeptieren kann.

Wir können beim Unterricht dasselbe auf verschiedene Weise sagen, doch lenken wir die Aufmerksamkeit der Schüler nicht auf Details, die mit dem Thema der Stunde nichts zu tun haben und sie nur ablenken würden; z.B. fordern wir sie nicht auf, die Entfernung zwischen ihren Ellbogen zu bemerken, wenn wir ihnen etwas über den Gebrauch der Augen vermitteln wollen.

Zusätzliche Hinweise werden auf neue, jedoch präzise Weise gegeben – immer mit dem Ziel, fehlende Einzelheiten zu klären und parasitäre, unnötige Bewegungen auszuschalten, welche ebenfalls störenden Nebengeräuschen in einem Konzert gleichen.

3. Das Selbstbild: Sowohl im Theater, als auch in der Feldenkrais-Methode steht das Selbstbild im Mittelpunkt. Während es bei dieser Methode darum geht, das Selbstbild für das Handeln in der Welt reicher und präziser werden zu lassen, geht es beim Theater um Verbesserung dieses Bildes, damit es der Darstellung des Lebens auf der Bühne dienen kann.

4. Das Theater kennt Strategien, mit denen die Eigendynamik einer Aufführung verstärkt und auch reduziert werden kann, um die Zuschauer zum Lachen oder Nachdenken zu bringen.

Auch wir benutzen besondere Strategien, um den Lernprozeß der Schüler zu fördern: Wir gebrauchen Metaphern, um tiefere Bewußtseinsebenen anzusprechen, und Witze, damit die Schüler Lernen mit Vergnügen assoziieren. Wir fordern sie auf, bei der Bewegung mit den Augen zu verfolgen, was sie noch nicht spüren können; oder wir verwirren sie mit einer Änderung von Rhythmus, Orientierung usw.

5. Die heute in mehreren Theaterschulen benutzte neutrale, das ganze Gesicht bedeckende Maske zeigt keinerlei Ausdruck. Dadurch wird die Bewegung des restlichen Körpers betont und hat viel mehr Ausdrucksstärke als gewöhnlich, da das Gesicht nun kaum am Spiel beteiligt ist. Die Arbeit mit der Maske ist sehr hilfreich, wenn es darum geht, eine neutrale Basis für die Tätigkeit auf der Bühne zu finden. Der Schauspieler kann sich jederzeit von dieser Basis entfernen und wieder zu ihr zurückkehren, während er den erwünschten Charakter vor den Augen der Zuschauer entstehen läßt. Selbst Naturphänomene, wie das Meer oder ein Baum, können von dieser minimalen poetischen und stilisierten Basis aus dargestellt werden. Es gibt eine Vielzahl verschiedener Meere, doch allen ist diese Basis gemeinsam. Der Schauspieler muß die entsprechende minimale, neutrale Präsenz finden, von wo aus er sich in immer neue Richtungen bewegen kann und jedesmal, wenn er Theater spielt, jeweils die farblichen Details hinzufügen, um die es ihm gerade geht.

Die Maske schränkt den Gesichtsausdruck des Schauspielers ein und gibt ihm dadurch anderswo mehr Freiheit.

Ganz ähnlich definiert der Feldenkrais-Lehrer seine dynamische Vorstellung von Körperhaltung: Als eine Position, von der aus man sich ohne vorherige Neuorganisation in jede gewünschte Richtung bewegen kann.

Es handelt sich dabei um eine wirklich dynamische Vorstellung: Die Haltung ist keine starre, ideale Position, die für alle Zeiten für einen bestimmten Menschen typisch ist, wie z.B. daß der Betreffende immer ganz gerade steht oder leicht zur Seite geneigt. Diese Haltung ändert sich vielmehr und hängt jeweils davon ab, was wir gerade vorhaben. Um eine besser organisierte Haltung zu finden, muß man den neutralen Raum in allen Gelenken und eine neutrale Einstellung finden, die sich immer auf die intendierte Handlung bezieht und sich mit ihr ändert. Wenn man z.B. weglaufen will, kann man nicht kerzengerade wie ein Gardeoffizier dastehen. Wenn man sich nach vorne beugen oder nach etwas greifen will, muß man ein ganz bestimmtes Organisationsmuster dafür finden.

Um bei einer Bewegung weitgehend passiv bleibende Körperteile mobil zu machen, schränken wir gelegentlich die Bewegung an einer Stelle ein und verstärken sie woanders. Wenn wir z.B. die Partie zwischen den Schulterblättern mobilisieren wollen, können wir unseren Unterarm auf den Kopf legen und dann Arm und Kopf als Einheit bewegen. Auf diese Weise erreichen wir, daß die Bewegung weiter unten, zwischen den Schulterblättern beginnt und nicht, wie es bei Kopfbewegungen gewöhnlich der Fall ist, nur im Hals stattfindet.

Es ist genau so, als ob wir eine neutrale Maske benutzen: Der um den Kopf drapierte Arm stellt eine Bewegungseinschränkung dar, welche den gewohnheitsmäßigen Gebrauch des Halses verhindert und von anderen Körperteilen mehr Beweglichkeit verlangt.

6. Eine andere Parallele: Wegen der fortlaufenden Interaktion zwischen Schauspieler und Situationszusammenhang läßt sich die Aufführung niemals auf genau die gleiche Weise wiederholen. In der Schauspielkunst ist es immer, als ob man etwas zum ersten Mal tut, und dadurch, daß der Schauspieler seine Technik jedesmal neu entdecken muß, kann er sie immer weiter verfeinern.

Feldenkrais-Lektionen sind auch nie genau identisch. Die jeweils zum Thema gemachte Funktion bleibt zwar dieselbe, doch der Verlauf des Unterrichts ist immer den Bedürfnissen der Schüler angepaßt, und diese müssen jedesmal alles neu entdecken. Sie werden aufgefordert, sich nie auf mechanische oder gewohnheitsmäßige Weise zu bewegen, sondern so, als ob es das erste Mal ist. Dabei kann man dann wiederentdecken, wie man sich setzt, aufsteht, rollt – geradeso als wäre man ein Baby bei seinen allerersten Lernschritten…

Solche Ähnlichkeiten sind interessant, denn sie erlauben einen reichhaltigen Dialog zwischen diesen beiden Systemen, die zwar unterschiedliche Zielsetzungen haben, doch beide beim menschlichen Potential ansetzen und uns einladen, uns mit sinnvollen Fragen an uns selbst zu beschäftigen.

Wie Artaud sagte: „Das Theater ist die Situation, der Ort, der Punkt, wo man die menschliche Anatomie begreifen und dadurch das Leben heilen und steuern kann."

Und ein Zitat von Moshé Feldenkrais: „Mir geht es nicht um flexible Körper, sondern flexible Gehirne. Mir geht es darum, daß jeder einzelne seine menschliche Würde zurückerhält."

Feldenkrais-Methode und Schauspielausbildung

In verschiedenen Schauspielschulen auf der Welt gehört die Feldenkrais-Methode heute mit zur Ausbildung. Feldenkrais selbst unterrichtete viele Schauspieler in den USA und in Israel, und während der siebziger Jahre gab er regelmäßig Workshops am *Bouffes du Nord*, dem Pariser Theater, wo Peter Brook mit seinem *Centre International de Creation Theatrale* arbeitet. Aus dieser Zusammenarbeit ergaben sich Kontakte zu verschiedenen anderen Ländern und sehr anders arbeitenden Schulen.

Heute fangen viele Schauspieler schon im Rahmen ihrer Ausbildung an, die Feldenkrais-Methode zu lernen, weil sie mit ihrem ganzen Organismus spüren können, welche Bereicherung und Hilfe diese Methode für sie persönlich und für ihre Arbeit darstellt.

Eine Möglichkeit, die Feldenkrais-Arbeit in die Schauspielausbildung einzuführen, bietet sich, wenn ein Lehrer mit der scheinbar simplen Anfrage an uns herantritt, ob wir seinen Studenten vielleicht helfen können, gerade zu stehen und Stimme und Bewegung blockierende Haltungsfehler aufzugeben.

Wir können darauf mit dem Angebot eines komplexen und differenzierten ATM-Prozesses antworten, indem wir den Studenten Gelegenheit geben, sich selbst und ihre Funktionen in der Bewegung auf dem Boden oder im Stehen zu beobachten und dabei eine Vielfalt von Aspekten zu untersuchen.

Wir können z.B. mit einer Serie von Lektionen beginnen, in denen die Aufmerksamkeit der Studenten ihrem Skelett gilt. So können sie spüren und entdecken, daß aufrechtes Stehen und Wachheit keinerlei Muskelanstrengung erfordern.

Die klassische *Beckenuhr*-Serie, d.h. die Lektionen, in denen die Bewegungen des Beckens im Liegen, Sitzen, Knien und Stehen erforscht werden, ist eine großartige und höchst wirkungsvolle Einführung und erlaubt die Entdeckung, mit wieviel Ausdruckskraft man sich bewegen kann, wenn man lernt, Becken und Kopf durch die Wirbelsäule miteinander zu verbinden.

Die Lektionen bringen den Studenten zu Bewußtsein, daß die Beckenbewegung in alle Hauptrichtungen über die gesamte Länge der Wirbelsäule schließlich den Kopf erreicht. Wenn es dabei keine Störfaktoren gibt, bewegt sich der Kopf immer im Einklang mit dem Becken.

Dabei finden die Studenten die Fähigkeit wieder, das eigene Gewicht dem Boden zu überlassen und diesem damit beim Stehen die Unterstützung der gesamten Struktur anzuvertrauen. Damit werden all die Anstrengungen überflüssig, die wir gewöhnlich machen, um wirklich gerade zu stehen. Wir bekommen ein Gefühl dafür, daß es möglich ist, still zu stehen, ohne uns zur Wahrung des Gleichgewichts absichtlich bewegen zu müssen. In unserer Vorstellung werden die Knochen „ruhig und still", wir können uns auf sie verlassen; die Muskeln dagegen ziehen sich gelegentlich zu stark zusammen und verursachen dadurch „Lärm". (Muskeln sind deshalb „laut", weil wir daran gewöhnt sind, sie nur dann zu hören, wenn es irgendwo wehtut oder wenn wir Gymnastik oder andere Übungen machen.)

Die Bewußtheit durch Bewegung-Lektionen, die meist auf dem Boden, im Sitzen oder Stehen stattfinden, bringen die Schüler allmählich dazu, in der Bewegung selbst verschiedene Körperteile in unterschiedlichen Situationszusammenhängen zu spüren. Das heißt auch, daß sie dabei Kontakt mit ihrem Skelett und mit ihrer eigenen Mitte haben, und sich ihrer Bewegungs- und Handlungsgewohnheiten mehr bewußt werden. Gefühl und Empfindung dienen der Entdeckung neurologischer Muster. Die Schüler beginnen zu verstehen, daß jeder Mensch seinen eigenen Handlungsstil hat, daß es jedoch eine idealere Möglichkeit gibt, die einem leichter fällt und mehr Freiheit gibt. Sie lernen, wie sie sich vor körperlichen und – was noch wichtiger ist – vor emotionalen Verletzungen schützen können.

Einige Beispiele

Es gibt viele Lektionen, die sich in der Schauspielausbildung als nützlich erweisen würden. Ich persönlich arbeite gerne mit einer Reihe von Themen. Ich wähle z.B. Lektionen aus, die dem Schauspieler bei der Erforschung elementarer Bewegungen im Alltagsleben helfen können: Wie man vom Stuhl oder Boden aufsteht, sitzt, sich dreht, geht, nach etwas greift, es zu sich hinzieht oder von sich wegschiebt.

Andere Lektionen sind größeren und schnelleren Bewegungen im Raum gewidmet, wie z.B. Rollen, Springen, Laufen, Rennen, usw.

Als klare Richtlinie in all diesen Lektionen dient die Wahrnehmung des Skeletts.

- In Lektionen, bei denen es mehr um Gleichgewicht, Stabilität und Labilität geht, stellen wir unsere Beziehung zur Schwerkraft auf die Probe, z.B. beim Kopfstand oder indem wir versuchen, auf harten Rollen zu stehen.
- Andere Lektionen beschäftigen sich mit der Atmung in Verbindung mit der Stimmproduktion oder einer anderen Funktion.
- Es gibt auch Serien, die minimale Bewegungen im Gesicht klären helfen: Den Gebrauch der Augen, Lippen, der Zunge, des Kiefers. Hier kann die Betonung mehr

auf die weichen Gesichtspartien gelegt und bemerkt werden, wie sanfte Bewegungen dieser Partien einen enormen Einfluß auf die Struktur selbst haben können.

- Einige Lektionen helfen uns, ganz konkret in unserem Inneren verschiedene Rhythmen, Volumen, Farben zu empfinden, neue Dimensionen zu entdecken, die uns – vielleicht zum ersten Mal in unserem Leben – zur inneren Reise und zur Entdeckung wunderschöner Landschaften einladen.

Bei all diesen Lektionen wird man feststellen können, daß viele der von Menschen erfundenen Abstraktionen ihre Wurzeln im menschlichen Körper haben. Wir haben in uns geometrische Linien, Volumen, Kugeln, Zylinder, Rechtecke, Kreise, gerade und sich kreuzende Linien und können lernen, diese zu fühlen: Durch Bewußtheit durch Bewegung-Stunden und Visualisierung der Beziehungen zwischen den verschiedenen Teilen unseres Körpers, selbst wenn diese anatomisch gesehen gar nicht existieren.

Ein Beispiel: In einer Stunde zum Thema *Gehen* können wir die kreuzlaterale Bewegung von Armen und Beinen beobachten, die diagonale Verbindung zwischen Hüfte und gegenüberliegender Schulter spüren, und auf diese Weise das Bild zweier sich überschneidender Linien in uns hervorrufen.

Auch wenn wir den Kontakt dazu kurzfristig verloren haben, läßt er sich ganz leicht wieder herstellen. Wenn wir diese Elemente in uns finden, können wir mit größerer Sicherheit und Koordination wieder aus uns heraustreten, uns bewegen, tanzen, schwimmen, springen… Wir finden uns in der äußeren Welt zurecht, weil sie in uns repräsentiert ist. Das ist eine wichtige Entdeckung!

Alle Bewußtheit durch Bewegung-Stunden haben eine bestimmte Funktion zum Thema und können auf vielfältige Weise miteinander verbunden werden. Eins jedoch ist uns dabei immer gegenwärtig: Der Lernende ist als Person ein einheitliches Ganzes. Ich betone diese beiden Aspekte vor allem bei Unterrichtsserien für Anfänger, um denen, die noch keinerlei Erfahrung mit der Methode haben, das Verständnis zu erleichtern.

Beobachtung und Imitation

Neben der Selbsterforschung werden die Schauspieler auch ermutigt, durch Imitationsspiele sich selbst und andere besser beobachten zu lernen. Auf diese Weise beginnen sie, sich der eigenen Fähigkeit zur Selbstwahrnehmung bei Beobachtung und Nachahmung anderer bewußt zu werden und schließlich auch sich selbst beim Fühlen und Denken zu beobachten. Dazu muß auf verschiedenen Ebenen der Annäherung gearbeitet werden:

1. Unreflektierte Nachahmung.
2. Bewußte Nachahmung, d.h. man weiß, welche Einzelheiten wahrgenommen werden.
3. Nachahmung mit gleichzeitigem gefühlsmäßigem Nachempfinden.
4. Auf etwas Bestimmtes bezogenes Fühlen und Denken, wobei man sich selbst beobachtet, während man still steht oder sich bewegt.

Durch solche Übungen wird die angeborene Sensibilität des Schauspielers entwikkelt und erhöht, und er lernt, seine Aufmerksamkeit gleichzeitig auf einzelne Kollegen und die ganze Gruppe zu richten.

Ein Beispiel: Ich fordere die zu zweit arbeitenden Teilnehmer während einer Unterrichtsstunde auf, eine Geste, z.B. eine Handbewegung wie bei einer Begrüßung zu machen oder einfach herumzugehen. Dann macht der Partner diese Geste nach:

1. Indem er einfach nur die Farbe oder Energie der Geste imitiert, ohne genau auf die Ausführung zu achten. Bei diesem ersten Schritt sehen wir dann, wie einer jemandem kraftvoll und schnell die Hand schüttelt oder nur seine Fingerspitzen berührt oder ohne innere Beteiligung handelt.
2. Indem er die Einzelheiten im Sinne der Feldenkrais-Methode beobachtet. Bei diesem zweiten Schritt kann es sein, daß einer mehr den Bewegungsverlauf der Geste sieht und die Bewegung der Hand in ihrer Beziehung zu Arm, Schulter und Kopf wiedergibt, während ein anderer eher die Geschwindigkeit der Handbewegung wahrnimmt, wieder ein anderer beobachtet dagegen nur diesen ganz begrenzten Teil des sich bewegenden Körpers und ahmt die Bewegung der Hand in den kleinsten Details nach.
   Der Vergleich solch verschiedener Beobachtungsverfahren stellt eine Bereicherung für alle dar. Die Studenten lernen dabei nicht nur, andere Menschen zu beobachten, ihnen wird auch klar, daß es genauso viele Beobachtungs- und Nachahmungsmöglichkeiten wie Lernende in der Gruppe gibt.
3. Im nächsten Schritt wird die Nachahmung mit den Beobachtungen des ersten farblich geprägten Versuchs kombiniert. Das Ergebnis ist eine entsprechend reichhaltigere, ausgestaltetere Version der nachgeahmten Geste.
4. Der letzte Schritt beginnt bei einem persönlichen Gedanken oder einem bestimmten Gefühlszustand, wie z.B. Freude oder Ängstlichkeit, welcher dann mit der Nachahmung der Geste des Partners verbunden wird. Jetzt werden die Gesten des Schülers ganz anders und er kann dabei merken, wie stark die eigene Stimmung und die Gedanken die Interpretation prägen.

Zu Beginn ihrer Ausbildung fällt es den angehenden Schauspielern oft schwer, ihre Nachahmungsfähigkeit ins Spiel zu bringen. Der Imitationsversuch kann leicht zur Parodie entarten und daher abgelehnt werden. Andererseits reicht es nicht aus, wenn der junge Schauspieler in sich selbst nach den Emotionen sucht, die er für die Aufgabe, einen ganz spezifischen Charakter zu spielen, braucht. Wir müssen deshalb unsere Beobachtungsfähigkeit für das, was andere tun und was sie dazu motiviert, schulen und lernen, es in unserem eigenen Handeln differenziert darzustellen.

Ein junger Mensch ist nicht immer in der Lage, die nötige Erfahrung und Emotionsskala in sich selbst zu finden, wie die Theorie des Schauspiels an manchen Theaterschulen in den sechziger und siebziger Jahren es auch sah. Zu dieser Zeit begann sich tatsächlich eine ganz neue Tendenz in der Schauspielerausbildung durchzusetzen. Es ging dabei nicht länger darum, Schauspieler für die Theatertruppe heranzubilden, die dann in jeder Generation genau die gleichen Rollen reproduzierte (siehe z.B. die *Comedie Française*). Der Kerngedanke war vielmehr, den Schauspieler darauf vorzubereiten, beim Theaterspielen vor allem von seinen eigenen Gefühlen auszugehen (Grotowsky, etc.).

Differenzierung

Unterscheidungsvermögen in Bewegung, Stimme, Interpretation und Denken läßt sich in der Feldenkrais-Methode durch Bewegungsdifferenzierung entwickeln. Die Unterscheidung eines Gelenks von einem anderen geschieht direkt und unmittelbar in der Exploration und gehört zu allen unseren Lektionen. Beim Schauspiel dagegen haben wir es mit Gedanken und Gefühlen zu tun – sowie der Frage, wie wir diese anderen Menschen mitteilen können. Hier geht es uns um *Rhythmus und Timing*, um die Erforschung z.B. eines stillen Verharrens, einer Geste, der Unterbrechung einer Bewegung, etc., wobei genau so vorgegangen werden kann, wie wir es z.B. bei der Erforschung des Zusammenspiels von Knie und Fußgelenk beim Gehen des als Einheit gesehenen Menschen tun würden.

Sehen wir uns als Beispiel folgende Lektion an: In der Einzelarbeit werden die Studenten aufgefordert, ein paar Bewegungen zu machen. Anschließend versuchen sie, dieselben Bewegungen mit unterschiedlichen Rhythmen, schneller und langsamer, mit Unterbrechungen zu machen, ohne die gedankliche Kontrolle einzuschalten. Anschließend erhalten sie die Aufgabe, dabei gleichzeitig zu sprechen und dann auch noch Sprechtempo und Bewegungstempo unterschiedlich zu gestalten.

Eine andere Form der Differenzierung könnte folgende sein: Die Studenten werden aufgefordert, mitten im Rollenspiel eine Judorolle zu machen und ohne jede Unterbrechung weiterzuspielen. Das stellt große Anforderungen an den Betreffenden und bringt ihm eins der Probleme seiner Ausbildung zu Bewußtsein: Solange die Bewegung nicht gut organisiert ist und von ihm nicht wirklich beherrscht wird, stockt der Atem, und damit wird seine Stimme in Mitleidenschaft gezogen.

Ich benutzte bei dieser Gelegenheit eine Videokamera, um den Studenten Gelegenheit zu geben, die Unterschiede in der Qualität ihrer Stimme zu erkennen.

In der Theaterschule, an der ich arbeitete, wurden die Studenten dazu erzogen, tagein, tagaus im Sitzen ihren Text vorzutragen. Parallel dazu hatten sie Unterricht in Gesang, Akrobatik, Stimmtechnik, Pantomime, Tanz und in der Feldenkrais-Methode.

Nicht alle Lehrer hatten die gleichen Ansichten. Einige berühmte Schauspieler vermittelten den Studenten in ihren Workshops Atemtechniken und Körperhaltungen, die für Leute mit unserer Erfahrung nicht akzeptabel sind. Sie brachten den Studenten eine Reihe bestimmter Haltungen bei, in denen diese dann verharren mußten. Die Studenten wollten es den Lehrern, deren langjährige und erfolgreiche Theatererfahrung auf der Hand lag, natürlich recht machen. Bei solchem Unterricht wird jedoch nicht beachtet, daß kein Rücken dem anderen gleicht, kein Mensch genau die gleiche Beziehung von Becken und Kopf aufweist und alle Stimmen verschieden sind.

Was läßt sich aus einer solchen Situation machen?

Manche Studenten werden durch Widersprüche verwirrt und können zunächst nicht begreifen, warum es notwendig ist, Bewußtheit zu entwickeln. Sie würden am liebsten ein Rezept für Schauspielkunst bekommen, welches ihnen z.B. den Auftritt auf der Bühne beibringt, denn sie interessiert zu Anfang nur das *Was* und nicht das *Wie*.

Meiner Ansicht nach ist es für den Lernprozeß der angehenden Künstler sehr viel interessanter, wenn sie angeleitet werden, abstrakte Begriffe wie z.B. *„gerade stehen"* in sich selbst zu spüren, statt bloß ein Vorbild nachzuahmen, weil das immer mit Anstrengung oder Künstlichkeit verbunden ist. Solch ein Gespür läßt sich leicht durch eine Lektion zum Thema *Gleichgewicht und Stabilität* oder durch Exploration der Bewegungsmöglichkeiten der Wirbelsäule vermitteln.

Es kann einem sehr nützlich sein, wenn man sich bewußt wird, wie man die Wirbel ohne Anstrengung so ausrichten kann, daß man jederzeit genau die Haltung einnehmen kann, die man gerade braucht. Dabei ist es hilfreich, wenn jeder einzelne das für sich selbst herausfindet und sich ein eigenes Bild macht. Der Lehrer/die Lehrerin kann dabei zu Anfang behilflich sein.

Während des Unterrichts gibt der Lehrer/die Lehrerin Hinweise, die zur Bewegung des ganzen Körpers – nicht bloß eines seiner Segmente – einladen. Die sich dabei ergebende neue Organisation vermittelt ein Gefühl dafür, was es bedeutet, sich *gerade* zu halten. Dies hat nichts mit einer möglichst perfekten Vertikalen zu tun, sondern mit einem neuen Verhältnis zur Schwerkraft: mit Stabilität und gleichzeitiger Flexibilität. Diese neue Organisation erlaubt einen besseren Stand und eine bessere Nutzung der Stimme.

Ein anders ausgerichteter Unterricht würde den Studenten dagegen eher eine bestimmte, ungewollt gekünstelte Haltung aufzwingen, bei der lediglich die Stellung eines Körpersegments verändert und mit Muskelkraft solange wie erforderlich beibehalten wird.

Einige der oben erwähnten Lektionen rufen Begeisterung unter den Studenten hervor, doch für diejenigen, die nicht daran gewöhnt sind, in sich selbst hineinzulauschen, kann die Arbeit mühsam und langwierig sein. Einige finden es aus diesem Grunde schwierig, bei Bewegung und gleichzeitigem Sprechen unterschiedliche Tempi einzuhalten. Anderen fällt es schwer, beim Sprechen lange Zeit unbeweglich stehenzubleiben. Für manche ist es anstrengend, für längere Zeit mit intensiver Aufmerksamkeit auf subtile Einzelheiten zu achten. Wieder andere finden, daß es desorientierend sein kann, wenn man versucht, sich die eigene Wirbelsäule als sehr lang oder sehr kurz vorzustellen. Ihnen kommt der Raum in ihrem Inneren entweder zu klein vor, um sich darin wohlzufühlen, oder zu groß, um erforscht werden zu können. Trotzdem lassen sich schließlich alle von dem im Rahmen von Bewegung und Körperempfinden stattfindenden Entdeckungsspiel gefangennehmen und entwickeln dabei neue Fertigkeiten und Kompetenzen.

Kleine Gruppen

Partnerarbeit und Arbeit in kleinen Gruppen eignen sich gut dazu, den Beobachtungshorizont der Studenten zu erweitern, d.h. ihnen zu erlauben, die qualitativ gleiche Aufmerksamkeit, mit der sie sich selbst wahrnehmen, nun der Beobachtung anderer Mitglieder der Schauspielgruppe zu widmen. Man kann dabei mit den Problemen anfangen, die einige Studenten haben, wenn ihnen die Aufgabe gestellt wird, sich selbst und andere bei Bewegungen zu beobachten. Wie im Alltagsleben sehen manche nur die Grenzen anderer und tendieren daher zu Kommentaren über das, was an den Bewegungen ihrer Kollegen schlecht oder steif ist, wie z.B.: „Sein Becken bewegt sich nicht." oder „Sie zieht ihre Schultern zu sehr hoch.". Die Organisation aller Körperteile im jeweiligen Handlungsablauf sehen sie dagegen nicht. Dadurch erhält die Kommunikation eine negative Note, was dem Lernprozeß keinesfalls nützt.

Der Lehrer/die Lehrerin kann in diesem Fall die Schauspieler anleiten, neue Einzelheiten zu bemerken und ihre Aufmerksamkeit – statt auf eingefahrene Muster – auf Funktionen zu richten. Anschließend werden sie dann aufgefordert, das, was sie an anderen beobachtet haben, in sich selbst nachzuempfinden. Eine solche Schrittfolge, von der Beobachtung zum Selbstfühlen und damit zum Verstehen und veränderten Handeln, führt zu spontanem Interesse an der Feldenkrais-Methode und wirkt einer übermäßig kritisch bewertenden Haltung entgegen.

Eine andere Möglichkeit, Aufmerksamkeit zu fördern und zu erweitern, besteht darin, bei der Arbeit zu zweit den einen Partner die Bewegungen des anderen mit seinen Händen verfolgen zu lassen. Der sich Bewegende kann dabei, ohne sich korrigiert zu fühlen, spüren, wo seine Grenzen sind und was er tut und auf diese Weise ein klareres Selbstbild entwickeln.

Stimmbewegungen

An diesem Punkt der Schauspielerausbildung konzentriere ich mich gerne auf die Stimmproduktion während der Bewegung. Auf der Bühne fallen bei einem Schauspieler als erstes die Ausdruckskraft seiner Stimme und seiner Präsenz auf. Wir alle können merken, ob eine Stimme unterdrückt oder forciert klingt, ob sie kräftig oder fein ist, genau wie wir weiche von abgehackten, kraftvolle von unsicheren Bewegungen unterscheiden können.

Solch qualitativen Unterschiede in der Bewegung und im gesprochenen Wort werden noch deutlicher, wenn der Schauspieler sich durch unnötige Anstrengungen selbst behindert oder – im Gegenteil – dank der angemessenen Nutzung seines Skeletts frei atmet.

Wir müssen uns darüber klar sein, daß wir die Stimme nicht dadurch verändern können, daß wir uns bei der Arbeit ausschließlich auf sie konzentrieren. Es ist strategisch besser, eine Bewußtheit durch Bewegung-Lektion zu unterrichten, bei der es nicht nur um die Stimme geht an deren Ende die Studenten feststellen können, daß ihre Stimme nun anders klingt.

Das läßt sich auf verschiedene Weise erreichen; z.B. haben alle Lektionen, bei denen die Aufmerksamkeit dem Atmen gilt, einen Einfluß auf die Stimme. Der einmalige Reichtum der Methode erlaubt es uns, auf vielen verschiedenen Wegen an ein und dieselbe Funktion heranzugehen. So läßt sich die Stimmqualität z.B. auch dadurch näher untersuchen, daß die Studenten sich zunächst *mit* und dann *ohne* Anstrengung bewegen, während sie einen Satz sprechen. Z.B. erhält der Betreffende die Aufgabe, beim Sprechen des Satzes eine fließende Bewegung zu machen und zu beobachten, wie er das erlebt. Anschließend wiederholt er den Satz, macht dabei jedoch eine ruckartige oder gezwungene Bewegung, oder er spannt dabei irgendeine Muskelgruppe an. Der Unterschied zwischen den beiden Versionen ist leicht zu spüren und wird durch nochmalige Wiederholung des Satzes während einer weichen Bewegung noch klarer.

Wenn Sie das einmal an sich selbst ausprobieren, werden Sie den Einfluß bemerken, den die gesamte Organisation und das Timing auf Ihre Stimme und die Art, wie Sie sprechen, haben. Die Klangfarbe der Stimme gehört paradoxerweise in den Bereich der nicht-verbalen Kommunikation. Beim Sprechen reicht es nicht aus, die richtigen

Worte auf die richtige Weise und mit dem richtigen Rhythmus von sich zu geben. Wenn wir den Weg des Stimmtons nicht bewußt in unserem Inneren verfolgen und dabei auftauchende unnötige und hinderliche Verspannungen nicht wahrnehmen können, widersprechen unsere Worte vielleicht dem, was wir tatsächlich sagen wollen, oder der andere versteht nicht, was wir wirklich meinen.

Es ist genau so, als würden wir uns auf einen Stuhl setzen: Wir können das leicht und elegant tun; doch gelegentlich müssen wir uns absichtlich schwer machen, um in unserem Ausdruck eindeutig zu sein.

Wir alle kennen Menschen mit relativ begrenzter Stimmskala. Ihnen fällt es wahrscheinlich schwer, die richtige Stimmlage zu finden, wenn sie eine bestimmte Emotion, z.B. Traurigkeit, zum Ausdruck bringen wollen. Sie werden auch kaum zu einer natürlichen stimmlichen Differenzierung anderer Gefühle fähig sein. Das bedeutet, daß sie verschiedene Stimmungen auf die gleiche Weise zum Ausdruck bringen und verschiedene Rollen mit gleicher Klangfarbe spielen. Wir hören in diesem Fall Worte, denen wir eine Bedeutung geben, die den Absichten des Sprechenden nicht unbedingt entsprechen.

Uns wird also klar, daß sich eine natürliche Sprechweise nicht direkt kontrollieren und produzieren läßt. Sie ergibt sich vielmehr aus der Organisation des gesamten Selbst, aus unseren Emotionen und Gedanken, und wird vor allem durch das, was wir beim Sprechen tun, geformt. Resonanz und inneres Volumen werden größer, wenn wir den störenden Einfluß von Gewohnheiten reduzieren.

Betrachten wir nun eine Handlung: Das Greifen nach einem Gegenstand. Der Schauspieler kann vor, nach und während der Geste des Greifens reden. Damit ergibt sich eine gewisse Diskrepanz zwischen Handlung und Wort, durch die man dem Publikum unterschiedliche Empfindungen vermitteln kann.

Sie können das Folgende mit einem Partner ausprobieren:

Er gibt Ihnen ein Buch. Sie greifen danach, nehmen es und sagen: „Ich will dies Buch haben". Ihre Geste geht dabei entweder diesen Worten voraus, folgt ihnen oder begleitet sie. Bemerken Sie, welch unterschiedliche Bedeutung die Geste dabei haben kann und wieviele stimmliche Variationen es gibt. Kommt Ihnen eine Variante prägnanter als die anderen vor?

Es gibt auch Situationen, wo der Satz nicht dem entspricht, was wir denken. In diesem Fall kommt es zu einer ähnlichen Störung, als würden wir bei einer Bewegung plötzlich die Absicht ändern. Versuchen Sie einmal, um die Dissonanz selbst zu empfinden, einen Satz auszusprechen, während Sie innerlich einen entgegengesetzten Kommentar dazu geben.

Zusammenfassung

Diese Zusammenstellung einiger Ideen und Experimente aus meiner Feldenkrais-Arbeit mit Schauspielern kann dem Leser einen Eindruck davon geben, wie sich die Methode in allen möglichen Situationen anwenden läßt, welche Schauspieler in ihrer Ausbildung meistern müssen, damit ihre Darstellung einer Rolle den Zuschauer überzeugt und ergreift.

Und wie Shakespeare gesagt hat, wir sind alle Schauspieler auf der Bühne des Lebens; manchmal müssen wir die Rolle einer Primadonna, ein anderes Mal eine Nebenrolle spielen und uns zurückhalten; manchmal übernehmen wir auch die Rolle der Beobachter. Es ist wertvoll, die richtige Rolle im rechten Moment spielen zu lernen, und dabei die Vielfalt und den Reichtum all der Rollen zu genießen, die wir das Glück haben, spielen zu können.

(Übersetzung; Ilana Nevill)

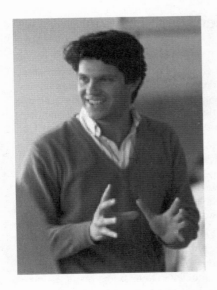

François Combeau hat bereits im Alter von sieben Jahren in einem Chor angefangen zu singen. 1954 in der Normandie geborgen, hat er eine Ausbildung als Opernsänger gemacht und stand bis 1984 auf der Bühne. Er hat die Feldenkrais-Methode kennengelernt und seine Ausbildung 1987 in Paris abgeschlossen. Er war für mehrere Jahre Präsident der Internationalen Feldenkrais-Föderation. Er leitet ein Feldenkrais-Institut in Paris und ist als Assistent-Trainer in Feldenkrais-Ausbildungen in Europa tätig. Er wohnt mit seiner Familie in Paris.

4.3 Sensomotorische Entwicklung – Sprache und Gesang

François Combeau

Musik ist eine Ausdrucksebene, in der sich eine Gesellschaft darstellt. Sie präsentiert sich sowohl in der Musik ihrer Sprache, der musikalischen Beschaffenheit der Stimmen, sowie in der Musik, die ihr soziales und ihr affektives Leben zum Ausdruck bringt. Musik als vielschichtige Äußerung repräsentiert aber auch Besonderheiten der Gruppe, die diese Musik macht: ihre Morphologie, Lokalität, die für sie typische Arbeit, ihre Beziehung zu Tier- und Pflanzenwelt und zu den Naturkräften. In der Musik drücken sich außerdem die Beziehungen zwischen Individuen und natürlich · auch die zwischen Menschen und Übernatürlichem aus, d.h. religiöse Gefühle.

Die Freiheit des authentischen, der Situation angemessenen Ausdrucks

Sogenannte primitive Gesellschaften, in denen die Arbeit noch kollektiv verrichtet wird (Bodenbestellung, Jagen, Fischen) und das soziale Leben floriert, haben kollektive Formen des Singens entwickelt. Ihre Gesänge beschreiben Tätigkeiten, die mit bestimmten Körperbewegungen und -rhythmen, Örtlichkeiten und Tageszeiten verbunden sind. Einzelstimmen verschmelzen in ihnen zu einem harmonischen Gesamten.

Die soziale Evolution brachte die Entfaltung von Individualität, von symbolischer Repräsentation und Austausch zwischen Gruppen mit sich. Der Gesang folgte dieser Entwicklung, und die kollektive Form des Ausdrucks wurde immer häufiger durch individuelle abgelöst. Nun zunehmend symbolisch repräsentativ, wurde Singen als Form der Verständigung, als Mittel sozialer und religiöser Kommunikation benutzt.

In unserer technologisch hochentwickelten Gesellschaft stellt sich vieles verändert dar. Der Gesang hat sich aus seinem Bezug zur Aktivität, zur Bewegung des Körpers im Raum, zu Lebensumständen gelöst. Er findet seine Inspiration jetzt eher in Empfindung und Emotion, sowie im Geistig-Intellektuellen. Dabei bringt meine Stimme zum Ausdruck, was „ich bin": ein besonderes Individuum mit dem Bedürfnis, Beachtung und Fürsorge zu finden. In diesem Ausdruck meiner Selbst – meiner Unsicherheiten, Schwächen und Gewohnheiten – versuchen mein Singen und meine Stimme zueinander zu finden. Bei ihrer Suche nach einem sicheren Halt, nach klaren Grenzen in einer Technik können sie sich aber auch gegenseitig behindern oder sogar den Kontakt zueinander verlieren.

Nie zuvor war den Menschen die Suche nach der eigenen Stimme so wichtig wie heute. Es ist fast so, als gehöre sie in das Reich des Ungreifbaren, des Nicht-Definierbaren. Als könne sie nur im Augenblick ihrer Manifestation als Wirklichkeit erlebt werden, im Zusammenspiel ihrer Erzeugung, als wahrhaft authentische und angemessene Antwort auf einen äußeren oder inneren Reiz.

Damit stellt sich zugleich die Frage, ob mein Körper, meine Gedanken, meine Atmung die solch angemessenem Ausdruck, solcher Authentizität entsprechende Freiheit besitzen. Das bedeutet nicht, daß ich herausfinden muß, was für meine Stimme gut oder schlecht ist. Ebensowenig müssen endlose Listen von normativen Ge- und Verboten aufgestellt werden.

Meist sind die unterschiedlichen Stimmtechniken, die es auf der Welt gibt, an einen bestimmten sozialen, kulturellen, beruflichen oder religiösen Kontext gebunden, manchmal auch an Habitat oder Klima. Diese Techniken werden durch mündliche Tradition, Initiation oder Lehre weitergegeben. Es kann sich dabei aber auch um Improvisation in bestimmten Situationen oder im Rahmen eines spontanen schöpferischen Prozesses im „Hier und Jetzt" handeln.

Hier ein paar Beispiele solcher Techniken:

- der in vielen Stimmtraditionen – wie z.B. in Nordafrika – gebräuchliche Knacklaut oder Stimmritzenverschluß;
- der Jodler bei Bergvölkern, bei dem der Übergang von Kopf- zu Bruststimme bewußt erlebt wird;
- der Kehlgesang in Ländern, in denen weite Räume zu durchqueren sind, wie das für baskische Schafshirten und Berber der Fall ist;
- das ausgeprägte Tremolo im Gesang koreanischer Frauen, bei dem die Dynamik der unter starkem Druck stehenden Larynx entspannt wird;
- die offene Kehle der Fado-Sängerinnen mit ihren Galionsfiguren gleichenden Gesichtern und ihren nervös das traditionell schwarze Umhängetuch befingernden Händen;
- der nasale Gesang süditalienischer Popstars;
- die extrem tiefe Stimmlage in der japanischen Tradition;

Kann uns hier die jeweilige Tradition etwas zum Thema „korrekte Stimmtechnik" sagen?

Im Einklang mit dem singenden Körper

Jede spezifische Ästhetik prägt den Gesang als Kunstform und unterwirft ihn einer Reihe von Regeln, nach denen sich der Sänger richtet. So konzentriert er sich unter Umständen auf ganz bestimmte Aspekte seiner Stimme, um diese besonders – und oft ausschließlich – zu entwickeln. Das betrifft z.B. Klangfülle, Stützfunktionen, Muskeltonus und Artikulation.

Nehmen wir das Erbe des klassischen Gesangs des 19. Jahrhunderts als Beispiel. Von ihm wird oft behauptet, er zeige den korrekten und gesunden Gebrauch der Stimmorgane und Atemdynamik. Dabei zeigt sich eher, daß die Anweisungen im klassischen Gesang den Sänger zur Übertreibung der Entwicklung bestimmter Muskeln, einer spezifischen Organisation von Körper und Atemfunktion sowie der Resonanz um ihrer selbst willen verleiten können.

Meiner Ansicht nach hat diese Eigentümlichkeit folgende Ursachen:

- das Bemühen um Homogenität der Klangfarbe über das gesamte Stimmspektrum hinweg, wo andere ästhetische Richtungen einen Registerwechsel, sowie Entfaltung und Erweiterung je nach Tonlage ausgewählter harmonischer Bereiche vorziehen würden;

- die Möglichkeit, auf jeder Note des Stimmspektrums ein Crescendo oder Diminuendo auszuführen;
- die Fähigkeit, alle Vokale mit gleicher Fülle und Homogenität auf jeder Note zu singen. In den meisten Gesangstraditionen werden ganz bestimmte Vokale für den gesanglichen Ausdruck ausgewählt. Und zwar solche, die durch ihre Offenheit und Wirkung auf die Stimmbänder der Lautproduktion besonders dienlich sind und die akustische Verwirklichung des Phänomens erlauben.

Zum Erwerb einer Technik im Rahmen einer bestimmten Ästhetik gehört die wirklich bewußte Wahrnehmung des singenden Körpers. Meinen Körper, den ich als primäres Instrument benutze, seine Struktur, seine Mechanismen und seine Biodynamik gilt es zu entdecken. Weiter gehört dazu das Bewußtsein für Möglichkeiten und Grenzen des Körpers. Sie sind zum einen gegeben durch den Skelettbau, der seine Bewegungen diktiert, sowie durch die Arbeitsweise des zerebralen Kortex, der die Muskeln steuert. Außerdem können mittels der Empfindung die Gesetze der Physik entdeckt werden (die auf feste Körper und Flüssigkeiten wirkende mechanische Schwerkraft – die Luftsäule), wie auch die Gesetze der Akustik (Fortpflanzung von Tönen, Entwicklung von Harmonik). All dies sind Eigenschaften der Umwelt, in der wir leben, uns entwickeln und uns ausdrücken.

Das Selbstbild

In seinem Werk „Bewußtheit durch Bewegung" sagt Feldenkrais: „Jeder Mensch steuert sein körperliches und geistiges Verhalten nach dem Bild, das er von sich selbst hat" (ein bewußtes Bild mit unbewußter Repräsentation im Kortex). Dies Selbstbild ist ein körperliches Bild mit Konturen, mit Beziehungen zwischen den Gliedern und anderen Körperregionen (zeitliche und räumliche Zusammenhänge), mit Innenräumen (aus denen die Atem- und Resonanzräume werden). Das Selbstbild erstreckt sich auch auf Gefühl, Emotion und Denken. Seine besondere Prägung bekommt dies Bild durch Entwicklung, Erziehung und persönliche Geschichte des betreffenden Individuums.

Beim Einnehmen einer Haltung, beim spontanen Ausdruck, in der stimmlichen Dynamik findet jeder Mensch eine ganz und gar persönliche Form der Gestaltung, die von ihm als die leichteste und natürlichste empfunden wird. Oft hat der Betreffende gar nicht das Gefühl, etwas Besonderes zu tun: „Für mich ist das ganz natürlich." Die von der Gewohnheit diktierten Konfigurationen sind also tief im Nervensystem verankert. Dieses reagiert auf äußere Reize mit einer vorgefertigten Antwort, einer Gewohnheit und ist daher oft nicht imstande, adäquat auf die äußere Wirklichkeit einzugehen. Mit anderen Worten, es ist nicht anpassungsfähig, wo es um einen besonderen Ausdruck oder eine Intention geht.

Bei unserer Arbeit liegt uns daran, das Nervensystem durch die dynamischen Änderungen von seinen zwanghaften Konfigurationen zu befreien. Damit ermöglichen wir einen Modus des Handelns und Reagierens, der statt durch bloße Gewohnheit von der jeweiligen Situation diktiert wird.

Wenn ein Kind oder ein Erwachsener mit irgendeinem Problem zu mir geschickt wird, versuche ich als erstes festzustellen, wie dieser Mensch den Schritt von der Absicht zur Ausführung macht. Mit anderen Worten, es geht dabei um die Frage, wie Intention in einem Organ konkret zu „Körper und Bewegung" werden. Jede menschliche Funktion bedient sich körperlicher Organe. Es wäre also töricht zu glauben, wir könnten eine Funktion verbessern oder ein Verhaltensmuster ändern, ohne daß die dafür zuständigen Organe die dazu nötige Freiheit, die Differenzierung ihrer Bewegungen hätten.

Der pädagogische Aspekt

Wie der Schüler sich verhält und bewegt, wie er z.B. seine Stimme benutzt, atmet und artikuliert, stellt immer die angemessenste Antwort auf eine bestimmte Situation dar. Und es ist zugleich die beste Antwort, die er in sich selbst hat finden können. Diese Reaktion hängt vom Selbstbild des Betreffenden ab. Es steht mir als Feldenkrais-Lehrer daher nicht zu zu entscheiden, ob sie richtig oder falsch ist. Meine Aufgabe besteht vielmehr darin zu hören, zu sehen und zu fühlen, ob die jeweilige Funktion der Absicht des Singenden gerecht wird. Das heißt, entspricht der erzeugte Ausdruck, die Klangfarbe und die Artikulation seiner Intention, und ist diese Absicht, was immer sie auch sein mag, klar zu erkennen.

Ist das nicht der Fall, überprüfe ich, wie die verschiedenen Körperteile und Funktionen zueinander in Beziehung stehen. Wo und warum gibt es ein Hindernis und damit einen Mißerfolg? Was wir als Beobachter sehen können, ist oft das Endresultat einer langen Kette von unkoordinierten Prozessen, die jeder für sich noch einmal neu ausgeführt werden müssen, wenn das Problem gelöst werden soll.

Wir werden dabei zu Führern in einem Experiment, im Abenteuer eines sich bewegenden Körpers, eines Nervensystems, eines menschlichen Geistes, einer Stimme. Die Arbeit wird zu einem Informationsaustausch zwischen dem Schüler, dessen Verhalten und äußere Erscheinung eine Form von Information darstellen, und dem Lehrer. Je nachdem, was dieser sieht und hört, formuliert er Fragen an den Schüler, um ihm im richtigen Augenblick eine möglichst klare Information zu geben. Diese ermöglicht dann eine neue Reaktion, einen frischen Sinneseindruck.

Auf diese Weise entsteht ein reicheres, vollkommeneres Selbstbild, das dem Schüler nun erlaubt, seine Stimme und seinen Körper effektiver und mit mehr Expressivität zu gebrauchen und dabei seine unerschöpflichen Möglichkeiten, so weit es geht, zu verwirklichen.

Beispiele aus der Praxis

Nehmen wir zur Veranschaulichung ein konkretes Beispiel: Die Position des Unterkiefers und ihre Dynamik beim Sänger. Jedes Individuum hat eine erkennbare, ganz spezifische, durch Gewohnheit geprägte Morphologie, die vom Lehrer oft kritisiert wird: „Beißen Sie die Zähne nicht so zusammen", „Machen Sie den Kiefer nicht so weit auf", „Sie schieben den Kiefer zu weit vor und machen es damit Ihrer Stimme schwerer" etc.

Die Stellung des Unterkiefers hängt aber mit Verkürzung und relativer Entspannung der Muskeln zusammen, welche den Unterkiefer mit den benachbarten Regionen verbinden (Oberkiefer, Schlüsselbeine, Brustbein, Nackenregion, Wirbelsäule). Die Stellung mag eine spontane Reaktion auf den Situationszusammenhang sein, z.B. Aggression oder Angst zum Ausdruck bringen. Sie könnte aber auch Gewohnheit sein und einem durch die Lebensgeschichte des Betreffenden geprägten Selbstbild entsprechen. Oder sie könnte durch Erlernen einer bestimmten Konfiguration in Zusammenhang mit einer spezifischen Technik erworben sein, um die es bei der Ausbildung ging. Nachahmung eines Vorbildes spielt oft auch eine Rolle.

Wenn man die akustischen Gesetze berücksichtigt, die für die Entwicklung der Harmonik und die Fortpflanzung des Klangs verantwortlich sind, so wird deutlich, daß es keine ideale Kieferstellung gibt. Das betrifft ebenso die funktionelle Beziehung zwischen Unterkiefer und Kehlkopf (d.h. die Quelle der Schallschwingungen). Vielmehr verändert sich die Kieferstellung mit Höhenlage und Intensität, mit dem jeweiligen Vokallaut und der erwünschten Stimmtönung. In seiner Beziehung zu Oberkiefer, Larynx und Halswirbelsäule muß der Unterkiefer zu jeder Zeit ein den jeweiligen Anforderungen entsprechendes, harmonisches und freies Gleichgewicht bilden. Das Nervensystem muß in seiner Eigenschaft als Kommandozentrale in der Lage sein, die Aktivität des Stimmorgans so zu programmieren, daß diese der jeweiligen akustischen Situation angemessen ist. Das heißt, es muß dem Stimmorgan die nötige Muskelkoordination diktieren.

Dazu muß es frei sein von zwanghaften und durch Gewohnheit entstandenen Konfigurationen und Reflexen. Damit es zu einer morphologisch spezifischen Konfiguration fähig ist, darf es keine unbewußte und unbeabsichtigte Anspannung geben. Das setzt Experimentieren voraus sowie die gedächtnismäßige Verarbeitung einer Unmenge von Möglichkeiten, die anschließend auf unterschiedlichste Weise durch Assoziation kombiniert werden können. Daraus ergibt sich dann ein den jeweiligen äußeren Reizen angepaßtes Verhalten.

Je größer der Reichtum an Möglichkeiten, desto mehr Chancen haben wir, die jeweils optimale Handlungsalternative in uns zu finden. Wenn wir nur eine einzige Konfiguration kennen – egal ob sie gut oder schlecht zu sein scheint, gewohnheitsbedingt oder durch Lernen angeeignet ist – wird unsere Antwort auf die Situation in den meisten Fällen inadäquat, unharmonisch und begrenzt sein. Allein flexibles, mit einem Minimum an Anstrengung verbundenes Verhalten erlaubt es uns, Freiheit im Ausdruck, einen harmonisch reichen Klang, perfekte Formung der Vokale sowie eine klare, präzise Artikulation zu erzielen.

Eine Vielzahl von Möglichkeiten ausprobieren und auf Unterschiede hören

Wenn ein Schüler beim Singen eine Stellung seines Unterkiefers hat, die das Hervorbringen von Tönen und die harmonische Qualität der Vokale eindeutig beeinträchtigt, präsentiere ich ihm kein äußeres Vorbild, schlage ihm keine andere Kieferstellung vor (die sogenannte richtige Position, die er vor dem Spiegel einüben mußte). Statt dessen probieren wir eine Menge von möglichen Kieferstellungen und Beziehungen des Kiefers zu anderen Körperregionen aus. Dabei hören wir auf die durch diese Veränderungen verursachten Klangmodifikationen, wobei wir auch unangemessene, d.h. störende und behindernde Kieferhaltungen einbeziehen. Auf diese Weise kann der Schüler die Unterschiede selbst registrieren.

Ich möchte an dieser Stelle ein chinesisches Sprichwort zitieren: „Indem er alle Möglichkeiten ausschöpft, ziellos kreuz und quer zu laufen, kommt der Mensch endlich zum direkten Weg." „Direkt" bedeutet hier nicht im Sinne eines vorgegebenen Modells, sondern in bezug auf sich selbst und die Situation, in der er sich gerade befindet. Dieses freie Herumprobieren ist charakteristisch für die Lehrzeit, durch die ein Kind schließlich zur Reife gelangt. Auf die gleiche Art und Weise kann der Schüler sein Nervensystem von festen Gewohnheiten befreien. Er kann sich unter Berücksichtigung aller relevanten Aspekte ein neues Bild seiner selbst erschaffen – ein reicheres, klareres, vollständigeres Bild. Jenes Bild beginnt nun sein Verhalten zu steuern, das dabei zunehmend an Anpassungsfähigkeit und Harmonie gewinnt.

Eine Bewegungssequenz zum Thema: Wie frei ist Ihr Unterkiefer?

Zur Veranschaulichung wollen wir hier eine kurze Bewegungssequenz durchführen, bei der es um die „Freiheit" des Unterkiefers geht und um die Entwicklung, die es dem Mund erlaubt, sich leicht zu öffnen.

Setzen Sie sich bequem auf einen Stuhl, am besten an Ihren Eß- oder Schreibtisch. Nehmen Sie sich Zeit, bis Sie so sitzen, daß Ihr Rücken keine unnötigen Bewegungen macht, Ihr Kopf leicht und beweglich bleibt und Sie ruhig atmen können. Bemerken Sie die Orientierung Ihres Kopfes, seinen Abstand von den Schultern und vom oberen Rücken.

Wenden Sie Ihre Aufmerksamkeit jetzt der Mundhöhle zu. Was spüren Sie dort? Haben die oberen und unteren Zähne miteinander Kontakt? Ist Raum zwischen Ober- und Unterkiefer? Wie groß ist das Volumen der Mundhöhle? Wo befindet sich die Zunge?

Öffnen und schließen Sie nun ein paarmal langsam und leicht den Mund. Richten Sie Ihre Aufmerksamkeit darauf, wie er sich öffnet, wie Sie dabei vorgehen und wo die Gelenke sind, die diese Bewegung ermöglichen. Wie weich ist diese Bewegung? Können Sie bei dem gewählten Rhythmus und Bewegungsumfang spüren, wie Sie die Bewegung ausführen und was dabei in Gesicht, Hals, Nacken ausgelöst wird?

Stützen Sie sich jetzt mit den Ellbogen auf den Tisch (und wenn keiner da ist, auf die Knie), so daß Sie die Unterarme senkrecht halten und das Kinn in die Hände legen können (so als wollten Sie Ihren Kopf stützen). Sobald das Kinn in den Händen ruht und damit seine Bewegungsfreiheit verliert, öffnen und schließen Sie erneut den Mund. Sie werden dabei merken, daß der Unterkiefer sich nun nicht mehr in Richtung Boden bewegen kann. Wie können Sie jetzt trotzdem noch den Mund öffnen? Beobachten Sie, daß Sie dazu jetzt den Kopf selbst bewegen. Dieser neigt sich leicht nach hinten, die Nase bewegt sich in Richtung Decke, d.h. der Oberkiefer entfernt sich vom Unterkiefer, der unbeweglich bleibt, und dabei öffnet sich der Mund. Wiederholen Sie diese Bewegung ein paarmal, bis sie vertrauter, leichter wird und weniger Konzentration erfordert. Nehmen Sie nun das Kinn aus den Händen, und ruhen Sie sich ein wenig aus. Was beobachten Sie? Was spüren Sie in bezug auf die Orientierung Ihres Kopfes, Ihres Nackens?

Dann beginnen Sie wieder, den Mund leicht zu öffnen und zu schließen. Spüren Sie Unterschiede? Was möchten Sie jetzt machen? Was hat sich an der Art und Weise, wie Sie den Mund öffnen und schließen, verändert? Wenn Sie Lust haben weiterzumachen, beginnen Sie nun wieder den Mund zu öffnen und bewegen Sie dabei gleichzeitig leicht die Augen, so daß diese jedesmal, wenn der Mund aufgeht, langsam und sanft in Richtung Boden schauen, natürlich nicht ganz hinunter. Versuchen Sie, diese beiden Bewegungen zu koordinieren, bis Sie den Eindruck haben, daß sie genau gleichzeitig stattfinden. Wie fühlt es sich an, wenn Ihre Augen so die Mundbewegung begleiten?

Nachdem Sie das ein paarmal gemacht haben, verändern Sie die Augenbewegung bei dieser Übung. Sie richten nun beim Öffnen des Mundes die Augen zur Decke. Wie öffnet sich der Mund diesmal? Was fühlt sich anders an? Wohin tendieren Ihr Kopf, Ihre Kiefer jetzt?

Wiederholen Sie diese Bewegung ruhig und langsam, bis auch sie vertrauter wird. Wie zu Anfang werden Sie bemerken, daß die bloße Orientierungsänderung der Augen einen Störfaktor darstellt und ein seltsam unbekanntes, fast unbequemes Gefühl in Ihnen hervorruft. Sie werden das spüren, solange Ihr Gehirn an der Erinnerung eines anderen, früher erlernten Musters festhält und noch keine neue Idee entwickelt hat, auf die veränderte Situation adäquat zu reagieren.

Machen Sie nun eine kleine Pause, um die Integration all dieser Informationen zu erlauben. Dann kommen Sie noch einmal zu derselben Bewegung zurück, lassen die Augen aber jetzt beim Öffnen des Mundes abwechselnd einmal in Richtung Boden, das nächste Mal in Richtung Decke gehen und so fort.

Wird das allmählich vertrauter, einfacher, leichter? Zögern Sie nicht, sich auszuruhen, sobald Sie die kleinste Anspannung, Ermüdung oder Ungeduld empfinden. Wenn Ihre Neugier noch nicht gestillt ist und Sie noch Lust zum Weiterexperimentieren haben, stützen Sie sich jetzt wieder mit den Ellbogen auf den Tisch, so daß die Unterarme zur Decke zeigen, und legen Sie das Kinn in die Hände.

Beginnen Sie nun wieder mit dem Öffnen des Mundes (wobei Unterkiefer und Kinn unbeweglich bleiben) und beobachten Sie, wie der Mund jetzt aufgeht. Fällt es Ihnen leichter, das Gelenk zu lokalisieren, das Ihnen erlaubt, die Orientierung des Kopfes zu ändern und dabei gleichzeitig den Mund – durch eine relative Veränderung der Stellung des Oberkiefers – zu öffnen? Beobachten Sie bei dieser Bewegung, wie das Scharnier zwischen Schädelbasis und Wirbelsäule, das sogenannte Hals-Schädel-Scharnier, in Aktion gerät, indem es sich wie ein kleiner Blasebalg öffnet und schließt. Es handelt sich hier um das zweite und ebenfalls wesentlich am Öffnen und Schließen des Mundes beteiligte Gelenk. Sie können diese Genickfunktion deutlich erkennen, wenn Sie beobachten, wie eine Katze, ein Hund, ein Pferd das Maul öffnen. Sie können das auch selbst beim Gähnen spüren, z.B. ganz zu Anfang der Gähnbewegung.

Wenn Sie mit dieser zweiten Möglichkeit des Mundöffnens vertrauter geworden sind, fahren Sie mit dieser Bewegung fort und bewegen dabei gleichzeitig die Augen wie vor ein paar Minuten. Schauen Sie zunächst jedesmal, wenn Sie den Mund öffnen, zur Decke. Machen Sie mehrere kleine, ruhige, sanfte Augenbewegungen. Lassen Sie dann nach einer kleinen Ruhepause die Augen beim Öffnen des Mundes in Richtung Boden schauen. Beobachten Sie, wie ungewohnt diese neue Kombination ist und daß Sie die Bewegung wahrscheinlich mehrmals ruhig und mit großer Aufmerksamkeit wiederholen müssen, damit sie Ihnen vertrauter wird. Lassen Sie sich durch diese Feststellung nicht verunsichern. Wechseln Sie nun regelmäßig von einer Kombination der Mund- und Augenbewegung zur anderen.

Machen Sie noch einmal eine kleine Pause und lassen dabei die Arme auf den Oberschenkeln ruhen, dann beenden Sie die Lektion, indem Sie einfach den Mund öffnen und schließen. Beobachten Sie, ob sich die Bewegung jetzt anders anfühlt, ob sie leichter ist, eine andere Qualität hat. Was machen Sie jetzt anders? Können Sie das kleine Gelenk am unteren Rand des Schädels spüren, das Sie vor ein paar Minuten in Bewegung gebracht haben? Sind Sie jetzt in der Lage, den Mund bewußt mit dem Gefühl zu öffnen, so daß Sie dabei die Stellung des Unterkiefers, des Oberkiefers oder beide gleichzeitig verändern?

Wie können wir mit Atmungsproblemen umgehen?

Zunächst müssen wir beobachten, was die betreffende Person am freien Atmen hindert. Was weist in den am Atmungsprozeß beteiligten Organen auf eine Funktionseinschränkung hin, die vielleicht auf Gewohnheit, Konditionierung und allgemein akzeptierte Vorstellungen zurückzuführen ist?

Unsere Aufgabe besteht dann darin, dem Schüler Lernmöglichkeiten und eine Lernumgebung anzubieten, die dazu beitragen können, die Bewegungsfreiheit der zum Atemsystem gehörenden Körperpartien wiederherzustellen (Rippen, Brustbein, Wirbelsäule, Schulterblätter, Bauchdecke, Nasenlöcher). Spiele ermöglichen dem Betreffenden schließlich, Bewußtheit und Differenzierung zu fördern. Er kann seine Grundbedürfnisse klarer empfinden und unbewußt seine Atemreflexe modifizieren. Dadurch passen sie sich den jeweiligen Bedürfnissen, Aktivitäten und Gefühlszuständen an, wobei diese Reflexe ständig neu erfunden und erschaffen werden.

Die Atemdynamik eines Menschen läßt sich nicht durch normativen Unterricht und Konditionierung entwickeln, sondern vielmehr dadurch,

- daß sein Körper und seine Bewegungen – und damit auch die primär an der Atmung beteiligten Organe – Gelegenheit erhalten, die verlorengegangene Freiheit wiederzufinden;
- daß sein Nervensystem zu einem Zustand zurückfindet, in dem es für Informationen von innen und außen offen ist;
- daß ein angemessenes Verhalten beim Atmen dadurch möglich wird, daß der Betreffende die dabei wesentlichen Bewegungen kontrollieren lernt.

Um das zu erreichen, muß das Atemsystem, ähnlich wie vorher die Unterkieferstellung, von all den eingefahrenen Gewohnheiten befreit werden. Jeder von uns hat sie sich unbewußt im Laufe seines Lebens angeeignet. Und ebenso behindern uns emotionale Fixierungen und erlernte Techniken, wie z.B. die für „richtig" erklärte, die nicht berücksichtigt, daß das Atemsystem in verschiedenen Menschen unterschiedlich funktioniert. Aber wie können wir, was das Atemsystem angeht, Beschränkungen ablegen, kinästhetische Empfindung wiedergewinnen und die Flexibilität unseres Nervensystems wiederfinden?

Wir haben gesehen, daß das Kind in seinem der Evolution des Menschengeschlechts sehr ähnlichen Entwicklungsprozeß Bewegung dazu nutzt, seinem zentralen Nervensystem zu einem Reifegrad zu verhelfen, der ihm sowohl den aufrechten Gang, als auch die sprachliche Artikulation ermöglicht. Wenn es darum geht, eine Gewohnheit zu eliminieren oder die Grenzen eines durch die persönliche Lebensgeschichte eingeschränkten oder beschädigten Selbstbildes aufzuheben, werden wir diese Bewegungen, diese evolutionären Muster, diese Prinzipien somatischen Lernens und Erziehens benutzen. Dabei werden wir das Interesse und die Neugier dieses Menschen wiedererwecken. Das erlaubt ihm, seinen Körper neu zu entdecken, und es gibt ihm die Freiheit, seine Bewegungen zu koordinieren. [1]

Kinästhetischen Sinn entwickeln

All diese Übungen, d.h. die Arbeit an Unterkieferstellung, Atemtechnik usw., entwickeln auch den kinästhetischen Sinn, was etwas ganz Wesentliches ist. Mit anderen Worten, es fördert das Gespür des Singenden für das, was er tut. Das mit dieser Information gegebene Feedback erlaubt ihm dann, seine Stimm- und Atemtätigkeit jederzeit fast unbewußt zu regulieren und zu modifizieren. Er kann dann nach einer neuen Form der Anpassung, einem tragfähigeren Gleichgewicht suchen, um den Anforderungen des angestrebten ästhetischen Effekts besser zu entsprechen.

Die Entwicklung des kinästhetischen Sinns, die (im Tun selbst erworbene) Einsicht in seine Mechanismen, in die morphologische und zerebrale Struktur des Menschen, einschließlich seiner individuellen Gewohnheiten und aller psychosomatischen Reaktionen auf Umwelt und andere Individuen, wird dem Sänger zu größerer Autonomie in seiner Evolution verhelfen.

Die Entdeckung spezifischer, mit dieser oder jener ästhetischen Lehre verbundener Mechanismen wird ihm größere Ausdrucksmöglichkeiten verschaffen. Sie wird ihm helfen, sich seiner Absichten klarer zu werden und diese entsprechend eindeutig zu realisieren. Die dadurch erworbene Flexibilität erlaubt ihm, der jeweiligen gesanglichen Situation in jedem Augenblick besser gerecht zu werden. Und diese Anpassungsfähigkeit macht dem Singenden im richtigen Moment die Information zugänglich, die ihm zur wahren Authentizität seines Ausdrucks verhelfen wird.

(Übersetzung: Ilana Nevill)

Quellennachweis

[1] Eines der originellsten und nützlichsten Beispiele für die Erforschung funktionaler Atembewegungen findet sich in der vierten Lektion (Unterscheidung der Teile und Funktionen beim Atmen) in Moshé Feldenkrais' Buch „Bewußtheit durch Bewegung", S.138ff. Diese Lektion erlaubt dem Schüler, viele neue Möglichkeiten zu entdecken, wie er den gesamten Rumpf – einschließlich der Rippen und des Zwerchfells – zum Atmen benutzen kann. Sie ist auch ein gutes Beispiel dafür, wie Feldenkrais im Rahmen einer Funktion alle möglichen Bewegungen erforschen läßt, anstatt zu definieren, was korrekt ist.

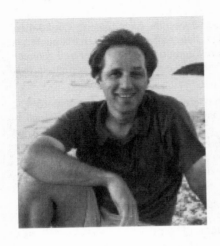

Vincent Lévesque wurde 1956 in New York geboren. Er ist Feldenkrais-Pädagoge und Solohornist am Landestheater Detmold. Er studierte Musik in New York, Hannover und Detmold, wo er als Dozent an der Nordwestdeutschen Musikakademie tätig war. Er hat, neben zahlreichen Rundfunk- und Plattenaufnahmen, bei vielen internationalen Konzertreisen mit namhaften Orchestern mitgewirkt. Seine Feldenkrais-Ausbildung absolvierte er in Paris und Neuss. Zusammen mit seiner Frau, Marion Lévesque (Feldenkrais-Lehrerin und Musikpädagogin) erteilt er in Detmold Einzel- und Gruppenunterricht in der Feldenkrais-Methode.

4.4 Die Musik in uns – Über die Anwendung der Feldenkrais-Methode in der Instrumentalmusik

Vincent Lévesque

Sind Sie Berufs- oder Hobbymusiker? Oder zählen Sie sich eher zu denen, die froh sind, wenn keiner Sie beim Vor-sich-hin Pfeifen oder Singen in der Badewanne hört? Es gibt kaum Menschen, die Musik grundsätzlich nicht mögen. Daß Menschen sich durch Rhythmus und Musik ausdrücken, gehört zu ihren Urbedürfnissen und wird in vielen Kulturen sogar als heilig angesehen. Wir wollen kommunizieren, uns mitteilen und finden als heranwachsende Kinder zunehmend Wege, unsere persönlichen inneren Schwingungen zu „äußern". Wir richten und bewegen uns nach unserem inneren Gefühl von Ästhetik [1] – wir schaukeln, summen, tanzen und singen. Und nicht selten erwacht auch in uns der Wunsch ein Musikinstrument zu erlernen.

Anfänglich ist man neugierig und man hat Spaß an dem Musikinstrument. Nicht selten aber wird der innerste Wunsch, sich mit dem Instrument auf einfachste Art auszudrücken, als „übertrieben" empfunden. Äußere Erwartungen werden verinner-

333

licht: „Du kannst doch den Rhythmus bzw. die Melodie nicht halten". Oft können die Erwartungen nach höheren Leistungen und die Aufforderung nach Imitation nur noch mit Zwang erreicht werden. Und dann kommt die immer besser und genauer werdende Aufnahmeindustrie… Wird nicht häufig einfach die Idee vermittelt, daß nur „Begabte" sich durch Musik ausdrücken dürfen?

Es überrascht kaum, daß viele den Wunsch nach einfachem, persönlichem musikalischen Ausdruck bald wieder aufgeben. Das Instrument, zu dem sie ursprünglich eine Beziehung aufbauen wollten, steht, wenn es nicht längst verkauft worden ist, verstimmt und verstaubt in einer Ecke. Überzeugt, einfach nicht musikalisch begabt zu sein, geben sie es auf und denken schnell an etwas anderes. Das lebendige Urbedürfnis bleibt stumm. Gibt es einen Weg diese verschlossene Tür des Selbstausdrucks wieder aufzuschliessen?

Sicher gibt es begabte Menschen. Das heißt, zumindest Menschen, die Fähigkeiten haben, die ausgeprägter sind als bei anderen Menschen. Doch die wenigsten leiten ihre Begabung von ihrem biologischen Erbe her. Viel häufiger ist es der Fall, daß Menschen Fähigkeiten entwickeln, deren Vorhandensein sie nicht für möglich hielten. Als Kind durfte Moshé Feldenkrais aus religiös-ästhetischen Gründen nicht pfeifen. [2] Seine Versuche, eine Melodie zu produzieren, wurden von Tadel und Kritik begleitet. Seine späteren Erfolge hingegen bei seiner Arbeit mit hervorragenden Musikern (z.B. mit dem berühmten Geiger und Dirigenten Yehudi Menuhin) fanden weltweit Anerkennung. Noch im hohen Alter entschloß er sich, seine eigenen musikalischen Fähigkeiten zu entdecken. Obwohl er früher „gelernt" hatte, daß er musikalisch unfähig sei, war er innerhalb kürzester Zeit in der Lage, höchst komplexe musikalische Aufgaben (z.B. vom Blatt aus der Partitur zu singen) spielend zu bewältigen.

Das Lernen im Leben des Menschen

Das Baby ist zuerst abhängig von seinen Eltern. Es probiert viele verschiedene Bewegungen aus und lernt allmählich, nur die für sich geeigneten zu gebrauchen. Diesen „trial-and-error"- Prozeß, der nicht zielgerichtet sondern eher schweifend ist, nennt Feldenkrais „organisches Lernen". Das Kind wird zum Lernen angeregt durch die Neugierde, seine Umgebung zu erforschen und durch zunehmende Beweglichkeit selbst ein aktiver Teil seiner Umwelt zu werden.

Eine andere Art des Lernens ist das Ansammeln und Wiedergeben von Wissen und Information, wie wir es vielfach z.B. aus der Schulzeit kennen. Der Lehrer, der es gut meint, gibt das Ziel vor. Der Schüler versucht es zu erreichen, um eine gute Note zu bekommen. Häufig geht jedoch so die Neugierde und damit die Motivation zum Lernen verloren. Vielmehr setzt hier der Druck ein, ein fremdgestecktes Ziel erreichen zu müssen. Das führt oft zu inneren Konflikten und zu einem Orientierungsverlust des jungen Menschen. Beim Erlernen eines Musikinstruments geht es meist ähnlich zu. Der Lehrer gibt vor, was in der Unterrichtsstunde erreicht werden soll, der Schüler versucht diese Leistung zu erbringen. Die Möglichkeit von trial-and-error, spielerisch zum Erlernen eines Instruments zu kommen, droht langsam zu verschwinden. Häufig ist es so, daß selbst der Schüler zusammenzuckt, wenn ein Ton quietscht oder schief ist. Beim Üben geht es hier vorwiegend darum, was und wie lange geübt wird, und daß Fehler vermieden werden. Die Art und Weise wie man übt, steht häufig im Hintergrund. Allgemein verbreitet ist der Glaube, man könne beim Üben nur durch „harte Arbeit" eine Leistung erbringen; wenn es leicht geht, ist etwas „faul", sonst kann ja eine Höchstleistung nicht erbracht werden.

Auf dieser Basis ist entspanntes Lernen kaum möglich – eine rasche Entwicklung auf dem Instrument und der Spaß am Musizieren werden gestört und die Möglichkeit einer leichten und harmonischen Beziehung erheblich erschwert. Eine bestimmte Haltung wird eingeübt, ein Ansatz beim Bläser festgelegt, eine Kopfhaltung, ein Bewegungsablauf, eine Technik, usw. Dadurch, daß bestimmte (Bewegungs-) Möglichkeiten ausgeschlossen oder verboten werden, wird die Fähigkeit zur Spontaneität vermindert. Der Schüler wird zunehmend unsicher, hält die Luft an und beginnt sich zu verkrampfen. Als Gegenreaktion beginnt er nach mehr Sicherheit zu tasten. Die subjektiv fehlende Sicherheit ersetzt er, indem er sich am Instrument festhält, dem Stuhl, [3] oder dem Glauben, daß Streß und Verspannungen beim Musizieren unabdingbar sind. Falls dieser Schüler nun ein Musikstudium aufnimmt, geht es meist auf höherem Niveau verstärkt weiter. Kommt dieser Musiker dann z.B. ins Orchester, sind die Chancen leider groß, daß aus dem Lernen und Spielen Leistung und Dauerstreß werden und die Belastungen sich zunehmend körperlich auswirken.

Der Beruf des Musikers mag, angesichts der schönen Materie, beneidenswert erscheinen. Doch Insider wissen, daß Musiker eine außergewöhnlich hohe Krankheitsrate aufweisen. Nach einem Artikel des Deutschen Ärzteblatts, leiden 75 % aller Orchestermusiker an Beschwerden des Bewegungsapparates! [4] Ist also dieser Beruf als gefährlich einzustufen?

Zwar sind nicht alle Beschwerden chronisch oder berufsbedrohend, doch es berührt mich zutiefst, wie viele Musiker ihre Gesundheit gefährden, um Musik zu machen. Regelmäßig erlebe ich Musiker, die, weil sie wegen Schmerz und Streß zu ihrem Urbedürfnis keinen Kontakt mehr aufnehmen können, resigniert haben. Was ist hier aus dem kindlichen Wunsch, sich mit Musik auszudrücken, geworden?

Beispiel 1

Als die 29jährige Geigerin Annette B. mit schweren Rückenbeschwerden zur Einzelstunde (Funktionale Integration) zu mir kam – ihr drohte eine Bandscheiben-operation im Lendenwirbelbereich –, wurde ich an meine erste Begegnung mit der Feldenkrais-Methode erinnert: Ca. 40 Stunden vor einer bevorstehenden Operation an meiner Halswirbelsäule habe ich meine erste Einzelstunde bekommen. [5] Annette B. gab an, auch unter Schwindelanfällen zu leiden. Sie erwähnte, da der Orchestergraben sehr eng war, habe sie zu wenig Bewegungsmöglichkeiten (Bogenführung) beim Musizieren. Als sie mir etwas vorspielte, kam das zum Vorschein, was ich bei vielen Musikern beobachte: Die Funktionen des Oberkörpers werden in der Bewegung wenig differenziert, wobei die Möglichkeit verschwand, die Atmung als organischen Teil des Musizierens zu integrieren. Wenn Annette B. längere Töne spielte, fing der Ton an zu zittern. Sie schien sichtlich bemüht, dies abzustellen.

Der Zuhörer ahnt meistens nicht, was für Energie bei einer Aufführung verbraucht wird, was für Leiden dabei in Kauf genommen werden. Was kann denn dabei so schwer sein?

Eine körperliche und geistige Hochleistung Abend für Abend perfekt zu erbringen, empfinden sicher nicht alle, doch viele Musiker als enormen Druck. Mir ging es ähnlich. Die Synchronisation von innerer Vorstellung und äußerem Bewegungsablauf (das „Timing") muß auf den Bruchteil der Sekunde genau funktionieren. Wenn dem Musiker nicht die geeigneten sensomotorischen Fähigkeiten zur Verfügung stehen, führen gegenseitige Abhängigkeiten und Erwartungen (Kollegen, Dirigent, Konkurrenz, Publikum, Kritiker – vor allem der innere Kritiker) zu Streß, oft ähnlich subjektiv empfunden, wie der Streß eines Fluglotsen oder Rennfahrers. Äußere Bedingungen, wie z.B. ungeeignete Stühle, zu wenig Platz, schlechte Luft- und Lichtverhältnisse, unregelmäßige Arbeitszeiten und die übliche Problematik menschlicher Beziehungen, komplizieren zusätzlich das Arbeitsklima. Es bleibt oft nicht bei den berühmten Schmetterlingen im Bauch. Herzrasen, Schwindel, Konzentrationsstörungen, hoher Flüssigkeitsverlust durch Schwitzen, Panikgefühle, Zittern, Verlust des Selbstvertrauens, usw. sind leider nicht selten. Einige greifen zu Alkohol, viele zu Tabletten: Beta-Blocker, Beruhigungs- und Schmerzmittel.

Der linke Oberarm von Frau B. war auf der linken Brustkorbseite wie angeklebt, der Kopf schräg nach links und die Stirn nach unten geneigt. Die linke Schulter nach oben und vorne gezogen – dazwischen ihre Geige „geklemmt". Jede Bewegung wurde mit ihrem gesamten Brustkorb als Block begleitet. Das heißt, sämtliche Bewegungen, die der Brustkorb zur Verfügung hätte (die Gelenke der Rippen zur Wirbelsäule und Verbindungen zum Brustbein und fast alle Bewegungsmöglichkeiten der Brustwirbel), wurden eingefroren. Durch das „Festhalten" des Instruments, kam eine starre Kopfhaltung dazu. Im Sitzen, wie im Stehen, waren ihre Beine eng beieinander. Wie bei den meisten Musikern, war ihre Konzentration überwiegend auf ihre Finger und Hände zentriert. Diese sonst noch so gesunde junge Frau, bei weitem kein Einzelfall, hatte sich äußerst anstrengende Bewegungsabläufe zu eigen gemacht. Paradoxerweise hatte sie sich so gehalten, wie sie glaubte sich am sichersten zu fühlen, war jedoch gerade hierdurch in Gefahr geraten.

Wir bewegen und halten uns meist so, wie wir in dem Moment glauben sicher zu sein. Kein Kritiker, kein Konzert, kein Vorspiel, kein Lehrer oder keine Aufnahme bedroht uns körperlich so sehr, wie dieser gelernte und geübte Glaube. Die unterschwellige Überzeugung, daß wir nicht ohne unsere Bewegungseinschränkungen und Ängste auskommen können, kann unser Selbstbild beherrschen. Leider entspricht dieses Selbstbild nicht unseren eigentlichen Bedürfnissen.

Es hätte nicht gereicht oder geholfen, der Geigerin meine Beobachtungen zu erzählen. Das Ansammeln von logischer Information ersetzt nicht das sensomotorische Lernen. Dieses fehlt dann, wenn wir nicht das tun können, was wir tun wollen. Oft müssen Schmerzen, oder z.B. wie bei ihr, auch Schwindelgefühle uns als Notsignal erst darauf bringen.

In der ersten Stunde habe ich sie gebeten, sich bäuchlings auf die Liege zu legen. Dies war die Position, in der sie sonst einschlief, und in der sie sich am bequemsten und sichersten fühlte. Ich begann ihr „Muster" oder ihre Muskel- bzw. Bewegungsstruktur sanft mit meinen Händen zu erforschen. Eins fiel sofort auf: Der harte Tonus der Muskeln entlang der Wirbelsäule (vor allem der Brustwirbelsäule). Indem ich ihre Bewegungsmöglichkeiten erforschte, übernahm ich die Arbeit einiger Muskeln und gab ihrem Körper damit das Signal „hier kannst Du loslassen". Dieses habe ich gezielter wiederholt (dann auch in der Rückenlage) wo ich spürte, daß ihre Muskeln danach fragten: Vor allem bei den Schultern und am Brustkorb und am Becken. Allmählich wurde ihre Atmung tiefer, ihre Muskeln weicher und sie konnte die Wirkung der Schwerkraft zunehmend annehmen.

Eine gesunde Beziehung zur Schwerkraft ist eine wichtige Voraussetzung, ein Instrument „gesund" spielen zu können. Die Fähigkeit, „sich fallen zu lassen", hängt unmittelbar mit unserer Beziehung zur Schwerkraft zusammen. Dieses Annehmen der Schwerkraft will in einer Atmosphäre von Sicherheit gelernt werden, damit die später bei der komplexen Aufgabe des Musizierens sehr nötige Risikobereitschaft nicht als gefährlich empfunden wird. Ich weiß, wenn mir ein Solo nicht so gelingt, wie ich es mir vorgestellt habe, liegt es oft daran, daß ich nicht mit genügend Risiko gespielt habe. Dies veranlaßt mich, meine Beziehung zur Schwerkraft ab und an neu zu klären.

Als sie am Ende der Stunde aufstand, hatte sich der Tonus ihrer Muskeln verändert, ihre Atmung war ruhiger und gleichmäßiger geworden, ihre Gesichtszüge weicher und offener, ihre Haltung und Ausstrahlung natürlicher. So nahm sie nun ihre Violine und den Bogen wieder in die Hände und ich gab ihr Anweisungen, ihre sensorische

Beziehung zum Instrument (ohne zu spielen, ohne Zeit- und Leistungsdruck) wahrzunehmen: Konkrete Einzelheiten über das Gewicht, die Form, unterschiedliche Konsistenz und Temperatur der Materialien etc. Ein angenehmes, einfaches Gefühl für sie, wenn auch, wie sie sagte, „sehr ungewöhnlich".

Auch wenn sie zuerst etwas verunsichert war, stimmte sie zu, in der zweiten Stunde das „Falschspielen" zu üben. Schließlich „tut man so etwas nicht", mit der unbewußten Überzeugung, daß das Üben des Falschspielens nur noch zu mehr Falschspielen führen kann. Doch Frau B. erfuhr, was ihr wesentlich mehr im Weg stand: daß sie das Falschspielen ausschloß. Der Zwang, immer wieder das zu reproduzieren, was sie schon mal gekonnt hatte (in diesem Fall der einfache Ton) führte zu heftigen Komplikationen. Ihr war das Zittern im Ton „ein rotes Tuch" geworden. Je mehr sie sich bemühte, dies zu vermeiden, um so stärker wurde das Zittern. Dies war bei Kammermusik und Soli natürlich besonders auffällig, so daß sie nur noch in der Gruppe spielen wollte. Also haben wir uns spielerisch genau damit auseinandergesetzt, was sie bisher vermieden hatte. Ich bat sie, die Eigenschaften des Zitterns in verschiedenen Lagen, Lautstärken und Zusammenhängen ohne Wertung genau wahrzunehmen. Zuerst, was nahmen ihre Ohren wahr? Und dann, was konnte sie innerlich wahrnehmen? Das heißt: Was konnte sie „innerlich hören"?

Wie alle Menschen hören auch Musiker oft nur noch das, was äußerlich geschieht. Dabei kann eine ganze innere Welt in Vergessenheit geraten und wir können zu Sklaven der Außenwelt werden. Auch die inneren Räume müssen für die Entstehung der Musik geschaffen werden. Hierzu dient uns unser inneres Ohr.

Ich bat Frau B., das Zittern zu übertreiben. Erst konnte sie es nicht. Nach mehreren Versuchen wirkte sie verwundert und reagierte erst mit einem Lächeln, dann lachte sie mit feuchten Augen, als sie merkte, daß der Ton tatsächlich ruhiger wurde. Je mehr sie das zwanghaft kontrollierende Element ihres Spiels aufgab, desto mehr hat der Ton ihr ge-„hört" und ge-„horcht".

In den darauffolgenden Stunden sind wir intensiver auf die Themen Schwerkraft, Sicherheit und Stabilität eingegangen. Mit vielen alten und neuen Bewegungsvariationen und -kombinationen, auch beim Spielen im Sitzen und im Stehen (teilweise auf Rollen) und im Laufen konnten wir bewußt spielerisch umgehen. Die Funktion der Atmung haben wir immer bewußter in die Stunden integriert. Da man beim Streichinstrument den Ton nicht (wie z.B. beim Blasinstrument) mit der Luft erzeugen muß, ist es theoretisch möglich, zu jeder Zeit beim Spielen die Atmung anzuhalten. Das hat bei Frau B. zu Problemen in der Praxis geführt. Doch diese Tatsache gab uns auch Möglichkeiten, die beim Bläser nicht vorhanden sein können: z.B. bei Einsätzen bewußt die Luft halten und aus- und einatmen auch gegen den Rhythmus des Bogens oder der Musik. Frau B.'s Atmung löste sich von alten Bewegungsmustern und konnte somit in die Bewegung des musikalischen Geschehens integriert werden. Die Musikerin konnte sich langsam von den alten statischen Sicherheiten verabschieden und sich mehr einer mobilen, der Spontaneität näher verwandten Stabilität hingeben. Frau B. erlebte, daß sie den gesamten Körper zur Verfügung hatte. Dies war nicht nur eine Entlastung der überlasteten Körperteile, sondern trug auch zur Befreiung ihrer musikalischen Fähigkeiten und ihrer Kreativität bei.

Auch bei den äußeren Situationen, die sie nicht ändern konnte (wie z.B. die Enge im Orchestergraben), war es für Frau B. besonders wichtig, im Besitz eines großen Bewegungsrepertoires zu sein. Jetzt konnte sie auf einmal wählen – nicht immer, aber doch zunehmend. Sie fühlte sich dadurch nicht mehr ohnmächtig. Zum ersten Mal seit vielen Jahren fühlte sie sich von Ärzten und Kollegen existentiell weniger abhängig – statt wie bisher, immer abhängiger. Obwohl die Schmerzen in den Lendenwirbeln und das Schwindelgefühl sich ab und zu noch melden, ist sie nicht mehr „operationsreif". Sie hat zunehmend Vertrauen in das, was ihr Körper ihr sagt, und kann nun schneller erkennen, was für sie gut ist. Die Feldenkrais-Methode wurde für sie eine Methode der Selbsthilfe.

Die Wiederherstellung bzw. Entfaltung der (gerade beim musikalischen Ausdruck) so benötigten menschlichen Würde und Integrität war das höchste Ziel von Dr. Moshé Feldenkrais.

Beispiel 2

Herr K., ein älterer und erfahrener Dirigent und früherer Posaunist, wurde von seinem Neurologen zu mir geschickt. Herr K. hatte chronische Gelenkschmerzen in den Schultern und starke Nackenschmerzen und beklagte sich über immer weniger Kraft in den Armen. Zunehmend fiel es ihm schwerer, ein Konzert zu dirigieren. Er hatte schon, ähnlich wie viele Musiker, eine Odyssee bei Ärzten und Therapeuten hinter sich, was ihm höchstens vorübergehende Erleichterung gebracht hatte. Einiges an seiner Haltung offenbarte sich schon, als er mir zeigte, wie er sich zum Dirigieren vorbereitete. Offensichtlich hatte er es sich angewöhnt, bei Proben und Konzerten als erstes vor dem Orchester einen sehr breiten Stand einzunehmen, so als ob er seine Füße tief in die Erde verwurzeln würde, die Knie fest durchgedrückt. Durch dieses Ritual wollte er sich anscheinend eine feste physische und seelische Stabilität gewährleisten. Zwar konnte er von beiden Seiten nicht umgestoßen werden, doch ironischerweise war er nach vorne – vom Orchester, und nach hinten – vom Publikum, offen für Angriffe. Ausgerechnet aus den Richtungen, die er durch seiner Haltung absicherte, nämlich den Seiten, drohte keine Gefahr!

Er hielt seinen Brustkorb hoch und fest, wie ein Hahn, der durch seine Größe imponieren will. Aus dieser Haltung heraus wurde es zunehmend schwieriger das Orchester zu „leiten". Aus meiner Erfahrung als Musiker und Feldenkrais-Pädagoge konnte ich erahnen, daß er seine offensichtliche Absicht, das Orchester zu führen, aus seiner mangelnden Körperbewußtheit nicht realisieren konnte. Mit den wenigen Bewegungsmöglichkeiten, die ihm bei seiner Dirigiertechnik noch zur Verfügung standen, wurde es mir allmählich verständlicher, warum er zunehmend auf allen Ebenen unter Druck geriet. Herr K. fand weder den Zugang zu seiner eigenen Musikalität, was ihn verwirrte, noch kam er bei seinen Musikern an, was ihn zunehmend verunsicherte.

Als ich seine Körperstruktur mit meinen Händen erforscht habe, interessierten mich bald die minimalen Bewegungsmöglichkeiten der Füße – dies war für mich ein Hinweis und es wurde mir klarer, daß seine Füße eine Schlüsselfigur in seinem Haltungs- und Bewegungsmuster sein könnten. Diese fehlende Dynamik schien sich in seinem Oberkörper zu widerspiegeln.

In einer Gesellschaft von flachen Böden, engen Schuhen und einer generellen Abneigung diesem Körperteil gegenüber, ist es da verwunderlich, wenn die 26 Knochen (und damit die enorme Vielfalt) des Fußes immer mehr zu einem Klumpen verkümmern?

Ich begann durch Berührung mit meinen Händen und mit Hilfe einer kleinen festen Rolle seinen Füßen Neues (bzw. auch Altes, Vergessenes) vorzustellen, soweit dies ohne Zwang möglich war. Allein das sanfte Differenzieren dieser Knochen bedeutete für seinen Körper eine völlig neue Organisation. Dies haben wir in vielen Situationen und Kombinationen ausprobiert (u.a. das gleichzeitige Dirigieren mit den Händen und Füßen, bzw. Fingern und Zehen!).

Langsam lernte Herr K., seine „Wurzeln" zu mobilisieren. Seine Füße sind wieder weiser geworden, so wie sie ursprünglich von der Natur bestimmt waren. Nicht nur für Dirigenten, sondern auch für Sänger, Instrumentalisten, auch für das Musizieren im Sitzen, sind die Funktionen der Füße eine der primären und komplexen Beziehungen, die unser Skelett und damit unser ganzer Körper zur Schwerkraft hat. Herr K. lernte, seine Füße sozusagen als Basis seiner Wirbelsäule zu verstehen, und, daß sie durchaus in der Lage waren, sein ganzes Gewicht durch sein Skelett hindurch zu tragen. So konnte er sich neu aufrichten. Seine Bewegungen wurden organischer und harmonischer. Herrn K. ist auf der körperlichen Ebene bewußter geworden, so daß er die Überanstrengungen seiner Muskeln an sein Skelett abgeben kann – eine dramatische Erleichterung für ihn und seine musikalischen und menschlichen Führungsqualitäten.

Die Feldenkrais-Methode versteht unseren Körper als „physisches Instrument", das gut eingestimmt und respektiert werden will, ehe es zu Hochleistung und Selbstausdruck benutzt werden kann. Da Musik häufig von ständigem Korrigieren und Reparieren begleitet wird, versuchen viele Musiker durch noch mehr Fleiß ihre körperlichen und physischen Schwierigkeiten in den Griff zu bekommen – und sie erreichen oft das Gegenteil. Wie oft versuchen wir mit nur einem Bruchteil unserer Möglichkeiten (also mit Gewalt) an unsere natürlichen Schätze heranzukommen und es funktioniert nicht!?

Michelangelo hat auf die Frage, wie er so wundervolle Skulpturen aus Steinen machen könne, ernsthaft geantwortet: „Die Figuren sind in dem Stein schon vorhanden, ich brauche nur das Überflüssige wegzumeisseln!". Warum die Musikwelt eine so hohe Krankheitsrate zu beklagen hat, könnte damit zusammenhängen, daß viele Musiker glauben, ihren musikalischen Ausdruck herauszwingen zu können. Das Musizieren ist eine der anspruchsvollsten und komplexesten Aufgaben, die wir unserem Nervensystem stellen und deshalb vielleicht auch eine der anfälligsten. Es ist vor allem wichtig, unsere Fähigkeit neu auszubilden, das Überflüssige als solches zu erkennen und abzugeben. Ich finde die Feldenkrais-Methode bietet uns diese Gelegenheit unser Wesen auf die Musik und das Leben optimal einzustimmen.

Eine praktische Übung – etwa 20 min.

(*ggf. mit Instrument)

Wenn Sie mögen, können Sie selbst probieren, um was es bei dieser Methode geht.

Ein paar Tips bevor Sie beginnen:

- In erster Linie geht es hier nicht um die Bewegung, sondern um die Art und Weise, wie Sie die Bewegung ausführen. Wie empfinden Sie die Bewegungen? Und – sehr wichtig – wie gehen Sie mit sich um? Wie ist Ihre Einstellung zu dem was Sie machen können und was Sie nicht können?
- Schauen Sie, ob Sie die Übung „spielend" und neugierig durchführen können ohne Wertung und Urteil.

Setzen Sie sich auf die vordere Hälfte eines Stuhls. (*Halten Sie Ihr Instrument in der gewohnten Art und Weise. Wie schwer ist das Instrument? Auf welcher Seite ist mehr Last? Welche Muskeln werden dafür gebraucht? Spielen Sie langsam eine Tonleiter in der Mittellage. Welche körperlichen Empfindungen haben Sie beim Ansetzen und Spielen. Wo schwingt es im Körper mit? Setzen Sie wieder ab).

Spüren Sie den Kontakt den die Füße mit dem Boden haben? Ist es bei beiden gleich? Kippen Sie Ihr Becken ein paar mal nach hinten und nach vorne. Können Sie Ihre Sitzknochen dabei wahrnehmen? Halten Sie an. Wieviel von Ihrer Wirbelsäule können Sie spüren? Ist sie genau in der Mitte? Welche Form hat sie? Ist Ihr Kopf die Verlängerung der Wirbelsäule oder neigt Ihr Kopf etwas zu einer Seite? Hängt eine Schulter tiefer als die andere?

Wie atmen Sie? Atmen Sie in den Bauch, in den Brustkorb? Prüfen Sie, ob Sie diese Übung ausführen können, ohne daß Sie etwas mit der Atmung „machen". D.h. lassen Sie die Atmung, Ihren ganz persönlichen und natürlichen Rhythmus des Lebens, kommen und gehen. Spüren Sie Ihre Atmung im Rücken? Summen Sie nun ein paar Töne in verschiedener Höhe. Wo spüren Sie die Schwingungen Ihrer Stimme in Ihrem Körper? Machen Sie eine kleine Pause – Sie können sich anlehnen. (*Legen Sie Ihr Instrument zur Seite).

Kommen Sie wieder nach vorne auf Ihren Stuhl. Schauen Sie ein paar Mal an die Decke. Fühlen Sie, was sich im Körper mit dieser Bewegung rührt. Sehen Sie, selbstverständlich ohne sich anzustrengen, wie weit, bzw. wie hoch Sie schauen können. Merken Sie sich diese Stelle mit einem imaginären Kreuzchen. Schauen Sie wieder geradeaus.

Lassen Sie nun das Becken leicht nach hinten abrollen und kommen Sie dann zum Ausgangspunkt zurück. Wiederholen Sie diese Bewegung mehrmals und lassen Sie, wenn Sie das Becken nach hinten kippen, gleichzeitig den Kopf und Ihren Blick dabei nach unten absinken. Lassen Sie Ihren Rücken rund werden. Genug. Kippen Sie das Becken nun nach vorne und spüren Sie, wie Ihr Körper jetzt reagiert. Möchte Ihr Blick, Kopf eher nach unten schauen oder nach oben? Lassen Sie sich Zeit. Wiederholen Sie diese Bewegung mehrere Male und schauen Sie dabei nach oben. Was passiert dabei mit Ihrem Brustbein? (Legen Sie eine Hand auf Ihr Brustbein, wenn Sie es besser fühlen möchten.) Wie bewegt sich Ihr Brustkorb? Was passiert mit Ihrer Atmung? Wann atmen Sie ein? Wann atmen Sie aus? Haben Sie im Körper Spannungen, die Sie für diese Bewegung nicht brauchen, die Sie loslassen können? Ihr Kiefergelenk? Ihr Gesicht? Ihre Augen? Ihre Zunge? Wenn Sie gähnen möchten, dehnen Sie es aus und genießen Sie es. Setzen Sie sich zurück und machen Sie eine etwas längere Pause.

„Auf-hören". Pausen sind in der Musik und in der Bewegung wichtig. Wer nicht pausieren kann, dem droht die Gefahr, daß seine Spannungen chronisch werden. Verspannung und Schmerz, gerade bei der physischen und psychischen Dauerbelastung des Musikers, können bis zur Berufsunfähigkeit führen. Pausen werden außerdem aktiv vom Nervensystem zum Integrieren des Neugelernten gebraucht.

Kommen Sie wieder nach vorne. Verbinden Sie nun einige Male beide Bewegungen: Einmal das Becken nach hinten, Kopf nach unten und einmal Becken nach vorne, Kopf nach oben. Wie stehen Kopf und Becken in Beziehung zueinander? Nun, mit einer kleineren Bewegung, nehmen Sie Ihren Kopf in die andere Richtung als eben, also Becken nach hinten und Kopf nach oben, Becken nach vorne und Kopf nach unten. Lassen Sie sich Zeit – dies ist keine gewöhnliche Bewegung. Wie gehen Sie mit sich um? Wenn es nicht so leicht geht, machen Sie halb so viel. Sie differenzieren die Bewegung des Kopfes von der Bewegung des Beckens. Dies erfordert Geduld und Offenheit für das Neue. Auf Leistung, Schönheit oder Tempo kommt es nicht an, sondern bewußt wahrzunehmen, was eigentlich im ganzen Körper passiert. Wie fühlt sich diese Bewegung in der Wirbelsäule an? Wie können Sie sich so bewegen, ohne die Atmung zu stören? Ist ihr Bauch entspannt? Welche Rolle spielen dabei die Füße und die Beine? Ruhen Sie sich aus.

Kommen Sie bitte noch einmal nach vorne. Wie sitzen Sie jetzt? Wie spüren Sie Ihre Sitzknochen jetzt? Wie ist der Kontakt Ihrer Füße zum Boden? Wieviel von Ihrer Wirbel-„kette" fühlen Sie jetzt? Wo ist die Mitte? Spüren Sie den Kopf jetzt als Verlängerung Ihrer Wirbelsäule? Wie hängen die Schultern? Wohin atmen Sie jetzt? Wieviel Raum haben Sie im Brustkorb? Schauen Sie, wie weit Sie nun nach oben schauen können. Haben Sie Ihr Kreuzchen übertroffen?

Wie weit diese elementare menschliche Bewegung aus unserem Repertoire entfernt ist – man denke an das Kopfheben des Babys auf den Bauch -, wissen wir spätestens nachdem wir eine Decke tapeziert oder gestrichen haben...

Summen Sie zum Abschluß noch einmal ein paar Töne in verschiedener Höhe. Was darf jetzt mitschwingen? Wie ist die „Resonanzqualität Ihres Körpers? Nur ein gut „gestimmter" Körper kann mit den Schwingungen des Lebens mitschwingen...

(*Wenn Sie möchten, nehmen Sie Ihr Instrument zur Hand und nehmen Sie eine für Sie bequeme, vielleicht neue Haltung ein. Fragen Sie Ihre innere Ästhetik, welche Haltung für Sie in diesem Moment eine offene, angenehme, gesunde Haltung ist. Keine statische „Halt"-ung, sondern eine Haltung, die freie, spontane Bewegung und Kreativität erlauben könnte. Probieren Sie jetzt die verschiedenen Becken- und Kopfbewegungen von eben aus. Spielen Sie ein paar Töne oder eine Tonleiter mit Ihrem ganzen Körper und Instrument. Wie klingt es jetzt? Was darf jetzt alles mitschwingen?)

Gruppenarbeit (Bewußtheit durch Bewegung) mit Musikern

Die Gruppenstunden richten sich grundsätzlich nach den Bedürfnissen und Wünschen der Teilnehmer. In der Regel nehmen Musiker aus verschiedenen Fachrichtungen teil. Doch können auch bestehende Gruppen einer einzigen Fachrichtung davon profitieren und lernen, wie sie mehr musikalisch aufeinander zugehen können (z.B. Klaviertrios, Streichquartette, Bläsersextette, Kammerorchester usw.).

Musiker sind gewöhnlich mehr motiviert, etwas über ihr Instrument zu lernen als über sich selbst. Sie identifizieren sich so sehr mit ihrem Instrument und spüren ihren Körper daher oft erst dann, wenn er schmerzt oder seine Funktionen durch Krankheit ausfallen. Einige tragen sogar offensichtliche Merkmale ihres (meist asymmetrischen) Instruments mit durch den Alltag – u.a. Kontrabassisten, Geiger und Bratschisten, Flötisten und Hornisten. Die Dauerbelastung von bestimmten Muskeln und Gelenken und Überdehnung von Bändern durch statische „instrumenten-bedingte" Körperhaltungen sind oft nicht zu übersehen – eine schiefe Stellung des Kopfes, der Schultern, der Wirbelsäule, des Beckens, des Brustkorbs, usw.

Da nicht nur bei Sängern und Dirigenten der Körper das eigentliche Instrument ist, ist es oft angebracht, Gruppenarbeit zunächst ohne Instrument durchzuführen. (Um die Wirkung der Schwerkraft zu minimieren finden die Anfangsstunden vorzugsweise am Boden statt.). Wie in allen Beziehungen, ist es wichtig, Dissonanzen oder Mißverständnisse in der Beziehung von Instrument und Körper aufzudecken und zu klären. Zuerst sollte man sich aber mit den Funktionen und Beziehungen des eigenen Körpers beschäftigen.

Wenn wir den Körper als Orchester betrachten, wird uns einiges über die Beziehungen im Körper verständlicher. Das Orchester besteht aus einzelnen Musikern, mit verschiedenen Instrumenten und Funktionen, die gemeinsam eine Musik entstehen lassen wollen. Ziehen nicht alle „am selben Strang", jeder mit seiner speziellen Funktion, ist der Gesamtklang gestört. Der Körper (oder auch eine Gesellschaft) funktioniert nach ähnlichen Gesetzen. Können nicht alle Funktionen unseres Körpers auf eine gemeinsame Intention eingestellt werden, ist das, was wir bewerkstelligen wollen, ineffizient oder gar unmöglich.

Es kann also von existenzieller Bedeutung für den ganzen (Klang)-Körper sein, wenn die Bedeutung von Funktionen neu und bewußt geklärt werden kann. Bei dieser Gruppenarbeit kommt es nicht auf die Menge der Funktionen an, sondern auf die Qualität. Viele (nicht nur) Instrumentalisten werden die folgende Erfahrung gemacht haben: Wenn man sich mit einem Takt eines Konzerts von Mozart auseinandergesetzt hat, bis die Qualität „rein" ist, wirkt sich dieser Takt auf das ganze Werk aus. „Rein" könnte heißen, frei von dem unnötigen Gepäck, frei von überflüssiger Muskeltätigkeit und Denken ohne Stauung des musikalischen Ausdrucks.

Nun kommt es auf die einfachsten Bewegungen an. Für viele ist die intime Erfahrung, sich selbst zu spüren, neu und ungewohnt. An einem einfachen kleinen Kreis, z.B. des Beckens oder des Kopfes (die „Feldenkrais-Uhr"), kann man für sich schon erahnen, wo es an der Feinmotorik haken könnte. Koppelt man diese Bewegung dann mit der Bewegung des Musizierens, ist man schnell am Kern der Feldenkrais-Arbeit mit Musikern. Beim Klären des Kreises (ohne daß man die Atmung stört), wird die Bewegung des Beckens z.B. von der Bewegung des Rumpfes differenziert, was die Atmung zusätzlich befreien kann.

Mit diesem Differenzieren und Definieren von Funktionen hat das Nervensystem mehr Auswahl, was es nun spontan zusammenstellen kann. Beides, die Differenziertheit und die Zusammenarbeit, ist für die Vielfalt und Spontaneität des menschlichen und musikalischen Ausdrucks notwendig.

Nach den Übungen sind die Musiker in der Regel ruhig und offen. Sie nehmen sich Zeit, sich neu mit ihrem Instrument zu befreunden. Sie verstehen wortlos, daß das Spielen eines Instruments eine ganzheitliche Erfahrung ist und mehr innere Befriedigung und Verwirklichung bedeutet. Meist nehmen sie eine Klangveränderung ihres

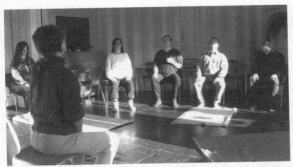

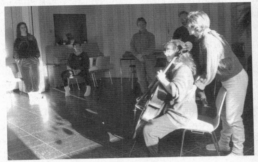

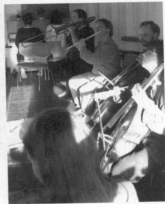

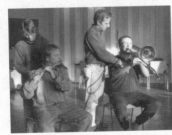

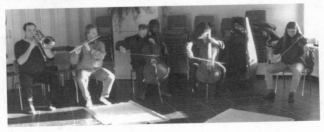

Instruments wahr. Das Zusammenspiel mit den Anderen ist einfacher, sensibler, selbstverständlicher, sicherer, homogener, von innen geführt – als wäre das Spüren des Selbst gleich das Spüren der Gemeinschaft. Und oft entsteht der Eindruck, daß das Urbedürfnis, sich in der Musik auszudrücken, in der Gruppe noch mehr zur Geltung kommt. Es ist schön, das Staunen der Musiker zu beobachten. Was hindert uns daran, das Musikinstrument als Hilfsmittel zu verwenden, mit uns selbst und unserer Umwelt zu kommunizieren? Wir können das Instrument als Segen sehen – und nicht als Qual!

Die Feldenkrais-Methode in der Musikpädagogik

Wie die Feldenkrais-Methode im Instrumentalunterricht möglich ist, zeigen 2 kleine Beispiele meiner Frau, Marion Lévesque:

Tonerzeugung z.B. beim Klarinettenspielen

Bei Anfängern passiert es häufig, daß der Ton quietscht oder pfeift. Der Lehrer kann nun einerseits ärgerlich reagieren und sagen, der Schüler möge bitte nur schöne Töne produzieren, doch durch die Angst, nichts falsch machen zu wollen, wird der Unterkiefer mehr an das Klarinettenblatt und somit mehr an das Mundstück gedrückt- der Quietscher tritt erneut auf. Andererseits könnte der Lehrer nun den Schüler versuchen lassen, den Quietscher zu wiederholen. Der Schüler wird angeleitet, zu fühlen, was er macht. Er erfühlt, wie die Lippen um das Klarinettenmundstück geformt sind, beschäftigt sich mit der Atmung als Grundfunktion, einen Ton zu erzeugen, und wie sich die Größe des Mundraumes durch Zunge, Gaumen und Hals verändert. Eventuell entdeckt er für sich, daß er zuviel oder zu wenig Luft ins Instrument bläst oder das Mundstück zu weit im Mund hat und somit das Blatt frei schwingt. So lernt er auf experimentelle Art mehrere Möglichkeiten von Tonerzeugung kennen und hat nun freie Wahl. Je mehr Möglichkeiten ihm zur Verfügung stehen, desto spontaner und entspannter kann er beim Musizieren sein.

Erlernen einer schwierigen, schnellen Passage

Eine Schülerin probiert zwei-, dreimal eine schwierige Stelle zu spielen und verspielt sich immer wieder. Wird der Lehrer ungeduldig, wird die Situation gespannter und die Schülerin hat noch mehr Angst. Hat die Schülerin nicht genug geübt? Womöglich wird erwartet, daß die Aufgaben sooft wiederholt werden müssen, bis sie "gekonnt" sind. Doch wenn sie es dann „kann", wird ihr Organismus dieses mit unterschwelliger Furcht gelernt haben. Bei jedem „Abruf" erscheint auch die Furcht, die mitgespeichert wurde. Je mehr Freude dagegen ein Schüler beim Lernen erlebt, desto mehr wird ihm das Gelernte gehören.

Über das körperliche Erleben öffnen sich dem Musiker neue Wege, schwierige Passagen auf einer anderen Ebene zu lösen. Der persönliche Raum für Kreativität dehnt sich aus. Sich mit dem „Wie" oder mit dem Prozeß des Lernens mehr zu beschäftigen, bedeutet mehr Flexibilität. Die Schülerin könnte, als einfaches Beispiel, einen Takt herausnehmen und die Töne bewußt viel langsamer spielen. Dabei würde sie die Verbindung der Töne mit ihren Fingern und Lippen (die unterschiedliche Dehnung, das Aufsetzen der Fingerkuppen und die unterschiedliche Finger- und Lippenspannung) intensiv erspüren. Oder es können lustige und ungewohnte Kombinationen gewählt werden: z.B. Blasen während man (gekreuzt) geht, (oder) ein Auge zumacht, verschiedene Töne wegläßt, verdoppelt, den Rhythmus ändert, usw.

So wird das Nervensystem immer wieder neu mit einer anderen Aufgabe angeregt. Die Spielerin setzt sich ohne Vorbehalte und negative Gedanken mit der schwierigen Stelle auseinander und kann auf ihre Erfahrung vertrauen. Manche Musik, beispielsweise einige der Klaviersonaten von W.A. Mozart, können Kinder in ihrer Unvoreingenommenheit schon bald spielen. Interessanterweise werden diese Stücke oft schwieriger, je älter man wird. Die hohe Kunst liegt oft darin, die Musik in ihrer Schlichtheit und Einfachheit immer wieder neu zu erkennen und zu spielen.

Wir werden alle eigentlich als Künstler geboren, doch bleibt das Erlernen eines Instruments ein lebenslanger Prozeß. Die Betonung auf das „Spielen" sollte in der Musikpädagogik immer vermittelt werden, damit dieser Prozeß sich fortwährend regenerieren kann – nicht nur Spaß an Bewegung, sondern die ursprüngliche Freude, Bewegung in Musik umzusetzen.

Moshé Feldenkrais' Definition von Gesundheit war: Ein Mensch, der in der Lage ist, seine Träume und Wünsche zu erfüllen. Und wir bieten als Feldenkrais-Pädagogen Wege, diesen Träumen und Wünschen treu zu werden – durch eine eigene Ästhetik einfacher Bewegung und des Selbstausdrucks.

Fußnoten

[1] Das Wort Ästhetik wird von Feldenkrais, anders als heute üblich ist, mehr im ursprünglichen Sinn gebraucht. Es stammt aus dem griech. aisthetikós „wahrnehmend" und ist urverwand mit lat. audire „hören", also ausgesprochen sinnlich und subjektiv. Interessanterweise, nachdem Immanuel Kant (1724-1804) dieses Wort in seiner ursprünglichen Bedeutung in seinen Schriften übernahm, schrieb A. T. Baumgarten ein Buch 1750 mit dem Titel „Aestetica" über die Theorie der Schönheit der Kunst. Diese neue „objektive" Bedeutung wurde allmählich im Westen übernommen.

[2] Radiointerview mit Will Schultz, San Francisco 1980

[3] Als ich mit vierzehn Jahren das erste Mal in einem Laienorchester spielte, weiß ich noch, wie mein rechter Fuß eingeschlafen war, als ich versucht habe, mich für ein kleines Solo (einen Ton!) an einem Stuhlbein festzuhalten.

[4]　Dt. Ärzteblatt/Das Orchester 1989 Der höchste Prozentsatz an Erkrankungen sind die orthopädischen Beschwerden, mit Abstand folgen Augen- und Nervenerkrankungen. So stehen die Beschwerden des Bewegungsapparates im Vordergrund. Die häufigsten Problembereiche sind der Nacken, darauf folgen Schmerzen der übrigen Wirbelsäule und dann Kopfschmerzen. Vergleicht man nun die Instrumentengruppen der Streicher und Bläser miteinander, findet man generelle Unterschiede, die durch diese unterschiedlichen Haltungen und Spieltechniken zu erklären sind. Bei Streichern findet man, neben den schon genannten Problembereichen, vermehrt Beschwerden im Schulter-, Ellbogen- und Armbereich, hingegen bei den Bläsern eher im Bereich der Schulter und der Hand.

Ein großer Prozentsatz der Musiker, die in ärztlicher Betreuung sind, sind unzufrieden, da die künstlerisch-beruflichen Anforderungen bei der Therapie der Erkrankung nicht ausreichend berücksichtigt werden können. Verblüffend ist auch, daß 68 % aller in Behandlung befindlichen Musiker die von ihrem Arzt vorgeschlagene Therapie selten oder nie befolgen. (Es ist jedoch erfreulich, daß zunehmend mehr Ärzte den Körper nicht mehr als etwas Statisches betrachten, was nur in Teilen „repariert" werden muß. Die ganzheitlichen und „revolutionären" Ideen von Moshé Feldenkrais finden hierbei immer mehr Anklang.)

[5]　Zwar wurde ich nicht „geheilt", doch diese Stunde reichte mir aus, um das Krankenhaus ohne Operation zu verlassen. Bisher habe ich mit dieser Methode über 12 Jahre lang eine, nach damaliger ärztlicher Meinung, unvermeidbare Operation umgehen können! Ich erinnere mich z.B. an eine Rundfunkaufnahme mit Chor und Orchester, die um einen Tag verschoben wurde, weil ein Ersatz für den Englischhornisten gefunden werden mußte, da er wegen Verspannung keinen Ton mehr aus seinem Instrument herausbrachte.

Bibliographie

Feldenkrais, Moshé: Life and Human Nature, with Will Schutz (1981), New Dimensions Foundation, 1993

Feldenkrais, Moshé: Self-Fulfillment Through Organic Learning, Edited by Mark Reese from a presentation at the 1981 Mandala Conference

Hanna, Thomas: The Body of Life, Creating New Pathways for Sensory Awareness and Fluid Movement, 1993, Healing Arts Press

Havas, Kato: Lampenfieber, Ursachen und Überwindung unter besonderer Berücksichtigung des Violinspiels, 1989, Bosworth Edition

Heipertz, W.: Berufsbedingte Erkrankungen professioneller Musiker, Des einen Freud' – des andern Leid!, Therapiewoche 44, 34 (1994)

Jacoby, Peter: Die Feldenkrais-Methode in Musikpädagogik und Stimmbildung. Hrsg: Hans-Erich Czetczok. Mit einem Geleitwort von Yehudi Menuhin. Bibliothek der Feldenkrais-Guilde e.V. Nr. 10, München/Herford 1997

Molsberger A.: P. Wehling, F. Molsberger, E. Hille: Der Künstler als Patient. Dt Ärzteblatt 86, 1989

Rubin, Paul: Linda Case Speaks with Paul Rubin, The American Suzuki Journal, Winter, 1995

Spencer, Robert L.: The Craft of the Warrior, Frog, Ltd. 1993

Von Wangenheim: Annette, Zur Bewußtheit durch Bewegung finden – Die Fedenkrais-Pädagogen wollen jetzt neues Lernen lehren, Neue Musikzeitung, August/September 1987

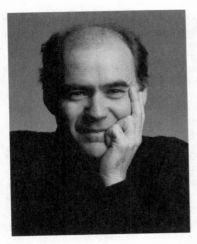

Roland Gillmayr wurde 1954 in Linz/Donau geboren. Mit fünf Jahren stand er das erste mal auf Skiern. Nach dem Abitur 1973 sammelte er erste Erfahrungen als Skilehrer mit Schulklassen. 1982 schloss er sein Studium in Sport, Englisch und Pädagogik in Frankfurt ab. Er war zwei Jahre als Skilehrer am Zentrum für Hochschulsport tätig. Danach als Ausbilder im Fach Skilaufen am Institut für Sport- und Sportwissenschaften in Frankfurt. Nach seinem Examen war er für zwei Jahre als wissenschaftlicher Tutor bei Prof. Dr. Ernst J. Kiphard (Bereich Rehabilitation – Prävention) und Prof. Dr. Horst Rumpf (Pädagogik) beschäftigt. 1987 schloss er die Ausbildung zum Feldenkrais-Pädagogen in München ab. 1985 begann er Skifahren mit der Feldenkrais-Methode zu verbinden und veranstaltet seit 1988 Kurse. Seit 1987 arbeitet er als Feldenkrais-Lehrer in eigener Praxis in Frankfurt. Seit 1995 ist Ski-Aware® der offizielle Name für die Skikurse.

© Michael Ehrhardt

5.1 Die Feldenkrais-Methode beim Sport am Beispiel Skifahren und Wandern

Roland Gillmayr

Lernen ist eine lebendige Herausforderung.
Es ist die großartigste und die heiligste aller
individuellen Erfahrungen. (Estemah in Lightningbolt)

Einleitung

Was kann die Feldenkrais-Methode dazu beitragen, sportliche Aktivitäten leichter, mit mehr Sicherheit und Freude auszuüben? Dieser wohl berechtigten Frage werde ich im folgenden Beitrag nachgehen und eine hoffentlich verständliche Antwort darauf finden.

Die Tatsache, daß Sie dieses Buch in den Händen halten und den Artikel lesen, zeigt, daß sie an Wachstum, Entwicklung und Lernen interessiert sind. Die folgenden Seiten sollen das, was Sie bislang erreicht haben, weder schmälern noch in Frage stellen, sondern andere, neue Wege aufzeigen, wie Sie Ihren Sport leichter, eleganter und müheloser betreiben können.

Die Metamorphose eines Sportstudenten

Nach Abschluß meines Sportstudiums in Frankfurt hatte ich 1983 die Gelegenheit, man könnte auch sagen das Glück, an einem Feldenkrais-Workshop teilnehmen zu können. Diese drei Abende veränderten mein Leben.

Was war der Grund? Nachdem ich mich sieben Jahre lang intensiv praktisch und theoretisch mit der Sport genannten körperlichen Bewegung auseinandergesetzt hatte, erfuhr ich an diesen Abenden auf faszinierende Weise, welchen enormen Einfluß kleine, leichte, bewußt ausgeführte Bewegungen auf mein Körpergefühl und meine Beweglichkeit haben konnten. Ich lernte ganz neue Zusammenhänge unserer menschlichen Bewegung, nicht zu vergleichen mit meinem früheren Wissen. Mir wurde schlagartig klar, daß sich diese Methode hervorragend mit sportlichen Aktivitäten verbinden läßt. Skifahren und Bergwandern habe ich gewählt, da mir diese Sportarten viel Spaß und Freude bereiten.

Ich nahm an weiteren Feldenkrais-Seminaren teil und entschloß mich zu einer Feldenkrais-Ausbildung in München, damals die erste dieser Art in Europa. Der erste Schritt zu einer bis heute andauernden Entdeckungsreise in unser menschliches Potential war getan.

Die Idee und die praktische Anwendung der Feldenkrais-Methode ließ ich gleich in die Ausbildungskurse des Sportinstitutes im Bereich Skilaufen einfließen. Der Ursprung der jetzigen Ski-Aware®-Seminare war 1984 der erste Versuch, eigene Skikurse anzubieten. Regelmäßig helfen die Kurse seither, daß die Teilnehmer ihr Vertrauen in ihre Fähigkeit, skifahren zu können, zurückgewinnen. Viele berichten zu Beginn der Kurse, daß sie Zweifel haben, bedingt durch Verletzungen, traumatische Erlebnisse oder lange Pausen, ob sie es noch einmal wagen sollten, sich auf die Brettln zu stellen.

Lernen von Bewegungsabläufen im Sport

Wenn in unserer Gesellschaft Bewegung oder Sport vermittelt wird, dann ist dies häufig ein eindimensionaler Vorgang. Der/die Lehrer/in weiß, was richtig ist, und bemüht sich, dieses Wissen den Schülern/innen beizubringen. Dabei gilt es vornehmlich, eine äußere Form zu kopieren. Ich möchte dies anhand eines kleinen Beispiels aus dem Bereich Skifahren illustrieren:

Ein Skilehrer steht mit seiner Gruppe von ca. 15 Personen am Hang und demonstriert eine Übung, die seine Schüler/innen nachmachen sollen. Er läßt sie einzeln vorfahren und korrigiert die meisten mit dem Zuruf: „Du mußt in die Knie gehen!" Die Versuche, dieser Anweisung nachzukommen, enden in teilweise recht skurrilen Bewegungen. Die Schüler/innen senken ihr Gesäß ab, sehen aus, als säßen sie auf einem Stuhl, lehnen sich nach vorne oder nach hinten. Bis auf zwei oder drei Personen hat keine(r) die geringste Idee davon, was es beim Skifahren bedeutet, in die Knie zu gehen. Bevor diese Personen nicht eine kinästhetische, innere Wahrnehmung davon haben, wie es sich beim Skifahren anfühlt, in die Knie zu gehen, werden weitere Bewegungsabläufe, die darauf aufbauen sollen, sehr schwierig sein. Ähnliche Beobachtungen und Erfahrungen lassen sich in vielen anderen Sportarten auch machen.

Die Feldenkrais-Methode zielt unter anderem darauf ab, den „inneren Lehrer" zu entwickeln. Die Leute sollen durch diverse Bewegungsaufgaben selbst herausfinden, was einfacher, leichter und sicherer ist. Es geht also nicht darum, die Lernenden festgelegte Bewegungsabläufe üben zu lassen, sondern einen Raum oder Rahmen für sie zu schaffen, in dem sie ihre eigenen Entdeckungen machen. Ein altes japanisches Sprichwort verdeutlicht diesen Vorgang:

Sehe und vergesse
Höre und erinnere Dich
Handle und verstehe

Beim normalem Sport-Training wird das, was man bereits gewöhnt ist, ständig wiederholt. Dadurch werden auch schlecht organisierte Bewegungsmuster weiter bestätigt und verstärkt, die wiederum zu ineffizienten Bewegungen, Schmerzen und Verschleißerscheinungen führen können. Diesen Teufelskreis gilt es zu durchbrechen.

Der weltweit vielzitierte Satz von Moshe Feldenkrais „Solange du nicht weißt, was du tust, kannst du nicht tun, was du willst", zeigt einen Weg aus diesem Dilemma.

Sind Sie sich zum Beispiel dessen bewußt, was Ihre Zehen beim Gehen, Wandern und Skifahren machen? Vermutlich die wenigsten! Wir krallen, heben oder verspannen unsere Zehen in diversen Schuhen, ohne es zu merken. Dennoch beeinflußt dies die Art und Weise, wie wir gehen oder skifahren, ganz wesentlich.

Haben Sie jemals wahrgenommen, daß verspannte Zehen einen Einfluß auf ihre Atmung oder auf die Hoch-Tief-Bewegung beim Skifahren haben, oder welche Anstrengung es kostet, mit einer solchen Zehenhaltung einen Berg zu erklimmen?

In den Ski- und Bergwanderkursen, die ich anbiete, erfahren, erleben und spüren Sie solche Zusammenhänge. Sie werden sich ihrer „bewußt", und erst dann können Sie Ihre Gewohnheiten und Bewegungsmuster neu organisieren. Solange Sie sich dessen nicht bewußt sind, was Sie tun, egal was, haben Sie keine Chance, etwas zu verändern. Das ist die zentrale Bedeutung des oben erwähnten Zitates. Wir „wohnen" so in unserem Tun (dieses Wort steckt in Ge-wohn-heit), daß wir gar nicht oder selten auf die Idee kommen, daß unsere Art, wie wir uns bewegen und handeln, vielleicht gar nicht so einfach, leicht oder sinnvoll ist, wie wir glauben. Sie werden später, anhand eines kleinen Beispiels, selber Gelegenheit haben, dies zu überprüfen.

Kleine Ursachen – große Auswirkungen

Manchmal sind wir überrascht, wie schnell wir ermüden, uns steif und unbeweglich fühlen oder das gewünschte Ziel nur mit großer Anstrengung erreichen.

Paul Watzlawick sprach in einem Vortrag anläßlich eines Kongresses in München mit dem Thema „Aufbruch in neue Lernwelten" (siehe „natur" 2/93) von der weitverbreiteten Lösungsstrategie „mehr desselben" und wie versuchte Lösungen das Problem genau erhalten. Weiter führt er aus: „… Das klingt sehr klar und einfach, ist aber in Wirklichkeit durchaus schwierig, denn es ist, wie gesagt, für uns alle überaus schwierig, aus der einmal erfundenen Lösungsstrategie herauszugehen und womöglich das Gegenteil dessen zu tun, was ich bisher für richtig hielt."

Eine unserer Tendenzen, wie wir oft mit schwierigen und unbefriedigenden Situationen im Sport umgehen: Wir strengen uns sehr an. Wäre es nicht sinnvoller hinzuschauen und herauszufinden, was verhindert, daß wir uns leichter, eleganter und dennoch kraftvoll bewegen können?

Die Werbung eines bekannten Reifenherstellers veranschaulicht den Ansatz und die Wirkungsweise der Feldenkrais-Methode meiner Ansicht nach sehr treffend:

Man sieht Carl Lewis (Olympiasieger über 100m und 110m Hürden) in einem enganliegenden Body, beschuht mit hochhackigen, roten Pumps in Startposition in den Startblöcken kauern. Das Bild ist übertitelt: „Power is nothing without control!"

Lassen Sie sich einen Moment Zeit, dieses Bild zu betrachten. Welche Assoziationen fallen Ihnen dazu ein? Welchen Eindruck hinterläßt die Aussage des Titels bei Ihnen?

Haben Sie sich schon einmal Gedanken darüber gemacht, daß es einen bedeutenden Unterschied zwischen der Kraft (Power) und der Koordination (Kontrolle) einer Bewegung gibt?

Beim Anblick des Bildes wird jedem sofort klar, daß dieser Sportler nicht in der Lage ist, seine Kraft voll zum Einsatz zu bringen. Ein wichtiger Faktor, in diesem Fall seine Schuhe, wird verhindern, daß er seine Startbewegung gut kontrollieren kann. Da er seine Bewegung nicht gezielt steuern kann, wird er die vorhandene Kraft nicht sinn-

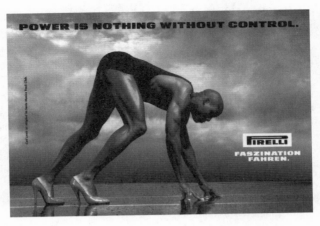

Abb. 1

voll umsetzen können. Er müßte sich sehr anstrengen, um einen Bruchteil der Leistung zu vollbringen, zu der er mit anderen Schuhen in der Lage ist.

Diese Werbung bringt bildhaft eine Situation auf den Punkt, in der viele Sporttreibende stecken. Sie trainieren ihre Ausdauer und Muskelkraft und haben oft den Eindruck, daß das Ergebnis nicht so recht im Verhältnis zum Aufwand steht.

Womit hat dies zu tun?

Wir haben alle im Laufe unseres Lebens bestimmte Bewegungsmuster erworben, die nicht immer gut organisiert sind. Freunde können wir anhand ihrer charakteristischen Bewegungen schon von weitem erkennen und von anderen Menschen unterscheiden. Die Fähigkeit, uns zu bewegen, beruht, vereinfacht ausgedrückt, auf dem Wechselspiel zweier Muskelgruppen. Wenn die Beuger kontrahieren, müssen die Strecker loslassen, oder umgekehrt. Wie gut diese Zusammenarbeit funktioniert, wird von unserem Gehirn gesteuert. Es kommt öfter vor als wir glauben, daß Spieler und Gegenspieler (Beuge – und Streckmuskulatur) nicht miteinander, sondern gegeneinander arbeiten. Wenn eine Muskelgruppe sich zusammenzieht, ohne daß gleichzeitig ihr Gegenspieler losläßt, muß sie viel mehr Energie aufbringen, um die gleiche Leistung zu erzielen. Es ist ein Effekt wie wenn Sie beim Autofahren Gas geben und gleichzeitig die Handbremse angezogen ist.

Mit jedem Training wird im selben Moment dieses gewohnte Bewegungsmuster, der „innere Saboteur", weiter eingeübt und verstärkt. Wir strengen uns unnötig an, können es aber nicht ändern, weil wir uns dessen nicht bewußt sind. Viel Energie verpufft ungenutzt, da unsere Bewegungen unzureichend koordiniert sind.

Kraft und Koordination sind verschiedene Vorgänge, und es bedarf unterschiedlicher Methoden, diese zu trainieren.

Mit dem Begriff Kraft, der heute ein feststehender physikalischer Begriff ist, meinte man ursprünglich, daß man die Muskeln anspannte, Muskelkraft, die Arbeit verrichtet, z.B. einen ruhenden Körper zu bewegen.

Spezielle Muskeltrainings beruhen auf einer strukturellen Vorgehensweise. Hier geht es nicht in erster Linie darum, wie die verschieden Muskeln zusammenwirken, sondern wie einzelne Muskelgruppen mit Hilfe von Maschinen und speziellen Übungen isoliert gekräftigt werden können. Zum Beispiel, wie Rücken – oder Oberschenkelmuskulatur bei entsprechenden Wirbelsäulen- und Kniebeschwerden gestärkt werden können. Hier wird mit der Struktur der Muskeln gearbeitet, meistens ohne Einbindung in einen Bewegungszusammenhang.

Unter Koordination versteht man: „Das harmonische Zusammenwirken aller bei einer Bewegung beteiligten Muskeln."

Da viele zwischen Kraft und Koordination nicht richtig unterscheiden können, strengen sie sich an, um ihre Koordination zu verbessern. Da es sich hier aber um einen Prozeß handelt, bei dem unser Gehirn neue Informationen über das Zusammenwirken unserer Muskeln verarbeiten und integrieren muß, ist Anstrengung kein probates Mittel, dies zu erreichen.

Die Koordination einer Bewegung gelingt nur funktionell und ganzheitlich. Sie befähigt uns, unsere Bewegungen bewußt zu kontrollieren und sie gezielt zu steuern. Wir werden uns bewußt, wie eingebunden alle an einem Bewegungsablauf beteiligten Körperteile sind. Dadurch erkennen wir auch den „inneren Saboteur". Es entsteht ein Lernprozeß, wie wir die unnötige Aktivität bestimmter Muskelgruppen bei einem Bewegungsablauf hemmen können.

Die Feldenkrais-Methode ist eine hervorragende Möglichkeit, um die Koordination von Bewegungen zu schulen und dadurch fähig zu werden, Kraft gezielter und effektiver einsetzen zu können.

Leistungsdruck – sinnvoller Begleiter oder Behinderer

Ein langjähriger Teilnehmer meiner Bergwander- und Feldenkraiskurse machte mich auf einen weiteren Punkt aufmerksam:

Viele Menschen stellen an sich selbst einen überaus hohen Leistungsanspruch, auch wenn sie keinen Leistungs- oder Hochleistungssport betreiben. Bedenklich wird diese Einstellung dann, wenn sie begleitet wird von der Vorstellung: „Es muß wehtun, sonst taugt es nichts!". In dieser Situation werden Schmerzen und Erschöpfung als Gradmesser für vollbrachte, große Leistungen genommen. Die meiner Meinung nach falsche Schlußfolgerung, daß je größer die Erschöpfung oder die Schmerzen sind, auch die vollbrachte Leistung entsprechend besser war, kann fatale Folgen haben. Frühzeitige Verschleißerscheinungen und chronische Beschwerden sind häufig Resultate dieser Einstellung.

Viele Menschen gehen sehr hart mit ihrem Körper um und sind überzeugt davon, daß dies der einzige Weg ist, um fitter und beweglicher zu werden. Oft fehlt ihnen einfach die Erfahrung anderer Möglichkeiten, adäquate Leistungen zu erreichen.

Für diesen Mann war es bei seinem ersten Bergwanderkurs neu und wichtig zu erfahren, daß er auch ohne Leistungsdruck respektable Leistungen vollbringen konnte, daß das Ganze auch noch ohne Beschwerden und mit viel weniger Kraftaufwand möglich war und obendrein viel Spaß machte.

Welche Unterschiede bringt die Feldenkrais-Methode in die Skikurse?

Der erste Unterschied besteht darin, daß die Teilnehmer/innen gebeten werden, nur so lange Ski zu fahren, wie es sich für sie gut anfühlt.

Viele Skifahrer, die sich beim Skifahren schwer verletzt hatten, haben mir bestätigt, daß sie im Grunde genommen vorher schon wußten, daß so etwas passiert. Sie wollten aufhören zu fahren, haben sich aber überreden lassen, noch eine Abfahrt zu machen oder statt der leichten Piste die schwere zu nehmen.

Wir verfügen über etwas, was ich eine „innere Stimme" nenne, die uns recht genau signalisiert, wie es um uns steht. Leider ignorieren viele diese Instanz sehr oft und aus den verschiedensten Gründen. So berichten manche Teilnehmer, daß zu viel Ehrgeiz, Leistungsdruck, in der Gewinnzone fahren, d.h. die Tageskarte oder der Skipaß muß sich „rentieren", einige dieser Gründe sind, die sie dazu veranlassen, des öfteren weit über ihre Grenzen hinauszugehen. Da dies alles in der Freizeit, im Urlaub geschieht, der für die meisten eigentlich Erholung und Freude bringen sollte, stelle ich die provokative Frage: „Hat es sich wirklich ‚rentiert'?"

In den letzten vierzehn Jahren, die ich oder wir diese Seminare anbieten, hat sich dabei niemand ernsthaft verletzt. Das spricht für sich selbst… Skifahren und Bergwandern sind für viele von vornherein eine Herausforderung, die nicht zusätzlich gesteigert werden sollte.

In einem der ersten Kurse erzählte mir ein Teilnehmer gegen Ende des Seminars, daß er sich in den ersten Tagen ziemlich geärgert hatte, weil ich den Skitag so „früh" beendet hatte und die Skilifte doch noch alle in Betrieb gewesen waren. Er entdeckte dann aber, daß dieser Zeitpunkt auch für ihn ein passender war, denn es ging ihm auch danach körperlich viel besser. So konnte er entscheiden, was ihm wichtiger war.

Verantwortung für sich zu übernehmen heißt auch, rechtzeitig, wenn es genug ist, aufhören zu können.

Wie sieht ein Skiseminar in etwa aus?

Vormittags werden schrittweise unterschiedliche Wahrnehmungs- und Bewegungsaufgaben angeboten, die es den Teilnehmern/innen ermöglichen, sich bewußt zu werden, was beim Skifahren passiert. Sie sollen selber ausprobieren, welche Bewegungen und Positionen einfacher, leichter und sicherer sind. Die Raumlage vorne – hinten, die Mitte finden, Zusammenhänge von Rippen, Becken und Knie, Abstand der Skier, Auswirkung von Bewegungen des Oberkörpers und des Kopfes auf die Ski, Drehen und Neigen, und die Funktion der Augen sind alles Themenbereiche, die angesprochen und ausprobiert werden. Mit dem Beispiel „Abstand der Skier" möchte ich eine Sequenz klarlegen und gleichzeitig Gelegenheit geben, es selber auszuprobieren, sei es zu Hause oder auf der Skipiste.

Traum vieler Skifahrer ist nach wie vor die ganz enge Skiführung, die vor über dreißig Jahren als „das elegante Skifahren" propagiert wurde. Doch ist dies wirklich leicht und elegant?

Anhand der nun folgenden Bewegungsaufgaben können Sie sich selber ein Bild davon machen.

Stellen Sie Ihre Beine und Füße parallel und ganz eng zusammen auf ebenen Boden. Beginnen Sie nun, Ihr Becken ohne Anstrengung leicht nach links und rechts zu verschieben, und spüren Sie, wie groß der Bewegungsspielraum ist. Wenn Sie sich sicher fühlen, schließen Sie die Augen.

Stellen Sie jetzt bitte Ihre Füße – weiterhin parallel – ca. 50 cm weit auseinander, doch nur so weit, daß es sich noch angenehm anfühlt, und bewegen Sie Ihr Becken wieder nach rechts und links. Registrieren Sie, wie groß ihr Bewegungspotential jetzt ist.

Sie haben nun die beiden Extreme – ganz eng zusammen und weit auseinander – ausprobiert. Experimentieren Sie jetzt mit verschieden großen Abständen zwischen diesen beiden Polen – ganz eng, ganz weit – und finden Sie heraus, bei welchem Beinabstand sich Ihr Becken am leichtesten und geschmeidigsten bewegt. Sie können Ihr Becken wie beim Bauchtanz kreisen lassen, ganz wie Sie möchten. Achten Sie aber darauf, daß Ihre Füße nicht steif am Boden bleiben, sondern sich mitbewegen; d.h. wenn Ihr Becken sich rechts und links bewegt, sollen Ihre Füße auf die Innen- und Außenkanten kommen, wie beim Skifahren. Es sei denn, Sie befinden sich gerade auf der Skipiste, dann werden Sie wahrnehmen können, daß Ihre Skier sich mitbewegen.

Wenn Sie nun den Abstand der parallel stehenden Füße und Beine gefunden haben, bei dem sich Ihr Becken am geschmeidigsten und leichtesten bewegt, schauen Sie nach unten, um den Abstand zwischen Ihren Füßen wahrzunehmen. Wie groß ist er? Bei den meisten wird der Abstand zwischen den Innenkanten der Füße oder Skischuhe ca. 10 bis15 cm betragen.

Wenn Sie nun ein Lot von der Position Ihrer Hüftgelenke, sie befinden sich ungefähr in der Mitte ihrer Leisten, nach unten fällen, werden Sie feststellen, daß sich die Mitte der Füße genau unter den Hüftgelenken befindet. Sie können dies mit Hilfe von zwei Stäben oder Ihren Skistöcken machen. Haben Ihre Skier beim Skifahren diesen Abstand zueinander, sind die Hüftgelenke in allen Richtungen am beweglichsten.

Halten Sie einmal spaßeshalber Ihre Beine ganz bewußt beim Skifahren eng zusammen und fahren dann los. Beobachten Sie, wie sich diese Haltung anfühlt. Nach einer Weile werden Sie die Anstrengung spüren, die damit verbunden ist. Lassen Sie Ihre Skier wieder in den Abstand gehen, bei dem Sie sich am beweglichsten und bequemsten fühlen. Verspüren Sie hier die gleiche Anstrengung wie bei der engen Position? Es kann sein, daß die neue Position Ihrer Beine sich noch fremd anfühlt, wenn Sie bislang mit sehr enger Skiführung gefahren sind, aber vertrauen Sie Ihrer Körperwahrnehmung und experimentieren Sie mit diesen Unterschieden.

Gerade dieses Beispiel zeigt, wie lange unökonomische, unfunktionelle Bewegungsformen nicht nur in unseren Gehirnen, sondern auch in Lehr- und Ausbildungsplänen überdauern können.

Inzwischen hat sich diesbezüglich einiges geändert. An Skischulen wird heute meistens auch die offene Skiführung unterrichtet. Geschlossene Skiführung ist „out" – offene Skiführung ist „in"!

Worin liegt nun der Unterschied zwischen unserer Vorgehensweise und dem Unterricht in den diversen Schulen?

In der herkömmlichen Art wird ein „Ideal" durch ein anderes ausgetauscht und als Ziel vorgegeben. Es ist zu begrüßen, daß eine Lockerung in dieser Richtung eingeschlagen wird, was aber fehlt, ist, einen Lern- und Erfahrungsprozeß einzuleiten, der es den Schülern/innen ermöglicht zu erleben, warum die offene Skiführung angenehmer, leichter und überzeugender ist.

Es besteht ein grundlegender Unterschied im Lernvorgang und im Verarbeiten von Informationen, wenn ich etwas Vorgegebenes tue, weil es so als „richtig" hingestellt wird, oder wenn ich fühle und spüre, d.h. selbst erkenne, daß bestimmte Stellungen oder Bewegungen leichter und einfacher auszuführen sind.

Einen Bewegungsablauf verändern zu können, setzt die Kontrolle, das heißt eine Bewußtheit voraus. Ich muß wissen, wie ich die Bewegung mache, was ich genau tue, um sie, wenn notwendig, anders ausführen zu können. Das ist eine andere Art des Lernens, als wir sie gewohnt sind. Es hat nichts mit dem schulischen Lernen zu tun, mit dem wir alle groß geworden sind, sondern knüpft an unsere Fähigkeit des organischen Lernens an, wie wir als kleine Kinder krabbeln, rollen, stehen, gehen, laufen, springen und vieles mehr gelernt haben.

Am Nachmittag eines Kurses wird in kleinen Gruppen, je nach skifahrerischem Können, das Gelernte vertieft und es werden physikalische Gesetzmäßigkeiten, die beim Skilaufen wirksam sind, bewußt gemacht. Die Aufteilung dieser Gruppen ist nicht fest, sondern jede(r) entscheidet seiner Tagesform entsprechend, ob er lieber langsamer oder schneller fahren möchte. Das hat den Vorteil, daß die Gefahr, daß jemand überfordert wird, ziemlich gering ist. Sollte sich ein Teilnehmer mehr zutrauen, kann er sich der fortgeschritteneren Gruppe zuwenden.

Viele Teilnehmer berichten mir, daß sie Angst beim Skifahren haben. Dafür gibt es viele Gründe: Angst vorm Fallen, vor hoher Geschwindigkeit, steilen oder vereisten Pisten, vor Versagen, etc. Angst reduziert die Kontrolle über unsere Bewegungen. Wenn wir erleben, daß die Skier oder der Hang mit uns machen, was sie wollen, und nicht umgekehrt, entsteht bei den meisten Menschen Angst. Dies wiederum führt zu Versteifung, Anspannung und somit zu noch weniger Kontrolle.

In dem Moment, in dem ich weiß, was ich tun muß und es anwende, verschwindet das Gefühl des Ausgeliefertseins und damit die Angst. Es wächst zugleich die Bereitschaft, Neues, Schwierigeres auszuprobieren und seine Grenzen zu erweitern.

Neben der Feldenkrais-Arbeit ist auch das Umfeld, in dem ich mich bewege und lerne, sehr wichtig. Da nicht ein bestimmtes Ziel angestrebt wird, können junge und ältere Menschen und Skifahrer mit weniger und viel Erfahrung, von- und miteinander lernen. All dies führt dazu, das Bedingungen entstehen, die es den Teilnehmern ermöglichen, ohne Druck Kontrolle über ihre Bewegungen und Situation zu bekommen.

Die äußeren Bedingungen im Gebirge sind von vielen Komponenten abhängig. Selten sind diese Bedingungen „ideal". Durch die nach innen gerichtete Aufmerksamkeit und Wachheit, was geschieht mit und in mir, können jederzeit Lernmöglichkeiten geschaffen werden, die Neugierde, Spaß und Freude hervorrufen. So entsteht Offenheit für Neues.

Neben der Arbeit auf der Piste ist es sehr wichtig, das Erlebte im Seminarraum vor- bzw. nachzubereiten. Die Lektionen in „Bewußtheit durch Bewegung" vor dem Abendessen geben Gelegenheit, die beim Skifahren sehr komplexen Bewegungsabläufe besser zu verstehen und ein Gefühl zu entwickeln, wie die verschiedenen Körperteile zusammenwirken. Der zusätzliche positive Aspekt der Entspannung, der bei der Ausführung der Feldenkrais-Methode entsteht, soll hier nicht unerwähnt bleiben. Ein Phänomen, das auch die Teilnehmer an den Bergwanderkursen erleben, ist, daß sie im Gegensatz zu sonst keinen Muskelkater bekommen.

Für gutes Skifahren muß „Bewußtheit" entwickelt werden, damit es leicht, elegant und spielerisch wird. Dies entspricht auch einem inneren Seinszustand. Öfters werde ich von Teilnehmern gefragt: „Wie bin ich eben gefahren? Wie hat es ausgesehen"?

Dann erlaube ich mir die Gegenfrage: „Wie hast Du Dich dabei gefühlt?."

Es ist erstaunlich, wie wenig die eigene Befindlichkeit in der Aufmerksamkeit eine Rolle spielt. Wenn sich jemand beim Skifahren gut fühlt, sehen auch seine Bewegungen leicht, elegant und sicher aus, gleichgültig welchen „Stil" er fährt.

Lassen Sie mich abschließend zusammenfassen, worum es bei der Anwendung der Feldenkrais-Methode beim Skifahren geht.

Je bewußter wir uns darüber werden, wie Bewegungen ablaufen und sich auswirken, desto größer ist die Chance, sie zu verändern und zu variieren. So wird man frei zu wählen, was in der momentanen Situation, die von Schneeverhältnissen, dem Zustand der Pisten und der jeweiligen Tagesform abhängt, am adäquatesten ist. So kämpft man weniger mit sich, den Skiern und den Pisten, sondern reagiert flexibel und kontrolliert auf die jeweiligen Gegebenheiten.

So kann Skifahren mit der Zeit zu einem Tanz auf dem Schnee werden.

Die positiven Erfahrungen und Feedbacks aus den Skikursen brachten mich dazu, die Feldenkrais-Methode auch beim Bergwandern anzuwenden. Ich möchte jetzt im weiteren Verlauf näher auf diese Kurse und die Auswirkungen der Feldenkrais-Methode beim Wandern eingehen.

Das Wandern ist des Müllers Frust

Wandern, als Fortbewegungsart, ist so alt wie die Menschheit. So gehen wir seit Urzeiten unserer Wege, ohne uns sehr darüber bewußt zu sein, wie wir eigentlich gehen. Der „aufrechte Gang", ein sehr komplexer Bewegungsablauf, erscheint uns als so selbstverständlich wie das Atmen, so daß wir gar nicht darüber nachdenken. Oder wie ein Teilnehmer es ausdrückte: „Laufen ist nichts, was man noch lernen müßte!" Um so überraschender ist es zu entdecken, daß wir im Grunde genommen gar nicht wissen, wie wir gehen, laufen und wandern und sehr wohl noch einiges dazu lernen können.

Wissen Sie, wie Sie Ihre Füße aufsetzen, die Knie bewegen, die Hüften und das Bekken? Was macht Ihre Wirbelsäule, was machen die Rippen? Was passiert mit den Schultern und Armen, und was hat denn der Kopf mit Gehen zu tun? Die meisten

Menschen sind es nicht gewohnt, ihre Aufmerksamkeit auf solche Zusammenhänge zu richten und Unterschiede und Auswirkungen wahrzunehmen. Deshalb erscheint es ratsam, die ganze Komplexität dieser Bewegung Schritt für Schritt anzugehen.

Genauso sind auch die Bergwanderkurse aufgebaut. Zunächst wird die Aufmerksamkeit auf den Gebrauch der Füße gelenkt. Was machen wir mit den Zehen, dem ganzen Fuß im Schuh, wenn wir gehen? Dann erforschen wir weiter die Bewegungen der Beine, des Beckens bis hoch zum Kopf. Dabei wird uns die Funktion verschiedener Körperteile und deren Verbindungen miteinander beim Gehen bewußter. Das ermöglicht uns, unnötigen Kraftaufwand allmählich zu eliminieren. Was verhindert, daß ich leicht und unbeschwert längere Strecken zurücklegen kann?

Nicht ausreichende Bewußtheit, wie schon eingangs erwähnt, verhindert, daß wir beim Gehen und Wandern etwas verändern können. Im Gegensatz zum Skifahren erscheint es uns beim Wandern auch erstmal nicht notwendig, um- oder Neues dazuzulernen, denn Laufen kann ja jeder. Dennoch zeigen Knie- und Rückenschmerzen, verspannte Schultern und Nacken sowie Kurzatmigkeit bei vielen Wandersleuten, daß es so leicht nun auch wieder nicht ist.

„Der Weg ist das Ziel" oder „Weg ist das Ziel"

Dieser leider etwas abgedroschene Begriff demonstriert hervorragend, was viele Menschen in unserer zielorientierten Gesellschaft anscheinend vergessen haben: Um ein Ziel erreichen zu können, benötige ich einen Weg und die Qualität dieses Weges bestimmt, in welchem Zustand ich am Ziel ankomme. Ein kleines Erlebnis soll dies erhellen:

Vor etlichen Jahren war ich mit einer Gruppe zum Gipfel des Scheffauers im Wilden- Kaiser-Gebirge unterwegs. Eine Bergwandertour mit leichten Kletterstellen zwischendrin, die mit einem festfixierten Seil gesichert waren. Da Können und Kondition der Teilnehmer/innen verschieden waren, gingen die Stärkeren vor und ich kam mit den langsameren Leuten nach. Am Gipfel angekommen, begrüßten uns zwei fremde Herren mit folgenden Worten: „Was ist eigentlich mit ihnen allen los? Sie kommen lächelnd, frohgelaunt und frisch hier oben an, während wir nach Luft japsend, völlig fertig hier raufgekrochen sind. Wie machen Sie denn das?"

Diese Frage war eine nach Qualität. Viele Menschen sind so versessen darauf, so schnell wie möglich das Ziel, den Gipfel zu erreichen. Sie achten zu wenig auf den Schritt, den sie dabei gerade tun. So bemerken sie nicht, wie sehr sie sich anstrengen, ihren Körper den Berg hochzuwuchten. Wie kann aus einer Aneinanderreihung von anstrengenden Schritten etwas leichtes Ganzes werden? In prekären Situationen kann der Schritt, den ich gerade jetzt mache, über Leben oder Tod entscheiden, nicht nur beim Bergwandern oder Skifahren. Von daher verdient jeder

Schritt, den ich gehe, meine volle Aufmerksamkeit. Das bedeutet „Bewußtheit", jeden Moment genau zu wissen, was ich tue.

Das klingt alles sehr mühselig, zeitaufwendig und langweilig. Da passiert ja gar nichts, möchte man meinen. Aber die Entdeckungen und Erlebnisse, die einem auf dieser Reise begegnen, sind faszinierend und überzeugend.

Eine ältere Dame mit einer linksseitigen Hüftdysplasie, Teilnehmerin meiner wöchentlichen Kurse in Frankfurt, wollte vor einigen Jahren mit zum Bergwandern. Sie war früher gerne und viel gewandert und erhoffte sich durch diesen Kurs, „Wege" zu finden, trotz ihrer Bewegungseinschränkung und Beschwerden, mitgehen zu können.

Wie allen anderen, riet ich auch ihr, nur so viel zu machen, auch an Übungen, wie es sich für sie leicht, einfach und gut anfühlte. Liebe- und achtungsvoll mit sich umzugehen und nichts erzwingen zu wollen. Als Resultat konnte sie von Tag zu Tag immer längere Strecken ohne große Beschwerden mitgehen und mit Freude an den späteren Kursen teilnehmen. Es gelang ihr auf diese Weise, eine Hüftoperation, ohne große Einschränkung ihrer Lebens- und Bewegungsqualität, um einige Jahre hinauszuzögern. Inzwischen wurde ihr ein künstliches Hüftgelenk eingesetzt, und sie freut sich auf den kommenden Bergwanderkurs.

Eine junge Frau verletzte sich während ihrer Ausbildung schwer am Knie, wurde operiert und hatte seither ziemliche Probleme. In der Abschlußrunde meines Kurses erzählte sie, daß sie gegen Ende des Kurses leichter und schmerzfreier an den Touren teilnehmen konnte als sogar vor ihrer Verletzung.

Schmerz ist häufig ein Anlaß, neue Wege zu beschreiten

Diese Beispiele klingen möglicherweise so, als ob die Feldenkrais-Methode nur etwas für Menschen mit Beschwerden, Behinderungen oder auch Angst wäre. Dem ist nicht so. Es geht darum, unser menschliches Potential zu entwickeln. Nur machen viele erst dann davon Gebrauch, wenn Schmerzen und Verschleißerscheinungen Teil des Alltags geworden sind. Wenn diese Seminare Menschen mit Beschwerden so weiterhelfen können, wie oben beschrieben, ist dies ein Beweis für unser aller Lernfähigkeit. Ob wir sie nutzen, steht auf einem anderen Papier.

Wenn Sie bereit sind, sich auf ein kleines Erfahrungsabenteuer einzulassen, können Sie nachfolgende Übung entweder zu Hause auf einer Treppe, oder unterwegs an einem steilen Weg in den Bergen ausführen.

Gehen Sie die Treppe oder den Weg nach oben und beobachten Sie, wie Sie Ihre Füße aufsetzen. Setzen Sie die ganze Fußsohle auf, oder nur die Zehen und Fußballen? Führen Sie beide Möglichkeiten bewußt einige Male durch. Nehmen Sie wahr, ob ein Unterschied in Kraftaufwand, Leichtigkeit und Geschmeidigkeit spürbar ist. Vielleicht wird Ihnen zum ersten Mal bewußt, wie Sie Ihre Füße aufsetzen, und daß es einen Unterschied geben kann. Wenn Sie bei nächster Gelegenheit einmal in einem Gebäude in ein höheres Stockwerk müssen, benutzen Sie statt des Fahrstuhls das Treppenhaus. Laufen Sie nur Fußballen und Zehen aufsetzend nach oben. In den Bergen können Sie eine längere Strecke so zurücklegen. Wie fühlt sich das an? Ob Sie es glauben oder nicht, viele Leute steigen tagaus, tagein auf diese Weise Treppen hoch oder erklimmen Gipfel, ohne zu wissen, daß sie es so tun und ohne zu merken, wie anstrengend dies ist.

Bevor Sie in dieser Entdeckungsreise weiter gehen, gönnen Sie sich einen Moment Pause. Achten Sie nun darauf, daß Sie Ihre ganze Fußsohle aufsetzen, während Sie die Treppe wieder nach oben steigen. Wie bringen Sie Ihren Körper und sein ganzes Gewicht von einer Stufe zur nächsten? Die meisten werden feststellen, daß sie ihren Körper vom Bein aus nach oben drücken. Machen Sie es ein paar Treppen ganz bewußt und spüren Sie, wieviel Kraft Ihre Oberschenkel aufbringen müssen.

Denken Sie an eine kurze Pause! Achten Sie jetzt bitte darauf, wohin im Raum sich Ihr Kopf und damit Ihre Wirbelsäule und Ihr Rumpf bewegen, wenn Sie Treppen, oder einen steilen Weg nach oben steigen. Wenn Sie aufmerksam hinspüren, werden Sie entdecken, daß der Kopf sich relativ senkrecht nach oben bewegt, wenn Sie sich von den Oberschenkeln aus abdrücken.

Verändern Sie nun die Bewegungsrichtung Ihres Kopfes mehr nach vorne, wenn Sie aufsteigen und beobachten Sie, was passiert. Können Sie spüren, daß dadurch Ihr Gewicht und Schwerpunkt über das Bein kommt, das die nächste Stufe ersteigt? Ihr Rumpf pendelt dabei leicht nach vorne, dem Kopf folgend, und der Winkel zwischen Oberschenkel und Bauch verkleinert sich. Bewegt sich der Kopf mehr senkrecht nach oben, bleibt dieser Winkel nahezu unverändert. Probieren Sie es aus und nehmen Sie den Unterschied wahr.

Steigen Sie nun bitte einige Stufen rückwärts hinunter und beobachten Sie, wie, wohin sich Ihr Kopf und Rumpf bewegen. Bei diesem Rückwärtssteigen kippt Ihr Oberkörper automatisch etwas nach vorne. So können Sie Ihre Balance gut halten, das Gewicht ist über dem gebeugten Bein, während Zehen und Fußballen des Beines, das nach unten steigt, auf der unteren Stufe aufsetzen. Es folgt die Ferse, bis der ganze Fuß steht und bereit ist, Ihr Gewicht zu übernehmen.

Versuchen Sie einmal, Ihren Kopf und Oberkörper nicht nach vorne zu kippen, sondern senkrecht zu lassen, während Sie rückwärts die Treppe hinuntersteigen. Die Gefahr des Fallens und eine deutliche Unsicherheit sind die Folgen. Steigen Sie bitte noch einige Male die Treppe rückwärts hinunter, und lassen Sie dabei Ihren Kopf und Oberkörper die Bewegung machen, bei der Sie sich sicher fühlen. Sie werden feststellen, daß Ihr Rumpf und Kopf nach vorne pendeln. Machen Sie sich noch ein bißchen mit dieser Bewegung vertraut und stellen sich vor, Sie würden beim Abwärtssteigen mit einer Filmkamera aufgenommen. Am Ende der Treppe angekommen, lassen Sie diesen Film vor Ihrem inneren Auge rückwärts laufen. Die gefilmte Person, nämlich Sie, steigt dann die Treppe nach oben. Wiederholen Sie diesen Vorgang bitte ein paar Mal, so daß Sie mit dieser sicherlich ungewohnten Aufgabe besser vertraut werden. Ruhen Sie sich einen Moment aus.

Genau so, wie Sie beim Abspulen des Films rückwärts die Treppe hochgehen, steigen Sie nun die Treppe nach oben. Können Sie wahrnehmen, daß Ihr Rumpf und Kopf, genau wie beim Treppe heruntersteigen, über Ihr Bein kommen, das sie nach oben bringt und Sie weniger Kraft brauchen? Wiederholen Sie diesen Vorgang einige Male, bis er vertraut und leicht ist.

Durchläuft Ihr Körper beim Aufwärts- und Abwärtssteigen die gleichen Bewe-gungsphasen?

Das bedeutet, um bei dem Bild des Films zu bleiben, daß die Absteigebewegung, rückwärts gespult, deckungsgleich mit den Bewegungsphasen des Aufsteigens ist.

Vergessen Sie nicht, eine kleine Pause zu machen, um Ihrem Nervensystem eine Chance zu geben, alles zu verarbeiten und zu integrieren.

Lassen Sie jetzt Ihre Aufmerksamkeit, während Sie wieder aufsteigen, zu Ihrem Becken gehen. In welcher Weise bewegt sich Ihr Becken?

Halten Sie einen Moment inne und ertasten Sie bitte mit Ihren Händen Ihre Sitzknochen am unteren Ende Ihres Gesäßes, rechts und links von Ihrer Gesäßfalte. Sie werden dort beidseitig einen relativ spitzen Knochen finden. Legen Sie nun eine Hand so unter Ihr Gesäß, daß Sie beide Sitzknochen spüren, und der Handballen Ihr Kreuz- oder Steißbein berührt.

Während Sie jetzt mit dem rechten Bein eine Stufe aufsteigen, heben Sie mit der Hand Ihr Becken ein bißchen nach oben, während Ihr Oberkörper und Kopf etwas nach vorne gehen. Haben Sie dabei die Vorstellung, daß Ihr Becken Ihren Körper nach vorne/oben hebt, statt sich mit dem Bein abzudrücken?

Wenn Sie mit dem linken Bein den nächsten Schritt machen, drücken Sie sich mit dem Oberschenkel ab. Beim rechten Bein heben Sie wieder mit der Hand unter den Sitzknochen Ihr Becken nach vorne/oben. Als Unterstützung dieser Bewegung fassen Sie mit der anderen Hand ein Büschel Haare, falls vorhanden, am höchsten Punkt Ihres Kopfes, und ziehen in die gleiche Richtung nach vorne/oben, wie Ihr Becken Sie hebt. Kopf, Wirbelsäule und Becken sind ausgerichtet, d.h. sie bilden eine Linie. Steigen Sie auf diese Weise etliche Stufen hoch, und nehmen den Unterschied wahr. Wenn Ihre Arme ermüden, tauschen Sie die Hände, aber vergessen Sie nicht, daß beim rechten Bein das Becken Sie hebt, während Sie sich mit dem linken Bein abdrücken. Welche Bewegung ist leichter?

Wenn Sie mit dieser Art des Aufstiegs vertraut sind, nehmen Sie die Hände von Kopf und Gesäß weg. Gehen Sie weiter wie bisher. Ihr Becken hebt und der Kopf zieht Sie beim rechten Schritt nach oben, während das linke Bein Sie nach oben drückt.

Machen Sie eine Pause und überprüfen Sie, ob Sie einen Unterschied zwischen Ihrer rechten und linken Seite spüren. Ist eine Seite länger, leichter oder größer als die andere?

Tauschen Sie jetzt die Rollen Ihrer Beine. Eine Hand bringen Sie wieder unter die Sitzknochen, die andere an den Kopf. Beim linken Schritt hebt Ihr Becken Sie, das rechte Bein drückt Sie nach oben. Machen Sie es ein paar Mal und spüren nochmals den Unterschied. Dann lassen Sie bei jedem Schritt Ihr Becken den Körper heben, unterstützt vom Kopf. Ist Ihnen dieser Bewegungsablauf vertraut, nehmen Sie beide Arme entlang des Körpers und gehen weiter. Vielleicht spüren Sie noch das Ziehen am Kopf, und die Hand unter Ihren Sitzknochen.

Drücken Sie sich noch einmal für ein paar Schritte mit den Oberschenkeln ab. Wie fühlt sich das an? Heben Sie dann wieder Ihr Becken, und ziehen Sie am Kopf. Ist dies leichter, müheloser und angenehmer? Falls möglich steigen Sie noch ein paar Treppen oder den Weg weiter und achten Sie auf Ihren Atem. Kommen Sie schnell außer Puste oder können Sie weiterhin ruhig ein- und ausatmen? Möglicherweise sind Sie inzwischen schon oben angekommen, ohne erschöpft zu sein. Vielleicht fühlen Sie sich frisch und lebendig.

Wenn ja, dann können Sie nachvollziehen, was die beiden Herren oben auf dem Scheffauer so in Erstaunen versetzt hat.

Wir lernen sehr viel, wenn wir etwas entdecken, wahrnehmen oder Unterschiede spüren. Diese Fähigkeiten können wir mit Hilfe der Feldenkrais-Methode ebenso weiter entwickeln wie das Vertrauen in unsere Körperwahrnehmung. Dadurch können wir unabhängiger entscheiden, was für uns sinnvoller und leichter ist.

Aus meiner Erfahrung weiß ich, daß dieser Lernprozeß ein Abenteuer, eine lebendige Herausforderung ist, aber es lohnt sich diesen Weg zu gehen.

Zusammenfassung

Wir haben gesehen, daß sich eine Bewegung aus Kraft und Kontrolle zusammensetzt. Diese voneinander unterscheiden zu können, ist eine wichtige Voraussetzung, adäquate Mittel anzuwenden, wenn wir die Koordination und Beweglichkeit unseres Körpers verbessern wollen.

Nachvollziehbare Beispielen aus den Bereichen Skilauf und Bergwandern haben gezeigt, daß die Feldenkrais-Methode eine ausgezeichnete Möglichkeit darstellt, „Bewußtheit durch Bewegung" zu erlangen und sich so spielerischer, müheloser und kreativer bewegen zu können.

Auch in anderen Bereichen des Freizeit- und Breitensports, auch im Leistungssport, kann durch die Anwendung der Ideen und Prinzipien der Feldenkrais-Methode das Bewegungspotential erweitert und verbessert werden. Erlebnisse und Erfahrungen, wie sie die Teilnehmer aus den Bergwander- und Skikursen beschrieben haben, sind für jeden möglich, der sich auf diesen Lernprozeß einläßt. Allen, die dies ausprobieren wollen, wünsche ich viel Freude und Vergnügen.

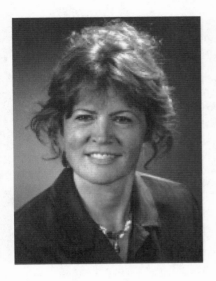

Ulla Schlätke, Jahrgang 1945. Ausgebildet als Übersetzerin in Spanisch, Englisch und Französisch. Sie verfügt über verschiedene Ausbildungen im Bereich humanistische Psychologie und hat eine mehr als 20jährige Erfahrung in der Leitung von Gruppen in der Fort- und Weiterbildung. Seit 1991 ist sie Feldenkrais-Lehrerin. Seit 1992 leitet sie zusammen mit Roger Russell das Feldenkrais-Zentrum Heidelberg, wo sie auch als Assistent-Trainerin arbeitet.

6.1 Von einem dicken Dackel, einem langen Schuhlöffel und einem neuen Hüftschwung ...

Ulla Schläfke erzählt Roger Russell über ihre Arbeit mit einer jungen Dame (Jahrgang 1925).

Wir saßen in unserer Wohnküche, als Ulla anfing, mir von ihrer vergnüglichen Arbeit mit einer 73jährigen Frau zu erzählen. Ulla war sichtlich erfreut über die gemeinsamen Entdeckungen mit der Klientin. Die Geschichte gefiel mir so gut, daß ich sie hier wiedergeben möchte.

Dieser Beitrag gibt einige von Ulla's Einzelstunden mit Frau M. sowie ihre Beobachtungen, Gedanken und Reflektionen ihrer gemeinsamen Arbeit wieder.

Ulla berichtete:

„Bevor Frau M. sich zum ersten Mal die Treppe zu meiner im ersten Stock gelegenen Praxis hochkämpfte, hätte ich mir nicht träumen lassen, daß es zu meinem Ziel werden könnte, einer älteren Dame das Tragen ihres dicken Dackels zu erleichtern! Aber genau dies machte in diesem Fall Sinn. Bei meiner Arbeit als Feldenkrais-Lehrerin helfe ich meinen Klienten zu entdecken, wie sie sich bewegen und wie sie ihrem Leben weniger Anstrengung und mehr Zufriedenheit verleihen können. Für diese alleinlebende Dame von Anfang 70 war es enorm wichtig, jeden Tag mit ihrem Dackel Struppi spazierengehen zu können. Aber nun hatte sich Frau M. das Bein verletzt, Struppi bekam zuviel Fressen und zu wenig Bewegung.

Der Dackel war bereits vor der Verletzung von Frau M. so gut im Futter, daß er in einem täglichen Ritual die steile Treppe zu Frau M.s Wohnung im dritten Stock rauf- und runtergetragen wurde. Dann wurde es jedoch für Frau M. wegen einer offenen Beinverletzung schwierig, was für beide sehr traurig war. Struppi wurde immer dikker, und Frau M. mußte auf das Vergnügen der täglichen Spaziergänge und Nachbarschaftsbesuche verzichten.

Es Frau M. wieder zu ermöglichen, mit ihrem Struppi die Treppen hinauf und hinab zu steigen und spazierengehen zu können, war also das praktische Ziel des Unterrichts – ein gutes Beispiel dessen, was Moshé Feldenkrais unter Funktion verstand. Meine Aufgabe war es nur, Frau M. zu helfen, neue Möglichkeiten zum Erreichen ihres Ziels zu entdecken. Als Motivation würde Struppi schon ausreichen!

Als Frau M. zu meiner Tür herein gehumpelt kam, stand mir eine ältere Dame gegenüber, die viele Geschichten auf Lager hatte. Ich mochte diese Frau auf Anhieb. Sie war voll Energie, redete gern mit den Händen, mochte Menschen und war neugierig zu erfahren, was sie lernen konnte. Eine Bekannte hatte ihr meine Adresse vermittelt. Außer über die Beinverletzung klagte Frau M. über Schmerzen im Schulter- und Nackenbereich und daß sie den Kopf kaum drehen könne. Sie hinkte stark, als ich sie bat, durch das Zimmer zu gehen, und redete ohne Unterlaß. Trotz ihrer Neugier und Lebhaftigkeit schien sie dem Kommenden nervös entgegenzusehen.

Die Wunde an ihrem linken Unterschenkel war inzwischen nicht mehr offen – dank der Disziplin, mit der Frau M. sie behandelt hatte. Darauf war sie stolz. Sie sagte mir, daß die Wunde nach Einschätzung ihres Arztes noch offen sein müßte. Frau M. hatte entschieden, daß dies nicht so lange dauern dürfe. Weshalb? Weil ihr Gespür ihr etwas anderes sagte. Sie verglich ihre Empfindung und Intuition mit dem, was der Arzt sagte. Gab es einen Widerspruch, wollte sie eher ihren Sinnen trauen als der Ansicht des Fachmanns. Dies war etwas, auf das wir im Verlauf der Arbeit zurückgreifen konnten. Natürlich kann eine solche Haltung auch Schwierigkeiten verursachen, wenn wir unsere Empfindungen falsch interpretieren oder uns den Gesundheitsexperten nur aus Eigensinnigkeit widersetzen. Dennoch ist ein gut entwickeltes Gespür für die eigenen Bedürfnisse immer noch das wirksamste Gesundheitsmittel. Als ich die Geschichte mit der Wunde hörte, entschied ich mich für eine entsprechende Strategie."

Blickwechsel

Viele Menschen stellen sich, wenn sie älter werden, ihre Zukunft so vor, als ob sie in eine immer enger werdende Zimmerecke hineinschauen würden. Sie halten an der Vorstellung fest, daß ihre Möglichkeiten mit dem Alter eingeschränkt werden. Bildlich dargestellt sieht das so aus:

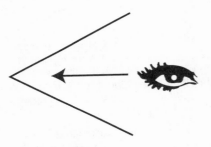

Daraus ergeben sich die folgenden Ansichten (in denen die Gesellschaft sie kräftig unterstützt!):

- Ich bin alt, ich bin zu langsam.
- Was ich tun kann, ist begrenzt.
- Meine Ideen sind starr und eingefahren, ich habe weder Phantasie noch eigene Ansichten.

Abb. 1

Aber eigentlich bräuchte man sich nur umzudrehen, um eine völlig neue Perspektive zu erhalten:

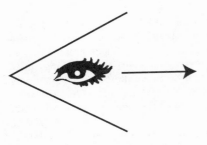

Damit eröffnet man sich neue Ansichten:

- Ich habe Geduld. Ich brauche mich nicht zu beeilen.
- Ich kenne meine Grenzen und kann sie akzeptieren.
- Ich habe viel Erfahrung. Meine Sicht der Dinge ist realistisch und ungetrübt vom Ehrgeiz der Jugend.

Abb. 2

Mit einer solche neuen Einstellung würde Frau M. ihre Fähigkeiten gut nutzen können. Dies waren die passenden Voraussetzungen, um mit sich selbst respektvoll und fair umzugehen. Ich wollte Frau M. helfen, sich aus ihrer fiktiven Ecke herauszudrehen, um die Perspektive zu wechseln. Frau M. benötigte die entsprechenden Mittel dazu, und ich wußte, daß ich ihr diese bieten konnte.

Wenn jemand bei mir Hilfe sucht, kommt er mit einem konkreten Wunsch. Die Menschen wissen genau, was sie wollen, meistens Erleichterung, oft auch irgendeine Tätigkeit besser ausführen zu können. Sie wissen nur nicht, was sie brauchen, um ihr Ziel zu erreichen. Ich muß unterscheiden zwischen dem, was sie brauchen, und dem, was sie wollen. Meine Aufgabe ist es, meine Erfahrung dafür einzusetzen, um in ihren Bewegungsmustern dasjenige zu erkennen, das sie von ihrem Ziel abhält, und andererseits die Strategien der Feldenkrais- Methode anzubieten, um das, was sie brauchen, verfügbar zu machen.

Frau M. brauchte zuerst einen konkreten Anhaltspunkt, der sofort eine spürbare Veränderung bewirken würde. Sie selbst sollte empfinden und urteilen und ihn rational von ihrem eigenen Standpunkt her erkennen können. Ich wollte ihr Interesse wecken, damit sie mich als Partnerin sah, die ihre Bedürfnisse und ihren einzigartigen Standpunkt verstand. Ich war mir sicher, daß sie mit ihrer Selbstüberzeugung und Lebenslust bereit wäre, danach ihre Erfahrung weiter zu erkunden.

Für die erste Lektion hatte ich mir zwei Ziele gesetzt: Erstens wollte ich ihr helfen, das verletzte Bein so einzusetzen, daß sie leichter gehen könnte. Zweitens wollte ich Frau M. dabei helfen, auf ihre Empfindungen einzugehen. Da sie bereits, als sie ihre Beinverletzung beschrieben hatte, von der Zuverlässigkeit ihrer Intuition berichtet hatte, war ich mir sicher, daß sie dies interessieren würde. Wir fingen sofort an.

Stehen im Liegen

Frau M. war nervös, hatte Angst vor Kritik und war unsicher, ob ihr die Feldenkrais-Arbeit gefallen würde. Wir redeten über ihre Ängste. Ich hörte ihr zu, als sie von ihren Beschwerden berichtete, und fragte sie nach ihren derzeitigen Empfindungen. Ich fing mit simplen Fragen an wie: „Tut es gerade jetzt weh?" und ging langsam zu Fragen über, die sie dazu brachten, komplexere Körperempfindungen wahrzunehmen, wie z.B.: „Können Sie beim Gehen spüren, daß sie ein Großteil ihres Gewichts auf das rechte Bein verlagern müssen, um dem linken Bein einen Teil der Arbeit abzunehmen?" Sie ging im Zimmer auf und ab und gab mir recht. Während sie lief, konnte ich mir ein gutes Bild von ihren Becken-, Rücken-, Brust- und Schulterbewegungen machen. Um den Hauptteil der Last auf das rechte Bein zu verlagern, drehte sie den Kopf nach links und hielt beim Gehen die linke Schulter und den linken Arm ganz still. Brustkorb und Rücken setzte sie asymmetrisch ein, um das Becken über das rechte Bein zu bewegen.

Ich schlug vor, daß sie sich in Rückenlage auf die Bank legen sollte, damit wir einen Weg finden konnten, ihr das Gehen zu erleichtern. Jetzt war sie neugierig geworden, „Wie kann Liegen das Gehen verbessern?" wollte sie wissen.

Ich sagte, „Probieren geht über Studieren", und sie nahm den Vorschlag an. Ich stützte ihren Kopf mit Polstern ab und legte ihr ein weiches Kissen unter die Knie. Ich wollte sie in eine möglichst bequeme und sichere Lage bringen, um ihr Nervensystem von der Notwendigkeit zu befreien, die Balance aufrechterhalten zu müssen. Wenn das Gehirn spürt, daß das Skelett sicher auf dem Boden liegt, befreit es das Gleichgewichtssystem von seiner Aufgabe. Wenn Frau M. nicht mehr hinfallen konnte, da sie bereits auf der Bank lag, brauchte sie ihre gewohnte Haltung nicht beizubehalten. Ihr Nervensystem wurde somit frei, um neue Empfindungen und Bewegungen anzunehmen.

Ich nahm ihren rechten Fuß in meine Hand und begann sehr vorsichtig zu erkunden, wie er sich bewegte. Ich wollte wissen, wie sie Fuß und Bein, die beide so beansprucht waren, eigentlich einsetzte. Sie sagte, daß sie von der Sanftheit meiner Hände überrascht sei. Ich wußte, daß sie sich sicher fühlen würde, wenn sie erkannte, daß jede Bewegung, die ich mit ihr vorhatte, sensibel und respektvoll sein würde. Ich arbeitete sanft und aufmerksam. Während Frau M. weiter redete, spürte ich ihren Muskeltonus und die Mobilität ihrer Fußknochen. Nach ein paar weiteren Minuten fragte sie mich, warum ich mit dem rechten Bein arbeitete, wo doch das linke Bein das Problem sei.

Ihre Frage gab mir die Gelegenheit, eine der grundlegenden Strategien Funktionaler Integration zu erklären: Das Gehirn schützt das schmerzhafte linke Bein, indem es das rechte Bein dazu bringt, den Hauptteil des Körpergewichts zu tragen. Da das rechte Bein jetzt stark beansprucht war, sei es vernünftig, ihm zu Beginn mehr Flexibilität zu verleihen. So könne es effektiver arbeiten. Dies würde ihr beim Gehen helfen, während das linke Bein abheilte.

Das leuchtete Frau M. ein, so daß sie noch aufmerksamer auf die angenehmen Empfindungen in ihrem rechten Fuß und Bein achtete – und immer weniger redete. Langsam begann sie, mehr auf ihre Körperempfindungen zu achten. Schließlich hörte sie ganz auf zu reden und hörte still dem zu, was meine Hände ihr über die beanspruchte rechte Seite zu sagen hatten.

Während ich mich um ihren Fuß kümmerte, spürte ich auch die Verbindungen zum Knochengerüst und wie sich Knie, Hüfte, Becken und Rücken bewegten. Zuerst spürte ich nur, wie die leichte Berührung ihrer Fußsohle sich durch den Unterschenkel bis in das Kniegelenk fortsetzte (Abb. 3). Die Bewegungen von Fuß und Unterschenkel sind bei allen Gehbewegungen miteinander verbunden. Ich wußte, daß, sobald sie diese Verbindungen spüren konnte, ihr Gehirn neue ungewohnte Muster entdecken und die mühelosen Bewegungen bevorzugen würde.

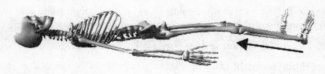

Abb. 3

Wir gingen zu einem lebhaften, nonverbal-kinästhetischen Dialog über. Ich fragte mit meinen Händen, ob eine Bewegung möglich sei, Frau M. bejahte, indem sie zuließ, daß der Fuß meinen Bewegungen folgte, oder sie verneinte, indem sie auf meine kleinen, forschenden Bewegungen nicht einging. Während wir so weitermachten, konnte ich die Verbindung durch die Beinknochen zu ihrer Hüfte spüren (Abb. 4). Die Muskelspannung um ihr Hüftgelenk war erhöht, um das Körpergewicht besser tragen zu können. Ich spürte, welche Muskelgruppen angespannt waren, indem ich darauf achtete, wie sich ihr Bein bewegte, wenn ich den Fuß mit fast unsichtbaren Bewegungen drückte, zog oder drehte. Langsam konnte ich, durch die Berührung, ihren Knochen folgen wie ein Hund einer Fährte, und zwar durch das Becken, das sich ein wenig kippte, wenn ich an ihrem Fuß drückte oder zog. Dies brachte den Rücken mit ins Spiel, da sich die Wirbelsäulengelenke bewegen, wenn sich das Becken in dieser Position bewegt. Indem ich die Bewegungen ihres Rückens beobachtete, konnte ich verfolgen, wie der Kontakt durch den Fuß ihr spüren half, was sie mit dem Rücken machte, wenn sie auf dem rechten Fuß stand (Abb. 5).

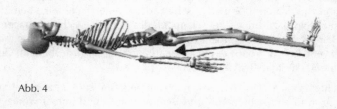

Abb. 4

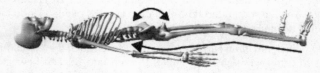

Abb. 5

Eigentlich nahm meine Hand zu diesem Zeitpunkt ganz einfach die Stelle des Bodens ein. Wenn wir stehen, drückt der Boden gegen den Fuß genauso wie der Fuß gegen den Boden. Dies ist auf die elastischen, reaktiven Kräfte der Oberfläche, auf der wir stehen, zurückzuführen. Auf dem Boden bleiben diese unsichtbar, aber auf einem Trampolin können wir sehen, wie das elastische Netz nachgibt, bis die Spannung des Trampolins unserem Gewicht entspricht. Springen wir auf dem Trampolin, wird die elastische Kraft größer als unser Gewicht, und wir werden hoch in die Luft gedrückt. Als ich gegen den Fuß von Frau M. drückte, erkundete ich, wie sie das Zusammenspiel der Kräfte durch den Bewegungsapparat koordinierte, als ob sie stehen würde. Dennoch brauchte Frau M. in den Lektionen nicht zu stehen. In der Rückenlage wurde ihr Gehirn auf diese Weise von den Einschränkungen der gewohnten Muster der Gleichgewichtserhaltung befreit und offen für neue Möglichkeiten. Frau M. konnte wahrnehmen, welches die angenehmste Art war, wie diese minimalen Kräfte auf neue Weise durch ihre Knochen und Gelenke übertragen wurden. Sie erhielt damit quasi ein sensorisches Röntgenbild ihrer Weise, auf dem stärker beanspruchten rechten Bein zu stehen. Als sie den Druck auf den Fuß als klar und sicher registrierte, erkannte sie dies als den optimalen Weg, auf diesem Fuß zu stehen.

Ebenso achtete ich auf die Atmung von Frau M. Ich wußte, daß sie diese nur verändern konnte, wenn sie die Bauch-, Brust- und Rückenmuskeln entspannte. Tatsächlich wurde die Atmung tiefer, als ihr die Bewegung ihres Beckens und ihrer Wirbelsäule bewußt wurde. Ich wußte auch, daß sich mit einer ruhigeren, tieferen Atmung die Koordination des Rumpfes im Stehen ändern würde. Es ist ganz einfach: Dieselben Muskeln, die wir zum Atmen brauchen, helfen uns auch bei der Aufrichtung. Eine Veränderung von Frau M.'s Atmung bedeutete, daß Brustkorb und Rücken freier waren für eine neue Gewohnheit des Stehens und Gehens.

Ich berührte Frau M. mit großer Behutsamkeit, wandte keine Kraft an und hielt meine Hände weich. Um durch ihr Skelett zu drücken oder zu ziehen, veränderte ich mein eigenes Gleichgewicht und bewegte meinen gesamten Körper vom Becken aus in einer Weise, die meinerseits keine Kraftanstrengung erforderte. Diese Vorgehensweise stammt aus Moshe Feldenkrais' Erfahrungen mit dem Judo. In seinem Buch „Higher Judo" weist Feldenkrais darauf hin, daß die kraftvollen Bewegungen im Judo ausgeführt werden, indem man das Becken und andere Strukturen der Körpermitte so bewegt, daß der Tonus der Muskeln gleichmäßig niedrig ist.

Feldenkrais' Argument war folgendes: Im Judo setzt man das eigene Gleichgewicht ein, um dasjenige des Gegners zu stören und ihn zu Boden zu werfen. Also muß es umgekehrt möglich sein, mit dem eigenen Gleichgewicht auch dasjenige von anderen Menschen zu verbessern! Ich habe gelernt, dies anzuwenden, wenn ich andere Menschen berühre. Indem ich mein Gleichgewicht halte, setze ich meine Körpermitte zur Erzeugung von Druck- und Ziehbewegungen ein, während meine Hände weich und sensibel bleiben konnten.

So ging ich über das Bewegen der Füße immer weiter die Wirbelsäule von Frau M. entlang bis zum Brust- und Nackenbereich hoch, solange bis ein leichtes Drücken oder Ziehen an Frau M.s Fußgewölbe kleine Kopfbewegungen hervorrief (Abb.6). Jetzt wußte ich, daß das gesamte Skelett an diesen kleinen, forschenden Bewegungen beteiligt war, die dem Druck des Bodens gegen den Fuß im Stand entsprachen. Wir fanden somit einen Weg zur Nachahmung des Stehens ohne Mühe und ohne Gleichgewichtsprobleme. Frau M. konnte ihre wache Aufmerksamkeit einsetzen, um alle möglichen kleinen Bewegungen auszuprobieren und schließlich diejenigen auszuwählen, die sich für sie am besten anfühlten. Um ihr dabei zu helfen, hob ich ihr Bein an und bewegte es mit direktem Druck nach rechts und links. Ich drückte aus verschiedenen Richtungen und stellte fest, ob der Kopf sich in demselben Maß bewegte wie der Fuß. Da Frau M. das alles wahrnehmen konnte, war sie frei zu wählen, welche Bewegungen sie annehmen und welche sie ablehnen wollte.

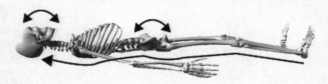

Abb. 6

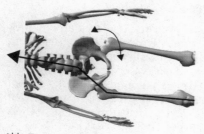

Abb. 7

Die ganze Zeit über beobachtete ich ihre linke Hüfte. Bis dahin hatte der gesamte Körper an der Bewegung teilgenommen bis auf das problematische linke Bein. Da das linke Bein still da lag, aber das Becken kleine, leicht wiegende Bewegungen vollführte, bewegte sich die linke Hüfte völlig frei. Frau M. hatte keine andere Wahl, als kleine Muskeländerungen um das linke Hüftgelenk herum zuzulassen, wenn sie das Becken ohne Bewegung des linken Beins bewegen wollte (Abb.7). Damit hatte ich eine Möglichkeit, das linke Bein umzustellen, ohne es überhaupt zu berühren. Hätte ich das Bein berührt, hätte Frau M. es in Erwartung der sich einstellenden Schmerzen wahrscheinlich nur versteift.

Alle Muskeln zur Bewegung des Hüftgelenkes und viele Muskeln, die über das Knie bis hin zum Unterschenkel reichen, setzen beim Becken an. Von daher wußte ich, daß diese kleinen Bewegungen des Beckens helfen würden, die Muskeln der linken Hüfte und des linken Knies zu befreien. Alles, was jetzt noch zu tun war, war Frau M. zu helfen, ihren linken Fuß in das neue Bewegungsmuster zu integrieren! Aber ich wollte, daß dies auf eine Weise geschah, die ihr sofort einleuchtete – also machte ich einen Umweg.

Ich brach zunächst einmal ab und ließ Frau M. ausruhen, um die Änderungen zu spüren. Eines meiner Ziele dieser Lektion war, daß sie ihre Körperempfindung klärt – also wollte ich, daß sie dies übt: das rechte Bein und die rechte Hüfte zu spüren und mit der linken Seite zu vergleichen. Sie war sehr überrascht, weil sich das rechte Bein länger und breiter anfühlte als das linke, Becken und Rücken flacher auf der Bank lagen und ihre Atmung ruhiger ging.

Bevor ich weitermachte, bat ich Frau M. aufzustehen, um zu spüren, wie sie auf dem beanspruchten Bein stand. Sie stand asymmetrisch und war von diesen spürbaren Unterschieden irritiert. Das Stehen auf dem rechten Bein fiel ihr jetzt leicht und es fühlte sich gleichzeitig stark und locker an. Sie lief ein wenig umher und hinkte jetzt noch stärker als zuvor. Die Tatsache, daß der linke Fuß und der linke Unterschenkel in ihrem Körperbild nicht so klar waren wie die „neue" rechte Seite, führte zu einem noch schieferen Gang. Ich wollte, daß sie diesen Unterschied spürte, bevor wir weitermachten. Die Asymmetrie weckte tatsächlich ihr Interesse und machte ihr bewußt, wieviel passieren konnte, indem sie einfach nur aufmerksam war und kleine, bequeme Bewegungen vollzog. Ihre Stimme war ruhiger geworden und sie bewegte den linken Arm mehr. Die Veränderung ihrer Stimme, die auch weicher und tiefer geworden war, drückte aus, daß sich ihre Rumpfmuskeln und ihr Zwerchfell umgestellt hatten. Frau M. wollte nun, daß ihr linkes Bein sich auch so gut anfühlte wie das rechte!

Dieser Einladung konnte ich nicht widerstehen. Frau M. legte sich wieder in Rückenlage auf die Bank. Aber jetzt ließ ich sie den Rest der Arbeit alleine machen. Da sie die ganze Sequenz mit dem rechten Bein bereits erlebt hatte, hatte sie nun eine innere Vorstellung, was passieren würde. Ich erwartete, daß sie einen Transfer der Empfindungen und des Bewegungsbildes auf die andere Seite selbst vollziehen würde. Und dies geschah dann auch.

Alles, was ich tun mußte, war, ihren linken Fuß auf dieselbe Weise zu berühren, ohne eine schmerzempfindliche Stelle zu treffen, und sie selbst nach den angenehmen Empfindungen suchen zu lassen, die sie ja bereits kannte. Da die linke Hüfte und das linke Knie schon durch die Bewegungen auf der anderen Seite frei waren, war es leicht, den linken Fuß und den Unterschenkel in das Koordinationsmuster für den gesamten Körper beim Stehen auf dem linken Fuß zu integrieren. Innerhalb weniger Minuten konnte ich feststellen, wie ein leichter Druck durch den linken Fuß sich durch das Skelett fortsetzte, um Becken, Rücken, Brust und schließlich Nacken und Kopf in Bewegung zu versetzen. Als ich auf die Fußsohle drückte, stand sie in ihrer Vorstellung jetzt auch schon mühelos auf dem linken Bein!

Sie kicherte, als sie sich dessen bewußt wurde. Sie sagte mir, daß sie beschlossen hatte, daß sie gut mit mir auskommen werde. Ich mußte sie davon abhalten, nun gleich auf die Füße zu springen, um auszuprobieren, wie gut es sich anfühlte. Ich bat Frau M., sich erst im Liegen selbst wahrzunehmen und wieder die Beine zu vergleichen. Sie spürte, daß sie jetzt fast von gleicher Länge und Breite waren. Ich achtete darauf, daß Frau M. langsam aufstand, um bei jeder neuen Position zu entscheiden, welche der Veränderungen sie beibehalten wollte. Als Frau M. schließlich wieder auf die Beine kam, war ein Ausdruck von Überraschung in ihrem Gesicht. Sie konnte auf dem linken Bein fast genauso gut stehen wie auf dem rechten. Voller Begeisterung lief sie im Zimmer auf und ab. Sie hatte den Gebrauch ihrer gesamten Wirbelsäule beim Gehen so verändert, daß sie nun beide Arme gegenläufig zu den Beinbewegungen schwingen konnte. Lächelnd verließ sie die Praxis.

Die Füße er-greifen

Als sie eine Woche später wiederkam, erzählte sie mir, daß, wenn so viele Veränderungen in nur einer Stunde stattfinden konnten, sie vielleicht mehr lernen könnte als sie für möglich gehalten hatte. Sie hatte sich also bereits aus ihrer Zimmerecke herausgedreht und schaute jetzt hinaus! Ich hatte nicht erwartet, daß dies so schnell geschehen würde, aber ihr angeborener Optimismus und ihre Neugier machten sie zu allem bereit.

Bei jeder weiteren Lektion sprang erneut der Funke zwischen uns über, während wir einige ihrer praktischen Bedürfnisse und Anliegen erkundeten. In der zweiten Lektion mußten wir eine Lösung für ihr Schuhproblem finden. Frau M. brauchte einen langen Schuhlöffel, um sich die Schuhe anzuziehen, weil sie ihre Füße im Sitzen nicht erreichen konnte. Allerdings streckte sie beim Hinunterbeugen ihren unteren Rücken. So konnte sie ihre Füße unmöglich mit den Händen erreichen.

Ich bat Frau M., sich auf den Rücken zu legen. Ich wußte aus eigener Erfahrung und von der Beobachtung anderer Kursteilnehmer her, daß es den meisten Menschen aus der Rückenlage mit aufgestellten Beinen schwerer fällt, die Knie und Füße zu erreichen, als aus der Seitenlage mit seitlich liegenden Beinen, obwohl es sich fast um die gleiche Körperkonfiguration handelt.

Wir fingen an, in der Seitenlage zu experimentieren. Ich legte Frau M.'s Hand an die Außenseite ihres Beines. Wir machten langsam weiter, bis sie entdeckte, daß sie aus der Seitenlage viel weiter an ihr Bein hinunterreichen konnte als in jeder anderen Position. Frau M. ließ ihre Hand an der Außenseite ihres Beines hinuntergleiten, am

Knie vorbei, an der Wade entlang. Ich mußte Frau M. bremsen, als sie erkannte, daß sie in dieser Position bald herausfinden würde, wie sie ihren Fuß berühren konnte. Sie war überrascht und fragte mich, warum es ihr so lange schwergefallen war, ihre Füße zu berühren.

Ich ließ Frau M. in Rückenlage wieder ausprobieren, mit aufgestellten Beinen, nach den Füßen zu greifen. Trotz aller Anstrengungen gelang ihr dies nicht. Als sie sich wieder auf die Seite legte, ging es relativ leicht.

Ich wies sie daraufhin, daß sie in der Seitenlage wahrscheinlich glaubte, der Fuß sei näher am Gesäß als in der Rückenlage. Sie experimentierte und bestätigte es. Auf ihre Frage, warum das so sei, schlug ich vor, daß sie das vielleicht selbst herausfinden könne, wenn sie aus der Seitenlage heraus nach dem Fuß greifen und sich langsam auf den Rücken drehen würde, ohne den Fuß dabei loszulassen. Zuerst entglitt ihr der Fuß fast sofort, als sie anfing sich zu drehen. Dann entdeckte sie jedoch, daß sie bei jedem Versuch ein Stück weiter drehen konnte, wenn sie Brustkorb und Rücken frei ließ und die Luft nicht anhielt. Nach ein paar Minuten konnte sie den Fuß halten, während sich Frau M. vollständig auf den Rücken drehte. Sie war überrascht und begeistert!

Ich sagte ihr, daß mit Sicherheit dasselbe passieren würde, wenn sie versuchen würde, aus der Sitzhaltung den Fuß zu berühren. Wahrscheinlich werde sie aus einer neuen Position heraus wieder Schwierigkeiten habe, aber sie bewies mir das Gegenteil, wie ich insgeheim gehofft hatte. Frau M. hatte entdeckt, daß sie ihren Fuß greifen konnte, wenn sie die Hand außen am Bein hinuntergleiten ließ! Sie hatte im Sitzen immer ihren Arm und ihre Hand zwischen die Beine genommen, was schwieriger für sie war, wie sie jetzt merkte. Sie entdeckte, daß, wenn sie Rücken und Brustkorb weicher machte, wie sie es in der Rückenlage vorher getan hatte, daß sie den Fuß, indem sie den Arm außen am Bein entlang bewegte, im Sitzen greifen konnte.

Frau M. übte mit den Schuhen und löste nicht nur ein störendes Problem, sondern schuf sich auch ein neues Bild ihres Körpers. Wie ein Architekt unterschiedliche Zeichnungen eines Hauses anfertigt, benutzte ihr Gehirn die verschiedenen Ansichten aus der Seitenlage, der Rückenlage und dem Sitzen, um ein klareres, dreidimensionales Bild ihres Körpers zu entwickeln. Sie hat es wahrscheinlich nicht bemerkt, aber als Frau M. die Praxis verließ, ging sie mit deutlich mehr Leichtigkeit.

Hüftschwung und Länge

Auf diese Weise arbeiteten wir noch einige Monate lang jede Woche weiter. Wir experimentierten, wie ihr Bewegungsspektrum leichter und praktischer gestaltet werden könnte. Jede Lektion endete mit einer Hausaufgabe, die ihr dabei helfen sollte, bei ihren Alltagsaktivitäten auf ihren Körper zu achten. Dies war nicht schwer, denn sie hatte ja von Anfang an ihrer Intuition vertraut. Nun konnte sie sich anhand der Lektionen in Bewußtheit durch Bewegung, die den Abschluß jeder Lektion bildeten, selbst weiter schulen.

In einer Sitzung lernte sie, ihre Hüften in Form einer kleinen Acht zu schwingen. Beim Gehen bewegt sich der Schwerpunkt des Körpers geschmeidig durch den Raum und verlagert das Gewicht erst über ein Bein und dann über das andere, während wir uns vorwärts bewegen. Wenn diese Bewegung in Raum und Zeit optimal koordiniert ist, dann ist das Gehen eine angenehme, fließende und leichte Aktivität. Viele Feldenkrais-Lektionen helfen uns dabei, diese Koordination zu finden. Die sogenannte Zifferblattlektion ist ein Beispiel dafür. Auf dem Rücken liegend oder im Sitzen stellen wir uns ein auf unser Becken aufgemaltes Zifferblatt vor, und wir drehen das Becken um jede einzelne Zahl auf dem Zifferblatt. Frau M. und ich übten dies solange, bis sie es mit Leichtigkeit und Klarheit schaffte, indem sie Kopf und Becken gleichzeitig bewegte, um die Bewegungen der Wirbelsäule zu koordinieren und sie ganz in die Aktivität einzubeziehen. Anschließend bewegten wir das Becken im Sitzen indem wir kleinere Kreise bildeten und sie in Form einer Acht zusammenfügten. Nachdem wir das gleiche im Stehen probiert hatten, und begannen, die Idee langsam auf das Gehen zu übertragen, fing sie an, die Koordination für das Gehen zu spüren, die es auf ihr biologisches Potential abstimmte. In der darauffolgenden Woche erzählte sie mir, wie sie die Hauptstraße jeden Tag hoch- und runtergeschlendert war, während sie ihre Hüften geschwungen und sich gefragt hatte, ob ihr die Männer wohl hinterherschauten!

Als sie das nächste Mal zu einer Lektion kam, erzählte sie mir, daß sie Probleme habe, an das obere Regal ihrer Speisekammer zu gelangen. Wir fanden eine Möglichkeit, wie sie sich um ein paar Zentimeter weiter nach oben strecken konnte. Die meisten Menschen versuchen, nach oben zu greifen, ohne die Wirbelsäule und den Rücken effektiv in diese Bewegung zu integrieren. Eine weitere „klassische" Feldenkrais-Lektion half Frau M. zu entdecken, wie sie sich nach oben strecken konnte, indem sie den ganzen Körper einsetzte, von den Zehenspitzen, auf denen sie stand, bis zu ihren Fingerspitzen. Die Lektion selbst ist sehr einfach. Indem ich Frau M. bat, sich in die Seitenlage zu begeben, half ich ihr herauszufinden, wie sie auf dem Boden vor sich ihren Arm und ihr Bein enger zusammen und weiter auseinander bewegen konnten. Ich berührte sie und half ihr zu fühlen, wie verschiedene Weisen, die Wirbelsäule, die Rippen und das Becken einzusetzen, ihre Bewegungen einfacher und weiter machen konnten. Sie entdeckte, wie sie sich selbst auf einer Seite nach oben strecken konnte, um die optimale Länge zu erreichen, die ihr Körperbau erlaubte. Als sie sich wieder erhob, war es für sie ein leichtes, die gleichen Bewegungen einzusetzen, um sich so zu strecken, daß sie an das obere Regal ihrer Speisekammer gelangen konnte. Das war für sie bereits ein sehr praktischer Erfolg. Ich war allerdings auch davon überzeugt, daß das in dieser Lektion erlernte Zusammenspiel zwischen den Bewegungen der Wirbelsäule und Rippen auch ihrem Rücken eine freiere, leichtere Bewegung beim Gehen ermöglichte. Als sie wegging, konnte ich in der Tat sehen, daß die neue Größe, zu der sie sich aufgerichtet hatte, ihr ermöglichte, ihren Gang in der Bewegung von Becken und Brustkorb auf neue Weise geschmeidiger zu machen.

Das letzte Mal, als sich sie sah, sagte sie mir, daß Struppi abgenommen habe, da die täglichen Spaziergänge immer länger würden. Struppi die Treppen hinunterzutragen machte ihr wieder Spaß, das Treppensteigen war ein Kinderspiel geworden und die täglichen Nachbarschaftsbesuche erfüllen ihr Leben wieder mit Freude.

Vorteile für Senioren

Für Senioren birgt die Feldenkrais-Methode Vorteile in zweifacher Hinsicht. Erstens sind die Lektionen praktisch ausgerichtet und sicher und leicht auszuführen, was ideal ist für Menschen, die sich unsicher bezüglich ihrer Leistungsfähigkeit und Kraft fühlen. Viele staunen, wenn sie erleben, daß sie über mehr Kraft verfügen als sie dachten und daß sie ihre Koordination verbessern können, indem sie sich überlegter bewegen, anstatt schneller oder mit mehr Anstrengung und Anspannung. Zweitens führen die im Laufe des Lernprozesses gewonnene Kompetenz und das Selbstvertrauen zu einem Perspektivenwechsel.

Der Entwicklungsweg und die Möglichkeit, auch in diesem Alter neue Bewegungsmuster zu entdecken, steht immer offen. Selbst wenn unsere Flexibilität und unsere Kraft eingeschränkt sind, sobald wir die sechzig überschritten haben, kann unsere Lebenserfahrung dazu beitragen, daß wir die nötige Geduld und den Respekt für uns selbst aufbringen, um sie mit den praktischen Experimenten der Feldenkrais-Lektionen zu verbinden. Jeder Mensch ist in der Lage zu lernen, indem er seine eigenen Fähigkeiten, seine Erfahrung und seine Urteilskraft einsetzt, und so seinen eigenen Entwicklungsweg finden kann.

Diese Fähigkeiten, die jeder in sich selbst entdecken kann, machen das Altern zu einem ganz anderen Prozeß, der noch nach vielen Jahrzehnten eines Lebens voller Herausforderungen die Aussicht auf Entwicklung und die Entdeckung ungenutzten Potentials bietet. Es ist möglich, sich in seiner Ecke umzudrehen und die neue Perspektive, die wir dadurch erlangen, ist der Gewinn einer gelungenen Investition.

6.2 Die Heilende Kraft der Bewußtheit: Feldenkrais und die Medizin

Roger Russell

Gesundheitliche Probleme entstehen oft z.B. durch Unfälle, noch viel öfter schaden wir uns jedoch selbst, weil es uns zur Gewohnheit geworden ist, unseren Körper zu mißbrauchen. Über Jahrzehnte hinweg kann das, was sich so vertraut anfühlt, unserem Körper schaden und zu einer Funktionsstörung führen.

Hinter dem vordergründigen Problem einer Krankheit verbirgt sich ein, in seiner Lebensgeschichte verwurzelter Mensch. Aufgrund der in der Medizin weitverbreiteten pathologieorientierten Sichtweise richten der Arzt und der Patient ihre Aufmerksamkeit auf die Diagnose des Problems, während die zugrundeliegenden Verhaltensmuster des Patienten oft nicht wahrgenommen werden. Wenn sich das Problem mit Hilfe von Arzneimitteln, Operationen oder Übungen lösen läßt, hat die Behandlung Erfolg. Wenn aber eine Veränderung des Verhaltensmusters die Lösung wäre, bringt die symptomatische Behandlung keinen Erfolg. Hier braucht es einen anderen Ansatz.

In diesem Kapitel will ich erörtern, wie man den Prozeß der Bewegungsentwicklung anwenden kann, um unser Heilungspotential zu aktivieren. Dazu gehört die ständige Auseinandersetzung mit unserem Potential und unseren Grenzen.

Zwei Weltbilder

Da sich viele medizinische Probleme durch die Feldenkrais-Methode beeinflussen lassen, wird irrtümlich angenommen, sie sei eine Art Krankengymnastik.

Wie die Feldenkrais-Methode im Verhältnis zur Medizin betrachtet wird, hängt letztlich mit verschiedenen Weltbildern zusammen.

Abb. 1 zeigt die Sicht der Medizin. Bei diesem Konzept, zu dem dann die Feldenkrais-Methode eben als eine Art Krankengymnastik gehört, ist die Medizin ein Teil des Sozialsystems. Aufgabe der Medizin ist es, den Mitgliedern der Gesellschaft eine ausreichende medizinische Versorgung zu gewährleisten, was ja z.B. auch im Sozialrecht des deutschen Krankenversicherungssystems so verankert ist.

Dies ist nicht nur eine medizinische, sondern auch eine volkswirtschaftliche Aufgabe. Indem man der Bevölkerung zu einem guten Gesundheitszustand verhilft, si-

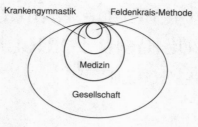

Abb. 1

chert man deren Arbeitsfähigkeit. Daher entspricht die Verteilung der Versicherungslast den Interessen aller Mitglieder einer Gesellschaft.

Innerhalb der Medizin hat die Krankengymnastik die Aufgabe, durch Bewegungstherapie den Patienten in einen Gesundheitszustand zu versetzen, in dem er wieder normal leben und arbeiten kann. In Fällen, wo die Bewegungsentwicklung für die Gesundheit des Patienten von Bedeutung ist, hat sich die Feldenkrais-Methode als nutzbar für die Krankengymnastik erwiesen. Daher wurde die Feldenkrais-Methode in das krankengymnastisch Behandlungsangebot aufgenommen.

Die präskriptiven Methoden vieler krankengymnastischer Techniken, die der Steigerung von Kondition und Kraft, Besserung und Prophylaxe dienen, können Leiden verringern, indem man dem Patienten beibringt, was er tun soll. Manchmal hat eine solche Therapie jedoch nur aufschiebende Wirkung. Die meisten Methoden schreiben ein von Experten beschlossenes korrektes Verhalten vor, das mit den Patienten nach vorgegebenen Regeln eingeübt wird. Es kann sogar sein, daß dies dem Patienten tatsächlich hilft, seine Funktionsfähigkeit zu verbessern. Dennoch beschneiden diese Verhaltensregeln die Entscheidungsfreiheit des einzelnen. Der Patient wird nicht bewußter mit sich umgehen – vielleicht eher im Gegenteil. Wenn er seinen Körper nach alten oder neuen Gewohnheiten weiterhin mißbraucht, kann dies früher oder später zu weiteren Problemen führen.

In Abb. 2 sehen wir ein anderes Weltbild. Auch hier bietet die Gesellschaft den Kontext für die Medizin und die Feldenkrais-Methode. Obwohl die Bereiche Medizin und Krankengymnastik wie in Abb. 1 dargestellt sind, steht die Feldenkrais-Methode größtenteils außerhalb des medizinischen Bereichs. Für die Gesellschaft spielt die Feldenkrais-Methode hier eine wichtige Rolle bei der Unterstützung der menschlichen Entwicklung. Somit hat die Feldenkrais-Methode einen anderen Stellenwert im Sozialsystem als die Medizin. Die Feldenkrais-Methode erfüllt eine erzieherische Aufgabe. Sie überschneidet sich mit der Medizin und Krankengymnastik dort, wo die Medizin entwicklungsorientierte Methoden verordnet.

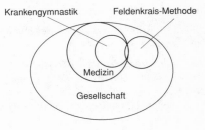

Abb. 2

Entwicklungsrelevante Fragestellungen bezüglich Krankheit führen zu folgenden Ergebnissen: Alle Gesundheitsprobleme führen zu funktionalen Einschränkungen, vermindern Bewegungsmöglichkeiten und Wohlbefinden. Dies kann zu Schwierigkeiten bei der Arbeit, im Familienkreis und bei Freizeitaktivitäten führen, sowie zu einem Verlust an Selbstvertrauen.

Der Patient sucht Hilfe. Er will die vertrauten Funktionsfähigkeiten zurückerhalten. Diese sind oft nicht völlig wiederherstellbar. Vielleicht ist sein Wunsch also unrealistisch oder vielleicht sogar deshalb abzulehnen, weil er damit zu jenem gewohnten Verhalten zurückkehrt, das überhaupt zu dem Problem führte. Daher lautet die Aufgabe, herauszufinden, was der Patient braucht, um sein Leben mit sinnvolleren Handlungsmustern wieder aufzugreifen. Hier ist sehr wichtig zu unterscheiden: was braucht jemand, um eine bewußtere, flexiblere Koordination zu finden, und was will der Patient, dies heißt bei vielen, zurückkehren zu einem unbewußten Mißbrauch des Körpers.

Diese Unterscheidung erfordert, daß der Patient in die eigene Entwicklung investiert, was nicht unbedingt leicht und nicht nur angenehm ist. Beruht seine Sicherheit oder sein Erfolg auf schädlichen Gewohnheiten, scheint das Suchen nach Alternativen bedrohlich und mühsam. Das Ziel ist es, ihm mehr Entscheidungsfreiheit zu ermöglichen. Wir wollen ihm helfen, die Erkenntnis zu gewinnen, daß er zwar das alte Muster fortsetzen kann, aber nicht mangels Alternativen dazu gezwungen ist. Unsere Aufgabe ist es, ihm die Mittel zu bieten, mit denen er sich eine eigene Auswahl von neuen Verhaltensmöglichkeiten schaffen kann. Genauso wird bei jedem medizinischen Problem verfahren, wo mittels der Feldenkrais-Methode Erleichterung gefunden wird.

Zunächst muß die Perspektive geändert werden: statt um die Vorstellung einer isolierten Krankheit geht es um einen lebendigen Prozeß. Von hier aus ist Neuorientierung gefordert. Durch ein Lernfeld wird das natürliche Entwicklungspotential des Menschen angesprochen.

An dieser Stelle möchte ich aus einem Buch von Feldenkrais zitieren:

„Vielleicht interessiert Sie…ein Brief, den mir einer der Studenten aus meinem vier-jährigen Seminar in San Francisco geschrieben hat:

„Ich hatte immer die Vorstellung gehabt, das Leben sei ein ‚Ding', das manipuliert werden müsse, aber dem ist nicht so. Leben ist ein Prozeß, ein Vorgang, eine Funktion, etwas, das immer in Bewegung ist, und es anhalten, es definieren, es wie einen un-verrückbaren Gegenstand ‚heilen' zu wollen, ist vollkommen absurd. Der Prozeß ist zu korrigieren, zu reorganisieren und dann, falls irgendein Defekt oder Fehler in der Struktur da ist, wird der neue Prozeß sie umstrukturieren, um sie der Funktion besser anzupassen."

(„Abenteuer im Dschungel des Gehirns: Der Fall Doris", 1981, S. 58)

Orthopädie: Rückenschmerzen und Bandscheibenverletzungen

Die Orthopädie beschäftigt sich mit Krankheiten des Bewegungsapparats. Dies um-faßt vererbte, traumatische und andere Probleme. Bei vielen Beschwerden in die-sem Bereich kann die Feldenkrais-Methode mit ihrem entwicklungsorientierten An-satz den Betroffenen helfen, Bewegungsgewohnheiten zu finden, die ihnen das Le-ben erleichtern und weitere Schäden des Bewegungsapparats verhindern. Dies gilt z.B. für Probleme wie:

- Repetitive, durch Fließband-, Schreibmaschinen- oder Computerarbeit verur-sachte Belastungsschäden.
- Traumatische Verletzungen, die alltägliche Bewegungsmöglichkeiten einschrän-ken, wie z.B. Knie-, Fuß-, Schulterverletzungen usw.
- Die heute am häufigsten auftretenden Schmerzen, Einschränkungen und Verlet-zungen, die mit Rücken- und Nackenschmerzen beginnen und zu ernsthaften Schäden der Bandscheiben und der Spinalnerven führen können.

„Reiß Dich zusammen!"

Von täglichen Rückenschmerzen bis zu Hexenschuß und Bandscheibenvorfall lei-den Millionen von Menschen an Schmerzen, die scheinbar aus heiterem Himmel kommen.

Der Rückenschmerz mit all seinen Folgeerscheinungen stellt eine große Belastung für den einzelnen und für das Sozialsystem dar. In Deutschland allein verursachen diese Probleme einen jährlichen Verlust von mehr als 40 Milliarden DM. Der Großteil dieser Probleme läßt sich nicht auf ein Ereignis oder eine Verletzung zurückführen: „Ich habe mich einfach hinuntergebeugt, um die Zeitung aufzuheben, da war der Schmerz auf einmal da!" Oder: „Ich habe vom Niesen einen Bandscheibenvorfall gekriegt…". Hat der Betroffene irgendeine angeborene Schwachstelle, eine früher nicht festgestellte Verletzung oder …? Aufgrund meiner Erfahrung mit Betroffenen im Gruppen- und Einzelunterricht weiß ich, daß die Ursache der meisten dieser „unerklärlichen" Probleme das zugrundeliegende Bewegungsmuster ist.

Es gibt viele erfolgreiche medizinische Behandlungsmöglichkeiten für diese Beschwerden. Viele Menschen können für einen kürzeren oder längeren Zeitraum wieder ihr normales Leben aufnehmen. Jedoch bekommen es viele früher oder später wieder mit ähnlichen Problemen zu tun, und manche leiden an chronischen Schäden, die sehr schwerwiegend sein können. Man kann die Symptome behandeln, aber nur eine konsequente Umstellung der ihnen zugrundeliegenden Gewohnheiten kann langfristig Besserung bringen.

Wir können uns den Aufbau der Wirbelsäule, ihre Bewegungsfunktionen und einige verbreitete Gewohnheiten vor Augen führen, die oft zu Rückenschmerzen und Verletzungen führen.

Die Wirbelsäule spielt für die Bewegung und das Tragen des Körpergewichts die zentrale Rolle. All unsere Bewegungen beruhen auf der Struktur unserer Wirbelsäule und der Art und Weise, wie sich die 24 Wirbel miteinander bewegen. Diese Strukturen haben sich seit dem Entstehen der Wirbeltierfamilie entwickelt, von den Fischen zu den Reptilien, Säugetieren und unserer Familie der Primaten.

Vor etwa vier Millionen Jahren richteten sich einige Primaten in Ostafrika auf und standen nur noch auf zwei Beinen. Diese Veränderung der Haltung und Fortbewegung war eine entscheidende Wende für das Bewegungsverhalten. Vierfüßler bewegen einen Großteil der Wirbelsäule durch laterale Flexion, um sich umzusehen und sich in ihrer Umgebung zu orientieren. Die Fortbewegung unserer Vorfahren im Vierfüßlerstand beruht auf Kombinationen von Bein- und Wirbelsäulenflexion und -extension z.B. für Schritt, Trab und Galopp.

Bei der aufrechten Haltung des homo sapiens ist alles anders. Für alle Wahrnehmungsaktivitäten, wie das Beobachten oder das Lauschen, verwendet er Drehbewegungen der gesamten Wirbelsäule vom Kopf bis zu den Hüftgelenken. Für Wahrnehmung, Gleichgewicht und Fortbewegung sind die Drehbewegungen der Wirbelsäule von fundamentaler Bedeutung. Die von ihrer Aufgabe freigestellten Arme nutzen nun das Greifpotential der Primatenhand für Aktivitäten wie Greifen, Werkzeugherstellung, Schreiben etc. Das Fortbewegungsmuster hat sich verschoben von den Flexions- und Extensionsbewegungen der Wirbelsäule, das den Beinen Kraft verleiht um das Tier voranzutreiben, hin zu den Drehbewegungen der Wirbelsäule und des Beckens, die ebenfalls den Beinen beim Gehen und Laufen Kraft verleihen.

Dies wird durch die Struktur der Wirbel und des Brustkorbs ermöglicht. Wir besitzen fünf Lendenwirbel, zwölf Brustwirbel, von denen jeder mit einem Rippenpaar verbunden ist, und sieben Halswirbel. Jedes dieser Segmente der Wirbelsäule bietet spezifische Bewegungsmöglichkeiten.

Die Lendenwirbel sind nicht mit den Rippen verbunden. Daher glauben die meisten, daß sie sich leicht drehen lassen. Dies ist jedoch nicht der Fall. Aufgrund der Form der Wirbelkörper und insbesondere ihrer Gelenkflächen sind die Drehbewegungen der fünf einzelnen Lendenwirbel sehr eingeschränkt. Sie können sich jeweils nur um etwa ein Grad in jede Richtung drehen, insgesamt um maximal fünf bis acht Grad. (Abb. 4b)

Die Brustwirbel sind die „Drehexperten" der Wirbelsäule. Aufgrund ihrer Form und der Orientierung der Gelenkflächen zueinander, können sich die einzelnen Brustwirbel dreimal mehr drehen als die Lendenwirbel, also jeder um drei Grad. (Abb. 4a) Da es zwölf Brustwirbel gibt, kann sich die Brustwirbelsäule insgesamt um etwa 35 Grad drehen, ca. fünfmal mehr als die Lendenwirbelsäule. Die Form der Brustwirbelgelenke ermöglicht ihnen die Rotation, Beugung, Streckung und Seitenbeugung in allen möglichen Kombinationen miteinander. Bei der Halswirbelsäule ermöglichen nur der erste und der zweite Halswirbel reine Drehbewegungen des Kopfes. Die Gelenkstruktur des zweiten bis siebten Halswirbels ermöglicht die Drehung nur in Verbindung mit der Seitenneigung. (Siehe auch Kapitel 2.3)

Aufgrund dieser Strukturmerkmale der Wirbelsäule und der aufrechten Haltung unserer Spezies ergeben sich folgende Konsequenzen für die wichtigen Drehbewegungen:

1. Um das vollständige Potential des Bewegungsapparats für das Sehen, Balancieren, Greifen und das Fortbewegen zu nutzen, muß sich die Brustwirbelsäule frei drehen können. Dies überrascht die meisten Menschen, da sie ihre Brust als sehr steif und kaum als beweglich wahrnehmen.
2. Drehbewegungen der gesamten Wirbelsäule als kooperative Einheit sind mit der Seitenneigung und Extension verbunden, um unser volles Bewegungspotential zu nutzen.

Die meisten von uns wissen das nicht, und wir tun es nicht. Warum nicht?

Wir haben im Lauf unserer Entwicklung und Erziehung eine sehr destruktive Denkgewohnheit angenommen, die unter anderem zu Rückenbeschwerden führen kann: wir strengen uns an. Wir glauben, daß wir durch Anstrengung unser Handeln verbessern können. Wir tun unser Bestes, um Erfolg zu haben, spüren unsere Muskelspannung und glauben, daß uns diese hilft. Nichts könnte weiter von der Wahrheit entfernt sein.

Sobald die Empfindung der Spannung zu einem vertrauten Teil unserer Bewegungs-gewohnheiten wird, wenden wir sie in allen Tätigkeiten an. Um eine Bewegung aus-zuführen, brauchen wir noch mehr Anstrengung, um die von uns selbst verursachte Steifheit zu überwinden. Dies überrascht uns um so mehr, weil wir glauben, daß wir uns Mühe geben, um erfolgreich zu sein, und in Wirklichkeit wird der Handlungsab-lauf nur behindert!

Die durch die Anstrengung verursachte Spannung bedeutet eben nur, daß wir die Spannung erhöht haben, aber nicht, daß sich die Wirksamkeit unserer Koordination oder unseres Könnens erhöht hat. Im Gegenteil, die Spannung weist oft auf ein be-schränktes Können hin. Das Gehirn koordiniert die Muskeltätigkeit so, daß die er-höhte Spannung zu zwei Ergebnissen führt: Sie verkürzt die Muskeln und versteift die Gelenke. Das Ergebnis ist weniger Beweglichkeit, weniger Können und weniger Präzision. Wenn wir uns anstrengen, verkürzen wir dabei auch die gesamte Wirbel-säule, machen sie weniger beweglich und versteifen den Brustkorb (Abb.3). Dies blockiert die Drehbewegungen der Brustwirbelsäule und mindert das Atemvolu-men.

Die Verkürzung der Wirbelsäule ist besonders problematisch. Sie führt in der Praxis zu den folgenden Ergebnissen für unsere Bewegungen:

1. Dieselben Muskeln, die uns kürzer machen, drehen uns auch um die Drehachse der Wirbelsäule, wenn wir sie in einem anderen differenzierten Muster verwen-den. Wenn sich also die Muskeln schon betätigen, sind die zwischen Kopf und Becken stattfindenden Drehbewegungen der Wirbelsäule nur noch begrenzt.
2. Der Druck auf die Bandscheiben erhöht sich.
3. Die Versteifung des Brustkorbs und der Brustwirbelsäule läßt viele glauben, sie müßten sich in der Lendenwirbelsäule drehen. Als Ergebnis fügen sie den bereits unter erhöhter Belastung stehenden Bandscheiben Schaden zu. Da die Lenden-wirbel nicht zum Drehen geeignet sind (Abb. 4b), erzeugen wir beim Versuch, die Lendenwirbelsäule zu drehen, Schubbelastung in den Bandscheiben, um die Brustversteifung auszugleichen. Dies ist wahrscheinlich eine Schadensursa-che.
4. Die erhöhte Spannung in den Bauchflexoren fixiert die sieben unteren Rippen, die dann nicht gegeneinander gleiten können, um die Brustwirbelsäule zu drehen, und beugt die Lendenwirbelsäule, insbesondere den vierten und fünften Lendenwirbel, wo es zu den meisten Bandscheibenverletzungen kommt. Die Spannung der Bauchmuskeln erzeugt noch mehr Druck in der Lendenwirbelsäule und vermindert die Atembewegungen.

Dies stellt die Vorgänge bei Bandscheibenproblemen nicht vollständig dar, aber es zeigt, daß die zugrundeliegende Gewohnheit der Anstrengung und des Sich Zusammenreißens zu Schmerzen und Verletzungen im Rückenbereich führen kann.

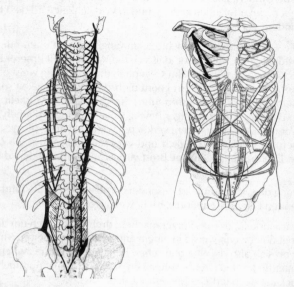

Abb. 3: Hier sehen wir die Struktur der Wirbelsäule, des Rumpfs und der Muskeln, die die Wirbelsäule, den Kopf und das Becken bewegen. Zu beachten ist, daß die Muskeln, von den Rückenextensoren bis zu den Flexoren des vorderen Rumpfs, eine Muskelkette bilden, die vom Kopf bis zum Becken reicht. Manche von ihnen verlaufen diagonal, wie z.B. die seitlichen Bauchmuskeln. Erzeugen wir das vertraute Gefühl der Anstrengung, setzen wir all diese Muskeln gleichzeitig ein. Probieren Sie's nur aus. Sie werden entdecken, daß die Anstrengung alle Muskeln zwischen Kopf und Becken mobilisiert. Man kann gut sehen, daß die daraus resultierende Kraft nur dazu dient, die Wirbelsäule zu verkürzen. Wir machen genau das, was die Redewendung sagt, wenn wir uns große Mühe geben: *Wir reißen uns zusammen!*

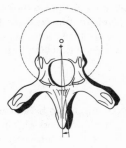
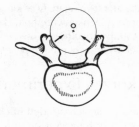

Abb. 4a   Abb. 4b

Abb. 4: Hier abgebildet sind ein Brustwirbel (a) und ein Lendenwirbel (b). Im Brustwirbel
         befindet sich die Drehachse, die von der Struktur der Gelenke zwischen zwei Wir-
         beln abhängt, fast genau in der Mitte des Wirbelkörpers (X). Aufgrund der Evolution
         sind diese Wirbelstrukturen perfekt zur Drehung geeignet. Abb. 4b: Beim Lenden-
         wirbel befindet sich die Drehachse zwischen zwei Wirbelkörpern, aufgrund der Ge-
         lenkstruktur hinter und außerhalb des eigentlichen Wirbelkörpers (X). Diese Struktur
         eignet sich nicht für Drehbewegungen. Wenn sich die Wirbel gegeneinander verdre-
         hen, wird die Bandscheibe so deformiert, daß eine Schubbelastung entsteht und der
         Bandscheibenstruktur Schaden zugefügt wird.

Ein unbewußtes Bewegungsmuster verstärken, um es zu hemmen

In der Darstellung der problemverursachenden Gewohnheiten ist auch schon der
Lösungsweg enthalten. Wir müssen:

1. die Belastung der Bandscheiben vermindern, indem wir einen Weg finden, unseren Körper länger zu machen;
2. die Beweglichkeit der Brustwirbelsäule und des Brustkorbs verbessern, insbesondere die Rotationsbewegungen der Wirbelsäule;
3. den Tonus der Bauchflexoren verringern, um die Rippen zu befreien und die
   Lendenwirbel in einem gesunden Hohlkreuz zu verlängern, sowie den Atem zu
   verbessern;

Alle Lektionen in der Feldenkrais-Methode führen zu Tonusveränderungen der gesamten Muskulatur. Dies ist nicht nur auf die Entspannung zurückzuführen. Das
Bild, das sich das Gehirn vom Körper in der Bewegung macht, verändert sich auf
eine Weise, daß Muskellänge und -spannung abnehmen. Der Schlüssel liegt darin,
nicht die Muskeln zu strecken, sondern das Bild der Handlung zu klären und zu verändern. Das Gehirn verändert dann die Mobilisierung der Muskeln, um die neue

Aufgabe zu bewältigen. Dies klingt zu einfach, um wahr zu sein, aber es funktioniert. Nur unsere Denkgewohnheit, daß wir uns zusammenreißen müssen, steht uns im Weg. Wenn wir aufhören, uns zu verkürzen, wird sich sofort eine Änderung einstellen. Das Gehirn braucht nur ein paar Sekunden, um die Veränderung zu bewirken! [1]

Ein kurzes Experiment

Bitte legen Sie sich auf den Rücken und achten Sie darauf, ob Sie bereit sind, bewußt auf Ihre Bewegungen und Empfindungen zu achten, während wir ein ungewöhnliches Experiment durchführen, mit dessen Hilfe Sie Ihr Leben vereinfachen können. Falls Sie heute Ihre Wahrnehmung nur mit Anstrengung einsetzen können, dann brechen Sie das Experiment ab und versuchen es an einem anderen Tag, wenn Sie geduldiger mit sich selbst umgehen können.

Nehmen Sie sich ein paar Minuten Zeit, um Ihre Aufmerksamkeit auf den Kontakt mit dem Boden und Ihre Atmung zu richten. Beugen Sie die Beine und stellen Sie die Füße bequem auf den Boden. Spüren Sie die Länge Ihres Körpers von der Schädeldecke bis zu den Sitzknochen. Vergleichen Sie die rechte und linke Seite, und merken Sie, ob eine Seite länger ist als die andere. Nehmen Sie sich genügend Zeit, um diese Empfindung zu spüren und sie sich deutlich zu machen.

Suchen Sie jetzt nach einem Weg, sich ein bißchen kürzer zu machen ohne jede Beugung oder Streckung. Das heißt, Sie sollen Ihre normale Gewohnheit etwas verstärken. Dies ist eine grundlegende Strategie der Feldenkrais-Methode. Indem wir unsere normalen Bewegungsgewohnheiten verstärken und auf sie achten, können wir sie deutlicher spüren. Die verbesserte Empfindung wird eine Veränderung bewirken, ohne jede Veränderungsintention Ihrerseits. Stellen Sie Ihren Ehrgeiz zurück. Machen Sie sich einfach ein bißchen kürzer, vielleicht ein paar Millimeter. **Mehr als 5 Millimeter wären schon zuviel!**

Machen Sie sich wieder ein bißchen kürzer und wiederholen Sie den Vorgang zehn- bis zwanzigmal. Legen Sie zwischen jeder kleinen Verkürzung eine Pause ein, in der Sie zu Ihrer normalen Länge zurückkehren. Gehen Sie langsam vor, und spüren Sie genau alle Empfindungen der Verkürzung. Sie werden entdecken, daß sich beim Kürzerwerden die Spannung in den Nacken-, Brust-, Rücken- und Bauchmuskeln erhöht.

Bei vielen langsamen Wiederholungen des Vorgangs fühlen Sie, wie sich Ihre Aufmerksamkeit verlagert, um das Längerwerden zu spüren, nachdem Sie jeweils aufhören, sich kürzer zu machen. Sie werden spüren, daß sich die zur Verkürzung erzeugte Spannung abbaut, während der gesamte Körper länger wird – eine sehr angenehme Empfindung. Die Gewohnheit des sich Zusammenreißens wird zu einem Vorgang, den Sie beim Ausführen spüren können, und Sie lernen auch das Längerwerden zu spüren. Sie entdecken, wie man eine unbewußte und destruktive Bewegungsgewohnheit erst wahrnehmen und dennoch beeinflussen kann.

Ruhen Sie sich kurz aus und spüren Sie, wie Sie auf dem Boden liegen. Ist der Kontakt mit dem Boden anders? Hat sich Ihre Atmung verändert? Wie lang ist Ihr Körper zwischen Kopf und Becken? Jetzt können Sie denselben Vorgang des Sich-Kürzer-Machens und -Länger-Lassens mit folgenden Variationen einsetzen:

• Sich zwischen rechter Schulter und linker Hüfte kürzer machen. Wiederholen Sie dies mehrmals und achten Sie auf die gesamte Empfindung des Kürzer- und Längerwerdens. Ruhen Sie sich wieder aus.
• Machen Sie sich kürzer und länger zwischen linker Schulter und rechter Hüfte. Es wird sich wahrscheinlich anders anfühlen als das, was Sie vorhin gemacht haben. Versuchen Sie nicht, die Bewegung symmetrisch zu machen. Das hilft nicht und verschiebt nur die Intention von einer neugierigen Erkundung zu einer zielbestimmten Anstrengung, die Ihre Aufmerksamkeit fixiert und behindert!
• Versuchen Sie wieder, sich in der Körpermitte, zwischen Kopf und Sitzknochen, kürzer und länger zu machen. Hören Sie auf, und ruhen Sie aus. Spüren Sie, wie Sie auf dem Boden liegen. Gibt es irgendwelche Veränderungen? Hat sich Ihre Atmung verändert? Sind Sie jetzt zwischen Schädeldecke und Sitzknochen länger geworden? Hat die Muskulatur eine andere Spannung? Das kurze Experiment organisiert den gesamten Muskeltonus neu.

Wenn Sie es noch mal versuchen, werden Sie feststellen, daß sich während des Längerwerdens alles verändert, von den Augen, dem Gesicht und der Atmung bis hin zum Muskeltonus der Beine und Füße. Stehen Sie langsam auf, und spüren Sie nach, wie Sie sitzen und stehen. Wenn Sie in den folgenden Tagen auf Ihren Körper achten, spüren Sie, was passiert, wenn Sie unter Streß sind oder sich unsicher fühlen. Machen Sie sich kürzer? Müssen Sie sich zusammenreißen? Wenn Sie spüren, daß Sie genau das tun, halten Sie, wenn möglich, kurz inne und erinnern Sie sich daran, wie es sich anfühlte, länger zu sein. Was passiert, wenn Sie sich an diese Empfindung erinnern?

Diese Lektion ist nur ein Beispiel für den Feldenkrais-Ansatz zum Problem des unzweckmäßiges Gebrauchs unseres Rückens. Anhand dieser Lektion kann jeder seine Koordination verbessern und etwas über eines der fundamentalen Verhaltensmuster erfahren.

Weitere Schritte, um die oben erwähnte Ziele zu erreichen, werden die Lektionen zur Rotationsbewegung der Wirbelsäule klären. Beispiele sind die Lektionen, die spiegeln, wie das Kind lernt, auf dem Boden zu rollen, oder die Lektion zu diesem Thema in „Bewußtheit durch Bewegung", Seite 148-156. Wenn Sie wieder Kapitel 2.3, Abb. 14 und 15 aufschlagen und die Bewegungen des Kindes betrachten, das gerade lernt, sich am Boden zu rollen, sehen Sie, daß es bei allen Bewegungen alle drei Ziele durch ein Muster des Drehens der Wirbelsäule erreicht! Das Kind bewegt sich so, daß es seine Wirbelsäule aufrichten und verlängern kann. Die Drehung der Brustwirbelsäule ist komplett frei, die Aufrichtung der Wirbelsäule ermöglicht Freiheit der Bauchmuskeln und einfache Atembewegungen.

Eine andere Möglichkeit sind die Lektionen, die die Bewegungen des Atmens klären und differenzieren. Hierbei wird die gesamte Organisation der Rumpfmuskulatur geändert. Dadurch ist der Brustkorb frei, sich zu drehen. Die Ausgeglichenheit des Atems reduziert die Belastung der Bandscheiben der Lendenwirbelsäule. Ein Beispiel einer solchen Atemlektion findet sich in „Bewußtheit durch Bewegung", Seite 138-147.

Es ist wichtig, noch einmal zu betonen daß diese Lektionen nicht problembezogene Übungen sind, sondern Einblick geben in einen Prozeß der Umerziehung und des Bewußtwerdens. Dies ist eine ganz neue Herangehensweise an das Problem. Statt Verhalten vorgeschrieben zu bekommen, gewinnt man Wahlmöglichkeiten innerhalb eines Prozesses, der immer wieder neue Alternativen anbietet. Ziel ist es, einen Weg zu finden, um ungewohnte Bewegungsvariationen zu erkunden und das zugrundeliegende Verhaltensmuster zu verändern. Wir haben also das Problem verlagert aus dem Bereich der Medizin hin zu dem Bereich der Bildung, weg von einer Krankheit hin zu einer Motivation zum Lernen und zur Entwicklung.

Neurologie

Krankheiten des Nervensystems erzeugen Symptome wie spastische Erscheinungen, Lähmungen, Probleme mit dem Gleichgewicht und der Koordination, sensorische Defizite und Störungen. Im Bereich der Funktionsstörungen, die durch Mobilisierung der Wahrnehmung, Bewegungskoordination und einer Klärung des Körperbildes verbessert werden können, kann die Feldenkrais-Methode sehr hilfreich sein, zum Beispiel bei Multipler Sklerose.

Die Multiple Sklerose ist eine Autoimmunkrankheit, bei der das Immunsystem die zur Isolierung der Nervenfasern verwendete Myelinscheide angreift. Multiple Sklerose hat einen fortschreitenden Krankheitsverlauf und führt zu Störungen aller Bewegungsfunktionen. MS-Betroffene leiden unter anderem an spastischen Beschwerden, d.h. an Störungen des Muskeltonus, an sensorischen Störungen, Lähmungen oder Ataxie. Es hat sich als sehr schwierig erwiesen, einen durch Schäden des Nervensystems verursachten Koordinationsverlust wieder auszugleichen. Trotz intensiver Forschungsarbeit ist die Ursache der Krankheit unbekannt, es gibt keine medizinische Ursachenbehandlung. Die Medizin bietet eine Behandlung der Symptome und entzündungshemmende Mittel während der akuten Phasen. Zu den physiotherapeutischen Zielen gehören Prophylaxe und die bestmögliche Erhaltung von Muskelkraft, Kondition und Koordination.

Von 1989 bis 1993 leitete ich zusammen mit meinen Kolleginnen Ulla Schläfke und Helga Bost ein Forschungsprojekt für die Deutsche Multiple Sklerose Gesellschaft, Landesverband Saarland. Die Studie war als wissenschaftliche Feldstudie konzipiert. Ziel des Projekts war es, herauszufinden, inwieweit man die Betroffenen anleiten kann, Möglichkeiten zur Verbesserung der scheinbar verlorenen Bewegungskoordination in sich zu entdecken.

Über den 13monatigen Zeitraum der Studie konnten wir Verbesserungen in den Bewegungsfunktionen der Teilnehmer feststellen. Viele von ihnen konnten die Spastiziät ihrer Muskeln beeinflussen, ihr Gleichgewicht und ihre Wahrnehmung verbessern und, was besonders wichtig war, sie erhielten das Gefühl, ihr eigenes Schicksal in die Hand nehmen zu können.

Der folgende Text ist Teil eines Kapitels, den wir für den Forschungsbericht zum Projektabschluß verfaßten. [2] Wir beschrieben unseren Ansatz zur Anwendung der Feldenkrais-Lektionen bei MS-Betroffenen.

Multiple Sklerose ist eine Verletzung des ZNS, die die Möglichkeit des ZNS, das gewohnte Selbstbild zu erhalten, stört. Diese Verletzung kann sich an verschiedenen Stellen des Zentralen Nervensystems befinden. Das Ergebnis ist eine verringerte Möglichkeit der Bewegungskoordination, je nachdem, an welcher Stelle des ZNS die Verletzungen sich befinden. Es resultiert in einem Verlust an Bewegungsfunktion.

Um das gewohnte Selbstbild zu erhalten, mobilisiert die betroffene Person alle verfügbaren Ressourcen zur Kompensation. So weit wie möglich versucht sie, die internen 4 Elemente des eigenen Bewegungsbildes (wie in unserem Modell beschrieben) in Relation zur Umwelt aufrechtzuerhalten.

Dieser Kompensationsprozeß, der auf allen Ebenen des ZNS erfolgt, resultiert in einer neuen Bewegungsorganisation. Daraus entsteht die Gewohnheit eines neuen Selbstbildes, mit einem neuen, meist reduzierten Bewegungsspielraum, mit einem verkleinerten Aktionsradius und geringerer Flexibilität. Die Person führt ihre Handlungen innerhalb dieses reduzierten Selbstbildes aus, was Probleme im Gehen, Sich-Bewegen, im Beruf, der Familie etc., d.h. in der gesamten Interaktion mit der Umwelt zu Folge hat. Diese neue Art sich zu bewegen oder zu denken findet mit der Zeit ein neues Gleichgewicht und bleibt auf dieser Ebene, bis neue Veränderungen, z.B. ein Schub, das Gleichgewicht derart destabilisieren, daß das System sich erneut anpassen muß.

Dieser Prozeß der Funktionseinschränkung scheint bei der multiplen Sklerose ein zyklisches Phänomen mit fortschreitender Einschränkung in den Funktionen zu sein, ein „Teufelskreis".

In diesem Prozeß gibt es zwei bedeutsame Punkte:

Zum einen die Entwicklung neuer Gewohnheiten bezüglich aller noch verfügbaren Verhaltensweisen, um der Person einen möglichst großen Aktionsraum zu ermöglichen. Gerade daraus kann allerdings ein neu auftretendes Problem resultieren.

Zum Beispiel kann sich eine Person vorstellen, daß sie, um für ihr Gewicht beim Laufen genug „Kraft" in den Beinen zu haben, ihre Beine beim Laufen „steif" machen muß. Wenn bereits Spastik in den Beinen vorhanden ist, wird durch das Steifmachen der Beine die Spastik absichtlich erhöht. Das Ergebnis ist, daß die Person laufen kann, wobei jedoch die Qualität des Laufens unsicherer und weniger flexibel ist, was nach ein paar Minuten zur Erschöpfung führt. Vermutlich weiß die Person nicht genug darüber, wie sie diese „Extra-Steifheit" hervorruft, um sie dann – wenn benötigt – wieder reduzieren zu können. Das bedeutet in der Folge, daß sie ihre Beine nicht einfach und leicht beugen kann, um auf dem Boden zu sitzen oder sich selbst wieder abzufangen, falls sie stolpert, etc. In diesem Falle beinhaltet die neue Gewohnheit auch neue Probleme und diese werden dann Teil des Selbstbildes.

Der zweite Punkt ist, daß die Person im Kompensationsprozeß alle ihre verfügbaren Ressourcen verwendet, um den Verlust an Funktion durch neue Gewohnheiten des Selbstbildes auszugleichen. D.h. es kommt hierbei sehr darauf an, über welche Ressourcen sie im Bereich des Denkens, der Gefühle, der Körperempfindungen und der Bewegung verfügt!

Wenn wir uns vor Augen halten, daß eine Durchschnittsperson vom gesamten Potential, das vorhanden ist, nur einen geringen Prozentsatz in seiner Erfahrung verfügbar macht – Moshé Feldenkrais nahm an, daß es ca. 10 % sind – sehen wir, daß dieser Prozentsatz bei MS-Betroffenen noch geringer sein muß.

Genau an diesem Punkt setzt die Feldenkrais-Methode an. Die Absicht dieser Methode ist es – wie bereits beschrieben – jeder Person die Möglichkeit zu geben, sich der Ressourcen gewahr zu werden, die sie aus ihrem eigenen Potential entwickeln kann und ebenfalls so viele Ressourcen wie möglich in einer Weise verfügbar zu haben, die annehmbar und nützlich für sie sind.

Wir behaupten, daß die Feldenkrais-Methode über ein System verfügt, diese persönlichen Ressourcen zu optimieren und mit jeder Funktionseinheit des ZNS in Bezug auf Bewegungsfunktion zu verbinden.

Das schließt die Bereitstellung von neuen Erfahrungen ein bezüglich

- Motivation (Fühlen)
- Denken
- Aufmerksamkeit
- Empfindungen
- Bewegung.

Sobald neue Ressourcen verfügbar sind, wird die Person sie benutzen, um neue Gewohnheiten des Selbstbildes zu kreieren, und zwar in einer Weise, daß die Gewohnheiten über einen größeren Spielraum und größere Flexibilität verfügen. Es wird also ein Kreislauf in Gang gesetzt, der dem „Teufelskreis" entgegenläuft.

Differenzierter ausgedrückt ist es notwendig, folgende Ressourcen zu aktivieren:

- Denken (kognitiv)
- Information über die Arbeitsweise des ZNS und wie diese die Probleme der MS betrifft
  - Aufbau eines theoretischen Rahmens darüber, wie die Feldenkrais-Methode die Arbeitsweise des ZNS beeinflußt
  - Kennenlernen der Möglichkeiten der Feldenkrais-Methode für MS-Betroffene
- Fühlen (Motivation)
  - Sicherheit
  - Vertrauen
  - Hoffnung
- Interesse, Anteilnahme
- Empfindung
  - Wahrnehmung des Körpers in Bewegung
  - Neue Empfindungen, die das Körperbild bereichern
  - Lernen, die Aufmerksamkeit auf die Körperempfindungen zu lenken
- Bewegung
  - Freude und Leichtigkeit in der Bewegung
  - Neue Bewegungserfahrungen bezüglich
- Bewegungsspielraum
  - Kraft
  - Bewegungsmuster
  - Bewegungsfunktionen des Alltags
  - Koordination
  - Bewegungsqualität

All diese vorstehenden Informationen und Erfahrungen können für die einzelne Person zu größerer Erkenntnis über die eigenen Möglichkeiten, zu einer neuen Unabhängigkeit und damit zu mehr Selbstvertrauen führen.

Im folgenden wollen wir einige der für MS-Betroffene speziellen Probleme im einzelnen betrachten und als Hypothese hervorheben, auf welche Weise sie von der Feldenkrais-Methode beeinflußt werden können.

Spastik

Bei einer Spastik erhalten die Alpha-Vorderhornzellen offensichtlich zuviel erregenden Zufluß. Was immer die Spastik für Ursachen haben mag, auf jeden Fall ist es wichtig, in dem supraspinalen Zufluß der Vorderhornzellen eine Veränderung hervorzurufen, um diesen Erregungsüberfluß zu hemmen. Wir nehmen an, daß mit der Einführung und Vervollständigung eines neuen integrierten Bewegungsmusters im Raum die supraspinalen Einflüsse auf die Systemabschnitte des Rückenmarks sich derart verändern, daß die Alpha-Vorderhornzellen einen geringeren Zufluß an Erregung und einen größeren Zufluß an Hemmung erhalten.

Dies kann auf einem oder allen der folgenden Wege geschehen:

1. *Unsichere emotionale Situationen rufen erhöhten Muskeltonus hervor. Mit Erreichen größerer emotionaler Sicherheit in dem neu definierten Erfahrungskontext der Übungen wird allgemein eine Tonusveränderung erlebt.*

2. *Der Zustand von Wachheit und Aufmerksamkeit hat einen grundsätzlichen Effekt auf den Muskeltonus. Die Formatio Reticularis im Hirnstamm scheint dies zu steuern. Diese Zentren haben anscheinend sowohl erregende als auch hemmende Einflüsse auf die motorischen Integrationszentren des Rückenmarks. Durch das Erlernen der Fähigkeit, die Aufmerksamkeit zu verfeinern, könnte es möglich sein, dieses System dazu zu benutzen, den Grad an Erregung, der die Vorderhornzellen des Rückenmarks erreicht, zu beeinflussen (vgl. Kolb & Wishaw, 1990).*

3. *Die anderen möglichen Wege, den supraspinalen Zufluß zu den motorischen Zentren des Rückenmarks zu beeinflussen, hängen davon ab, wie die höheren Zentren des Gehirns das komplexe Selbstbild nutzen, um niedere motorische Prozesse zu regulieren, z.B.:*

   – *Das interne Bewegungsbild auf der 3. Ebene in Brooks' Modell beeinflußt die „Aufgabensysteme" des Hirnstamms, die ihre Bahnen zu den Flexor- und Eigenreflexsystemen des Rückenmarks senden. Durch die Veränderung und Redefinierung dieses Bewegungsbildes der 3. Ebene kann in den niederen Zentren ein völlig neuer Integrationsprozeß der entsprechenden Aufgaben entstehen. Dabei kann sich eine Veränderung in Tonusmustern ergeben. [3]*

   – *Die „Langen-Schleifen-Eigenreflexe", die das „Motor Set", d.h. die Steuerung des Rückenmarks und der Muskulatur entsprechend der Bewegungsabsicht regulieren, werden wieder angepaßt, wenn das Bild der Bewegungsabsicht und der Bewegungsdynamik reorganisiert werden (siehe Brooks, 1986, S. 11-128 und S. 151-159).*

   – *Mit den durch den Gebrauch von Aufmerksamkeitsprozessen hervorgerufenen Änderungen im sensorischen Feedback und deren Regulierung durch das Gehirn können möglicherweise verschiedene sensomotorische Integrationsprozesse auf der 2. Ebene beeinflußt werden und dadurch die Tonusveränderung hervorrufen.*

- *Diese neuen Muster eines Bewegungs-Bildes werden die Art und Weise beeinflussen, wie das Pyramidalsystem, das die Muskelaktivität durch den Tractus corticospinalis direkt stimuliert, die Zentren des Rückenmarks beeinflußt.*

An dieser Stelle wird klar, auf welche Weise der Gebrauch von komplexen Mustern in Bewegungslektionen der Feldenkrais-Methode solch komplexes Bewegungsverhalten beeinflussen kann und ebenso wie bedeutsam diese Reorganisation der inneren Muster des Selbstbildes ist. Hierbei kann die Feldenkrais-Methode unserer Meinung nach ein ungewöhnliches Potential anbieten. [4]

Fazit

Diese Beispiele aus der Orthopädie und der Neurologie zeigen, wie der Ansatz der Feldenkrais-Methode bei medizinischen Problemen greift. Unsere Ziele und Methoden sind stets Erziehung und Aktivierung des Entwicklungspotentials.

Die Feldenkrais-Methode findet im Bereich der Medizin Verwendung, ohne daß sie als medizinisch definiert werden würde. Noch einmal: der wesentliche Unterschied besteht darin, daß der gesamte medizinische Bereich sich über die Orientierung an Krankheit und Pathologie definiert. Sobald sich jedoch die Aufmerksamkeit auf das Problem beschränkt, wird das Entfaltungspotential des Betroffenen außer Acht gelassen. Der Feldenkrais-Ansatz sucht statt dessen nach der individuellen Entstehung eines neuen Prozesses, der die gesamte Balance des Organismus neu ordnet. Dies führt zu dynamischen Fähigkeiten, seine Gesundheit zu beeinflussen.

Natürlich läßt sich dieser Ansatz auf viele andere Bereiche der Medizin übertragen, seien es weitere Probleme innerhalb der Orthopädie und Neurologie, oder aber der Psychosomatik, Geburtsvorbereitung, Rehabilitation, Kinderheilkunde, etc.etc.

Fußnoten

[1] Wenn Sie mit der Feldenkrais-Methode beginnen wollen, sollten Sie mit diesen Bewegungen allerdings nicht anfangen, insbesondere wenn Sie bereits unter Rückenschmerzen oder Bandscheibenproblemen leiden. Dafür gibt es zunächst weniger schwierige Feldenkrais-Lektionen, die die Bewegungs- und Wahrnehmungsfähigkeiten vermitteln. Wenn Sie sich mit o.g. Experiment zu sehr anstrengen würden, könnte sich der Schmerz verschlimmern. Also machen Sie es nicht zu schnell und machen Sie keine mechanische Übung daraus. Arbeiten Sie lieber in so kleinen Schritten wie möglich! Das Ziel ist, klüger zu werden, nicht stärker.

[2] Sie können dieses Forschungsbericht von dem DMSG-Landesverband Saarland, Försterstr. 39, 66111 Saarbrücken, bestellen, (DM 25,--).

[3] Bost, et al. S. 29-33

[4]

Bibliographie

Feldenkrais, M. (1978), *Bewußtheit durch Bewegung,* Frankfurt am Main, Suhrkamp Taschenbuch Verlag

Feldenkrais, M. (1981), *Abenteuer im Dschungel des Gehirns. Der Fall Doris,* Frankfurt am Main, Suhrkamp Taschenbuch Verlag

Kapandji, I.A., (1992), *Funktionelle Anatomie der Gelenke, Bd. 3, Rumpf und Wirbelsäule,* Stuttgart, Ferdinand Enke Verlag

Bost, H., Burges, S., Russell, R., Rüttinger, H., Schläfke, U., (1993), *Feldstudie zur Wirksamkeit der Feldenkrais-Methode bei MS-Betroffenen,* Saarbrücken, DMSG-Landesverband Saarland e.V.

7 Feldenkrais in Alltag und Beruf

Ich hoffe, daß die Beiträge dieses Buches Sie noch neugieriger auf Feldenkrais gemacht haben. Es stehen Ihnen verschiedene Möglichkeiten offen, sich weiter mit der Methode zu beschäftigen – ganz nach Ihrem jeweiligen persönlichen Interesse. Möchten Sie sich im Alltag besser bewegen können oder sollen gesundheitliche Probleme behandelt werden? Meinen Sie, ein neuer Umgang mit Bewußtheit und Bewegungsfähigkeit könnte zur Weiterentwicklung ihrer Kinder beitragen? Möchten Sie größere Sicherheit und Erfolg in Sport, Tanz oder in der Musik erreichen? Oder arbeiten Sie in einem Bereich, in den Sie die Feldenkrais-Methode vielleicht gern integrieren würden?

Feldenkrais im Alltag

Die meisten Menschen würden ihren Alltag gern etwas müheloser gestalten. Am einfachsten läßt sich die Feldenkrais-Methode in Ihren Alltag integrieren, wenn Sie regelmäßig an einem Feldenkrais-Kurs teilnehmen. Solche Kurse werden überall in Europa angeboten. Es gibt über 1000 Feldenkrais-Lehrer in Deutschland, Österreich und der Schweiz. Es gibt Kurse, die einmal pro Woche stattfinden, Wochenend-Kurse oder Ferienkurse in warmen, sonnigen Regionen Südeuropas. Viele Kurse verbinden die Feldenkrais-Methode z.B. mit Sport, Tanz, Musik oder Stimmbildung. Von den gleichen Personen können Sie auch Einzellektionen in Funktionaler Integration erleben. Setzen Sie sich einfach mit der Feldenkrais-Gilde in Verbindung, um Informationen über Kurse in Ihrer Nähe zu erhalten. Die Adresse finden Sie am Ende dieses Buches.

Als weitere Alternative gibt es Audiokassetten von verschiedenen Anbietern. Die meisten Hörlektionen in „Bewußtheit durch Bewegung" werden für Feldenkrais-Einsteiger angeboten. Aber Vorsicht! Viele Menschen nehmen Feldenkrais-Lektionen leider genauso in Angriff wie gymnastische Übungen, mit Anstrengung und Ehrgeiz. Das bringt oft ein schmerzhaftes und enttäuschendes Ergebnis. Dann gibt man natürlich allzu schnell auf und läßt sich das eigentliche Potential der Lektionen entgehen. Die meisten Menschen brauchen Zeit, um die erforderliche Geduld, Selbstachtung und Aufmerksamkeit zu erlernen, die es braucht, um die Lektionen effektiv, sicher und befriedigend durchzuführen. Ich empfehle deshalb, erst bei einer/m erfahrenen LehrerIn Unterricht zu nehmen. Wenn einem der Lernprozeß dann vertrauter geworden ist, kann es durchaus lohnend sein, zu Hause nach Kassetten weiterzulernen.

Feldenkrais im Beruf

Wenn Sie die Feldenkrais-Methode selbst als Lehrende/r in ein hier behandeltes Berufsfeld integrieren möchten, empfiehlt es sich, daß Sie sich zunächst mit den Lektionen in „Bewußtheit durch Bewegung" und „Funktionaler Integration" auseinandersetzen.

Die Feldenkrais-Ausbildung dauert dreieinhalb bis vier Jahre. Sie wird von einem Gremium überwacht und muß Normen entsprechen, die von der Internationalen Feldenkrais-Föderation aufgestellt worden sind. Der Unterricht wird von anerkannten AusbilderInnen geleitet, von denen einige AutorInnen der in diesem Buch versammelten Beiträge sind.

Eine Feldenkrais-Ausbildung hat zwei Zielsetzungen: zum einen die persönliche Entwicklung und zum anderen den Erwerb der Feldenkrais-Kenntnisse und -Kompetenz.

Die persönliche Entwicklung beinhaltet:

• Kritisches Denken, Neugier und selbständiges Lernen
• Entwicklung der eigenen koordinativen Fertigkeiten einschließlich der flexiblen Aufmerksamkeit, der reversiblen Intention und der Wahrnehmung
• Erlernen müheloser und effizienter Bewegungen im Alltags- und Berufsleben
• Beobachtungsgabe
• Interesse an anderen Menschen und daran, wie sie leben

Die Entwicklung als Feldenkrais-Lehrer umfaßt außerdem:

• Erfahrung, Verständnis und Befähigung zum Gruppenunterricht in „Bewußtheit durch Bewegung"
• Effektive Methoden für den Einzelunterricht in „Funktionaler Integration"
• Verständnis der theoretischen Grundlagen der Feldenkrais-Methode
• Anwendung der Feldenkrais-Methode auf Bereiche der Bildung und Gesundheit

Die erforderlichen Fähigkeiten zum Unterrichten der Gruppen – und Einzellektionen werden der/m SchülerIn von Anfang an vermittelt. Gelehrt wird die Struktur der Gruppenlektionen und Methoden effektiven Unterrichts. Später bilden die Lektionen in „Bewußtheit durch Bewegung" die Grundlage für den Einzelunterricht in „Funktionaler Integration".

Um erfolgreich als Feldenkrais-LehrerIn tätig zu sein, bedarf es interpersoneller Fähigkeiten, ganz wichtig z.B. offene Neugier und respektvolle Aufmerksamkeit gegenüber den Menschen zu bewahren, mit denen wir arbeiten. Diese Haltung zu kultivieren ist von Anfang an ein Hauptanliegen des Ausbildungsgangs. Einige der Themen berühren auch Bereiche der Ethik, der Übertragung und Erfahrungen aus anderen Ansätzen der pädagogischen Psychologie.

In den theoretischen Grundlagen der Feldenkrais-Methode wird die Bewegung in ihrem biologisch-evolutionären Kontext diskutiert. Im Feldenkrais-Repertoire gibt es Hunderte von Lektionen für jede nur vorstellbare Bewegungsfunktion und alle entwicklungsorientierten Bewegungsaktivitäten. Einige stellen eine für die meisten Menschen zunächst kaum vorstellbare Herausforderung dar (s. Ben-Gurion beim Kopfstand, S. 2.6) Folgende Bereiche werden behandelt:

- Funktionale Anatomie und die Grundlagen der Biomechanik
- Neurophysiologie der Bewegung, des Lernens und der Entwicklung
- Sensorisch-motorische Entwicklung des Kindes
- Bewegungsfunktionen im Alltag
- Hintergrund und Geschichte der Feldenkrais-Methode.

Da die berufliche Kompetenz zum Unterrichten der Feldenkrais-Methode von der persönlichen Entfaltung abhängt, spielt die Ausbildungsdauer eine wichtige Rolle. Die Zeiträume zwischen den Unterrichtsblöcken sind wichtig zur Reflexion, Ausübung und Integration der neuen Erfahrungen. Während der Ausbildung verläuft die Entwicklung der TeilnehmerInnen meist wie folgt:

- Zu Beginn entdecken die TeilnehmerInnen viele neue Bewegungsmöglichkeiten in sich. Neue, angenehme Fähigkeiten zu entdecken, geht meist mit starkem Optimismus einher.
- Mit der Entfaltung der neuen Fähigkeiten wird die gewohnte Art des Sich-Bewegens und Handelns weniger sicher und stabil. Wie durch die dynamische Systemtheorie vorhergesagt, entsteht im zweiten Ausbildungsjahr oft Verwirrung über den Wert der neuen Fähigkeiten, Unsicherheit gegenüber gewohnten Handlungsmustern und Weltanschauungen und Versuche, neue überraschende Handlungsmuster zu begreifen.
- Im dritten Ausbildungsjahr verlagert sich die Aufmerksamkeit von der persönlichen Entwicklung hin zu inhaltlichen Fragestellungen über die Feldenkrais-Methode, während das Vertrauen in die neuen Fähigkeiten wächst.
- Zur Anerkennung der persönlichen und fachlichen Fähigkeiten und des Verständnisses, das jetzt gut gefestigt ist, gesellt sich das Interesse an Anwendungsmöglichkeiten der Methode im fachlichen Spezialbereich.

Zum Abschluß der Ausbildung erhalten die TeilnehmerInnen eine Urkunde von der Internationalen Feldenkrais-Föderation, die auch die Dachorganisation aller nationalen Feldenkrais-Vereine ist. Danach stehen weiterhin viele Fortbildungsmöglichkeiten in allen Bereichen der Methode und ihrer Anwendungen offen. Wenn Sie ausführlichere Informationen über das Ausbildungsprogramm erhalten möchten, finden Sie am Ende des Buches die entsprechenden Anschriften.

Das folgende Flußdiagramm stellt den Ausbildungsprozeß vereinfacht dar:

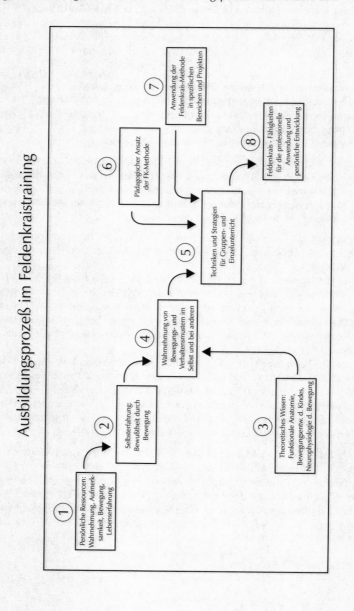

Ausbildungsprozeß im Feldenkraistraining

1 Persönliche Ressourcen: Wahrnehmung, Aufmerksamkeit, Bewegung, Lebenserfahrung

2 Selbsterfahrung; Bewußtheit durch Bewegung

3 Theoretisches Wissen: Funktionale Anatomie, Bewegungsentw. d. Kindes, Neurophysiologie d. Bewegung

4 Wahrnehmung von Bewegungs- und Verhaltensmustern im Selbst und bei anderen

5 Techniken und Strategien für Gruppen- und Einzelunterricht

6 Pädagogischer Ansatz der FK-Methode

7 Anwendung der Feldenkrais-Methode in spezifischen Bereichen und Projekten

8 Feldenkrais - Fähigkeiten für die professionelle Anwendung und persönliche Entwicklung

Nachwort des Herausgebers

„Den Vorhang zu und alle Fragen offen!" – wenn es Ihnen jetzt am Ende des Buches so geht, wie nach einer Brecht-Inszenierung, dann haben wir Autorinnen und Autoren unser Ziel erreicht. Wie das? Ganz einfach: die Feldenkrais-Methode will nicht belehren oder gar besser wissen. Antworten zu geben, das war der Dreh- und Angelpunkt von Moshé Feldenkrais' Pädagogik, ist nicht Aufgabe der Lehrer. Die Antworten liegen im Fragenden selbst verborgen. Die Feldenkrais-Methode ist dazu da, die Lernwilligen zu einem Verständnis für sich selbst zu motivieren. Statt vorgefertigte Antworten zu geben, gilt es zunächst einmal, die individuell richtigen Fragen zu finden. Ziel der Feldenkrais-Methode ist, zu lernen, wie man lernt.

Wir hoffen, daß Ihre Neugierde jetzt so unbefriedigt ist, daß Sie mehr über die Entwicklungspotentiale erfahren wollen, die in Ihnen selbst liegen.

Haftungsausschluß

Die Feldenkrais®-Methode ist keine therapeutische Anwendung. Personen, die medizinische Probleme haben, sollten in jedem Fall Ihren Arzt konsultieren.

Personen- und Stichwortregister

Bildquellennachweis

Sämtliche Abbildungen mit freundlicher Genehmigung von: Regine und Bernd Lücke – Christina Stefanovic – Michael Schmidt – Birgit und Michael Hlawatsch – „Spüre die Welt" Tor Nørretranders, rororo 1997 – Archiv Roger Russell – L.B. Schmidt und Esther Thelen – „Die Lebenserfahrung des Säuglings", Daniel N. Stern, Klett-Cotta, 1992 – Lea und Michael Wolgensinger – Michael Silice-Feldenkrais – Moshe Feldenkrais „Higher Judo" – Sue Wright – Leonhard Thomas – Vincent Lévesque – Paul Mahrt

Adressen

Feldenkrais Zentrum Heidelberg
Bergheimer Straße 31
D-69115 Heidelberg
Tel. ++49 (0) 6221-29461
Fax ++49 (0) 6221-28965
E-Mail: feldenkraiszentrum-HD@t-online.de
www.feldenkraiszentrum-HD.de

Feldenkrais Gilde e.V.
Jägerwirtstraße 3
D-81373 München
Tel. ++49 (0) 89-52310171
Fax ++49 (0) 89-52310172
E-Mail: gilde@feldenkrais.de
www.feldenkrais.de

Feldenkrais Verband Österreich
Postfach 363
A-1181 Wien
Tel. ++43 (0) 1-4792503
E-Mail: office@feldenkrais.at
www.feldenkrais.at

Schweizerischer Feldenkrais Verband
Rebhalde 33
CH-8645 Jona
Tel. ++41 (0) 55-2142658
Fax ++41 (0) 55-2142659
E-Mail: info@feldenkrais.ch
Internet: www.feldenkrais.ch

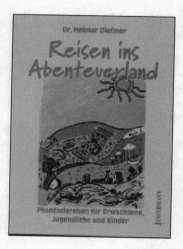

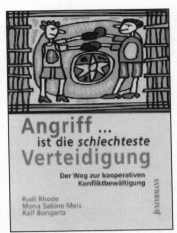

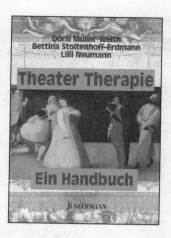

Miteinander wachsen

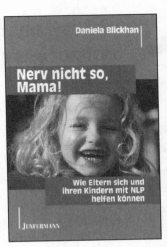

128 S., kart.
€ [D] 9,80
ISBN 3-87387-530-6

Jedes Kind ist einzigartig und erlebt die Welt auf seine eigene, ganz persönliche Weise. Diese Erfahrungen wirken sich direkt auf sein Verhalten aus. Das Kind trifft – meist unbewußt – in jeder Situation die subjektiv beste Wahl, die ihm zur Verfügung steht. Ein Kind, das sich in den Augen der Umwelt „falsch" verhält, tut dies nicht etwa aus böser Absicht oder weil es etwas Schlechtes will, sondern weil ihm in dieser Situation keine anderen Verhaltensmöglichkeiten offen stehen. Die Autorin zeigt in diesem Buch, wie Eltern mit Hilfe von NLP in offenen und positiven Kontakt mit ihren Kindern treten können, festgefahrene Vorstellungen auflösen und alte Denkmuster verändern können, um so den Rahmen des täglichen Zusammenlebens in der Familie einfacher, streßfreier und positiver zu gestalten. Wenn es Eltern gelingt, mit problematischen Situationen konstruktiv umzugehen, können Eltern und Kinder gemeinsam wachsen.

Daniela Blickhan, Diplom-Psychologin und Mutter von zwei Kindern, leitet zusammen mit ihrem Mann Claus Blickhan das INNTAL INSTITUT. Sie ist NLP-Lehrtrainerin (DVNLP) und lernte u.a. von Robert Dilts, Thies Stahl, Maryann und Edward Reese.

www.junfermann.de
www.active-books.de

JUNFERMANN • Postfach 1840 • D-33048 Paderborn
eMail: ju@junfermann.de • Tel. 0 52 51/13 44 0 • Fax 0 52 51/13 44 44

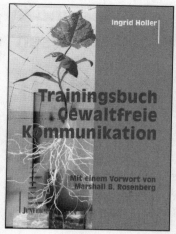

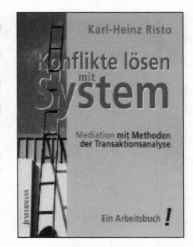

Bewußtheit durch Bewegung

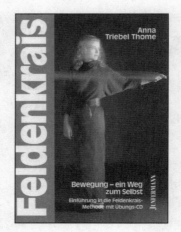

96 Seiten, kart.
€ 18,00 [D]
ISBN 3-87387-511-X

Durch die Feldenkrais-Methode die eigenen Grenzen erfahren und sie überwinden: gewohnte Bewegungen erkennen, neue Bewegungsmöglichkeiten erlernen, um frei wählen zu können. In einprägsamen Lektionen werden dem Leser Bewegungsangebote vermittelt, die zu selbständigem Lernen – der Voraussetzung für die körperliche, geistige und seelische Entwicklung eines Menschen – anregen.

Das Buch wurde 1988 zum ersten Mal veröffentlicht. Es hat mit nunmehr 11 Auflagen eine große Leserschaft erreicht und gilt mittlerweile als Klassiker, was die Einführung in die Felden-kraismethode betrifft. Die Neuauflage wird durch eine CD ergänzt, die den Leser durch einen von der Autorin geleiteten Feldenkrais-Prozeß führt.

Anna Triebel Thome unterrichtet die Feldenkraismethode seit nunmehr 20 Jahren, sowohl in freier Praxis als auch als Professorin für Bewegungsbildung an der Universität der Künste, Berlin. Im Jahre 1975 begegnete sie Dr. Moshe Feldenkrais, der sie in seinen Methoden „Bewußtheit durch Bewegung" und „Funktionale Integration" ausbildete.

**www.junfermann.de
www.active-books.de**

JUNFERMANN • Postfach 1840 • 33048 Paderborn
eMail: ju@junfermann.de • Tel. 0 52 51/13 44 0 • Fax 0 52 51/13 44 44